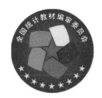

"十三五"全国统计规划教材

教育部学位管理与研究生教育司推荐研究生教学用书

（第三版）

医用多元统计分析方法

陈　峰　编著
陈启光　审阅

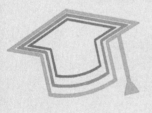

研究生用书

U0338632

中国统计出版社
China Statistics Press

图书在版编目(CIP)数据

医用多元统计分析方法 / 陈峰编著. —— 3 版. —— 北京：中国统计出版社，2018.11(2021.1 重印)

ISBN 978－7－5037－8704－1

Ⅰ. ①医… Ⅱ. ①陈… Ⅲ. ①医学统计－分析方法－医学院校－教材 Ⅳ. ①R195.1

中国版本图书馆 CIP 数据核字(2018)第 222597 号

医用多元统计分析方法(第三版)

作　　者/陈　峰

责任编辑/杨映霜

封面设计/张　冰

出版发行/中国统计出版社有限公司

通信地址/北京市丰台区西三环南路甲 6 号　邮政编码/100073

电　　话/邮购(010)63376909　书店(010)68783171

网　　址/http://www.zgtjcbs.com

印　　刷/河北鑫兆源印刷有限公司

经　　销/新华书店

开　　本/787×1092mm　1/16

字　　数/600 千字

印　　张/25.75

版　　别/2018 年 12 月第 3 版

版　　次/2021 年 1 月第 2 次印刷

定　　价/72.00 元

国家统计局
全国统计教材编审委员会第七届委员会

主任委员：宋跃征

副主任委员：叶植材　许亦频　赵彦云　邱　东　徐勇勇　肖红叶
　　　　　　耿　直

常务委员（按姓氏笔划排序）：
　　　　万东华　叶植材　许亦频　李金昌　杨映霜　肖红叶
　　　　邱　东　宋跃征　陈　峰　周　勇　赵彦云　耿　直
　　　　徐　辉　徐勇勇　郭建华　程维虎　曾五一

学术委员（按姓氏笔划排序）：
　　　　方积乾　冯士雍　刘　扬　杨　灿　肖红叶　吴喜之
　　　　何书元　汪荣明　金勇进　郑京平　赵彦云　柯惠新
　　　　贺　铿　耿　直　徐一帆　徐勇勇　蒋　萍　曾五一

专业委员（按姓氏笔划排序）：
　　　　万崇华　马　骏　王汉生　王兆军　王志电　王　彤
　　　　王学钦　王振龙　王　震　尹建鑫　石玉峰　石　磊
　　　　史代敏　冯兴东　朱启贵　朱建平　朱　胜　向书坚
　　　　刘玉秀　刘立丰　刘立新　米子川　苏为华　杜金柱
　　　　李　元　李金昌　李　勇　李晓松　李　萍　李朝鲜
　　　　杨仲山　杨　军　杨汭华　杨贵军　吴海山　吴德胜
　　　　余华银　宋旭光　张　波　张宝学　陈　峰　林华珍
　　　　罗良清　周　勇　郑　明　房祥忠　郝元涛　胡太忠
　　　　洪永森　夏结来　徐国祥　郭建华　唐年胜　程维虎
　　　　傅德印　虞文武　薛付忠

出 版 说 明

　　全国统计教材编审委员会成立于 1988 年，是国家统计局领导下的全国统计教材建设工作的最高指导机构和咨询机构。自编审委员会成立以来，分别制定并实施了"七五"至"十三五"全国统计教材建设规划，共组织编写和出版了"七五"至"十二五"六轮"全国统计教材编审委员会规划教材"，这些规划教材被全国各院校师生广泛使用，对中国的统计和教育事业作出了积极贡献。自本轮规划教材起，"全国统计教材编审委员会规划教材"更名为"全国统计规划教材"，将以全新的面貌和更积极的精神，继续服务全国院校师生。

　　《国家教育事业发展"十三五"规划》指出，要实行产学研用协同育人，探索通识教育和专业教育相结合的人才培养方式，推动高校针对不同层次、不同类型人才培养的特点，改进专业培养方案，构建科学的课程体系和学习支持体系。强化课程研发、教材编写、教学成果推广，及时将最新科研成果、企业先进技术等转化为教学内容。加快培养能够解决一线实际问题、宽口径的高层次复合型人才。提高应用型、技术技能型和复合型人才培养比重。

　　《"十三五"时期统计改革发展规划纲要》指出，"十三五"时期，统计改革发展的总体目标是：形成依靠创新驱动、坚持依法治统、更加公开透明的统计工作格局，逐步实现统计调查的科学规范，统计管理的严谨高效，统计服务的普惠优质，统计运作效率、数据质量和服务水平明显提升，建立适应全面建成小康社会要求的现代统计调查体系，保障统计数据真实准确完整及时，为实现统计现代化打下坚实基础。

　　围绕新时代中国特色社会主义教育事业和统计事业新特点，全国统计教材编审委员会将组织编写和出版适应新时代特色、高质量、高水平的优秀统计规划教材，以培养出应用型、复合型、高素质、创新型的统计人才。

　　2015 年 9 月，经李克强总理签批，国务院印发了《促进大数据发展行动纲要》系统部署大数据发展工作，我国各项工作进入大数据时代，拉开了统计教育和统计教材建设的大数据新时代。因此，在完成以往传统统计专业规划教材的编写和出版外，本轮规划教材要把编写大数据内容统计规划教材作为重点工作，以培养新一代适应大数据时代需要的统计人才。

　　为了适应新时代对统计人才的需要，组织编写出版高质量、高水平教材，本轮规划教材在组织编写和出版中，将坚持以下原则：

1. 坚持质量第一的原则。本轮规划教材将从内容编写、装帧设计、排版印刷等各环节把好质量关，组织编写和出版高质量的统计规划教材。

2. 坚持高水平原则。本轮规划教材将在作者选定、选题编写内容确定、编辑加工等环节上严格把关，确保规划教材在专业内容和写作水平等各方面，保证高水平高标准，坚决杜绝在低水平上重复编写。

3. 坚持创新的原则。无论是对以往规划教材进行修订改版，还是组织编写新编教材，本轮规划教材将把统计工作、统计科研、统计教学以及教学方法、方式的新内容融合在教材中，从规划教材的内容和传播方式上，实行创新。

4. 坚持多层次、多样性规划的原则。本轮规划教材将组织编写出版专科类、本科类、研究生和职业教育类等不同层次的统计教材，并可以考虑根据需要组织编写社会培训类教材；对于同一门课程，鼓励教师编写若干不同风格和适应不同专业培养对象的教材。

5. 坚持教材编写与教材研讨并重的原则。本轮规划教材将注重帮助院校师生学习和使用这些教材，使他们对教材中一些重要概念进一步理解，使教材内容的安排与学生的认知规律相符，发挥教材对统计教学的指导作用，进一步加强统计教材研讨工作，对教材进行分课程的研讨，以促进统计教材的向前发展。

6. 坚持创品牌、出精品、育经典的原则。本轮规划教材将继续修订改版已经出版的优秀规划教材，使它们成为精品，乃至经典，与此同时，将有意识地培养优秀的新作者和新内容规划教材，为以后培养新的精品教材打下基础，把"全国统计规划教材"打造成国内具有巨大影响力的统计教材品牌。

7. 坚持向国际优秀统计教材学习和看齐的原则。不论是修订改版教材还是新编教材，本轮规划教材将坚持与国际接轨，积极吸收国内外统计科学的新成果和统计教学改革的新成就，把这些优秀内容融进去。

8. 坚持积极利用新的教学方式和教学科技成果的原则。本轮规划教材将积极利用数据和互联网发展成果，适应院校教学方式、教学方法以及教材编写方式的重大变化，立体发展纸介质和利用数据、互联网传播方式的统计规划教材内容，适应新时代发展需要。

总之，全国统计教材编审委员会将不忘初心，牢记使命，积极组织各院校统计专家学者参与编写和评审本轮规划教材，虚心听取读者的积极建议，努力组织编写出版好本轮规划教材，使本轮规划教材能够在以往的基础上，百尺竿头，更进一步，为我国的统计和教育事业作出更大贡献。

国家统计局

全国统计教材编审委员会

第三版前言

本书 2000 年 12 月初版,2006 年修订。2005 年本书被教育部推荐为研究生教学用书,2015 年南京医科大学基于该教材开设的《医用多元统计分析方法》课程被江苏省认定为优秀研究生课程。该书被很多院校选择为医学研究生或生物统计学本科生的教材。在大家的鼓励下,2016 年再次修订出版。

本次再版,保持了前两版的风格。同时,增加了确证性因子分析和结构方程模型、典型相关分析和对应分析等内容。这些内容是目前医学科研中,尤其是高维数据分析中经常用到的方法。

修订后的第三版重新调整了章节内容,使得全书脉络更为清晰。第 1~2 章是多元分析基础,包括常用多变量统计量、多元正态分布,并增加了与多元正态分布有关的几种多元抽样分布,包括,Wishart 分布、Hotelling T^2 分布和 Wilks 分布;第 3~7 章是多重回归分析模型,包括多重线性回归、logistic 回归、Probit 回归、Poisson 回归、负二项回归、Cox 回归等,以及不同模型中逐步筛选变量的方法等,这些都属于线性或广义线性模型;第 8~12 章是降维分析技术,包括主成分分析,探索性和确证性因子分析,典型相关分析和对应分析,这些都属于对高维数据结构进行提炼、简化、降维后再分析的方法;第 13~14 章是分类技术,包括无师分类和有师分类,前者如系统聚类分析、条件聚类分析、动态聚类分析等,后者如距离判别分析、Fisher 判别分析和 Bayes 判别分析,以及逐步判别分析等。

本次再版更新了部分练习。读者如果需要实例和练习的原始数据以及相应的 SAS 代码,可以发邮件到 MVStat@126.com 索取。有关本书的建议和意见也可以通过该邮箱发给作者。

陈启光教授、荀鹏程博士、柏建岭博士和万雅同学仔细阅读了第三版部分书稿,并提出了很多中肯的建议;陈梦锴同学重新撰写了书中例题和习题的 SAS 代码;中国统计出版社的杨映霜编审为第三版的出版做了大量的组织协调工作。作者在此一并表示衷心感谢。

多元统计分析方法在医学研究中发挥了巨大的作用,已经成为医学研究中不可或缺的方法学之一。翻开医学学术期刊可以看到,几乎所有的医学研究,特别是基于人群的研究:临床试验、现场调查、队列研究、人群干预性试验等,无一不用到多元统计方法和统计学思维。但是，读者需清晰地认识到各种统计分析方法的应用条件。一个在设计上存在严重缺陷，或设计严谨但实施不严肃、管理与质控缺位，甚至根本就没有设计或质控的研究，即使运用了统计学方法对资料进行了分析，也无法弥补设计中或实施中存在的缺陷。

陈　峰

2016 年 1 月于南京

第二版前言

本书自 2000 年 12 月第一版问世以来,得到了读者的普遍关注,来信、来电不断,给了作者很多鼓励、建议和批评,有些学校将其列为多元统计分析的教材。去年岁末,本书被教育部推荐为研究生教学用书。甚为欣慰。借此重印之际,对原书作了修订。

此次修订对几个统计学名词作了统一:①将"multiple regression"译为多重回归,避免与"multivariate regression(多元回归)"相混淆,前者指一个因变量与多个自变量的回归,而后者是指多个因变量与多个自变量的回归;②将"odds"译为优势,"odds ratio"译为优势比,不再用"比数"和"比数比"的说法;③将"statistically significant"译为有统计学意义,不再用"显著性"一词,以免引起与实际资料中指标间的"显著差别"相混淆。

陈启光教授、于浩教授、荀鹏程博士、柏建岭博士仔细阅读了第二版书稿并提出了很多中肯的建议。中国统计出版社的杨映霜主任和吕军主任为本书的再版做了大量的组织协调工作。作者在此一并表示衷心感谢。

统计学是一门从数据中学习的科学,它植根于概率论和数学,并受计算科学的影响。面向应用是统计学自身发展的最直接的原动力,从应用中发现自身的不足,从而激发人们对新理论的探索和新方法的研究,似乎是统计学发展的永恒的轨迹。随着计算机技术和信息技术的迅猛发展,各门学科均得到了前所未有发展契机,统计学更是如此。而伴随着"－omics"时代的到来,统计学在生物医学领域中的应用研究越来越广泛和深入,并不断与信息、计算科学交叉融合,在统计信息学、计算基因组学、遗传流行病学、进化和种群遗传学、计算神经学等方面有了突破性的进展;在统计理论研究方面上,Bayes 统计、计算密集型统计、高维数据统计等方面也得到了一定的发展,新的理论和方法不断涌现。

但是,统计学在其发展过程中已形成的理论和方法,不会因为新方法的涌现而被淘汰,尤其是较为经典者。例如,1713 年 J. Bernoulli 提出的二项分布,1761 年 T. Bayes 提出的 Bayes 定理,1800 年左右 Legendre 提出的最小二乘法,1809 年 CF. Gauss 提出的正态分布,1900 年 K. Pearson 发展的 χ^2 检验,1921～1935 年期间 RA. Fisher 提出的实验设计的基本原则、方差分析的基本思想、极大似然函数等,这些经典的理论和方法几乎每天都有成千上万的科学家们在使用。对经典理论和方法的深刻理解和领悟,必将有助于掌握现代统计思想和方法;相反,如不了解甚至误解经典理论和思想,则很难真正掌握和理解现代统计的精髓。因此,无论是统计理论工作者还是应用工作者,都应掌握并正确理解经典统计的概念、理论和方法。这一点再怎么强调都不为过！本书现有内容是多元统计分析中最为基础的，且是医学研究生必须要掌握的。因此，这次修订仅限于修辞层面，而没有增添新的内容。

学习本身也是多元的，学习统计学更应该如此。很多读者反映统计学难学，有些人听了好几遍课仍不得要领。事实上，统计学是一门集理论性与实践性于一体的学科。要学好统计学，既要掌握其基本概念、基本原理和基本方法，又要不断练习、反复实践。模仿是学习的开端，因此，要找一本好书细细读，慢慢品，做做练习，谈谈体会。但不唯书。只看看书，听听课，无法超越书本，也难以领会统计学的精髓。实践出真知。统计学的理论和方法只有以"鲜活、多样"的实际问题为载体，方有用武之地；只有在实践中，所学的理论和方法才能得到最直接、最生动的验证；只有不断在实践中学习，才会加深对统计理论、概念、方法和分析策略等的领悟，方能超然书外，得心应手，运用自如。学而时习之，不亦说乎？与君共勉。

陈　峰

2006 年 12 月于南京

第一版前言

　　第一次接触医用多元统计分析是在 1985 年史秉璋教授的讲习班上,他向我们展示了多元统计分析理论的博大精深,以及在医学各领域中应用的精妙,他精湛的授课艺术和严谨治学的作风对我产生了极大的影响。从此,我迷上了多元统计分析。学习、讲授、应用,乐此不疲。

　　多元统计学起源于 20 世纪 20 年代,Wishart,Hotelling,Fisher,Roy 等是该领域的先驱。由于多元统计分析的计算量较大,开始时多局限于理论问题的研究。20 世纪 50 年代以后,随着计算机及统计分析软件的日益发展,多元统计方法越来越广泛地得到应用,并渗透到自然科学和社会科学的各个领域。与数学的其它理论一样,统计学的很多内容都是因实际需要而产生的,伴随着应用面的扩大和深入,多元统计分析的理论亦得到了突飞猛进的发展。实践证明,多元统计分析方法是一种有效的数据处理工具。

　　多元统计分析的书籍很多,有偏于理论方面的,也有偏于应用方面的。本书立足于应用,略涉及一些简单的理论问题,以使读者知其然,亦知其所以然。

　　多元统计分析方法的内容非常丰富,在选材时,笔者根据实际情况,选择了目前医学研究中最为常用的一些方法,组成 10 个专题,每个专题一章。第 1 章是多元分析的基础,介绍多元分析中的基本统计量和多元正态分布及其应用。第 2 章介绍多元 T 检验和多元方差分析,详细讨论了成组设计、配对设计、区组设计、析因设计资料的多元方差分析。第 3 章介绍多元线性回归,详细讨论了衡量回归方程优劣的标准和变量筛选的技巧。第 4、5 章介绍主成分和因子分析,讨论了主成分的应用、因子分析的策略等。第 6 章介绍几种基于 logistic 分布的回归,讨论了条件的和非条件的 logistic 回归,多类结果和有序结果的 logistic 回归等,以及建模策略。第 7 章介绍广义线性模型的一般理论,包括参数估计、残差分析、拟合优度等,讨论了 logistic 回归与 probit 回归的区别,Poisson回归与负二项回归的关系等。第 8 章介绍生存资料的分析,包括指数分布、Weibull 分布的拟合,指数回归、Weibull 回归和 Cox 回归模型的建立。第 9 章介绍了聚类分析,讨论了 8 种系统聚类及其联系,快速聚类,有序样品的聚类及条件系统聚类。第 10 章介绍了判别分析,讨论了距离判别,Bayes 判别,Fisher 判别等。其中 2~5、9、10 章介绍的方法属经典的多元分析方法,第 6、7、8 三章中介绍的方法是现代多元分析方法。为便于读者理解、掌握和正确应用,我们重点介绍各种方法所能解决的问题、应用条件及其局限性,在每章的最后安排了"正确应用"一节,指出应用中常遇到的一些具体问题及解决办法。

附录 A 是专门为那些希望深入了解极大似然估计的读者而撰写的,这在练习编程时可能有帮助。书中的例题和练习,除个别为说明一些理论问题而杜撰的外,均为实际资料。这些资料大都短小精悍,除囿于篇幅,更重要的原因是便于说明问题。作者亦有意识地安排了个别大型资料的分析实例,目的是使读者从中领略到多元分析的一些策略和思路。为便于读者学习和练习,书中所有需计算的例题均给出了 SAS 程序,练习亦给出了参考答案。然而,要建立统计学思维,理解统计学方法,合理解释统计分析结果,不仅仅是读几本书,做几个练习,恐怕最重要的是在实践中反复应用,不断加深理解。

在应用多元分析时应注意:(1)必须思路清晰,知道自己要干什么;(2)在作多元分析前,必须先作描述性分析。只有在充分了解资料性质的基础上,才有可能正确选择方法,得出有价值的结论;(3)当所得结果不符逻辑,或有悖于专业知识时,既不要轻易接受,亦不要轻易放弃,必须弄清楚为什么。

限于作者水平,书中错缪之处在所难免,恳请同行专家和广大读者不吝赐教。

本书获江苏省跨世纪学术带头人专项基金和交通部学术专著出版基金联合资助。陈启光教授仔细审阅了原稿,字字斟酌,提出了许多中肯而富有指导性的意见,使许多错误在付印前得以更正。中国统计出版社的范仲实先生为本书的出版做了大量的组织工作。习题参考答案是荀鹏程、沈毅两位同志完成的。书中还大量引用了其它文献中的原始资料。作者在此一并表示衷心感谢。

最后,感谢我的导师陆守曾教授和杨树勤教授,正是在他们的指导和熏陶下,我才懂得统计学是 20 世纪最伟大的学科之一。

陈　峰

2000 年岁末 于南通

序

医学和生物现象变化万端,其因果关系更是错综复杂。人们所看到的某一结果的发生往往是众多因素综合作用的结果,通常并非某一因素的单一作用所致。例如,在大体相似的自然环境和社会条件下有些人得了某种疾病,而其余的人却不患该病,其致病因素往往不是单一的和唯一的,寻找这些致病因素的独立作用和联合作用是医学研究者的重要任务。

对于这些多因素共同作用的医学现象,要想探讨和澄清其中的必然规律,常用的单因素分析法(即一元分析)显然是无能为力的。因此,从上个世纪后半叶起,借助电子计算机这一有力计算工具的出现,国内外许多统计学先驱陆续把数理统计中的多元统计分析方法引入到医学研究中来,并在实践中获得了广泛的应用和取得了丰硕的成果。

实践中的成果和进一步的需要反过来又促进了医用多元统计分析方法不断向广度和深度发展,丰富和完善新的、功能优异的统计软件包的陆续涌现更使其如虎添翼。

进入 20 世纪末期,医学统计学界更是硕果累累,人才辈出,他们不仅有坚实的数学基础,更掌握电脑操作及其统计软件包使用方面的熟练技巧,再加上在医学应用方面的广泛实践经验,使得医用多元统计分析这一边缘性学科得到了迅猛的发展。陈峰教授就是其中的杰出代表之一。他在攻读硕士、博士期间,师从医学统计学界的著名学者,并继承了师辈们严谨的治学态度和开拓进取的好学精神,对本学科的发展前沿作了不懈的努力。近年来,随着其工作面的不断扩展,实践经验和理论修养也日益深化。本书就是在此背景下的一个宝贵产物。

该书较系统、全面地总结和反映了医用多元统计分析方法在目前阶段的发展现状及其应用成果和前景。作者在介绍统计方法时,从讲解实例入手,逐步深入,理论与实际并茂,突出应用背景,强调分析思路,并精心安排了大量习题,提供了参考答案和相应的SAS程序,有助于培养统计思维,指导研究设计,提高应用技巧。不同背景的读者均可从中获得系统的多元统计分析知识和实例借鉴。全书布局严谨,思路慎密;

文字流畅,可读性强。为本专业的教学、科研人员提供了一本有益的教材和参考专著,广大医务人员和医学院校师生亦可从中得到不少启示。

欣闻书稿即将付梓,特撰数言,权且为序。正值新世纪来临之际,相信该书的出版对于医学科学的发展将起到添砖加瓦的作用。

史秉璋

2001 年 2 月于上海第二医科大学

目　录

1 绪 论

多元统计分析(multivariate statistical analysis),简称多元分析,是研究多元数据处理方法的一门学科,是数理统计的一个重要分支。多元分析在自然科学、社会科学和医学研究有着广泛的应用,是高等院校研究生的必修课程之一。在多个研究对象和多个观察指标互相关联的情况下,应用多元分析可探究它们之间的统计规律,尤其适用于医学研究。

多元分析中的"元"指的是主要研究指标或因变量,"多元"是多个主要研究指标或多个因变量,而不是自变量。当研究一个因变量与一个或多个自变量的关系,称为一元分析(univariate analysis);而研究多个因变量与一个或多个自变量的关系称为多元分析。特别的,当研究一个因变量与多个自变量的关系,称为多重分析(multiple analysis)。读者需注意多元与多重的区别。虽然本书冠名多元统计分析,但第3~7章介绍的是一个因变量与多个自变量的关系,实属多重分析;第8~14章的内容属于多元分析。

1.1 多元分析常用统计量

先看一个例子。

例1.1 调查某地16岁中学生12名,测得其身高、体重、胸围资料如表1.1。

表 1.1 12 名中学生的身高、体重、胸围测量资料

编号	身高(cm) x_1	体重(kg) x_2	胸围(cm) x_3
1	171.0	58.5	81.0
2	175.0	65.0	87.0
3	159.0	38.0	71.0
4	155.3	45.0	74.0
5	152.0	35.0	63.0
6	158.3	44.5	75.0
7	154.8	44.5	74.0
8	164.0	51.0	72.0
9	165.2	55.0	79.0
10	164.5	46.0	71.0
11	159.1	48.0	72.5
12	164.2	46.5	73.0

资料来源:郭祖超主编《医学统计学》,人民军医出版社,1999,189 页。

这里有 3 个指标(变量)。对一元分析来说,只需计算各指标的均数、标准差。而对多元分析来说,除了要计算各指标的均数、标准差外,还要计算各指标间的协方差或相关系数。

与一元分析一样,多元分析所用统计量也是从样本计算而得。主要是均数、方差、标准差、相关系数等。只是在多元分析中,为了便于清晰地表达多指标(变量)间的关系,常将它们用数据阵即矩阵(matrix)来表示。构成矩阵的每个数据称为元素(element)。

1.1.1 均向量

将各指标的均数用矩阵向量的形式排列,得均向量(means vector)。本例:

$$\bar{X} = \begin{pmatrix} 161.8667 \\ 48.0833 \\ 74.3750 \end{pmatrix}$$

有时为方便印刷,均向量不用列向量表示而用行向量表示:

$$\bar{X}' = (161.8667 \quad 48.0833 \quad 74.3750)$$

$\bar{X}'$ 称为均向量的转置。

1.1.2 方差－协方差矩阵

将各指标的方差、协方差用矩阵的形式排列,得方差－协方差矩阵(variance－covariance matrix),有时简称为协方差阵(covariance matrix),用字母 V 表示。其中:

$$v_{ii} = \frac{\sum_{k=1}^{n}(x_{ik} - \bar{x}_i)^2}{n-1}, \quad v_{ij} = \frac{\sum_{k=1}^{n}(x_{ik} - \bar{x}_i)(x_{jk} - \bar{x}_j)}{n-1} \tag{1.1}$$

n 为样本含量;$1 \leqslant i, j \leqslant m, m$ 为变量数。本例:$n=12, m=3$,且有:

$$V = \begin{pmatrix} v_{11} & v_{12} & v_{13} \\ v_{21} & v_{22} & v_{23} \\ v_{31} & v_{32} & v_{33} \end{pmatrix} = \begin{pmatrix} 45.7224 & 50.3621 & 32.2318 \\ 50.3621 & 69.6288 & 45.4659 \\ 32.2318 & 45.4659 & 35.3239 \end{pmatrix}$$

显然:$v_{ij} = v_{ji}$,即协方差阵是对称(symmetry)矩阵,所以常给出矩阵的左下半,另一半对称的部分就不再写出,称为下三角矩阵。例如,

$$V = \begin{pmatrix} v_{11} & & \\ v_{21} & v_{22} & \\ v_{31} & v_{32} & v_{33} \end{pmatrix} = \begin{pmatrix} 45.7224 & & \\ 50.3621 & 69.6288 & \\ 32.2318 & 45.4659 & 35.3239 \end{pmatrix}$$

1.1.3 离均差平方和与离均差积和矩阵

将各指标的离均差平方和与离均差积和用矩阵的形式排列,得离均差平方和与离均差积和矩阵(deviation sum of squares and cross-products matrix,DSSCP),简称离差阵。离差阵为对称矩阵。离差阵用字母 SS 表示(有时用 L 表示)。其中:

$$ss_{ii} = \sum_{k=1}^{n}(x_{ik} - \bar{x}_i)^2, \quad ss_{ij} = \sum_{k=1}^{n}(x_{ik} - \bar{x}_i)(x_{jk} - \bar{x}_j) \tag{1.2}$$

SS 与 V 有如下关系:

$$SS = (n-1)V$$

请自行验证。离差阵也是对称矩阵。本例：

$$SS = \begin{pmatrix} ss_{11} & ss_{12} & ss_{13} \\ ss_{21} & ss_{22} & ss_{23} \\ ss_{31} & ss_{32} & ss_{33} \end{pmatrix} = \begin{pmatrix} 502.9464 & 553.9831 & 354.5498 \\ 553.9831 & 765.9168 & 550.1249 \\ 354.5498 & 500.1249 & 388.5629 \end{pmatrix}$$

或：

$$SS = \begin{pmatrix} ss_{11} & & \\ ss_{21} & ss_{22} & \\ ss_{31} & ss_{32} & ss_{33} \end{pmatrix} = \begin{pmatrix} 502.9464 & & \\ 553.9831 & 765.9168 & \\ 354.5498 & 500.1249 & 388.5629 \end{pmatrix}$$

1.1.4 相关系数矩阵

将各指标间的相关系数用矩阵的形式排列,得相关系数矩阵(correlation coefficients matrix),简称相关阵(correlation matrix)。变量自身的相关系数为1。相关阵也是对称矩阵,用字母 **R** 表示。

本例：

$$R = \begin{pmatrix} r_{11} & r_{12} & r_{13} \\ r_{21} & r_{22} & r_{23} \\ r_{31} & r_{32} & r_{33} \end{pmatrix} = \begin{pmatrix} 1 & 0.8926 & 0.8020 \\ 0.8926 & 1 & 0.9168 \\ 0.8020 & 0.9168 & 1 \end{pmatrix}$$

或：

$$R = \begin{pmatrix} r_{11} & & \\ r_{21} & r_{22} & \\ r_{31} & r_{32} & r_{33} \end{pmatrix} = \begin{pmatrix} 1 & & \\ 0.8926 & 1 & \\ 0.8020 & 0.9168 & 1 \end{pmatrix}$$

对每个变量作标准化变换,即减去其均数,除以其标准差,则标准化变换后变量的协方差矩阵就等于原变量的相关矩阵。

有时,为了节约版面,最大限度地表达资料的信息,可将相关矩阵和协方差矩阵用一个矩阵来表示,对角线上表示变量的方差,下三角矩阵表示变量间的相关,而上三角矩阵表示变量间的协方差。如：

$$\begin{pmatrix} 45.7224 & 50.3621 & 32.2318 \\ 0.8926 & 69.6288 & 45.4659 \\ 0.8020 & 0.9168 & 35.3239 \end{pmatrix}$$

用这种方法表示方差—协方差及相关系数,需要特别说明。

1.2 距离和相似系数

在分类学中,一般是把某种性质相近的东西归于一类,把性质不同的东西归于不同的类。用数学方法进行分类是客观实际分类的抽象,应和实际分类有类似之处,不同的只是数学方法的分类是建立在各样品关于其各指标的测量数据的基础上,即利用这些数据的内在联系和规律性来分类。因此,首先要有描述或刻画各样品之间的相近程度或变量间的相似程度的量或指标。这类指标就是距离及相似系数。

设有 n 个样品,每个样品有 p 个变量,原始资料阵如下:

$$X = \begin{array}{c} \\ S_1 \\ S_2 \\ \vdots \\ S_n \end{array} \begin{array}{cccc} X_1 & X_2 & \cdots & X_p \\ \left[\begin{array}{cccc} x_{11} & x_{12} & \cdots & x_{1p} \\ x_{21} & x_{22} & \cdots & x_{2p} \\ \vdots & \vdots & \cdots & \vdots \\ x_{n1} & x_{n2} & \cdots & x_{np} \end{array}\right] \end{array}$$

其中, $x_{ij}(i=1,\cdots,n;j=1,\cdots,p)$ 为第 i 个样品的第 j 个指标的观察值。第 i 个样品 S_i 为数据阵 X 的第 i 行所描述,所以,任何两个样品 S_K 和 S_L 的相似性可以通过第 K 行和第 L 行的相似程度来刻画;任何两个变量 X_K 和 X_L 的相似性可以通过第 K 列和第 L 列的相似程度来刻画。同样,任何两个样品 S_K 和 S_L 的接近程度也是通过第 K 行和第 L 行的接近程度来刻画。

1.2.1 距离

每个样品可以看成 p 维空间中的一个点, n 个样品就组成 p 维空间中的 n 个点,人们自然想用距离来度量样品之间接近的程度。常用的距离有绝对值距离,欧氏距离,明氏距离,和马氏距离等。

（1）绝对值距离

$$d_{ij}(1) = \sum_{k=1}^{p} |x_{ik} - x_{jk}| \tag{1.3}$$

（2）欧氏（Euclidean）距离

$$d_{ij}(2) = \left[\sum_{k=1}^{p} (x_{ik} - x_{jk})^2\right]^{1/2} \tag{1.4}$$

（3）切比雪夫（Chebychev）距离

$$d_{ij}(\infty) = \max_{1 \leqslant k \leqslant p} |x_{ik} - x_{jk}| \tag{1.5}$$

（4）明氏（Minkowski）距离

$$d_{ij}(q) = \left(\sum_{k=1}^{p} |x_{ik} - x_{jk}|^q\right)^{1/q} \tag{1.6}$$

可见,前述 3 种距离是明氏距离的特例:欧氏距离、绝对值距离是明氏距离 $q=2$ 和 $q=1$ 时的特例;当 $q \to \infty$ 时,明氏距离就是切比雪夫距离。

当各变量的测量值相差悬殊时,采用上述距离反映样品间的接近程度并不合理,常要对数据进行标化,然后用标化后的数据计算距离。

明氏距离,特别是其中的欧氏距离是人们熟悉的也是使用最多的距离。但明氏距离存在明显的不足,主要表现在两个方面:第一,它与各指标的量纲有关;第二,它没有考虑到指标间的相关性,欧氏距离也不例外。

此外,从统计的角度上看,使用欧氏距离要求一个向量的 n 个分量是不相关的且具有相同的方差,或者说各坐标对欧氏距离的贡献是同等的,且变差大小也是相同的,这时使用欧氏距离才合适,效果也较好,否则就不能如实反映情况,甚至可能导致错误结论。因此,一个合理的做法是对坐标加权,这就产生了"统计距离"。设有点 $P=(x_1,x_2,\cdots,x_p)$ 和 $Q=(y_1,y_2,\cdots,y_p)$,且 Q 的坐标是固定的,点 P 的坐标相互独立地变化。用 s_{11},

$s_{22}, \cdots, s_{pp}$ 表示 p 个变量的 n 次观察的样本方差。则可定义 P 到 Q 的距离：

$$d(P,Q) = \sqrt{\frac{(x_1 - y_1)^2}{s_{11}} + \frac{(x_2 - y_2)^2}{s_{22}} + \cdots + \frac{(x_p - y_p)^2}{s_{pp}}} \tag{1.7}$$

权重就是方差之倒数：$w_i = 1/s_{ii}$。当取 $Q = 0$ 时就是点 P 到原点的距离。当各指标的方差 s_{ii} 均相等时，就等价于欧氏距离。

（5）马氏（Mahalanobis）距离

该距离是由印度统计学家马哈拉诺比斯（Mahalanobis）于 1936 年提出的，故称为马氏距离。这一距离在多元统计分析中起着十分重要的作用。马氏距离的定义为：

$$d_{ij}^2(M) = (X_i - X_j)' \Sigma^{-1} (X_i - X_j) \tag{1.8}$$

其中，$\Sigma = (\sigma_{ij})_{p \times p}$ 是指标间的协方差矩阵。马氏距离既排除了各指标间相关性的干扰，又消除了各指标的量纲。除此之外，马氏距离还有一些优点。如可以证明，对原数据作线性变换，马氏距离不改变。多元方差分析中公式(2.1)，(2.5)，(2.11)实际上就是马氏距离。

（6）兰氏（Lanberra）距离

由 Lance 和 Williams 最早提出的，故称兰氏距离。

$$d_{ij}(L) = \frac{1}{p} \sum_{k=1}^{p} \frac{|x_{ik} - x_{jk}|}{x_{ik} + x_{jk}} \tag{1.9}$$

此距离仅用于一切 $x_{ik} > 0$ 的情况。该距离有助于克服各指标间量纲的影响，但没有考虑到指标间的相关性。

（7）配合距离

对于分类变量，尤其是无序分类变量，就不能用上述距离来表达。设有两个样品，5 个指标的取值分别为：

$$S_1 = (V, Q, S, T, K)$$
$$S_2 = (V, M, S, F, K)$$

它们的第一个指标均取 V，称为配合的；第二个指标 S_1 取 Q，而 S_2 取 M，称为不配合的。S_1 与 S_2 中配合数为 3，不配合数为 2。则 S_1 与 S_2 的配合距离为 $3/5 = 0.6$。更一般地，设两样品共有 p 个指标，其中配合者有 m 个，则两样品间的距离可定义为：

$$d_{ij} = \frac{m}{p} \tag{1.10}$$

一般来说，作为一个距离的定义，需满足如下性质：

(a) $d_{AB} \geq 0$，对一切 A，B；

(b) $d_{AB} = 0$ 当且仅当 A 点与 B 点重叠，即 A 与 B 的各指标相等；

(c) $d_{AB} = d_{BA}$，对一切 A，B；

(d) $d_{AB} \leq d_{AC} + d_{CB}$，对一切 A，B，C；

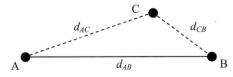

图 1.1　距离之间的关系示意

在聚类分析中有些距离的定义不一定满足条件(d)，我们从广义的角度上也称它为距离。在有些场合，条件(d)加强为：

(d') $d_{AB} \leqslant \max\{d_{AC}, d_{CB}\}$，对一切 A，B，C。

因为：

$$d_{AB} \leqslant \max\{d_{AC}, d_{CB}\} \leqslant d_{AC} + d_{CB}$$

故条件(d')比条件(d)更强，满足(d')的距离称为极端距离。

1.2.2　相似系数

研究样品间的关系常用距离，研究指标间的关系常用相似系数。顾名思义，相似系数是刻画指标间相似程度的一个量，常用的有夹角余弦，相关系数等。

(1)夹角余弦

这是受相似形几何原理启发而产生的一种标准，如图 1.2 中曲线 AB 和 CD 尽管长度不一，但形状相似，当长度不是主要矛盾时，应定义一种相似系数，使 AB 和 CD 呈现出比较密切的关系，而夹角余弦正适合这个要求。将任何两个样品 X_i 与 X_j 看成 p 维空间的两个向量，这两个向量的夹角余弦用 $\cos\theta_{ij}$ 表示，即：

$$\cos\theta_{st} = \frac{\sum\limits_{i=1}^{n} x_{is} x_{it}}{\sqrt{\sum\limits_{i=1}^{n} x_{is}^2 \cdot \sum\limits_{i=1}^{n} x_{it}^2}} \tag{1.11}$$

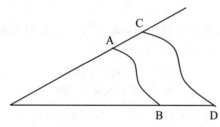

图 1.2　相似性示意

(2) Pearson 相关系数：

$$r_{st} = \frac{\sum\limits_{i=1}^{n} (x_{is} - \bar{x}_s)(x_{it} - \bar{x}_t)}{\sqrt{\sum\limits_{i=1}^{n} (x_{is} - \bar{x}_s)^2 \cdot \sum\limits_{i=1}^{n} (x_{it} - \bar{x}_t)^2}} \tag{1.12}$$

Pearson 相关系数是常用的一个相似性指标，它不受量纲的影响。从其定义可知，Pearson 相关系数是数据中心化后的夹角余弦。

对等级资料可用 Spearman 秩相关，Kendall 秩相关等。

(3)指数相似系数

$$c_{ij} = \frac{1}{p} \sum\limits_{k=1}^{p} \exp\left[-\frac{3}{4} \frac{(x_{ik} - x_{jk})^2}{s_k^2} \right] \tag{1.13}$$

指数相似系数亦不受变量量纲的影响，多用于样品间的相似性描述。

1.2.3 列联系数

对分类资料常用列联系数表示其相似程度。

设有两个二分类变量 X 和 Y，根据其取值，构成了四格表，如表 1.2。

表 1.2 两个二分类变量的取值情况

X	Y		合 计
	0	1	
0	a	b	$a+b$
1	c	d	$c+d$
合计	$a+c$	$b+d$	$n=a+b+c+d$

（1）点相关系数

$$c_{ij} = \frac{ad-bc}{\sqrt{(a+b)(c+d)(a+c)(b+d)}} \tag{1.14}$$

该系数对应于 Pearson 相关系数。即直接将 $x=0$ 或 1，$y=0$ 或 1 代入 Pearson 相关系数计算公式，所得结果就是点相关系数。点相关系数的取值范围也是 $-1\sim+1$。

（2）四分相关系数

$$c_{xy} = \sin\left[\frac{(a+d)-(b+c)}{n}90°\right] \tag{1.15}$$

（3）夹角余弦

$$c_{xy} = \left[\frac{a}{a+b}\frac{a}{a+c}\right]^{1/2} \tag{1.16}$$

有人对此作了改进，以使 $c_{xy}=c_{yx}$。

$$c_{xy} = \left[\frac{a}{a+b}\frac{a}{a+c}\frac{d}{b+d}\frac{d}{c+d}\right]^{1/2} \tag{1.17}$$

对两个多分类变量 X 和 Y，根据其取值，构成了 R×C 列联表，如表 1.3。

表 1.3 两个多分类变量的取值情况

X	Y				合 计
	r_1	r_2	...	r_q	
t_1	n_{11}	n_{12}	...	n_{1q}	$n_{1.}$
t_2	n_{21}	n_{22}	...	n_{2q}	$n_{2.}$
...	...	...	...	...	...
t_p	n_{p1}	n_{p2}	...	n_{pq}	$n_{p.}$
合计	$n_{.1}$	$n_{.2}$	...	$n_{.q}$	n

相应的相似系数是建立在 R×C 列联表的 χ^2 值基础上的。

（4）Pearson 列联系数

$$c_{xy} = \sqrt{\frac{\chi^2}{\chi^2+n}} \tag{1.18}$$

（5）Cramer 关联系数及修正关联系数

$$c_{xy}=\sqrt{\frac{\chi^2}{n\max(p-1,q-1)}}, \quad c_{xy}=\sqrt{\frac{\chi^2}{n\min(p-1,q-1)}}, \quad c_{xy}=\sqrt{\frac{\chi^2}{n\sqrt{(p-1)(q-1)}}}$$

$$(1.19)$$

一般来说，作为一个相似系数，需满足：

（a）$|c_{xy}|\leqslant 1$，对一切变量 X 和 Y；

（b）$c_{xy}=\pm 1$ 当且仅当 X 是 Y 的线性组合，即 $X=a+bY$，其中，$b\neq 0$，a 为常数；

（c）$c_{xy}=c_{yx}$，对一切变量 X 和 Y；

$|c_{xy}|$ 越接近于 1，X 与 Y 关系越密切。

1.3　多元分析在医学上的应用

我们生活的世界本身就是多元的。很多事物间的关系不是单一的，而是多元的、错综复杂的，无论是医学、生物学、政治经济学还是社会学。医学研究工作者尤其需要多元分析，因为绝大部分疾病的发生、预后是由多种因素决定的。即使是那些已知是由单一病原体导致的感染性疾病，也存在多种因素导致受感染者是否发病、发病的严重程度，以及预后等。多元分析能够使我们找出影响因素及其相互关系，以及评价它们对结果的影响。

多元统计分析能够解决医学研究中很多具体问题，概括起来主要有如下几个方面，即：比较大小、寻找关联性、综合评价、归类判别。

1.3.1　比较

对不同处理组的多个观察指标同时进行比较，从而得到一个综合的结论。例如，比较某年龄组城市儿童的体格发育指标（身高、体重、胸围等）与农村儿童是否有差别；通过一组免疫指标（IgG，IgA，IgM），比较治疗前后免疫功能的改善，等。这里的处理组可以是平行组设计中的处理组，也可以是交叉设计、析因设计中的处理组等。常用 Hotelling T^2 检验、多元方差分析。详见第 3 章。

1.3.2　关系

探讨指标间的关系，探索病因及预后因子。例如，影响儿童生长发育的因素有哪些？是什么原因导致肺癌发生？哪些因素影响乳腺癌患者 5 年生存率？在全基因组上百万个单核苷酸多态性（SNP）位点中，哪些是与疾病发生有关联的位点，哪些与环境因素有交互作用？等。一方面从众多因素中寻找有价值的影响因素或预测因子，一方面可利用有价值的变量建立相应的统计学模型，用于分析和预测。常用回归模型，包括多元线性回归、logistic 回归、Poisson 回归、Cox 回归模型等。见第 4～7 章。

1.3.3　综合

在不损失有价值的信息的前提下，对多个指标进行归纳、总结，尽可能地用简单的方式（一个数，或平面中的一个点）来表达研究对象。例如，评价医院的医疗水平和服务态度,需要有一整套的指标体系,如何确定这个指标体系不至于遗漏信息或信息重复? 当获得这些指标后,如何综合出一个评价结果,该医院的医疗水平和服务态度是"较好"、"一般"还是"较差"? 这就是将多个指标归纳为一个或少数几个综合指标,即高维数据的降维,也称为数据的简化。常用主成分分析、因子分析、典型分析、对应分析等。见第8~12章。

1.3.4 归类

基于个体的特征,将相似的个体进行分组或归类,寻找最好的分类规则,可用于鉴别诊断,识别不同风险的人群,鉴别病毒的类型等。常用聚类分析和判别分析。聚类分析属于无师分类,又称无监督的分类,即每个样品属于哪一类事先不知道,通过聚类分析,判定样品应该分为几类,每个样品应该属于哪一类;而判别分析属于有师分类,又称有监督的分类,即所有样品来自哪几类,每个样品属于哪一类事先是明确的,通过对该样品的判别分析,建立最佳分类准则,用于对新样品的判别。见第13~14章。

2 多元正态分布

正态分布是统计学的重要理论分布之一。事实上,很多统计方法都是建立在正态分布的假设之上的。比如:t 检验,方差分析,线性相关与回归等。尽管实际数据不会严格服从正态分布,但有三个原因使正态分布在实际中有着广泛的应用:其一,正态分布在许多情况下确实能作为真实总体的一个近似;其二,根据中心极限定理,不论总体分布如何,许多统计量的分布是近似正态的;第三,很多检验统计量的分布对正态分布条件是稳健的(robust),即原始资料稍微偏离正态对检验结果的影响不大。

本章介绍多元正态分布及其在确定参考值范围中的应用,以及有关的多元分布。

2.1 定义及性质

2.1.1 定义

设变量 x 服从均数为 μ,方差为 σ^2 的正态分布,则其密度函数为:

$$f(x) = \frac{1}{\sqrt{2\pi\sigma^2}} e^{-\frac{1}{2}\left(\frac{x-\mu}{\sigma}\right)^2}, \quad -\infty < x < +\infty$$

这是一元正态分布的密度函数。为了与多元正态分布相比较,将一元正态分布表示为:

$$f(x) = \frac{1}{(2\pi)^{\frac{1}{2}}(\sigma^2)^{\frac{1}{2}}} e^{-\frac{1}{2}(x-\mu)(\sigma^2)^{-1}(x-\mu)}$$

多元正态分布是一元正态分布的直接推广。设随机向量 $\boldsymbol{X} = (x_1, x_2, \cdots, x_m)'$ 服从 m 维正态分布,则:

$$f(\boldsymbol{X}) = \frac{1}{(2\pi)^{\frac{m}{2}} |\boldsymbol{\Sigma}|^{\frac{1}{2}}} e^{-\frac{1}{2}(X-\mu)'(\Sigma)^{-1}(X-\mu)} \tag{2.1}$$

其中,$\boldsymbol{\Sigma}$ 是变量 $x_1, x_2, \cdots, x_m$ 的协方差阵。$|\boldsymbol{\Sigma}|$ 是 $\boldsymbol{\Sigma}$ 的行列式。记为:$\boldsymbol{X} \sim N_m(\boldsymbol{\mu}, \boldsymbol{\Sigma})$。

例 2.1(二元正态分布) 设变量 x_1, x_2 的均数分别为 μ_1, μ_2,方差分别为 σ_1^2, σ_2^2(为方便起见,σ_1^2, σ_2^2 分别表示为 σ_{11} 和 σ_{22}),x_1 与 x_2 的协方差为 σ_{12}($\sigma_{12} = \sigma_{21}$),$x_1$ 与 x_2 的相关系数为 ρ。用矩阵表示,x_1, x_2 的协方差阵为:

$$\boldsymbol{\Sigma} = \begin{pmatrix} \sigma_{11} & \sigma_{12} \\ \sigma_{21} & \sigma_{22} \end{pmatrix}$$

利用矩阵知识得协方差阵的逆矩阵为:

$$\boldsymbol{\Sigma}^{-1} = \frac{1}{\sigma_{11}\sigma_{22} - \sigma_{12}^2} \begin{pmatrix} \sigma_{22} & -\sigma_{12} \\ -\sigma_{21} & \sigma_{11} \end{pmatrix}$$

行列式为：

$$|\boldsymbol{\Sigma}| = \sigma_{11}\sigma_{22} - \sigma_{12}^2 = \sigma_{11}\sigma_{22}(1 - \rho^2)$$

二元正态分布的密度函数为：

$$f(x_1, x_2) = \frac{1}{2\pi\sqrt{\sigma_{11}\sigma_{22}(1-\rho^2)}}\exp\left\{-\frac{1}{2(1-\rho^2)}\left[\left(\frac{x_1-\mu_1}{\sqrt{\sigma_{11}}}\right)^2\right.\right.$$

$$\left.\left.+\left(\frac{x_2-\mu_2}{\sqrt{\sigma_{22}}}\right)^2 - 2\rho\left(\frac{x_1-\mu_1}{\sqrt{\sigma_{11}}}\right)\left(\frac{x_2-\mu_2}{\sqrt{\sigma_{22}}}\right)\right]\right\} \tag{2.2}$$

二元正态分布中有 5 个参数，即：x_1 的均数 μ_1 及方差 σ_1^2，x_2 的均数 μ_2 及方差 σ_2^2，以及 x_1 与 x_2 的相关系数 ρ。

如果随机向量 $\boldsymbol{X} = (x_1, x_2)$ 服从二元正态分布，则记为 $\boldsymbol{X} \sim N_2(\mu_1, \sigma_1^2; \mu_2, \sigma_2^2; \rho)$。图 2.1～图 2.3 示意了均向量为 0，不同方差及相关时二元正态分布的三维分布曲面。其中 z 表示 $f(x_1, x_2)$。

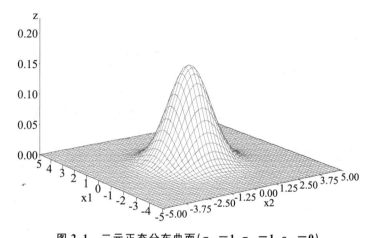

图 2.1　二元正态分布曲面($\sigma_{11}=1, \sigma_{22}=1, \rho_{12}=0$)

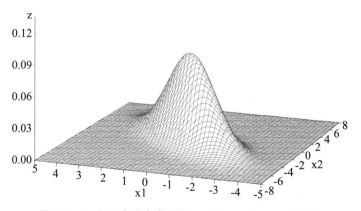

图 2.2　二元正态分布曲面($\sigma_{11}=2, \sigma_{22}=4, \rho_{12}=0.75$)

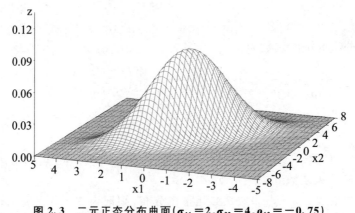

图 2.3　二元正态分布曲面$(\sigma_{11}=2,\sigma_{22}=4,\rho_{12}=-0.75)$

2.1.2　性质

m 元正态分布具有如下几个性质：

（1）每一个变量均服从正态分布。多元正态分布中，每个变量的分布均服从正态分布，见图 2.1～图 2.3。但反之不真。

（2）变量的线性组合服从正态分布。显然，这一性质是性质（1）的推广。

（3）m 元正态分布中的任意 $k(0<k<m)$ 个变量服从 k 元正态分布。性质（1）是其特殊情况。

（4）m 元正态分布的条件分布仍服从正态分布。即在某些变量取值固定时，另外一些变量的分布服从（多元）正态分布。图 2.4 表示了二元正态分布 $N_2(0,2;0,4;0.75)$ 中 $x_1=-1$ 时 x_2 的分布，和 $x_2=4$ 时，x_1 的分布。两个切面都是一元正态分布。

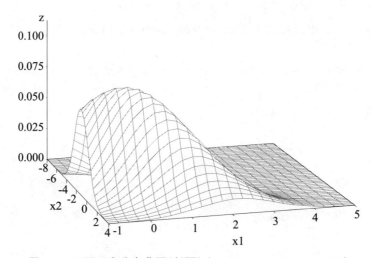

图 2.4　二元正态分布曲面（剖面）$(\sigma_{11}=2,\sigma_{22}=4,\rho_{12}=0.75)$

（5）协方差为 0 的变量间相互独立。对多元正态分布而言，不相关（zero-correlation）与独立（independent）是等价的。

在讨论多元正态分布的理论和方法时，经常用到这些性质。

多元分析中的许多统计方法大都假设资料来自正态分布总体。但要判断已有的一批数据是否来自正态分布总体,并不是一件容易的事。可是,反过来要判断数据不是来自正态分布总体,倒有一些简单方法。比如,性质(1)表明,正态分布中的每个变量均服从正态分布,据此,我们对每个变量检验其是否服从正态分布。如果有一个变量不服从正态分布,则可判定资料不服从多元正态分布。

有关多元正态分布的深入讨论见张尧庭,方开泰(1982)的著作。

2.2　二元正态相关变量的参考值范围

设 x 服从均数为 μ,方差为 σ^2 的正态分布,则 x 的 $100(1-\alpha)\%$ 的参考值范围上、下限可表示为:

$$\frac{x-\mu}{\sigma}=\pm u_\alpha$$

因为标准正态分布之平方就是自由度为 1 的 χ^2 分布,故上式又可表示为:

$$\frac{(x-\mu)^2}{\sigma^2}=\chi^2_{\alpha(1)}$$

设 x_1,x_2 服从二元正态分布,x_1 的均数和方差分别为 μ_1 和 $\sigma_1{}^2$;x_2 的均数和方差分别为 μ_2 和 $\sigma_2{}^2$,x_1 与 x_2 的相关系数为 ρ,则 x_1,x_2 的 $100(1-\alpha)\%$ 的参考值范围是:

$$\frac{1}{1-\rho^2}\left\{\frac{(x_1-\mu_1)^2}{\sigma_1^2}-2\rho\frac{(x_1-\mu_1)(x_2-\mu_2)}{\sigma_1\sigma_2}+\frac{(x_2-\mu_2)^2}{\sigma_2^2}\right\}=\chi^2_{\alpha(2)} \quad (2.3)$$

该范围是一个椭圆,它是两变量的联合参考值范围。

设:

$$z_i=\frac{x_i-\mu_i}{\sigma_i},\quad i=1,2$$

则(2.3)式化为:

$$z_1^2-2\rho z_1 z_2+z_2^2=(1-\rho^2)\chi^2_{\alpha(2)} \quad (2.4)$$

当 $\rho>0$ 时,该椭圆的长轴在过原点的 45° 线上,长轴长 $2\sqrt{(1+\rho)\chi^2_{\alpha(2)}}$,短轴长 $2\sqrt{(1-\rho)\chi^2_{\alpha(2)}}$;当 $\rho<0$ 时,该椭圆的长轴在过原点的 135° 线上,长轴长 $2\sqrt{(1-\rho)\chi^2_{\alpha(2)}}$,短轴长 $2\sqrt{(1+\rho)\chi^2_{\alpha(2)}}$。

例 2.2　测得我国 20 岁男子 160 人的身高 x(cm)、体重 y(kg)如表 2.1。试图示其 95% 参考值范围。

根据原始资料,算得 x 的均数、方差分别为 165.8338 和 4.91550^2;y 的均数、方差分别为 53.5694 和 4.8921^2;x 与 y 的相关系数为 0.5806。

则 x 与 y 的 95% 参考值范围是下列方程的解:

$$\frac{1}{1-0.5806^2}\left\{\frac{(x-165.8338)^2}{4.91550^2}-2\times0.5806\frac{(x-165.8338)(y-53.5694)}{4.91550\times4.8921}+\frac{(y-53.5694)^2}{4.8921^2}\right\}$$
$$=5.9915$$

将该范围绘制成二维图,则它是一个椭圆。见图 2.5。

表 2.1 160 名 20 岁男子的身高(cm)和体重(kg)测量值

x	y	x	y	x	y	x	y	x	y
180.5	68.5	169.5	50.0	164.9	49.0	165.0	55.3	167.0	57.0
168.6	56.4	159.7	47.5	161.5	52.5	171.0	57.0	157.0	54.0
168.8	53.5	167.0	52.0	166.0	43.0	156.5	53.5	172.0	54.0
164.2	52.5	173.0	55.5	176.8	53.2	168.5	58.8	165.0	51.0
169.8	56.5	163.5	47.5	167.0	60.7	169.0	59.0	165.0	52.0
170.6	53.5	169.5	52.0	167.7	46.5	168.0	57.0	161.0	48.5
170.2	56.5	170.2	52.0	163.2	52.5	161.0	47.0	171.0	60.0
169.5	55.0	162.0	55.8	159.6	51.5	166.0	52.0	168.0	54.6
166.0	51.0	171.0	50.5	158.0	51.3	158.0	46.6	161.0	54.6
170.5	53.5	166.0	52.2	171.3	55.6	160.9	53.0	168.0	56.4
164.6	54.0	164.5	53.5	170.8	59.0	171.5	58.0	172.0	58.0
162.0	46.5	171.4	56.5	161.5	47.5	166.0	53.5	165.0	45.0
166.0	49.5	164.6	54.5	164.5	51.0	167.2	54.7	158.0	47.3
173.5	53.5	168.0	57.0	157.5	54.5	169.0	59.8	161.0	45.0
159.5	52.5	165.5	57.0	160.0	48.0	164.0	52.5	169.5	54.0
172.6	51.8	162.5	54.5	167.5	55.8	155.0	52.0	163.0	50.0
167.0	58.0	171.0	58.0	154.1	48.5	161.5	56.5	159.0	49.5
174.0	63.0	157.5	46.0	168.5	58.0	167.3	48.4	161.4	54.6
160.5	58.5	166.0	52.0	167.5	60.0	160.0	53.5	167.3	47.5
163.0	52.0	177.0	62.6	165.5	55.5	162.9	48.9	165.6	60.0
171.2	52.0	163.5	49.5	163.0	49.4	168.5	60.0	173.0	55.0
162.0	54.0	164.5	46.0	163.0	55.8	160.5	51.0	169.5	63.5
174.0	66.5	168.1	51.5	162.5	51.5	161.0	51.5	172.5	56.5
165.5	53.0	164.5	53.5	165.0	55.0	174.7	61.5	167.5	54.0
160.0	51.0	162.0	44.0	167.5	52.5	169.5	59.8	166.0	52.5
165.0	58.0	160.0	52.0	165.0	51.8	165.0	55.8	162.5	44.4
167.0	55.0	160.2	43.5	157.0	44.0	170.5	62.5	173.6	52.3
160.8	50.3	157.5	51.0	172.0	57.5	172.5	59.0	165.5	52.0
163.0	47.5	160.5	49.5	168.5	56.0	166.5	55.8	170.0	63.5
169.0	55.5	157.5	52.0	164.5	51.0	171.0	51.7	166.3	50.5
164.5	53.5	171.5	58.0	171.5	58.0	155.0	46.6	170.5	74.0
169.0	54.0	162.2	46.5	168.0	49.5	162.0	54.5	170.5	57.4

资料来源：郭祖超主编《医用数理统计方法》，人民卫生出版社，1988，230 页。

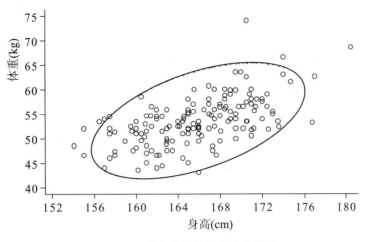

图 2.5　二维相关数据的参考值范围

　　这是一个联合参考值范围,表示我国 20 岁男子的身高、体重之测量值落在该范围内者约占 95%。

　　用多元正态分布确定的多元参考值范围,由于考虑了多个指标之间的相关性,比单独考虑单个变量的参考值范围,然后再联合起来应用更合理。

2.3　其他多元分布

　　前面介绍了多元正态分布,这里介绍另外几种多元分布。设 $X_1, X_2, \cdots, X_m$ 是 m 个随机变量,则由它们组成的向量 $\boldsymbol{X} = (X_1, X_2, \cdots, X_m)'$ 称为随机向量。随机向量 $\boldsymbol{X}$ 的分布函数定义为:

$$\boldsymbol{F}(\boldsymbol{X}) = F(x_1, x_2, \cdots, x_m) = P(X_1 \leqslant x_1, X_2 \leqslant x_2, \cdots, X_m \leqslant x_m)$$

由定义容易验证,多元分布函数具有如下性质:

$F(x_1, x_2, \cdots, x_m)$ 是每个变量 X_i 的单调非降右连续的函数;

$0 \leqslant F(x_1, x_2, \cdots, x_m) \leqslant 1$;

$F(-\infty, x_2, \cdots, x_m) = F(x_1, -\infty, \cdots, x_m) = \cdots = F(x_1, x_2, \cdots, -\infty_m) = 0$;

$F(\infty, \infty, \cdots, \infty) = 1$。

　　例 2.3　多项分布。若随机向量 $\boldsymbol{X} = (X_1, X_2, \cdots, X_m)'$ 满足如下条件:

(1) $X_i \geqslant 0, i = 1, 2, \cdots, m$, 且 $X_1 + X_2 + \cdots + X_m = N$;

$n_1, \cdots, n_m$ 为任意非负整数,且 $n_1 + \cdots + n_m = N$, 则有:

$$P(X_1 = n_1, \cdots, X_m = n_m) = \binom{N}{n_1, \cdots, n_m} p_1^{n_1} \cdots p_1^{n_m}$$

式中,$0 < p_i < 1, i = 1, 2, \cdots m; p_1 + \cdots + p_m = 1; \binom{N}{n_1, \cdots, n_m} = \dfrac{N!}{n_1! \cdots n_m!}$。

则称随机向量 $\boldsymbol{X}^* = (X_1, X_2, \cdots, X_{m-1})'$ 服从多项分布。

　　多项分布是二项分布的推广,当 $m = 2$ 时,多项分布退化为二项分布。

　　例 2.4　多元超几何分布。若随机向量 $\boldsymbol{X} = (X_1, X_2, \cdots, X_m)'$ 满足如下条件:

(1) $0 \leqslant X_i \leqslant N_i$，$i=1,2,\cdots,m$；$N_i$ 为自然数；$N_1+N_2+\cdots+N_m=N$；

(2) $n_1,\cdots,n_m$ 为任意非负整数，且 $n_1+\cdots+n_m=n$，n 为给定自然数，则有：

$$P(X_1=n_1,\cdots,X_m=n_m)=\frac{\binom{N_1}{n_1}\cdots\binom{N_m}{n_m}}{\binom{N}{n}}$$

则称随机向量 $\boldsymbol{X}^*=(X_1,X_2,\cdots,X_{m-1})'$ 服从多元超几何分布。

多元超几何分布是超几何分布的推广，当 $m=2$ 时，多元超几何分布退化为超几何分布。

例 2.5 多元负二项分布。若随机向量 $\boldsymbol{X}=(X_1,X_2,\cdots,X_m)'$ 只在非负整数组成的 m 维空间上取值，且对任意非负整数 $n_1,\cdots,n_m$ 有：

$$P(X_1=n_1,\cdots,X_m=n_m)=\binom{n_1+\cdots+n_m+k-1}{n_1,\cdots,n_m,k-1}p_0^k p_1^{n_1}\cdots p_m^{n_m}$$

式中，$0<p_j<1$，$j=0,1,\cdots,m$；$p_0+\cdots+p_m=1$。

则称随机向量 $\boldsymbol{X}^*=(X_1,X_2,\cdots,X_m)'$ 服从多元负二项分布，记为：$\boldsymbol{X}=\mathrm{MNB}(k;p_1,\cdots,p_m)$。

多元负二项分布是负二项分布的推广，当 $m=1$ 时，多元负二项分布退化为负二项分布。

2.4　几个有用的抽样分布

本节介绍几种与多元正态分布有关的抽样分布，它们在多元统计推断中有广泛的用途。

2.4.1　Wishart 分布

设 $X_1,\cdots,X_n$ 是 m 维多元正态分布 $N_m(0,\boldsymbol{\Sigma})$ 的一个独立样本。记 $\boldsymbol{X}=(X_1,X_2,\cdots,X_n)'_{n\times m}$，$\boldsymbol{W}=\sum_{i=1}^{n}X_i X_i'=\boldsymbol{X}'\boldsymbol{X}$，则称随机矩阵 $\boldsymbol{W}$ 服从自由度为 n 的 Wishart 分布，记为 $\boldsymbol{W}\sim W_m(n,\boldsymbol{\Sigma})$。

Wishart 分布有如下性质：

(1) 设总体 $\boldsymbol{X}$ 服从多元正态分布 $N_m(\mu,\boldsymbol{\Sigma})$，则样本的离差矩阵 $\boldsymbol{S}$ 服从自由度为 $n-1$ 的 Wishart 分布：

$$\boldsymbol{S}=\sum_{i=1}^{n}(X_i-\bar{X})(X_i-\bar{X})'\sim W_m(n-1,\boldsymbol{\Sigma})$$

(2) 设 $\boldsymbol{W}_1\sim W_m(n_1,\boldsymbol{\Sigma})$，$\boldsymbol{W}_2\sim W_m(n_2,\boldsymbol{\Sigma})$，且 $\boldsymbol{W}_1$ 与 $\boldsymbol{W}_2$ 独立，则

$$\boldsymbol{W}_1+\boldsymbol{W}_2\sim W_m(n_1+n_2,\boldsymbol{\Sigma})$$

称为 Wishart 的可加性。

2.4.2　Hotelling T^2 分布

设 $\boldsymbol{X}\sim N_m(0,\boldsymbol{\Sigma})$，$\boldsymbol{W}\sim W_m(n,\boldsymbol{\Sigma})$，且 $\boldsymbol{X}$ 与 $\boldsymbol{W}$ 独立。则称统计量 T^2：

$$T^2 = n\boldsymbol{X}'\boldsymbol{W}^{-1}\boldsymbol{X}$$

服从自由度为 n 的 Hotelling T^2 分布, 记为 $T^2 \sim T^2(m, n)$。

设总体 $\boldsymbol{X}$ 服从多元正态分布 $N_m(\boldsymbol{\mu}, \boldsymbol{\Sigma})$, $\boldsymbol{S}$ 是样本的离差矩阵, 则统计量:

$$T^2 = n(n-1)(\bar{\boldsymbol{X}} - \boldsymbol{\mu})'\boldsymbol{S}^{-1}(\bar{\boldsymbol{X}} - \boldsymbol{\mu})' \sim T^2(m, n-1)$$

T^2 分布与 F 分布有如下性质:

$$\frac{n-m+1}{mn}T^2 \sim F(m, n-m+1)$$

2.4.3 Wilks 分布

设 $A_1 \sim W_m(n_1, \Sigma)$, $A_2 \sim W_m(n_2, \Sigma)$, 且 $\boldsymbol{A_1}$ 与 $\boldsymbol{A_2}$ 独立。则称广义方差比统计量 Λ:

$$\Lambda = \frac{|A_1|}{|A_1 + A_2|}$$

服从 Wilks 分布, 记为 $\Lambda \sim \Lambda(m; n_1, n_2)$。

特别, 当 $m=1$ 时, $\Lambda \sim \beta(\frac{n_1}{2}, \frac{n_2}{2})$, $\dfrac{n_1}{n_2} \dfrac{1-\Lambda(1, n_1, n_2)}{\Lambda(1, n_1, n_2)} \sim F(n_2, n_1)$。

不难看出, Wishart 分布在多元统计中的作用类似于 χ^2 分布, Hotelling T^2 分布的作用类似于 t 分布, 而 Wilks 分布的作用类似于 F 分布。这些分布在多元统计推断中会经常用到。

3 均向量的统计推断

大多数医学研究中,对每个基本观察单位的观察指标(因变量 dependent variables,或反应变量 response variables)往往不只一个,各指标间又往往相互联系、互相影响。例如,在观察某药物降血压的作用时,至少要观察收缩压和舒张压两个指标;在儿童生长发育的研究中,通常测量其身高、体重、胸围、心肺功能、智商等指标。

对多变量资料可以分别对单个变量进行一元分析。但这种处理方法至少有三个缺点:①当变量较多时,重复进行一元分析会大大增加假阳性错误;②一元分析结果不一致时,难以得到一个综合结论;③忽略了变量间的相互关系。克服上述缺点的做法是进行多元分析。多元分析的精髓之一是对 m 个相关变量同时进行分析。

本章的主要任务是集中讨论 m 个相关变量的均数(m 维均向量)的统计推断问题。包括常见的几种设计方法:配对设计、成组设计、区组设计和析因设计。

3.1 多元 T 检验

对一元分析,配对设计和平行组设计两均数的比较用 t 检验;对多元分析来说,配对设计和平行组设计两组均向量的比较用 Hotelling T^2 检验,简称多元 T 检验。

3.1.1 多元配对设计的均向量检验

例 3.1 用胸腺素治疗 15 例病毒性心肌炎细胞免疫功能低下症,结果如表 3.1。试问,胸腺素治疗前后免疫球蛋白是否有改变?

表 3.1 胸腺素治疗前后免疫球蛋白测定值

IgG			IgA			IgM		
疗前	疗后	差值	疗前	疗后	差值	疗前	疗后	差值
1810	1654	−156	246	196	−50	292	243	−49
1744	1568	−176	213	208	−5	286	272	−14
1806	1743	−63	226	214	−12	297	276	−21
1712	1584	−128	238	168	−70	265	274	9
1642	1649	7	227	242	15	307	289	−18
1685	1543	−142	260	198	−62	246	265	19
1728	1624	−104	138	212	74	312	288	−24
1695	1500	−195	196	207	11	266	262	−4
1760	1340	−420	233	179	−54	243	259	16
1690	1454	−236	256	196	−60	334	296	−38

续表

IgG			IgA			IgM		
疗前	疗后	差值	疗前	疗后	差值	疗前	疗后	差值
1667	1453	−214	297	209	−88	285	263	−22
1703	1564	−139	212	223	11	296	274	−22
1715	1644	−71	228	237	9	249	260	11
1699	1543	−156	236	205	−31	266	262	−4
1733	1684	−49	202	197	−5	308	288	−20

资料来源:史秉璋,杨琦,《医用多元分析》,人民卫生出版社,5 页。

　　任何一个多因素分析,均应从单因素分析开始。只有全面了解各指标的基本特性,做到心中有数,才能有效地进行多因素分析。

　　对本例,首先对三个免疫指标进行单因素分析,即配对 t 检验。结果如表 3.2。其中,IgG 和 IgM 在治疗后下降有统计学意义,但尚不能认为 IgA 治疗前后有差别。

表 3.2　例 3.1 资料的单因素分析(配对 t 检验)结果

变量	均数	标准误	t	P	95%CI
IgG	−149.4667	25.6910	−5.81786	0.0000	−204.5684~−94.36496
IgA	−21.1333	11.1235	−1.89988	0.0782	−44.99085~2.724183
IgM	−12.0667	5.0789	−2.37586	0.0323	−22.95976~−1.173574

　　再进行多元分析。配对设计的多元分析也是对差值进行假设检验。将三个变量的差值均数用矩阵向量的形式排列,得差值的均向量:

$$\bar{\boldsymbol{X}} = \begin{pmatrix} -149.4667 \\ -21.1333 \\ -12.0667 \end{pmatrix}$$

将三个变量差值的方差、协方差用矩阵的形式排列,得三个变量差值的方差－协方差矩阵:

$$\boldsymbol{V} = \begin{pmatrix} 9900.4095 & 2047.7190 & -391.8190 \\ 2047.7190 & 1855.9810 & -108.4381 \\ -391.8190 & -108.4381 & 386.9238 \end{pmatrix}$$

三个变量的差值均数是否为 0 的同时检验,就是检验假设:

$$H_0: \boldsymbol{\mu} = \boldsymbol{\mu}_0, \qquad H_1: \boldsymbol{\mu} \neq \boldsymbol{\mu}_0。$$

或:

$$H_0: \begin{pmatrix} \mu_1 \\ \mu_2 \\ \mu_3 \end{pmatrix} = \begin{pmatrix} 0 \\ 0 \\ 0 \end{pmatrix}, \qquad H_1: \begin{pmatrix} \mu_1 \\ \mu_2 \\ \mu_3 \end{pmatrix} \neq \begin{pmatrix} 0 \\ 0 \\ 0 \end{pmatrix}。$$

H_0 是假设三个差值均数同时为 0。相应的检验统计量为 T^2 检验统计量:

$$T^2 = n[\bar{\boldsymbol{X}} - \boldsymbol{\mu}_0]' \boldsymbol{V}^{-1}[\bar{\boldsymbol{X}} - \boldsymbol{\mu}_0] \tag{3.1}$$

　　T^2 检验统计量是由 Hotelling 导出的,为了纪念这位多元分析的杰出先驱,通常将

T^2 称为 Hotelling T^2(见 2.4.2 节)。T^2 检验统计量与 F 分布有如下关系：

$$T^2 \sim \frac{(n-1)m}{n-m} F_{m,n-m} \tag{3.2}$$

或：

$$F = \frac{n-m}{(n-1)m} T^2 \sim F_{m,n-m} \tag{3.3}$$

T^2 检验统计量与 t 检验统计量有极为相似的形式。事实上，t 检验统计量可表示为：

$$t = \frac{|\bar{X} - \mu_0|}{s/\sqrt{n}}$$

将其平方，并作适当变形，得：

$$t^2 = n(\bar{X} - \mu_0)(s^2)^{-1}(\bar{X} - \mu_0) \tag{3.4}$$

将(3.4)式的 t^2 统计量与(3.1)式的 T^2 检验统计量比较，可见两者的形式非常相似。事实上，T^2 检验是 t 检验的推广，当变量数为 1 时，T^2 检验与 t 检验等价。

对例 3.1 资料有：$T^2 = 47.6559$，$F = 13.6160$，$P = 0.00036$。

故总的来说，胸腺素治疗前后免疫球蛋白有改变。

与一元配对 t 检验一样，多元配对的 T^2 检验可以看成是样本与总体比较的一个特例。公式(3.1)可直接用于样本与总体的比较。

3.1.2 多元成组设计两样本的均向量检验

例 3.2 两组贫血患者其血红蛋白浓度 X_1(％,)及红细胞计数 X_2(万/mm^3)如表 3.3。问两组患者的贫血程度是否有差异。

表 3.3 两组贫血患者的血红蛋白浓度 X_1(％)及红细胞计数 X_2(万/mm^3)

A组		B组	
X_1	X_2	X_1	X_2
3.9	210	4.8	270
4.2	190	4.7	180
3.7	240	5.4	230
4.0	170	4.5	245
4.4	220	4.6	270
5.2	230	4.4	220
2.7	160	5.9	290
2.4	260	5.5	220
3.6	240	4.3	290
5.5	180	5.1	310
2.9	200		
3.3	300		

资料来源：杨琦，史秉璋，Hotelling T^2 检验，中国卫生统计，1987，4(4)：28—32 页。

各组均向量：

$$\bar{\boldsymbol{X}}_A' = (3.8167\ 216.6667)\,, \quad \bar{\boldsymbol{X}}_B' = (4.92\ 252.5)$$

各组离差阵：$\boldsymbol{SS} = (n-1)\boldsymbol{V}$，

$$\boldsymbol{SS}_A = \begin{pmatrix} 9.6967 & -94.3333 \\ -94.3333 & 17866.6667 \end{pmatrix}\,, \quad \boldsymbol{SS}_B = \begin{pmatrix} 2.5560 & 22.5000 \\ 22.5000 & 14662.5000 \end{pmatrix}$$

离差阵之和：

$$\boldsymbol{SS} = \boldsymbol{SS}_A + \boldsymbol{SS}_B = \begin{pmatrix} 12.2527 & -71.8333 \\ -71.8333 & 32529.1667 \end{pmatrix}$$

合并协方差阵：

$$\boldsymbol{V} - \frac{1}{n_A + n_B - 2}\boldsymbol{SS} = \frac{(n_A-1)\boldsymbol{V}_A + (n_B-1)\boldsymbol{V}_B}{n_A + n_B - 2} = \begin{pmatrix} 0.612635 & -3.591665 \\ -3.591665 & 1626.458335 \end{pmatrix}$$

两组均向量是否相同的检验，就是检验假设：

$$H_0: \boldsymbol{\mu}_A = \boldsymbol{\mu}_B\,, \quad H_1: \boldsymbol{\mu}_A \neq \boldsymbol{\mu}_B\,。$$

这里的零假设实际上是假设两组的血红蛋白浓度相等，同时红细胞计数相等。

检验统计量为 Hotelling T^2：

$$T^2 = \frac{n_A n_B}{n_A + n_B}\left[\bar{\boldsymbol{X}}_A - \bar{\boldsymbol{X}}_B\right]'\boldsymbol{V}^{-1}\left[\bar{\boldsymbol{X}}_A - \bar{\boldsymbol{X}}_B\right] \tag{3.5}$$

将该式与相应的 t 检验公式作比较，不难发现它们也具有相似的形式。

成组设计的两均向量比较的 Hotelling T^2 检验统计量与 F 分布有如下关系：

$$T^2 \sim \frac{(n_A + n_B - 2)m}{n_A + n_B - m - 1}F_{m,n_A + n_B - m - 1} \tag{3.6}$$

或：

$$F = \frac{n_A + n_B - m - 1}{(n_A + n_B - 2)m}T^2 \sim F_{m,n_A + n_B - m - 1} \tag{3.7}$$

本例：$T^2 = 16.918407, F = 8.0362431, P = 0.0030$。可以认为两组贫血患者的血红蛋白浓度及红细胞计数是有差别的。

若按一元分析，则两组的血红蛋白浓度比较：$F = 10.84, P = 0.0036$；两组红细胞计数比较：$F = 4.31, P = 0.0511$。前者可以下结论，而后者则暂不能下结论，此时的检验效能只有 54.57%。

从本例可知，多元检验与一元检验在使用时是相辅相成的。多元检验具有概括和全面考虑的综合能力和特点，而一元检验容易分析各指标各组间的关系和差异。两者结合起来使用所得结论会更丰富。

3.2　多元方差分析

多变量的分析思路与单变量分析是一样的。对多组设计的资料，单变量分析用方差分析（ANOVA）方法处理，而对多组均向量的比较则用多元方差分析（multivariate analysis of variance，MANOVA）。多元方差分析的主要思想是对方差－协方差矩阵的分解。

3.2.1 多元成组设计资料的分析

例 3.3(续例 3.2) 三组贫血患者其血红蛋白浓度 X_1(%)及红细胞计数 X_2(万/mm^3)如表 3.4。问三组患者的贫血程度是否有差异。

表 3.4 三组贫血患者的血红蛋白浓度 X_1(%)及红细胞计数 X_2(万/mm^3)

A 组		B 组		C 组	
X_1	X_2	X_1	X_2	X_1	X_2
3.9	210	4.8	270	4.4	250
4.2	190	4.7	180	3.7	305
3.7	240	5.4	230	2.9	240
4.0	170	4.5	245	4.5	330
4.4	220	4.6	270	3.3	230
5.2	230	4.4	220	4.5	195
2.7	160	5.9	290	3.8	275
2.4	260	5.5	220	3.7	310
3.6	240	4.3	290		
5.5	180	5.1	310		
2.9	200				
3.3	300				

资料来源:杨琦,史秉璋,Hotelling T^2 检验,中国卫生统计,1987,4(4):28—32 页。

算得各组均向量:
$$\bar{X}_A' = (3.8167\ 216.6667), \quad \bar{X}_B' = (4.92\ 252.5), \quad \bar{X}_C' = (3.85\ 266.88)$$

各组离差阵:$SS = (n-1)V$,

$$SS_A = \begin{pmatrix} 9.6967 & -94.3333 \\ -94.3333 & 17866.6667 \end{pmatrix}$$

$$SS_B = \begin{pmatrix} 2.5560 & 22.5000 \\ 22.5000 & 14662.5000 \end{pmatrix}$$

$$SS_C = \begin{pmatrix} 2.4000 & 18.2500 \\ 18.2500 & 14896.8750 \end{pmatrix}$$

离差阵之和:

$$W = SS_A + SS_B + SS_C = \begin{pmatrix} 14.6527 & -53.58338 \\ -53.58338 & 47426.0417 \end{pmatrix}$$

所有数据的离差阵:

$$T = \begin{pmatrix} 22.5787 & 68.8999 \\ 68.8999 & 61180.1400 \end{pmatrix}$$

组间变异矩阵:

$$B = T - W = \begin{pmatrix} 7.9260 & 122.4833 \\ 122.4833 & 13754.0983 \end{pmatrix}$$

单因素方差分析的精髓是对方差进行分解,而多元方差分析的精髓是对 SSCP 矩阵的分解。多组均向量比较的 SSCP 矩阵及自由度的分解与单因素分析是一致的。见表 3.5。

表 3.5　多元方差分析的 SSCP 及自由度分解

变异来源	SSCP	ν
组间	B	$\nu_1 = g - 1$
组内	W	$\nu_2 = n - g$
总	T	$n - 1$

多组均向量是否相同的检验,就是检验假设:

$H_0: \boldsymbol{\mu}_A = \boldsymbol{\mu}_B = \mu_C$;　　$H_1: \boldsymbol{\mu}_A, \boldsymbol{\mu}_B, \boldsymbol{\mu}_C$ 不等或不全相等。

多组均向量比较的检验统计量是 Wilks 统计量 Λ:

$$\Lambda = \frac{|\boldsymbol{W}|}{|\boldsymbol{W} + \boldsymbol{B}|} \tag{3.8}$$

表示组内变异(误差)在总变异中的比例。

该统计量是 Wilks 首先提出的,故称 Wilks 统计量(见 2.4.3 节)。Wilks 统计量 Λ 的分布较复杂,在变量数不多或相比较的总体数不多时,可以导出统计量 Λ 的精确分布(见表 3.6),其他情况用近似分布。

表 3.6　Wilks 统计量 Λ 的精确分布

变量个数	总体个数	Λ 的分布
$m = 1$	$g \geqslant 2$	$\left(\dfrac{n-g}{g-1}\right)\left(\dfrac{1-\Lambda}{\Lambda}\right) \sim F_{g-1, n-g}$
$m = 2$	$g \geqslant 2$	$\left(\dfrac{n-g-1}{g-1}\right)\left(\dfrac{1-\sqrt{\Lambda}}{\sqrt{\Lambda}}\right) \sim F_{2(g-1), 2(n-g-1)}$
$m \geqslant 1$	$g = 2$	$\left(\dfrac{n-m-1}{m}\right)\left(\dfrac{1-\Lambda}{\Lambda}\right) \sim F_{m, n-m-1}$
$m \geqslant 1$	$g = 3$	$\left(\dfrac{n-m-2}{m}\right)\left(\dfrac{1-\sqrt{\Lambda}}{\sqrt{\Lambda}}\right) \sim F_{2m, 2(n-m-2)}$

当 m 和 g 超出上述范围时,Bartlett 证明了,若 H_0 成立,且 n 充分大,则:

$$-\left(\frac{n-1-(m+g)}{2}\right)\ln\Lambda \sim \chi^2_{m(g-1)} \tag{3.9}$$

Rao 后来研究用 F 分布来代替,取:

$$F = \frac{1 - \Lambda^{1/s}}{\Lambda^{1/s}} \frac{\nu_2'}{\nu_1'} \sim F_{(\nu_1', \nu_2')} \tag{3.10}$$

其中,

$$\nu_1' = m\nu_T, \quad \nu_2' = \left(\nu_T + \nu_E - \frac{m + \nu_T + 1}{2}\right)\sqrt{\frac{m^2\nu_T^2 - 4}{m^2 + \nu_T^2 - 5}} - \frac{m\nu_T - 2}{2}$$

$$s = \sqrt{\frac{m^2\nu_T^2 - 4}{m^2 + \nu_T^2 - 5}}$$

这里 ν_T 是处理的自由度，ν_E 是误差自由度。该公式也适用于其他设计类型的均向量比较。在 SAS 和 SPSS 软件中均采用 Rao 的方法。

对例 3.3，

$$\Lambda = \frac{|\boldsymbol{W}|}{|\boldsymbol{W}+\boldsymbol{B}|} = \frac{694044.3896}{1376620.8310} = 0.5027$$

$m=2$，$g=3$，用表 3.6 第 2 个公式或第 4 个公式，有：

$$F = \left(\frac{30-3-1}{3-1}\right)\frac{1-\sqrt{0.5027}}{\sqrt{0.5027}} = 5.3353 , \quad v_1=4, v_2=52, \quad P=0.001161$$

说明三组的均向量间有差别，进一步可作两两比较。步骤如下。

首先计算欲比较的两组间的 Mahalanobis 距离：

$$D_{ij}^2 = [\bar{\boldsymbol{X}}_i - \bar{\boldsymbol{X}}_j]' \boldsymbol{V}^{-1} [\bar{\boldsymbol{X}}_i - \bar{\boldsymbol{X}}_j] \tag{3.11}$$

这里，$\boldsymbol{V}$ 是合并离差阵 $\boldsymbol{W}$ 除以 $(n-g)$。本例：

$$\boldsymbol{V} = \frac{1}{n-g}\boldsymbol{W} = \frac{1}{30-3}\begin{pmatrix}14.6527 & -53.5834 \\ -53.5834 & 47426.0417\end{pmatrix} = \begin{pmatrix}0.5427 & -1.9846 \\ -1.9846 & 1756.5201\end{pmatrix}$$

Mahalanobis D_{ij}^2 与 F 分布的关系：

$$F_{ij} = \frac{(n-g-m+1)n_i n_j}{(n-g)m(n_i+n_j)}D_{ij}^2 \sim F_{m, n-m-g+1} \tag{3.12}$$

不难算得：

$$D_{AB}^2 = (-1.1033 \quad -35.8333)\begin{pmatrix}0.5427 & -1.9846 \\ -1.9846 & 1756.5201\end{pmatrix}^{-1}\begin{pmatrix}-1.1033 \\ -35.8333\end{pmatrix} = 3.1516683$$

$$D_{AC}^2 = (-0.0333 \quad -50.2133)\begin{pmatrix}0.5427 & -1.9846 \\ -1.9846 & 1756.5201\end{pmatrix}^{-1}\begin{pmatrix}-0.0333 \\ -50.2133\end{pmatrix} = 1.4504351$$

$$D_{BC}^2 = (1.07 \quad -14.38)\begin{pmatrix}0.5427 & -1.9846 \\ -1.9846 & 1756.5201\end{pmatrix}^{-1}\begin{pmatrix}1.07 \\ -14.38\end{pmatrix} = 2.1723033$$

$$F_{AB} = \frac{(30-3-2+1)\times 12\times 10}{(30-3)\times 2\times(12+10)}\times 3.1516683 = 8.2771, v_1=2, v_2=26, P=0.0017$$

$$F_{AC} = \frac{(30-3-2+1)\times 12\times 8}{(30-3)\times 2\times(12+8)}\times 1.4504351 = 3.3521, v_1=2, v_2=26, P=0.0507$$

$$F_{BC} = \frac{(30-3-2+1)\times 10\times 8}{(30-3)\times 2\times(10+8)}\times 2.1723033 = 4.6486, v_1=2, v_2=26, P=0.0188$$

可见，两指标综合起来看，A、B 间，B、C 间差异有统计学意义，而尚不能认为 A、C 间有差异。

与一元分析一样，多组均向量的方差分析是两组比较的直接推广，当将其用于两组均向量的比较时，与 T^2 检验是等价的。

3.2.2 多元区组设计资料的分析

区组设计资料分析的特点是将区组间的变异从总变异中分解出来。

例 3.4 为了解某溶栓药对脑梗塞患者血压的影响，观察 10 名患者，分别于疗前、溶后 10 分钟、溶后 20 分钟测定患者的收缩压（X，mmHg）和舒张压（Y，mmHg），结果如表

3.7,问该溶栓药对血压有无影响?

表 3.7 10 名患者疗前、溶后 10、20 分钟的收缩压和舒张压

区组	疗前		溶后 10 分钟		溶后 20 分钟		平均	
	X	Y	X	Y	X	Y	X	Y
1	120	81	120	81	120	80	120.0	80.7
2	116	68	138	84	108	70	120.7	74.0
3	140	80	140	80	135	80	138.3	80.0
4	140	84	130	82	120	59	130.0	75.0
5	167	89	168	106	173	84	169.3	93.0
6	160	100	155	95	160	95	158.3	96.7
7	140	84	130	82	120	59	130.0	75.0
8	172	82	172	82	159	96	167.7	86.7
9	176	119	150	100	148	92	158.0	103.7
10	148	94	153	83	150	85	150.0	87.3
平均	147.9	88.1	145.6	87.5	139.3	80.0	144.3	85.2

资料来源:陈清棠,"九五"攻关项目。

区组设计的多组均向量比较的 SSCP 及自由度的分解见表 3.8。

表 3.8 区组设计的 SSCP 及自由度的分解

变异来源	SSCP	自由度
区组(个体)	$SS_{ID} = \begin{pmatrix} 9561.867 & 4061.733 \\ 4061.733 & 2763.467 \end{pmatrix}$	$10-1$
时间(TIME)	$SS_{TIME} = \begin{pmatrix} 396.470 & 394.300 \\ 394.300 & 407.400 \end{pmatrix}$	$3-1$
误差(E)	$SS_E = \begin{pmatrix} 1153.533 & 599.367 \\ 599.367 & 1383.933 \end{pmatrix}$	18
总(T)	$SS_T = \begin{pmatrix} 11111.867 & 5055.400 \\ 5055.400 & 4554.800 \end{pmatrix}$	$30-1$

用于多组均向量比较的统计量:

$$\Lambda = \frac{|SS_E|}{|SS_E + SS_{处理}|} \tag{3.13}$$

本例 $m=2$。

个体间:$\Lambda_{ID} = \dfrac{|SS_E|}{|SS_E + SS_{ID}|} = 0.05446$

$$\nu_1' = m\nu_T = 2 \times 9 = 18, \quad \nu_2' = \left(9 + 18 - \frac{2+9+1}{2}\right)\sqrt{\frac{2^2 \times 9^2 - 4}{2^2 + 9^2 - 5}} - \frac{2 \times 9 - 2}{2} = 34$$

$$s = \sqrt{\frac{2^2 \times 9^2 - 4}{2^2 + 9^2 - 5}} = 2, \qquad F = \frac{1 - \sqrt{\Lambda}}{\sqrt{\Lambda}} \frac{v_2'}{v_1'} = 6.2049, \qquad P < 0.0001$$

时间：$\quad \Lambda_{TIME} = \dfrac{|SS_E|}{|SS_E + SS_{TIME}|} = 0.6915$

$$v_1' = m v_T = 2 \times 2 = 4, \quad v_2' = \left(2 + 18 - \frac{2+2+1}{2}\right) \sqrt{\frac{2^2 \times 2^2 - 4}{2^2 + 2^2 - 5}} - \frac{2 \times 2 - 2}{2} = 34$$

$$s = \sqrt{\frac{2^2 \times 2^2 - 4}{2^2 + 2^2 - 5}} = 2, \qquad F = \frac{1 - \sqrt{\Lambda}}{\sqrt{\Lambda}} \frac{v_2'}{v_1'} = 1.7219, \quad P = 0.1679 。$$

结论，尚不能认为该药对脑梗塞患者的血压有影响。

3.2.3 多元析因设计资料的分析

析因设计资料分析的特点是，除了分析各因素的效应，还可以分析各因素间的交互作用。

例 3.5（多元 2×3 析因方差分析）　为研究饲料中 Zn 和 Vit. A 含量的改变对动物体内 Zn 含量的影响，某研究室用 6 种不同配方的饲料喂养大白鼠。18 天后测得大白鼠体内各脏器中 Zn 含量：血 Zn 含量 $x_1(\mu g/dl)$，骨 Zn 含量 $x_2(\mu g/g)$，肝 Zn 含量 $x_3(\mu g/dl)$，结果如下。试分析两因素对动物体内 Zn 含量的影响。

表 3.9　不同饲料喂养大白鼠 18 天后体内 Zn 含量

	低 Zn（A1）			高 Zn（A2）		
	x_1	x_2	x_3	x_1	x_2	x_3
低 Vit. A（B1）	114.23	126.56	41.19	230.24	308.96	147.02
	45.09	95.44	93.04	180.49	262.12	94.33
	46.10	98.96	72.23	163.66	248.02	119.38
	52.88	161.08	62.31	269.87	256.87	125.64
	63.05	108.82	77.10	260.73	265.25	103.39
中 Vit. A（B2）	56.09	79.63	56.07	270.00	254.92	60.09
	56.09	76.58	58.85	248.78	278.02	67.08
	54.88	48.85	59.63	200.49	324.21	179.82
	74.39	118.11	53.78	304.88	249.98	96.08
	31.22	87.49	80.39	249.27	265.27	109.11
高 Vit. A（B3）	135.85	103.99	87.88	154.15	270.51	191.17
	98.54	90.88	107.56	170.49	286.22	134.53
	148.05	128.31	94.91	220.00	291.37	175.94
	68.78	85.91	101.89	173.66	289.69	159.15
	146.83	147.92	50.44	260.24	248.61	274.83

资料来源：范思昌，多元析因方差分析方法及其应用，中国卫生统计，1998,6(6):13—17 页。

首先算得各指标 6 种配方的均数，见表 3.10。

表 3.10　不同饲料喂养大白鼠 18 天后体内 Zn 含量的均数

| | 低 Zn(A1) | | | 高 Zn(A2) | | | 合计 | | |
	x_1	x_2	x_3	x_1	x_2	x_3	x_1	x_2	x_3
B1	64.270	118.172	69.174	220.998	268.244	117.952	142.634	193.208	93.563
B2	54.534	82.132	61.744	254.684	274.480	102.436	154.609	178.306	82.090
B3	119.610	111.402	88.536	195.708	277.280	187.124	157.659	194.341	137.830
合计	79.471	103.902	73.151	223.797	273.335	135.837	151.634	188.618	104.494

单因素析因分析的结果见表 3.11。

表 3.11　不同饲料喂养大白鼠体内各脏器 Zn 含量的单因素析因分析的 P 值

变异来源	x_1	x_2	x_3
A	0.0000	0.0000	0.0000
B	0.6238	0.3004	0.0022
$A \times B$	0.0028	0.1866	0.1264

单因素析因分析的特点是可以分析各因素间的交互作用,多元析因分析也具有这个特点。首先计算各处理因素的离差阵:

$$SS_T = \begin{pmatrix} 208747.1910 & 185792.7259 & 59274.5130 \\ 185792.7259 & 234382.9530 & 81552.7410 \\ 59274.5130 & 81552.7410 & 77849.7360 \end{pmatrix}$$

$$SS_A = \begin{pmatrix} 156223.5138 & 183400.6957 & 67853.8338 \\ 183400.6329 & 215306.7140 & 79657.9211 \\ 67853.8338 & 79657.9211 & 29471.5095 \end{pmatrix}$$

$$SS_B = \begin{pmatrix} 1261.5125 & -375.0712 & 2325.7650 \\ -375.0712 & 1601.5817 & 3716.3868 \\ 2325.7650 & 3716.3868 & 17327.1487 \end{pmatrix}$$

$$SS_{组间} = \begin{pmatrix} 177297.9978 & 186229.7303 & 60555.0943 \\ 186229.7303 & 219188.7547 & 82468.4296 \\ 60555.0943 & 82468.4296 & 51713.9635 \end{pmatrix}$$

则交互作用为:

$$SS_{A \times B} = SS_{组间} - SS_A - SS_B = \begin{pmatrix} 19812.9714 & 3204.1059 & -9624.5043 \\ 3204.1059 & 2281.4589 & -905.8783 \\ -9624.5043 & -905.8783 & 4915.3053 \end{pmatrix}$$

误差为:

$$SS_{误差} = SS_T - SS_{组间} = \begin{pmatrix} 31449.1912 & -437.0004 & -1280.5796 \\ -437.0004 & 15194.2096 & -915.6913 \\ -1280.5796 & -915.6913 & 26135.7745 \end{pmatrix}$$

因此,可得多元析因设计的 SSCP 矩阵的分解及自由度的分解,见表 3.12。

表 3.12　析因设计的 SSCP 及自由度分解表

变异来源	SSCP	自由度
A	$\boldsymbol{SS}_A$	1
B	$\boldsymbol{SS}_B$	2
$A \times B$	$\boldsymbol{SS}_{A \times B}$	2
E	$\boldsymbol{SS}_E$	24
T	$\boldsymbol{SS}_T$	29

Wilks 统计量 Λ：

$$\Lambda = \frac{|\boldsymbol{SS}_{误差}|}{|\boldsymbol{SS}_{处理} + \boldsymbol{SS}_{误差}|}$$

$$\Lambda_A = \frac{|\boldsymbol{SS}_{误差}|}{|\boldsymbol{SS}_A + \boldsymbol{SS}_{误差}|} = \frac{\left|\begin{pmatrix} 31449.1912 & -437.0004 & -1280.5796 \\ -437.0004 & 15194.2096 & -915.6913 \\ -1280.5796 & -915.6913 & 26135.7745 \end{pmatrix}\right|}{\left|\begin{pmatrix} 156223.5138 & 183400.6957 & 67853.8338 \\ 183400.6329 & 215306.7140 & 79657.9211 \\ 67853.8338 & 79657.9211 & 29471.5095 \end{pmatrix} + \begin{pmatrix} 31449.1912 & -437.0004 & -1280.5796 \\ -437.0004 & 15194.2096 & -915.6913 \\ -1280.5796 & -915.6913 & 26135.7745 \end{pmatrix}\right|}$$

$$= 0.04488$$

同理，$\Lambda_B = \dfrac{|\boldsymbol{SS}_{误差}|}{|\boldsymbol{SS}_B + \boldsymbol{SS}_{误差}|} = 0.5274$，$\Lambda_{A \times B} = \dfrac{|\boldsymbol{SS}_{误差}|}{|\boldsymbol{SS}_{A \times B} + \boldsymbol{SS}_{误差}|} = 0.4886$。

有了 Wilks 统计量，就可以计算 F 值及相应的自由度。本例变量数 $m = 3$。

（1）A 因素有 2 个水平，故 F_A 的自由度分别为：

$$\nu'_1 = 3 \times \nu_A = 3, \quad \nu'_2 = \left(1 + 24 - \frac{3+1+1}{2}\right)\sqrt{\frac{3^2 \times 1^2 - 4}{3^2 + 1^2 - 5}} - \frac{3 \times 1 - 2}{2} = 22$$

$$s = \sqrt{\frac{3^2 \times 1^2 - 4}{3^2 + 1^2 - 5}} = 1$$

故　$F_A = \dfrac{22}{3} \dfrac{1 - \Lambda_A}{\Lambda_A} = 156.0825$

（2）B 因素有 3 个水平，故 F_B 的自由度分别为：

$$\nu'_1 = 3 \times \nu_B = 6, \quad \nu'_2 = \left(2 + 24 - \frac{3+2+1}{2}\right)\sqrt{\frac{3^2 \times 2^2 - 4}{3^2 + 2^2 - 5}} - \frac{3 \times 2 - 2}{2} = 44$$

$$s = \sqrt{\frac{3^2 \times 2^2 - 4}{3^2 + 2^2 - 5}} = 2$$

故　$F_B = \dfrac{44}{6} \dfrac{1 - \sqrt{\Lambda_B}}{\sqrt{\Lambda_B}} = 2.7643$

（3）A×B 交互作用有 2 个自由度，故 $F_{A \times B}$ 的自由度分别为：

$$\nu'_1 = 3 \times \nu_{A \times B} = 6, \quad \nu'_2 = \left(2 + 24 - \frac{3+2+1}{2}\right)\sqrt{\frac{3^2 \times 2^2 - 4}{3^2 + 2^2 - 5}} - \frac{3 \times 2 - 2}{2} = 44$$

$$s = \sqrt{\frac{3^2 \times 2^2 - 4}{3^2 + 2^2 - 5}} = 2$$

故 $F_{A \times B} = \dfrac{44}{6} \dfrac{1 - \sqrt{\Lambda_{A \times B}}}{\sqrt{\Lambda_{A \times B}}} = 3.1573$

总结成方差分析表 3.13。

表 3.13　多元析因方差分析表

变异来源	Λ	F	ν_1	ν_2	P
A	0.04487528	156.0825	3	22	0.0001
B	0.52742531	2.7643	6	44	0.0228
$A * B$	0.48864896	3.1573	6	44	0.0116

结论:总的来说,饲料中 Zn 和 Vit. A 含量的改变对动物体内 Zn 含量是有影响的。结合单因素分析,饲料中 Zn 的含量直接影响动物体内各脏器中 Zn 的含量;维生素 A 对动物肝脏中 Zn 的含量有影响。

3.3　协方差阵的检验

多元方差分析对资料也有要求,即正态性、独立性、方差齐性。具体地说:①要求资料服从多元正态分布;②各观察对象间(而不是变量间)是独立的;③各组方差－协方差矩阵相等。与一元分析类似,多元方差分析对正态性是稳健的,而对方差齐性较为敏感。因此,资料的方差齐性就显得比较重要。本节介绍几种协方差阵的检验。

3.3.1　$V = V_0$ 的检验

即检验样本协方差矩阵与已知协方差矩阵是否相等。该检验的似然比统计量为:

$$\lambda_1 = \left(\frac{e}{n}\right)^{mn/2} |SV_0^{-1}|^{n/2} e^{-\frac{1}{2}tr(SV_0^{-1})} \tag{3.14}$$

式中 $tr(SV_0^{-1})$ 是矩阵 (SV_0^{-1}) 的迹,即矩阵 (SV_0^{-1}) 之对角线上元素之和。将式(3.14)中 n 换成 $n-1$,取对数后得:

$$-2\ln \lambda_1 \approx L = (n-1)[\ln|V_0| - m - \ln|S| + tr(SV_0^{-1})] \tag{3.15}$$

则:

$$\frac{L}{1-D_1} \sim \chi^2_{m(m+1)/2} \tag{3.16}$$

其中,$S = (n-1)V$ 为相应的离差阵,$D_1 = \left(2m + 1 - \dfrac{2}{m+1}\right) \Big/ 6(n-1)$。

例 3.6　在我国服装标准制定时,对 3454 名成年女子测了 14 个部位的数据,发现它们服从 14 维的正态分布。从大量的资料中已知北京市成年女子三个基本指标(总体高,胸围,腰围)的协方差阵是:

$$V_0 = \begin{pmatrix} 29.57 & & \\ 3.92 & 39.05 & \\ 1.76 & 39.19 & 63.07 \end{pmatrix}$$

为验证标准,在北京市又抽查了 100 名成年女子,经计算,这三个指标的协方差矩阵为:

$$S = \begin{pmatrix} 22.12 & & \\ 2.98 & 32.72 & \\ 0.46 & 30.39 & 50.98 \end{pmatrix}$$

问这里的 100 人的协方差阵与原来的是否相等[①]。

$$|\boldsymbol{V}_0| = 26862.839, \quad \ln(|\boldsymbol{V}_0|) = 10.198499$$
$$|\boldsymbol{S}| = 16092.31, \quad \ln(|\boldsymbol{S}|) = 9.6860968$$
$$\text{tr}(\boldsymbol{S}\boldsymbol{V}_0^{-1}) = 2.5503821$$
$$L = (100-1)[10.1985 - 3 - 9.6861 + 2.5504] = 6.2172$$
$$D_1 = (2 \times 3 + 1 - 2/(3+1))/(6 \times (100-1)) = 0.01094$$
$$L/(1-D_1) = 6.2860$$
$$\upsilon = 6$$
$$P = 0.3919$$

故可以认为后抽的 100 名女子的协方差阵与原协方差阵相同。

特别地，当 $\boldsymbol{V}_0 = \boldsymbol{I}$ 时（$\boldsymbol{I}$ 为单位矩阵），即检验 $\boldsymbol{V} = \boldsymbol{I}$。此时，若 H_0 成立，则可认为原变量间彼此独立。相应的似然比检验统计量为：

$$\lambda_1 = \left(\frac{e}{n}\right)^{mn/2} |\boldsymbol{S}|^{n/2} e^{-\frac{1}{2}tr(\boldsymbol{S})}, \quad L = (n-1)[-m - \ln|\boldsymbol{S}| + tr(\boldsymbol{S})] \tag{3.17}$$

3.3.2 $\boldsymbol{V} = \sigma^2 \boldsymbol{V}_0$ 的检验

该检验称为球性检验，主要用于检验协方差矩阵 $\boldsymbol{V}$ 中的元素是否均为 $\boldsymbol{V}_0$ 中的 σ^2 倍。该检验的似然比统计量为：

$$\lambda_2 = \frac{|\boldsymbol{V}_0^{-1}\boldsymbol{S}|^{n/2}}{[tr(\boldsymbol{V}_0^{-1}\boldsymbol{S})/m]^{mn/2}} \tag{3.18}$$

$$W = (\lambda_2)^{2/n} = \frac{m^m |V_0^{-1}\boldsymbol{S}|}{[tr(\boldsymbol{V}_0^{-1}\boldsymbol{S})]^m} \tag{3.19}$$

$$\left[(n-1) - \frac{2m^2 + m + 2}{6m}\right] \ln W \sim \chi^2_{m(m+1)/2-1} \tag{3.20}$$

3.3.3 $\boldsymbol{V}_1 = \boldsymbol{V}_2 = \cdots\cdots = \boldsymbol{V}_g$ 的检验

设各样本含量为 n_i，$n = \sum_{i=1}^{g} n_i$；$\boldsymbol{S}_i$ 为各样本离差阵，$\boldsymbol{S}_i = (n_i-1)\boldsymbol{V}_i$，$\boldsymbol{S} = \sum_{i=1}^{g} \boldsymbol{S}_i$。该检验的似然比统计量为：

$$\lambda_3 = \frac{n^{mn/2} \prod_{i=1}^{g} |\boldsymbol{S}_i|^{n_i/2}}{|\boldsymbol{S}|^{n/2} \prod_{i=1}^{g} n_i^{mn_i/2}} \tag{3.21}$$

---

① 资料来源:张尧庭,方开泰《多元统计分析引论》,科学出版社,1997

$$M = -2\ln\lambda_3 = (n-g)\ln|\mathbf{S}/(n-g)| - \sum_{i=1}^{g}(n_i-1)\ln|\mathbf{S}_i/(n_i-1)|$$

$$(3.22)$$

则：$M(1-d_1) \sim \chi^2_{m(m+1)(k-1)/2}$。这里，$d_1 = \dfrac{2m^2+3m-1}{6(m+1)(g-1)}\left\{\sum_{i=1}^{g}\dfrac{1}{n_i-1}-\dfrac{1}{n-g}\right\}$。

例 3.7 比较例 3.3 中 3 个总体的协方差阵是否相同。

$$|\mathbf{S}/27| = 949.3119, \quad \ln|\mathbf{S}/27| = 6.8557$$
$$|\mathbf{S}_A/11| = 1358.2557, \quad \ln|\mathbf{S}_A/11| = 7.2140$$
$$|\mathbf{S}_B/9| = 456.4333, \quad \ln|\mathbf{S}_B/9| = 6.1234$$
$$|\mathbf{S}_C/7| = 722.8457, \quad \ln|\mathbf{S}_C/7| = 6.5832$$

$M = 27 \times 6.8557 - 11 \times 7.2140 - 9 \times 6.1234 - 7 \times 6.5832 = 4.5580, \quad d_1 = 0.1112$

$\chi^2 = 4.5580 \times (1 - 0.1112) = 4.0512, \quad \nu = 6, \quad P = 0.6697$

故可以认为三个总体的协方差阵是相等的。

值得注意的是，一元方差分析中的方差齐性是各组的方差来自同一总体，即各组总体方差相等。多元方差分析中的方差齐性是指各组方差－协方差矩阵相等，并不是矩阵内各元素相等，而是各组方差－协方差矩阵对应元素相等。

3.4　多元方差分析的正确应用

多元方差分析的基本思想

与单因素方差分析一样，多元方差分析的精髓也是对变异进行分解。只是，单因素方差分析是对单变量的离均差平方和进行分解，而多元方差分析是对 SSCP 矩阵的分解。

自由度的分解与单因素分析是一致的。

多元方差分析的特点

多元分析与一元分析在使用时是相辅相成的。多元分析具有概括和全面考虑的综合能力和特点，而一元分析容易发现各指标各组间的关系和差异。两者结合起来所得结论会更丰富。

多元方差分析的应用条件

与一元方差分析一样，多元方差分析亦需要满足独立性、正态性和方差齐性。

一元方差分析中的方差齐性是各组的总体方差相等。多元方差分析中的方差齐性是指各组方差协方差矩阵相等，并不是矩阵内各元素相等，而是各矩阵对应元素相等。

多元方差分析对正态性是稳健的，即总体稍微偏离正态，对结论的影响不大。因此，在样本含量充分大的情况下，也能够对偏态总体之均数作出推断。

缺失数据的处理

由于种种原因，某些观察指标的观察值缺失了，这对于资料的分析是不利的。从实际出发，有如下几种处理方法：

a）当缺失值集中在某个体身上，则考虑剔除该个体（数据库中行删除）；

b）当缺失值集中在某指标中，且该指标不是很重要，则考虑剔除该指标（数据库中列删除）；

c) 估计缺失值。Dempster 等（1977）提出了从不完全数据中计算极大似然估计的迭代方法。该法的主要特征是每一次迭代由两步组成：第一步求期望值，称为 E 步；第二步求极大值，称为 M 步。故该法称为 EM 算法。有兴趣的读者可参考王学仁等（1990）的著作。

d) 缺失数据的多重填补（multiple imputation）。Rubin 教授于 1978 年提出，其基本思想是：根据缺失数据的先验分布，给每个缺失值填补 m（一般 m 在 5～10 之间）个填补值，构造 m 个"完全"数据集，然后采用相应的完全数据分析法对每一个填补后的新样本进行分析，再综合 m 次分析结果，得到未知参数的估计。与一般的缺失数据估计方法相比，多重填补考虑了缺失数据填补的不确定性。有兴趣的读者可参考 Little 等（2002）的著作。

4 多重线性回归

回归是研究变量与变量间关系的一种手段,通过回归方程表达变量与变量在数量上的共变关系。当研究两个变量间的线性关系时,就是直线回归(linear regression),这是回归分析中最简单的一种。直线回归主要研究一个因变量(dependent variable)与一个自变量(independent variable)间的线性趋势的数量关系。医学研究中,常遇到一个因变量与多个自变量数量关系的问题。例如,儿童的心象面积,除与年龄有关外,还与性别、身高、体重、胸围等有关。用线性方程表达一个因变量与一组自变量的数量关系,就是多重线性回归(multiple linear regression),有时简称为多重回归(multiple regression)。

4.1 多重线性回归模型简介

设因变量为 y,自变量为 $x_1,x_2,\cdots,x_m$,所谓 y 与自变量 $x_1,x_2,\cdots,x_m$ 的多重回归,实际上是指 y 与 m 个自变量 $x_1,x_2,\cdots,x_m$ 有如下线性关系:

$$\hat{y}=b_0+b_1x_1+b_2x_2+\cdots+b_mx_m \tag{4.1}$$

称为 m 重线性回归。这里,$\hat{y}$ 称为 y 的估计值或预测值(predicted value,y hat),表示给定各自变量的值时,因变量 y 的估计值;b_0 为截距(intercept),又称为常数项(constant),表示各自变量均为 0 时 y 的估计值,有时用 b_0 表示;b_i 称为偏回归系数(partial regression coefficient),简称为回归系数,表示其他自变量不变时,x_i 每改变一个单位,y 估计值的变化量。

例如:根据某地 29 名 13 岁男童的身高 x_1(cm),体重 x_2(kg)和肺活量 y(L)建立的二重回归方程为:

$$\hat{y}=-0.5657+0.005017x_1+0.05406x_2$$

在该方程中,$b_1=0.005017$(L/cm),表示在体重不变的前提下,身高每增加 1cm,肺活量平均增加 0.005017(L);$b_2=0.05406$(L/kg),表示在身高不变的情况下,体重每增加 1kg,肺活量平均增加 0.05406(L)。截距 $b_0=-0.5657$,表示 x_1,x_2 都为 0 时,y 的估计值,在这里没有实际意义。$\hat{y}$ 是根据方程估算出来的值,例如,当 $x_1=150,x_2=32$ 时,$\hat{y}=1.9168$,表示对所有身高为 150cm,体重为 32kg 的 13 岁男童,平均肺活量估计为 1.9168(L)。

线性回归方程的另一表示为:

$$y_i=\hat{y}_i+e_i=b_0+b_1x_{1i}+b_2x_{2i}+\cdots+b_mx_{mi}+e_i \tag{4.2}$$
$$i=1,2,\cdots,n$$

即 y 的值可分解为两部分,其一是由自变量决定的部分,即预测值(predicted value)或估计值 $\hat{y}$;其二是不能由现有自变量决定部分,称为残差(residual)。这里,n 为样本含量。

一个资料作线性回归方程,需满足下列条件:

(1)自变量与因变量的关系是线性的(linear);

(2)$\mathrm{Cov}(e_i, e_j) = 0$,即独立性(independence);

(3)$e_i \sim N(0, \sigma^2)$,即正态性(normality);

(4)$\mathrm{Var}(e_i) = \sigma^2$,即方差齐性(homogeneity, or equal variance)。

这些条件的缩写为 LINE,是线性回归方程的核心,与直线回归中的条件是一致的。如果只是建立方程,探讨自变量与因变量间的关系,而无需根据自变量的取值预测因变量的容许区间、可信区间等,则第(3)、(4)个条件可以适当放宽。(参见第 6 章"线性与广义线性模型"。)

线性回归方程可以用矩阵表示。记:

$$Y = \begin{bmatrix} y_1 \\ y_2 \\ \vdots \\ y_n \end{bmatrix}_{n \times 1}, \quad X = \begin{bmatrix} 1 & x_{11} & \cdots & x_{m1} \\ 1 & x_{12} & \cdots & x_{m2} \\ \vdots & \vdots & \ddots & \vdots \\ 1 & x_{1n} & \cdots & x_{mn} \end{bmatrix}_{n \times (m+1)}, \quad E = \begin{bmatrix} e_1 \\ e_2 \\ \vdots \\ e_n \end{bmatrix}_{n \times 1}, \quad B = \begin{bmatrix} b_0 \\ b_1 \\ \vdots \\ b_m \end{bmatrix}_{(m+1) \times 1}$$

则回归方程的矩阵形式为:

$$Y = XB + E = \hat{Y} + E \tag{4.3}$$

$$\hat{Y} = XB$$

其中,X 称为设计矩阵(design matrix)或增广矩阵。它的第 1 列元素均为 1,对应于常数项。

4.2 回归系数的估计

回归分析的目的之一就是要建立一个回归方程,以使研究人员能够根据已知的自变量去预测因变量的取值。m 重回归方程中有 $m+1$ 个待估系数。回归系数的估计仍然用最小二乘法(least square, LS)。即要求残差平方和(sum of squares for residuals):

$$Q = \sum_{i=1}^{n} (y_i - \hat{y}_i)^2 = \sum_{i=1}^{n} \left[y_i - (b_0 + b_1 x_{1i} + b_2 x_{2i} + \cdots + b_m x_{mi}) \right]^2 \tag{4.4}$$

达到最小。

根据微分知识,回归系数必须满足列联方程组:

$$\frac{\partial Q}{\partial b_0} = 0, \quad \frac{\partial Q}{\partial b_1} = 0, \quad \frac{\partial Q}{\partial b_2} = 0, \quad \cdots, \quad \frac{\partial Q}{\partial b_m} = 0 \tag{4.5}$$

或:

$$\begin{cases} nb_0 + \sum x_{1i} b_1 + \sum x_{2i} b_2 + \cdots + \sum x_{mi} b_m = \sum y_i \\ \sum x_{1i} b_0 + \sum x_{1i}^2 b_1 + \sum x_{1i} x_{2i} b_2 + \cdots + \sum x_{1i} x_{mi} b_m = \sum x_{1i} y_i \\ \sum x_{2i} b_0 + \sum x_{1i} x_{2i} b_1 + \sum x_{2i}^2 b_2 + \cdots + \sum x_{2i} x_{mi} b_m = \sum x_{2i} y_i \\ \qquad\qquad\qquad\qquad \cdots \\ \sum x_{mi} b_0 + \sum x_{1i} x_{mi} b_1 + \sum x_{2i} x_{mi} b_2 + \cdots + \sum x_{mi}^2 b_m = \sum x_{mi} y_i \end{cases} \tag{4.6}$$

称为正规方程(normal equations)。

正规方程也可以用矩阵表示。因:

$$\begin{pmatrix} n & \sum x_{1i} & \sum x_{2i} & \cdots & \sum x_{mi} \\ \sum x_{1i} & \sum x_{1i}^2 & \sum x_{1i}x_{2i} & \cdots & \sum x_{1i}x_{mi} \\ \sum x_{2i} & \sum x_{1i}x_{2i} & \sum x_{2i}^2 & \cdots & \sum x_{2i}x_{mi} \\ \cdots & \cdots & \cdots & \ddots & \cdots \\ \sum x_{mi} & \sum x_{1i}x_{mi} & \sum x_{2i}x_{mi} & \cdots & \sum x_{mi}^2 \end{pmatrix}$$

$$= \begin{pmatrix} 1 & 1 & \cdots & 1 \\ x_{11} & x_{12} & \cdots & x_{1n} \\ \cdots & \cdots & \ddots & \cdots \\ x_{m1} & x_{m2} & \cdots & x_{mn} \end{pmatrix}_{(m+1)\times n} \begin{pmatrix} 1 & x_{11} & \cdots & x_{m1} \\ 1 & x_{12} & \cdots & x_{m2} \\ \vdots & \vdots & \ddots & \vdots \\ 1 & x_{1n} & \cdots & x_{mn} \end{pmatrix}_{n\times(m+1)} = \boldsymbol{X}'\boldsymbol{X}$$

$$\begin{pmatrix} \sum y_i \\ \sum x_{1i}y_i \\ \cdots \\ \sum x_{mi}y_i \end{pmatrix} = \begin{pmatrix} 1 & 1 & \cdots & 1 \\ x_{11} & x_{12} & \cdots & x_{1n} \\ \cdots & \cdots & \ddots & \cdots \\ x_{m1} & x_{m2} & \cdots & x_{mn} \end{pmatrix} \begin{pmatrix} y_1 \\ y_2 \\ \vdots \\ y_n \end{pmatrix} = \boldsymbol{X}'\boldsymbol{Y} \tag{4.7}$$

故正规方程可表示为:

$$\boldsymbol{X}'\boldsymbol{X}\boldsymbol{B} = \boldsymbol{X}'\boldsymbol{Y} \tag{4.8}$$

解出正规方程即可得回归方程。正规方程的解法有两种,矩阵计算法和消去变换法。

4.2.1 矩阵计算法

如矩阵 $\boldsymbol{X}'\boldsymbol{X}$ 的逆存在,则不难解得:

$$\boldsymbol{B} = (\boldsymbol{X}'\boldsymbol{X})^{-1}\boldsymbol{X}'\boldsymbol{Y} \tag{4.9}$$

此即为线性方程的最小二乘估计(LSE)。最小二乘估计是方差最小线性无偏估计(best linear unbiased estimate,BLUE)且是唯一的,这就是著名的 Gauss－Markov 定理。这个重要定理奠定了最小二乘估计在线性模型参数估计理论中的地位。

例 4.1 某地 29 名 13 岁男童身高 x_1(cm),体重 x_2(kg),肺活量 y(L)的实测数据如表 4.1,试建立肺活量与身高、体重的回归关系。

首先,计算基本统计量。各指标的均数、标准差、相关系数矩阵和协方差矩阵如下:

$$\bar{x}_1 = 152.58(\text{cm}), \quad \bar{x}_2 = 37.13(\text{kg}), \quad \bar{y} = 2.21(\text{L})$$

$$s_1 = 8.3622, \quad s_2 = 5.5328, \quad s_y = 0.4486$$

$$\boldsymbol{R} = \begin{pmatrix} 1 & & \\ 0.7421 & 1 & \\ 0.5884 & 0.7362 & 1 \end{pmatrix}, \quad \boldsymbol{V} = \begin{pmatrix} 69.9269 & & \\ 34.3346 & 30.6114 & \\ 2.2070 & 1.8271 & 0.2012 \end{pmatrix}$$

表 4.1　某地 29 名 13 岁男童身高,体重,肺活量的实测数据

编号	x_1	x_2	y	编号	x_1	x_2	y
1	135.1	32.0	1.75	2	139.9	30.4	2.00
3	163.6	46.2	2.75	4	146.5	33.5	2.50
5	156.2	37.1	2.75	6	156.4	35.5	2.00
7	167.8	41.5	2.75	8	149.7	31.0	1.50
9	145.0	33.0	2.50	10	148.5	37.2	2.25
11	165.5	49.5	3.00	12	135.0	27.6	1.25
13	153.3	41.0	2.75	14	152.0	32.0	1.75
15	160.5	47.2	2.25	16	153.0	32.0	1.75
17	147.6	40.5	2.00	18	157.5	43.3	2.25
19	155.1	44.7	2.75	20	160.5	37.5	2.00
21	143.0	31.5	1.75	22	149.4	33.9	2.25
23	160.8	40.4	2.75	24	159.0	38.5	2.50
25	158.2	37.5	2.00	26	150.0	36.0	1.75
27	144.5	34.7	2.25	28	154.6	39.5	2.50
29	156.5	32.0	1.75				

资料来源:陈峰主编,现代医学统计方法与 Stata 应用,中国统计出版社.2000,109 页。

本例,

$$\boldsymbol{X} = \begin{pmatrix} 1 & 135.1 & 32.0 \\ 1 & 139.9 & 30.4 \\ 1 & 163.6 & 46.2 \\ \cdots & \cdots & \cdots \\ 1 & 156.5 & 32.0 \end{pmatrix}, \boldsymbol{Y} = \begin{pmatrix} 1.75 \\ 2.00 \\ 2.75 \\ \cdots \\ 1.75 \end{pmatrix}, \boldsymbol{X}' = \begin{pmatrix} 1 & 1 & 1 & \cdots & 1 \\ 135.1 & 139.9 & 163.6 & \cdots & 156.5 \\ 32.0 & 30.4 & 46.2 & \cdots & 32.0 \end{pmatrix}$$

$$\boldsymbol{X}'\boldsymbol{X} = \begin{pmatrix} 29.00 & 4424.70 & 1076.70 \\ 4424.70 & 677060.37 & 165239.80 \\ 1076.70 & 165239.80 & 40832.39 \end{pmatrix}, \qquad \boldsymbol{X}'\boldsymbol{Y} = \begin{pmatrix} 64.000 \\ 9826.650 \\ 2427.325 \end{pmatrix}$$

$$(\boldsymbol{X}'\boldsymbol{X})^{-1} = \begin{pmatrix} 15.63235900 & -0.12610946 & 0.09813142 \\ -0.12610946 & 0.00113681 & -0.00127508 \\ 0.09813142 & -0.00127508 & 0.00259687 \end{pmatrix}$$

从而解得:

$$\boldsymbol{B} = \begin{pmatrix} -0.565664 \\ 0.005017 \\ 0.054061 \end{pmatrix}$$

得回归方程:　　$\hat{y} = -0.5657 + 0.005017x_1 + 0.05406x_2$

4.2.2 消去变换法

首先介绍消去变换(eliminate transformation)。以矩阵 A 的对角元素 a_{kk} 为主元作消去变换 $T_{kk}(A)$，实际上就是作变换：

$$T_{kk}(A) = \begin{cases} 1/a_{kk}, & \text{如果 } i=k, j=k & \text{（主元）} \\ -a_{ij}/a_{kk}, & \text{如果 } i \neq k, j=k \text{（与主元同一列，不同行）} \\ a_{ij}/a_{kk}, & \text{如果 } i=k, j \neq k \text{（与主元同一行，不同列）} \\ a_{ij} - a_{ik}a_{kj}/a_{kk}, & \text{如果 } i \neq k, j \neq k \text{（与主元不同行，不同列）} \end{cases} \quad (4.10)$$

消去变换有如下性质：

(1) $T_{kk}[T_{kk}(A)] = A$， 即对矩阵 A 的同一主元 a_{kk} 连续施行两次消去变换，其结果是矩阵 A 不变；

(2) $T_{kk}[T_{ll}(A)] = T_{ll}[T_{kk}(A)]$，先以 a_{ll} 再以 a_{kk} 为主元作消去变换，与先以 a_{kk} 再以 a_{ll} 为主元作消去变换所得结果相同。即，消去变换具有可交换性；

(3) 对正定矩阵 A 的主对角线上的元素都作一次消去变换，得到的矩阵为 A 的逆矩阵。

用消去变换解回归系数的估计值的做法是：对 $x_1, x_2, \cdots, x_m, y$ 的离差矩阵 $(l_{ij})_{(m+1)(m+1)}$ 分别以 $(1,1), (2,2), \cdots, (m,m)$ 为主元作消去变换，所得矩阵中，最后一列的前 m 个元素就是对应于各自变量的回归系数的估计值：

$$\begin{pmatrix} C & B \\ -B & Q \end{pmatrix}$$

b_0 由下式计算：

$$b_0 = \bar{y} - b_1\bar{x}_1 - b_2\bar{x}_2 - \cdots - b_m\bar{x}_m \quad (4.11)$$

除此之外，还可求出很多重要参数（详见后）。

本例，x_1, x_2, y 的离差矩阵为：

$$L = \begin{pmatrix} 1957.9532 & 961.3688 & 61.7949 \\ 961.3688 & 857.1192 & 51.1594 \\ 61.7949 & 51.1594 & 5.6336 \end{pmatrix}$$

以 $(1,1)$ 为主元，对 L 作消去变换，得：

$$L_1 = \begin{pmatrix} 0.00051074 & 0.49100704 & 0.03156097 \\ -0.49100704 & 385.08035370 & 20.81766923 \\ -0.03156097 & 20.81766923 & 3.68329309 \end{pmatrix}$$

以 $(2,2)$ 为主元，对 L_1 作消去变换，得：

$$L_2 = \begin{pmatrix} 0.00113681 & -0.00127508 & 0.00501684 \\ -0.00127508 & 0.00259686 & 0.05406059 \\ -0.00501684 & -0.05406059 & 2.55787771 \end{pmatrix} \begin{matrix} b_1 \\ b_2 \\ Q \end{matrix}$$

最后一列的前 2 个元素就是对应于各自变量 x_1, x_2 的回归系数的估计值。即：

$$b_1 = 0.005017, \quad b_2 = 0.054061$$

$$b_0 = 2.206897 - 0.00501684 \times 152.5759 - 0.05406059 \times 37.12759 = -0.565691299$$

与矩阵计算法所得结果一样（尾数不同系计算误差）。

L_2矩阵中前 2 行 2 列对应的元素与 $(X'X)^{-1}$ 矩阵中后 2 行后 2 列对应的元素相等。它们都对应于自变量 x_1, x_2。

将各例之身高、体重代入回归方程，即可算出肺活量的估计值。例如：

第 1 例估计值为：$\hat{y}_1 = -0.5657 + 0.005017 \times 135.1 + 0.05406 \times 32.0 = 1.8420$

第 2 例估计值为：$\hat{y}_2 = -0.5657 + 0.005017 \times 139.9 + 0.05406 \times 30.4 = 1.7796$

实测值与估计值之差称为残差。

例如，$y_1 = 1.75$，对应的估计值为 1.8420，故残差为：

$$e_1 = y_1 - \hat{y}_1 = 1.75 - 1.8420 = -0.0920$$

因变量各观察值之残差见表 4.2。

表 4.2　例 4.1 资料的估计值与残差

编号	y	$\hat{y}$	e	编号	y	$\hat{y}$	e
1	1.75	1.8420	−0.0920	2	2.00	1.7796	0.2204
3	2.75	2.7527	−0.0027	4	2.50	1.9803	0.5197
5	2.75	2.2236	0.5264	6	2.00	2.1381	−0.1381
7	2.75	2.5196	0.2304	8	1.50	1.8612	−0.3612
9	2.50	1.9458	0.5542	10	2.25	2.1904	0.0596
11	3.00	2.9406	0.0594	12	1.25	1.6037	−0.3537
13	2.75	2.4199	0.3301	14	1.75	1.9268	−0.1768
15	2.25	2.7912	−0.5412	16	1.75	1.9318	−0.1818
17	2.00	2.3643	−0.3643	18	2.25	2.5653	−0.3153
19	2.75	2.6289	0.1211	20	2.00	2.2668	−0.2668
21	1.75	1.8546	−0.1046	22	2.25	2.0165	0.2335
23	2.75	2.4251	0.3249	24	2.50	2.3133	0.1867
25	2.00	2.2552	−0.2552	26	1.75	2.1330	−0.3830
27	2.25	2.0351	0.2149	28	2.50	2.3453	0.1547
29	1.75	1.9494	−0.1994				

估计值与残差有下列性质：

(1) $\sum\limits_{i=1}^{n}(y_i - \hat{y}_i) = \sum\limits_{i=1}^{n} e_i = 0$；

(2) $\sum\limits_{i=1}^{n}(y_i - \hat{y}_i)^2 = \sum\limits_{i=1}^{n} e_i^2$ 为最小。

这与直线回归是相同的。

4.3　方程的假设检验

回归方程的假设检验与直线回归类似，也是用方差分析。首先看看 y 方面变异的分解。

4.3.1 y 方面变异的分解

y 方面的总变异可分解为回归贡献和剩余变异。

(1)总变异(sum of squares about mean) 记 y 的总变异为 l_{yy},是 y 离开均数的变异,它等于:

$$l_{yy} = \sum_{i=1}^{n} (y_i - \bar{y})^2 \qquad (4.12)$$

(2)剩余变异(sum of squares about regression) 引进回归方程后 y 的变异就是 y 的残差平方和,即 y 离开回归值的变异:

$$Q = \sum_{i=1}^{n} (y_i - \hat{y}_i)^2 \qquad (4.13)$$

(3)回归贡献(sum of squares due to regression) 由于自变量对因变量有影响,因此在因变量的总变异中有一部分是由自变量引起的,在扣除自变量的影响后(引进回归方程后) y 的变异就会减少,所减少的部分是由自变量解释掉的一部分,称为自变量的贡献或回归的贡献,它等于:

$$U = l_{yy} - Q = \sum_{i=1}^{n} (\bar{y}_i - \hat{y}_i)^2 \qquad (4.14)$$

可见,回归分析中,y 方面的总变异分解为两部分:回归贡献 U 和剩余变异 Q。于是,自变量的作用是否有统计学意义,或整个方程是否有意义,就看回归所能解释的变异 U 比剩余 Q 大多少而定。这与直线回归的结果是相同的。

4.3.2 回归方程的方差分析

按方差分析的基本思想,根据变异的分解对回归方程进行方差分析。

检验假设为:

H_0: 总体中各偏回归系数均为 0;

H_1: 总体中偏回归系数不为 0 或不全为 0。

得方差分析表 4.3。

表 4.3 回归方程的方差分析表

变异来源	SS	自由度	MS	F
总	l_{yy}	$n-1$		
回归	U	m	U/m	$\dfrac{n-m-1}{m}\dfrac{U}{Q}$
剩余	Q	$n-m-1$	$Q/(n-m-1)$	

对例 4.1 有:

表 4.4 例 4.1 资料回归方程的方差分析表

变异来源	SS	自由度	MS	F	P
总	5.63362069	28			
回归	3.07573394	2	1.53786697	15.6319	0.0000
剩余	2.55788685	26	0.09838026		

从检验结果可知回归方程是有意义的。

4.4 决定系数与剩余标准差

决定系数（determination coefficient）：与直线回归一样，多重回归中也可以用决定系数 R^2 来说明回归方程的效果。决定系数的定义：

$$R^2 = \frac{U}{l_{yy}} = 1 - \frac{Q}{l_{yy}} \tag{4.15}$$

它表示 y 的总变异中可由方程中自变量组合解释的部分占总变异的比重。从定义不难得出：$0 \leqslant R^2 \leqslant 1$。有的文献中称决定系数为相关指数（correlation index）。

R^2 可用于检验多重回归方程的统计学意义：

$$H_0 : \rho^2 = 0;$$
$$H_1 : \rho^2 \neq 0。$$

检验统计量为：

$$F = \frac{R^2}{1 - R^2} \left(\frac{n - m - 1}{m} \right) \sim F_{(m, n-m-1)} \tag{4.16}$$

不难发现，R^2 的检验与回归方程的方差分析是等价的。

复相关系数（multiple correlation coefficient）R 复相关系数定义为决定系数之平方根：

$$R = \sqrt{\frac{U}{l_{yy}}} = \sqrt{1 - \frac{Q}{l_{yy}}} \tag{4.17}$$

复相关系数的性质与决定系数的性质是一样的，反映了因变量与自变量间的密切程度。显然有：$0 \leqslant R \leqslant 1$。与简单相关系数不同的是，$R$ 总是大于或等于 0 的。即复相关系数只反映因变量与自变量间的密切程度，而不反映相关的方向。当只有一个因变量 y 与一个自变量 x 时，R 就等于 y 与 x 的简单相关系数之绝对值：

$$R = |r_{yx}|$$

当有多个自变量 $x_1, x_2, \cdots, x_m$ 时，R 的值比任何一个自变量与因变量的简单相关系数之绝对值大，即：

$$R \geqslant \max\{|r_{yx_1}|, |r_{yx_2}|, \cdots, |r_{yx_m}|\} \tag{4.18}$$

剩余标准差 剩余标准差 $s_{y \cdot x_1 x_2 \cdots x_m}$（在不引起混淆时记为 $s_{y \cdot 12 \cdots m}$）就是残差之标准差：

$$s_{y \cdot 12 \cdots m} = \sqrt{\frac{\sum_{i=1}^{n} (y_i - \hat{y}_i)^2}{n - m - 1}} = \sqrt{\frac{Q}{n - m - 1}} \tag{4.19}$$

剩余标准差主要反映回归方程的估计精度。其值越小说明回归效果越好。剩余标准差可用于偏回归系数的假设检验，y 的容许区间及可信区间的估计，自变量的选择等。因此，剩余标准差在回归分析中是一个非常重要的统计量。

对例 4.1，$R^2 = 0.5460$，$R = 0.7389$，$s_{y \cdot 12} = 0.3137$。

4.5 偏回归系数的假设检验与区间估计

回归方程有统计学意义并不等于该方程中每个自变量都有统计学意义,因此还有必要对方程中每个变量进行检验。即分别检验每个偏回归系数是否为 0:

$$H_0: \beta_i = 0, \quad H_1: \beta_i \neq 0$$

在一元回归中,回归系数的假设检验是用 t 检验。这里仍用 t 检验。其检验统计量为:

$$t_i = \frac{b_i}{s_{b_i}} \sim t_{(n-m-1)} \tag{4.20}$$

s_{b_i} 为回归系数 b_i 之标准误:

$$s_{b_i} = s_{y \cdot 12 \cdots m} \sqrt{c_{ii}} \tag{4.21}$$

其中,c_{ii} 是矩阵 $(\boldsymbol{X}'\boldsymbol{X})^{-1}$ 对角线上对应于 x_i 的元素。或者是离差矩阵经 $(1,1)$,$(2,2)$,$\cdots$,(m,m) 的消去变换后矩阵 $\boldsymbol{L}_m$ 中对应于 x_i 的元素。

偏回归系数的可信区间为(可信度为 $1-\alpha$):

$$b_i \pm t_{a,(n-m-1)} s_{b_i} \tag{4.22}$$

对例 4.1 有:

$$\boldsymbol{C} = \begin{pmatrix} c_{11} & c_{12} \\ c_{21} & c_{22} \end{pmatrix} = \begin{pmatrix} 0.00113681 & -0.00127508 \\ -0.00127508 & 0.00259686 \end{pmatrix}$$

故:

$$t_1 = \frac{0.00501684}{0.313655722\sqrt{0.00113681}} = 0.4744, \quad v = 29 - 2 - 1 = 26, \quad P = 0.6392$$

$$t_2 = \frac{0.05406059}{0.313655722\sqrt{0.00259686}} = 3.3822, \quad v = 29 - 2 - 1 = 26, \quad P = 0.0023$$

因此,可认为身高的回归系数无统计学意义,而体重的回归系数有统计学意义。

有了抽样误差就可以估计偏回归系数的可信区间。

b_1 的可信区间:

$0.00501684 \pm 2.0555294 \times 0.313655722 \times \sqrt{0.00113681} = -0.0167 \sim 0.0268$

b_2 的可信区间:

$0.05406059 \pm 2.0555294 \times 0.313655722 \times \sqrt{0.00259686} = 0.0212 \sim 0.0869$

b_1 的可信区间包含了 0,因此无统计学意义;b_2 的可信区间不包含 0,有统计学意义。与假设检验的结果一致。

当两个变量均有统计学意义时,可对其偏回归系数进行比较:

$$H_0: \beta_i = \beta_j, \quad H_1: \beta_i \neq \beta_j$$

检验统计量为:

$$t = \frac{b_i - b_j}{s_{b_i - b_j}} = \frac{b_i - b_j}{s_{y \cdot 12 \cdots m}\sqrt{c_{ii} + c_{jj} - 2c_{ij}}} \sim t_{(n-m-1)} \tag{4.23}$$

其中,c_{ii},c_{jj},c_{ij} 是矩阵 $(\boldsymbol{X}'\boldsymbol{X})^{-1}$ 中元素。

对例 4.1 资料,因 b_1 与 b_2 的单位不同,故直接比较没有意义。

4.6 标准偏回归系数与自变量的贡献

4.6.1 标准偏回归系数

在多重回归方程中,偏回归系数间是不能直接比较大小的,因为,偏回归系数是有单位的。在例 4.1 的回归方程中,b_1 的单位是 L/cm,而 b_2 的单位是 L/kg。因此不能直接根据 b_1,b_2 的大小来判断变量 x_1,x_2 对 y 的贡献大小,必须将它们标准化,使之成为没有单位的标准偏回归系数。偏回归系数 b_i 与标准偏回归系数 b_i' 的转换公式如下:

$$b_i' = b_i \sqrt{\frac{l_{ii}}{l_{yy}}} \tag{4.24}$$

其中,l_{ii} 是变量 x_i 的离均差平方和。b_i' 是无量纲的,可以直接比较大小。

对例 4.1 资料,有:

$$b_1' = b_1 \sqrt{\frac{l_{11}}{l_{yy}}} = 0.005017 \sqrt{\frac{1957.9532}{5.6336}} = 0.0935215$$

$$b_2' = b_2 \sqrt{\frac{l_{22}}{l_{yy}}} = 0.0540611 \sqrt{\frac{857.1192}{5.6336}} = 0.6668242$$

可见,在二元回归方程中,体重对肺活量的作用比身高对肺活量的作用大。

4.6.2 自变量作用的分解

如单独对身高或体重与肺活量作直线回归,则两者均有统计学意义,即两个指标对肺活量均有影响。但在二重回归中,身高就没有统计学意义,身高的作用到哪里去了?

事实上,由于自变量间的相关,自变量对因变量的作用不是独立的。一个自变量对因变量 y 的影响除该变量的直接作用外,还有该变量通过其他自变量对 y 的间接作用。标准偏回归系数反映的是自变量对 y 的直接作用,而间接作用是该自变量与其他自变量共同作用的结果:

$$\left.\begin{array}{l} x_i\,y \text{ 的直接作用} = b_i' \\ x_i\,y \text{ 的间接作用} = \sum_{j \neq i} b_j' r_{ij} \end{array}\right\} x_i\,y \text{ 的作用} = r_{iy}$$

即:

$$r_{iy} = \sum_{j=1}^{m} b_j' r_{ij} \tag{4.25}$$

对例 4.1 资料,我们可以将身高、体重对肺活量的作用进行分解,结果见表 4.5。

表 4.5 自变量对 y 的直接作用与间接作用分解

自变量	中间变量	直接贡献	间接贡献	x_i 与 y 的相关 r_{iy}
身高 x_1	x_2	$b_1' = 0.09352$	$b_2' r_{12} = 0.66682 \times 0.7421 = 0.4948$	0.5884
体重 x_2	x_1	$b_2' = 0.66682$	$b_1' r_{12} = 0.09352 \times 0.7421 = 0.0694$	0.7362

可见,身高(x_1)对 y 的直接作用比较少,主要是通过体重(x_2)对 y 产生作用;而体重(x_2)对 y 的作用主要是直接作用。因此,当只用身高(x_1)与 y 作回归时,身高(x_1)有统计学意义,而当同时考虑身高(x_1)和体重(x_2)与 y 作回归时,身高就没有统计学意义了。

这种分析称为通径分析(path analysis)。有兴趣的读者可以参考有关专著。

4.6.3 复相关系数的分解

所有自变量对因变量 y 的贡献就是复相关系数 R,它与各自变量的贡献及自变量间的关系有关,可表示为:

$$\sum_{i=1}^{m} b_i^{'2} + 2\sum_{i=1}^{m}\sum_{j=i+1}^{m} b_i' b_j' r_{ij} = R^2$$

或:

$$\sum_{i=1}^{m}\sum_{j=1}^{m} b_i' b_j' r_{ij} = R^2 \tag{4.26}$$

对例 4.1 资料有:$0.09352^2 + 0.66682^2 + 2 \times 0.09352 \times 0.66682 \times 0.7421 = 0.5460 = 0.7389^2$。

4.7 因变量的区间估计

由回归方程计算出的 $\hat{y}$ 值,是在给定自变量取值的条件下 y 的均数的一个点估计。例如,对身高为 150cm,体重为 40kg 的 13 岁男童,估计其肺活量为:

$$\hat{y} = -0.5657 + 0.005017 \times 150 + 0.05406 \times 40 = 2.3493(L)$$

这个估计值是对所有身高为 150cm,体重为 40kg 的 13 岁男童的肺活量之均数的一个估计,但一个身高为 150cm,体重为 40kg 的 13 岁男童的肺活量一般不会正好等于 2.3493(L)。因此需对 y 的可信区间和 y 的容许区间进行估计。

4.7.1 y 的可信区间估计

首先计算 y 估计值的标准误:

$$s_{\hat{y}} = s_{y \cdot 12 \cdots m} \sqrt{\frac{1}{n} + \sum_{i=1}^{m}\sum_{j=1}^{m} c_{ij} (x_i - \bar{x}_i)(x_j - \bar{x}_j)} \tag{4.27}$$

其中,c_{ij} 是矩阵 $(\boldsymbol{X}'\boldsymbol{X})^{-1}$ 中对应于 x_i 和 x_j 的元素。

于是当可信度为 $1-\alpha$ 时,条件均数的可信区间为:

$$\hat{y} \pm t_{\alpha, n-m-1} s_{\hat{y}} \tag{4.28}$$

当 $x_1 = 150$,$x_2 = 40$ 时,

$$\sqrt{\frac{1}{n} + \sum_{i=1}^{m}\sum_{j=1}^{m} c_{ij} (x_i - \bar{x}_i)(x_j - \bar{x}_j)}$$

$$= \sqrt{\frac{1}{29} + 0.00113681(150 - 152.58)^2 + 2 \times (-0.00127508)(150 - 152.58)(40 - 37.13) + 0.00259686(40 - 37.13)^2}$$

$$= 0.2869195$$

95％可信区间为:

$$2.3493 \pm 2.0556 \times 0.3137 \times 0.2869 = 2.1643 \sim 2.5343 \text{ (L)}$$

意即,对所有身高为150cm,体重为40kg的13岁男童,估计其肺活量之均数有95%的可能被区间(2.1643, 2.5343)(L)包含。

4.7.2 y 的容许区间估计

首先计算 y 估计值的标准差:

$$s_y = s_{y \cdot 12 \cdots m} \sqrt{1 + \frac{1}{n} + \sum_{i=1}^{m} \sum_{j=1}^{m} c_{ij}(x_i - \bar{x}_i)(x_j - \bar{x}_j)} \tag{4.29}$$

其中,c_{ij} 是矩阵 $(\boldsymbol{X}'\boldsymbol{X})^{-1}$ 中对应于 x_i 和 x_j 的元素。

于是当信度为 $1-\alpha$ 时,y 的容许区间为:

$$\hat{y} \pm t_{a,(n-m-1)} s_y \tag{4.30}$$

当 $x_1 = 150, x_2 = 40$ 时,

$$\sqrt{1 + \frac{1}{n} + \sum_{i=1}^{m} \sum_{j=1}^{m} c_{ij}(x_i - \bar{x}_i)(x_j - \bar{x}_j)}$$

$$= \sqrt{1 + \frac{1}{29} + 0.00113681(150-152.58)^2 + 2 \times (-0.00127508)(150-152.58)(40-37.13) + 0.00259686(40-37.13)^2}$$

$$= 1.0403463$$

于是,肺活量 y 的单侧95%容许区间(下限)为:

$$2.3493 - 1.7056 \times 0.3137 \times 1.0403 = 1.7928 \text{ (L)}$$

意即,对所有身高为150cm,体重为40kg的13岁男童,估计有95%的人其肺活量大于1.7928(L)。

4.8   指标的量化

医学研究中常见的指标一般分为定性、等级和定量三种。实际应用线性回归时要求因变量是定量指标,且满足线性回归分析的条件。而对自变量的性质没有强制性的要求,只要求自变量与因变量的关系为线性。

对定量指标,如果自变量与因变量的关系是线性的,则直接以原变量的形式进入分析;如自变量与因变量是非线性相关关系,则需作适当的变量变换,如 $x^2, \log(x), e^x$ 等,直到变换后变量与因变量成线性关系,方可对变换后变量作回归分析。

对定性指标,需将其定量化后方可进行分析。如果是二分类指标,则常用 0,1 变量表示,如 x 为性别指标,则将其量化为:

$$x = \begin{cases} 0, & \text{如果是女性} \\ 1, & \text{如果是男性} \end{cases}$$

回归方程中对应于 x 的系数 b 表示男性比女性的 y 平均多 b。如果是多分类指标,则需用哑变量(dummy)表示,又称指示变量(indicator variables)。如 x 表示血型(A,B,AB,O),则需用3个变量方可表示4种血型:

$$x_1 = 0, \ x_2 = 0, \ x_3 = 0 \qquad \text{表示 O 型}$$
$$x_1 = 1, \ x_2 = 0, \ x_3 = 0 \qquad \text{表示 A 型}$$

$$x_1=0, x_2=1, x_3=0 \qquad 表示 B 型$$
$$x_1=0, x_2=0, x_3=1 \qquad 表示 AB 型$$

因为 O 型血对应的 3 个变量均为 0，则 O 型为对比的基础；方程中 x_1 的系数 b_1 表示 A 型血（$x_1=1$）者比 O 型血者 y 平均多 b_1；x_2 的系数 b_2 表示 B 型血（$x_2=1$）者比 O 型血者 y 平均多 b_2；x_3 的系数 b_3 表示 AB 型血（$x_3=1$）者比 O 型血者 y 平均多 b_3。而 A 与 B，A 与 AB，B 与 AB 之间的比较可以通过回归系数的比较进行。当然，可以以任何一种血型为对比的基础，结论是一致的。

对于等级资料，可以有两种处理方法：其一是将等级数量化后直接进入分析，如果 y 的改变在每个等级上是近似相等的，则该法效果是好的；其二是视为定性指标，将其用哑变量表示，一般用于 y 在每个等级上的变化不相等时。通常的做法是，先将其用哑变量表示，且以最高等级或最低等级作为对比的基础，如果在方程中，哑变量的系数与等级的变化是成比例的，则说明 y 的改变与原等级变量是近似线性的，则用原变量分析；否则宜用哑变量。

4.9　衡量回归方程的标准

在多重线性回归分析中，直接建立 y 与全部自变量之间的线性回归模型通常是不可取的，因为不能说这些自变量对建立回归模型都是必要的。因此，在建立回归方程的过程中有必要考虑对变量进行筛选，从许多自变量中挑选出对 y 有影响的自变量，有利于提高回归方程的质量。

一般来说，当回归方程中自变量个数增加，或多或少总能减少剩余误差，提高模型的拟合精度，但势必导致模型的复杂性。因此，在建立回归方程时，要遵循节俭原则，即"少而精"。具体地说：既要尽可能地提高拟合的精度，又要尽可能地使模型简单。这就需要有一些量化的标准来衡量所得模型的"优劣"。目前，常用的衡量方程"优劣"的标准有复相关系数，校正复相关系数，剩余标准差，AIC，C_p 等。

4.9.1　复相关系数

复相关系数 R（或决定系数 R^2）（multiple correlation coefficient，determination coefficient）反映模型的拟合优度（goodness of fit），其值越大越好。R^2 的定义表示回归的 SS 占总 SS 的比重。从相关的角度来看，R 反映的是因变量与自变量线性组合的总的相关关系，也即 y 与 y 的估计值的相关关系。

$$R^2 = \frac{SS_{回归}}{SS_{总}} = 1 - \frac{SS_{误差}}{SS_{总}} \tag{4.31}$$

复相关系数的特点是，当方程中变量增加时，复相关系数总是增加的，即使增加的变量无统计学意义。当根据 R^2 的大小判断方程的优劣时，结论总是变量最多的方程最好。显然用这一标准衡量方程的优劣是有缺陷的。

4.9.2　校正复相关系数

校正复相关系数 R_{adj}（adjusted multiple correlation coefficient），又称修正复相关系

数,其意义同复相关系数。R_{adj}^2 的定义如下:

$$R_{adj}^2 = 1 - \frac{n-1}{n-p-1}(1-R^2) = 1 - \frac{MS_{误差}}{MS_{总}} \tag{4.32}$$

其中,n 为样本含量;p 为方程中变量数。当回归方程中不包含常数项时:

$$R_{adj}^2 = 1 - \frac{n}{n-p}(1-R^2) \tag{4.33}$$

R_{adj}^2(adjusted R^2)总是小于 R^2(请读者自行验证)。

与 R^2 类似,R_{adj}^2 也反映模型的拟合优度,但它增加了对方程中自变量数(更准确地说是方程中系数的个数)的"惩罚",也即,当有统计学意义的变量进入方程,可使校正复相关系数增加,而当无统计学意义的变量添加到方程中时,校正复相关系数反而减少。用它作为衡量方程优劣的标准是:方程中应尽可能多地包含所有有意义的变量,而尽可能少地包含无意义的变量。因此,校正复相关系数是衡量方程优劣的重要指标之一。

4.9.3 剩余标准差

剩余标准差(residual standard deviation)$s_{y \cdot x_1 x_2 \cdots x_p}$ 或剩余方差(residual mean square)$s_{y \cdot x_1 x_2 \cdots x_p}^2$ 反映回归方程的估计精度,$s_{y \cdot x_1 x_2 \cdots x_p}$ 是残差的标准差,$s_{y \cdot x_1 x_2 \cdots x_p}^2$ 是残差的方差,又称均方误差(MSE),其值越小越好。一般它随回归方程中自变量的增加而减少,但当增加一些无统计意义的自变量后,剩余标准差反而会增大。这一性质与校正复相关系数相似。因此,剩余标准差也是衡量方程好坏的重要指标之一。

在实际中,用该指标筛选出的方程与用校正复相关系数筛选出的方程常是一致的。

4.9.4 赤池信息准则

赤池信息准则(Akaike's Information Criterion,AIC)是日本学者赤池于 1973 年提出的,广泛应用于时间序列分析中自回归阶数的确定,多重回归、广义线性回归中自变量的筛选,以及非线性回归中模型的比较和选优。AIC 的定义为:

(1)当模型或方程是用最小二乘法估计时:

$$AIC = n\ln((n-p)/n \times s_{y \cdot x_1 x_2 \cdots x_p}^2) + 2p \tag{4.34}$$

(2)当模型或方程是用极大似然法估计时:

$$AIC = -2\ln(L) + 2p \tag{4.35}$$

式中,p 为模型中的参数的个数(包含常数项),L 是模型的极大似然函数,n 为样本含量。AIC 由两部分组成,前面一部分反映了回归方程的拟合精度,其值越小越好;后一部分反映了回归中变量数的多少,即模型的复杂程度,实际上也是对自变量个数或模型中参数个数的"惩罚"。因而,AIC 越小越好。其基本原则也是"少而精",与校正复相关系数、剩余标准差等有异曲同工之妙。

4.9.5 C_p 统计量

C. L. Mallows(1964)提出的 C_p 统计量(C_p statistic),在国外曾风靡一时,定义如下:

$$C_p = \frac{SSE_p}{MSE_m} - (n - 2p) = \frac{(n - p - 1)MSE_p}{MSE_m} - (n - 2p) \qquad (4.36)$$

其中，MSE_m 是全部变量都在方程中时的均方误差，SSE_p 是只有 p 个参数的模型的残差平方和。用 C_p 统计量选择模型的准则是：选择 C_p 最接近 p 的那个模型。这里的 C 表示准则(criteria)，p 表示选择的模型中参数的个数(包含常数项)。

在运用这些准则时要注意，只有对因变量 y 的假设条件相同，且估计方法相同时，才能相互比较。如用 AIC 判断两个拟合方程的好坏，一个是用极大似然估计，另一个是用最小二乘估计，则不能直接比较。需要指出的是，这里的准则是判断一个因变量与一组自变量的线性关系，自变量可以有不同的组合，但因变量只有一个。

在变量数较少时，可以求出所有可能的回归(all possible regressions)，然后运用上述准则从中选出"最优"回归方程。对自变量数为 m 的情形，一切可能的回归有 $2^m - 1$ 个。

例 4.2 表 4.6 资料选自史秉璋、杨琦《医用多元分析》P102—103。试进行逐步回归分析。

本例 $m = 4$，一切可能的回归为 15 个，我们分别求出所有可能回归方程及有关的统计量，结果见表 4.7。

从计算结果来看，R^2 是变量越多其值越大，若以 R^2 越大越好的准则选择变量，则选择所有变量的回归方程。而其他统计量并非如此。从比较的结果来看，R_{adj}^2，$s_{y \cdot x_1 x_2 \cdots x_p}$，$C_p$ 和 AIC 准则均选择了包含 X_1, X_2, X_4 三个变量的回归方程。因此，从一切可能的回归中，我们选择包含 X_1, X_2, X_4 的回归方程为最优。

表 4.6　模拟数据

X_1	X_2	X_3	X_4	Y	X_1	X_2	X_3	X_4	Y
13	7	26	19	11.5	16	6	19	14	10.2
15	11	40	34	19.8	24	10	32	26	19.8
21	8	29	17	13.7	22	11	39	38	25.3
19	12	15	33	21.6	10	7	17	20	9.7
27	11	13	27	22.3	18	8	34	22	14.8
32	10	21	15	19.1	29	11	28	21	20.7
17	8	18	16	11.7	18	11	16	32	19.6
26	10	35	23	19.4	16	10	15	34	20.3
14	6	14	18	10.6	18	7	23	14	11.1
28	13	21	34	25.5	23	11	29	29	20.7
19	9	13	29	18.7	25	13	41	40	28.9
12	10	19	38	19.3	32	9	12	15	18.3
23	8	25	17	15.6	36	11	37	18	21.5
28	11	33	32	24.7	31	9	25	14	17.7
21	9	18	19	15.3	29	13	14	38	28.3
35	14	24	34	29.8	18	10	11	35	21.6

表 4.7　例 4.2 资料的一切可能回归($2^4-1=15$ 个)

参数个数	方程中变量	R^2	R^2_{adj}	$s^2_{y\cdot x_1 x_2 \cdots x_p}$	C_p	AIC
2	X_1	0.36529	0.34413	19.78741	2834.00	97.45623
	X_2	0.91512	0.91229	2.64619	354.74	33.07465
	X_3	0.05189	0.02029	29.55757	4247.12	110.29764
	X_4	0.58600	0.57220	12.90669	1839.79	83.78262
3	X_1, X_2	0.92078	0.91532	2.55491	331.22	32.86640
	X_1, X_3	0.37596	0.33292	20.12570	2787.89	98.91384
	X_1, X_4	0.99339	0.99293	0.21328	3.82	−46.59486
	X_2, X_3	0.91601	0.91021	2.70887	352.74	34.73893
	X_2, X_4	0.92213	0.91676	2.51133	325.12	32.31589
	X_3, X_4	0.60907	0.58211	12.60780	1737.77	83.94802
4	X_1, X_2, X_3	0.92123	0.91279	2.63099	331.17	34.68250
	X_1, X_2, X_4	0.99381	**0.99314**	**0.20689**	**3.93**	**−46.69119**
	X_1, X_3, X_4	0.99360	0.99292	0.21369	4.85	−45.65645
	X_2, X_3, X_4	0.92348	0.91528	2.55590	321.03	33.75590
5	X_1, X_2, X_3, X_4	**0.99401**	0.99313	0.20742	5.00	−45.77377

这里讨论的自变量数为 4 个,所有可能的回归有 15 个。当自变量数为 10 个时,所有可能的回归有 1023 个;当自变量数为 20 个时,所有可能的回归有 1048575 个;当自变量为 50 个时,所有可能的回归将大于 10^{15};……。显然,从如此多的方程中选择一个最优方程,其工作量是可想而知的。即使在计算机高度发达的今天,也还是比较困难的。何况,方程的选择不完全是机械地计算和比较,也是一个分析、判断的过程。如果一个重要变量不在最优方程中,或不重要的变量进入了方程,要分析原因,就不是计算机能够代劳的了。

逐步回归(stepwise regression)就是为了从众多的回归模型中快速地选择出"最优"模型而提出的一种算法,或更准确地说是一种策略,一种统计思维方法。

4.10　逐步回归

当我们应用回归分析去处理实际资料时,碰到的头一个重要问题就是选择回归自变量。一般说来,根据问题本身的专业理论及有关经验,研究人员往往尽可能多地罗列出可能与因变量有关的自变量,生怕遗漏重要变量。其中有一些变量对因变量实质上可能根本没有影响或影响很小。如果回归模型把这样一些变量都包含进来,不但计算量大,而且估计和预测的精度也会下降。在有些情况,获得某些自变量的观测数据所花的代价较大,如果这些自变量本身与因变量的关系很小或根本就没有关系,但被错误地选进模型,会使模型应用的费用不必要地升高。正是由于这些原因,在应用回归分析时,有必要对进入模型的自变量作精心选择。

　　回归分析中,自变量的选择所涉及的计算量都很大。所以在 20 世纪 60 年代以前,人们多局限于从理论上讨论剔除或添加一个自变量所引起的后果。随着高速电子计算机日益广泛的应用,这个方向得到了迅速发展,提出了许多变量选择的准则、实用的计算方法和程序。就选择准则或标准而言,不少是从某种直观想法出发的。某些基于残差平方和的方法可以归入这一类;也有的是从某种目标出发,如:要求回归系数估计准确些,要求预测偏差的方差小些等等。不同的思维方法导出了不同的标准,不同的标准导出了不同的选择方法,因而所选到的"最优"变量组合(或称"最优"变量子集)也就不同。关于计算方法的重要性是不言自明的。因为自变量选择的问题所涉及的计算量都很大,一个好的选择准则既要在理论上有相当的吸引力,又要有效的计算方法使之能付之实用。在 20 世纪 60 年代和 70 年代,人们提出了很多有效的计算方法,不仅计算时间省,而且存储量也控制在一定的范围内,使许多变量选择准则得以见诸应用。

　　在介绍变量的选择之前有必要指出,变量选择问题不是纯粹的数学计算问题,不能孤立于其它问题来考虑。数据的质量,变量的性质,自变量与因变量间的内在联系等都需综合考虑。例如,异常点[①](outlier)和强影响点[②](influential point,influence case)等,这些点对变量选择影响也很大;自变量之间的复共线性也会对变量选择产生非同小可的影响。这其中的关系也很复杂,它们互相影响。另一个有关的问题是估计方法。后面将会看到,在回归系数的另外一些估计方法中,有一些特殊的变量选择方法。

　　筛选自变量的方法有很多,我们主要介绍下列方法:前进法,后退法,逐步向前法,逐步向后法。

　　(1)前进法(step-up, forward-entry procedure)

　　事先给定一个挑选自变量进入方程的标准。开始时,方程中除常数项外没有自变量,然后,按自变量对 y 的贡献大小由大到小依次挑选进入方程。每选入一个变量进入方程,则重新计算方程外各自变量(在扣除了已选入变量的影响后)对 y 的贡献。直到方程外变量均达不到入选标准,没有自变量可被引入方程为止。该法只考虑选入变量,一旦某变量进入模型,就不再考虑剔除。

　　(2)后退法(step-down, backward-elimination procedure)

　　与前进法相反,后退法是事先给定一个剔除自变量的标准。开始全部自变量都在方程之中,然后,按自变量对 y 的贡献大小由小到大依次剔除。每剔除一个变量,则重新计算未被剔除的各自变量对 y 的贡献。直到方程中所有变量均符合选入标准,没有自变量可被剔除为止。该法只考虑剔除,自变量一旦被剔除,则不再考虑进入模型。

　　(3)逐步向前法(forward stepwise)

　　本法区别于前进法的根本之处,是每选入一个变量,都要对已在模型中的变量进行检验,对低于剔除标准的变量要逐一剔除。具体做法是,事先给定一个剔选变量的标准。按自变量对 y 的贡献大小由大到小依次挑选进入方程;每选一个变量进入方程,则重新计算各自变量对 y 的贡献。并考察已在方程中的变量是否由于新变量的引入,其作用被新变量代替或部分代替了,抑制了它的作用并退化为无统计学意义。如果有,则将它剔

---

　　① 　异常点:指对既定模型偏离很大的点。
　　② 　强影响点:指对统计量的取值有非常大的影响或冲击力的点。

除。并重新计算各自变量对 y 的贡献。如仍有变量低于入选标准,则继续考虑剔除,直到方程内变量均符合入选标准,没有自变量可被剔除,再考虑选变量。直到方程外没有变量可被引进为止。剔选变量的过程结束。

(4)逐步向后法(backward stepwise)

本法与逐步向前法的方向正好相反。区别于后退法的根本之处,是每剔除一个变量,都要对方程外的变量进行检验,对符合入选标准的变量要重新考虑选入。具体做法是,事先给定一个剔选变量的标准。开始时所有变量均在方程中,计算自变量对 y 的贡献,并将贡献最小者剔除;每剔除一个变量,则重新计算各自变量对 y 的贡献,并考察方程外的变量;如符合入选标准,则将贡献最大的自变量选入,并重新计算各自变量对 y 的贡献;如仍有变量符合入选标准,则继续考虑选入,直到方程外变量均不符合入选标准,没有自变量可被引入,再考虑剔除。直到方程内没有变量可被剔除,方程外没有变量可被引进为止。

常采用的剔选变量的标准有两种。其一,假设检验的 P 值,即对偏回归系数进行假设检验,P 值越小则贡献越大,反之亦然。如果变量小于事先给定的标准 $P_{选}$(如 0.05),则称符合入选标准,反之,如大于事先给定的标准,则不符合入选标准。其二,是偏回归平方和的检验统计量 F。F 值越大则贡献越大,反之亦然。

理论上,剔除变量和选择变量是同一个界值。但实际分析时,可能会出现刚被剔除的变量,马上又被选入,从而使计算机进入"死循环",特别是在界值附近时。为了避免这种情况的出现,我们总是选两个界值,一个用于剔除变量($P_{剔}$),一个用于选入变量($P_{选}$)。且 $P_{剔}$ 略大于 $P_{选}$,尤其是编写计算机程序时。

在检验某变量有无统计学意义时,需要用到一个统计量:偏回归平方和。不失一般性,设方程中有变量 $X_1, X_2, \cdots, X_p$,方程外有变量 $X_{(p+1)}, \cdots, X_m$。则方程内某变量的偏回归平方和表示:从现有方程中剔除该变量所引起的回归平方和减少的部分;而方程外某变量的偏回归平方和表示:将该变量引进现有方程所引起的回归平方和增加的部分。因此,每个变量的贡献是动态的,一要看该变量是在方程外还是在方程内,二要看方程中现有变量。在不同的情况下各变量的贡献是不同的。

例 4.3 对例 4.2 资料用前进法逐步回归和向后法逐步回归分析。

算得各变量的均数:

$$(\bar{x}_1, \bar{x}_2, \bar{x}_3, \bar{x}_4, \bar{y}) = (22.34375, 9.8125, 23.625, 25.46875, 18.971875)$$

各变量间的离差阵 $\boldsymbol{SS}$(记作 $\boldsymbol{A}^{(0)} = \boldsymbol{SS} = (a_{ij})$):

	X_1	X_2	X_3	X_4	Y
X_1	1487.218750	252.062500	408.125000	-81.156250	712.809375
X_2	252.062500	132.875000	120.750000	413.812500	337.231250
X_3	408.125000	120.750000	2543.500000	244.625000	351.362500
X_4	-81.156250	413.812500	244.625000	2343.968750	1133.421875
Y	712.809375	337.231250	351.362500	1133.421875	935.264687

本例样本含量为 32,最大自变量数为 4,因此,回归方程检验的分子自由度为 4,分母自由度为 27,按 $\alpha = 0.10$(剔选变量的水准常取大于 0.05),F 界值为 2.17。则取剔选变

量的 F 值为 2.17。

(1)逐步向前法:

第一步: 选变量。$g=1, l=0, \boldsymbol{A}^{(0)} = \boldsymbol{SS}$。

这里 g 为已进行的步数,l 为已选入的变量数。

目前方程中没有变量,所有变量均在方程外,考察哪个变量进入方程后对因变量的贡献最大。计算方程外各自变量的偏回归平方和 p_i 和 F 统计量:

$$p_i = \frac{\left[a_{i(m+1)}^{(g-1)}\right]^2}{a_{ii}^{(g-1)}}, \quad F = \frac{p_i(n-l-2)}{a_{(m+1)(m+1)}^{(g-1)} - p_w} \tag{4.37}$$

有:

$$p_1 = \frac{712.809375^2}{1487.218750} = 341.6425, \quad F_1 = \frac{341.6425493(32-0-2)}{935.264687 - 341.6425493} = 17.2657$$

$$p_2 = \frac{337.23125^2}{132.875000} = 855.8790, \quad F_2 = \frac{855.8789537(32-0-2)}{935.264687 - 855.8789537} = 323.4381$$

$$p_3 = \frac{351.3625^2}{2543.500000} = 48.5377, \quad F_3 = \frac{48.53768681(32-0-2)}{935.264687 - 48.53768681} = 1.6421$$

$$p_4 = \frac{1133.421875^2}{2343.96875} = 548.0641, \quad F_4 = \frac{548.06411(32-0-2)}{935.264687 - 548.06411} = 42.4636$$

其中,X_2 的 F 值最大,且大于入选标准 2.17,故选入方程。以 $(2,2)$ 为主元作消去变换,结果如下:

	X_1	X_2	X_3	X_4	Y
X_1	1009.05879586	-1.89698965	179.06349953	-866.15428034	73.08518344
X_2	1.89698965	0.00752587	0.90874882	3.11429915	2.53795861
X_3	179.06349953	-0.90874882	2433.76857949	-131.42662277	44.90399812
X_4	-866.15428034	-3.11429915	-131.42662277	1055.23283161	83.18287865
Y	73.08518344	-2.53795861	44.90399812	83.18287865	79.38573377

此时,方程中有 1 个变量 X_2,方程外有 3 个变量 X_1, X_3, X_4。

第二步: 选变量。$g=2, l=1, \boldsymbol{A}^{(1)} = T_{22}(\boldsymbol{SS})$。

选入变量后,应对方程内所有变量进行考察,对不符合条件的变量进行剔除。但由于方程中只有 1 个变量,且刚刚进入方程,故不可能在本步被剔除。因此,本步继续考虑选入变量。

计算方程外各自变量的偏回归平方和 p_i 和 F 统计量:

$$p_1 = \frac{73.08518344^2}{1009.05879586} = 5.2935, \quad F_1 = \frac{5.29349139(32-1-2)}{79.38573377 - 5.29349139} = 2.0719$$

$$p_3 = \frac{44.90399812^2}{2433.76857949} = 0.8285, \quad F_3 = \frac{0.82849662(32-1-2)}{79.38573377 - 0.82849662} = 0.3058$$

$$p_4 = \frac{83.18287865^2}{1055.23283161} = 6.5572, \quad F_4 = \frac{6.557217612(32-1-2)}{79.38573377 - 6.55721761} = 2.6111$$

其中,以 X_4 的 F 值最大,且大于入选标准 2.17,故选入方程。以 $(4,4)$ 为主元作消去变换,结果如下:

	X_1	X_2	X_3	X_4	Y
X_1	298.10362571	-4.45326298	71.18613972	0.82081817	141.36320156
X_2	4.45326298	0.01671707	1.29662703	-0.00295129	2.29246173
X_3	71.18613972	-1.29662703	2417.39972074	0.12454751	55.26421862
X_4	-0.82081817	-0.00295129	-0.12454751	0.00094766	0.07882893
Y	141.36320156	-2.29246173	55.26421862	-0.07882893	72.82851617

此时,方程中有 2 个变量 X_2,X_4,方程外有 2 个变量 X_1,X_3。

第三步:剔除变量。$g=3$,$l=2$,$\boldsymbol{A}^{(2)}=T_{44}T_{22}(\boldsymbol{SS})$。

选入变量后,应对方程内所有变量进行考察,即考虑 X_2 和 X_4 能否剔除。

剔除变量时的 p_i 的计算不变,但 F 值的计算与选入时不同:

$$F=\frac{p_i(n-l-1)}{a_{(m+1)(m+1)}^{(g-1)}} \tag{4.38}$$

计算方程内各自变量的偏回归平方和 p_i 和 F 统计量:

$$p_2=\frac{2.29246173^2}{0.01671707}=314.3721,\qquad F_2=\frac{314.3721228(32-2-1)}{72.82851617}=125.1816$$

$$p_4=\frac{0.07882893^2}{0.00094766}=6.5572,\qquad F_4=\frac{6.55720428(32-2-1)}{72.82851617}=2.6111$$

其中,以 X_4 的 F 值最小,但大于入选标准 2.17,故不能剔除。

注意到,这里的 F 值与上一步的 F 值是相等的。这是因为上一步考虑选入 X_4 对方程增加多少贡献,本步考虑的是剔除 X_4 对方程减少多少贡献,由于两步之间没有增加或减少任何变量,情况没有变化,故二者含义相同。X_4 刚刚因有统计学意义被选入方程,虽然 X_4 在方程中的作用最小,但情况没有变化,故它不能被立即剔除。

第四步:选变量。$g=4$,$l=2$,$\boldsymbol{A}^{(3)}=\boldsymbol{A}^{(2)}=T_{44}T_{22}(\boldsymbol{SS})$。

此时方程外有 2 个变量 X_1,X_3,计算方程外各自变量的偏回归平方和 p_i 和 F 统计量:

$$p_1=\frac{141.36320156^2}{298.10362571}=67.0356,\qquad F_1=\frac{67.03559774(32-2-2)}{72.82851617-67.03559774}=324.0158$$

$$p_3=\frac{55.26421862^2}{2417.39972074}=1.2634,\qquad F_3=\frac{1.26339630(32-2-2)}{72.82851617-1.26339630}=0.4943$$

其中,以 X_1 的 F 值最大,且远大于入选标准 2.17,故选入方程。以 $(1,1)$ 为主元作消去变换,结果如下:

	X_1	X_2	X_3	X_4	Y
X_1	0.00335454	-0.01493864	0.23879663	0.00275347	0.47420826
X_2	-0.01493864	0.08324277	0.23320286	-0.01521320	0.18068764
X_3	-0.23879663	-0.23320286	2400.40071083	-0.07146110	21.50716319
X_4	0.00275347	-0.01521320	0.07146110	0.00320775	0.46806769
Y	-0.47420826	-0.18068764	21.50716319	-0.46806769	5.79291837

此时,方程中有 3 个变量 X_1,X_2,X_4,方程外有 1 个变量 X_3。

第五步:剔除变量。$g=5$,$l=3$,$\boldsymbol{A}^{(4)}=T_{11}T_{44}T_{22}(\boldsymbol{SS})$。

选入变量后,应对方程内所有变量进行考察,即考虑 X_1,X_2 和 X_4 能否剔除。计算方程内各自变量的偏回归平方和 p_i 和 F 统计量:

$$p_1 = \frac{0.47420826^2}{0.00335454} = 67.0356, \qquad F_1 = \frac{67.03556191(32-3-1)}{5.79291837} = 324.0156$$

$$p_2 = \frac{0.18068764^2}{0.08324277} = 0.3922, \qquad F_2 = \frac{0.39220251(32-3-1)}{5.79291837} = 1.8957$$

$$p_4 = \frac{0.46806769^2}{0.00320775} = 68.02994, \qquad F_4 = \frac{68.02994(32-3-1)}{5.79291837} = 328.8219$$

其中 X_2 的 F 值最小,且小于界值 2.17,故需剔除出方程。以 $(2,2)$ 为主元作消去变换,结果如下:

	X_1	X_2	X_3	X_4	Y
X_1	0.00067367	0.17945872	0.28064691	0.00002332	0.50663423
X_2	−0.17945872	12.01305543	2.80147891	−0.18275700	2.17061063
X_3	−0.28064691	2.80147891	2401.05402373	−0.11408055	22.01335580
X_4	0.00002332	0.18275700	0.11408055	0.00042743	0.50108962
Y	−0.50663423	2.17061063	22.01335580	−0.50108962	6.18512088

第六步:剔除变量。$g=6$,$l=2$,$\boldsymbol{A}^{(5)}=T_{11}T_{44}(\boldsymbol{SS})$。

继续考虑剔除变量,即考虑方程中 X_1 和 X_4 能否剔除。计算方程内各自变量的偏回归平方和 p_i 和 F 统计量:

$$p_1 = \frac{0.50663423^2}{0.00067367} = 381.0148, \qquad F_1 = \frac{381.0148040(32-2-1)}{6.18512088} = 1786.4533$$

$$p_4 = \frac{0.50108962^2}{0.00042743} = 587.4431, \qquad F_4 = \frac{578.4431071(32-2-1)}{6.18512088} = 2754.3278$$

显然,方程中没有变量可被剔除。

第七步:选入变量。$g=7$,$l=2$,$\boldsymbol{A}^{(6)}=T_{11}T_{44}(\boldsymbol{SS})$。

考虑选入变量。此时,方程外有 2 个变量 X_2 和 X_3。计算它们的偏回归平方和 p_i 和 F 统计量:

$$p_2 = \frac{2.17061063^2}{12.01305543} = 0.3922, \qquad F_2 = \frac{0.39220251(32-2-2)}{6.18512088-0.39220251} = 1.8957$$

$$p_3 = \frac{22.01335580^2}{2401.05402373} = 0.2018, \qquad F_3 = \frac{0.20182296(32-2-2)}{6.18512088-0.20182296} = 0.9445$$

此时,方程外变量中 X_2 的 F 值最大,且小于界值 2.17,故不能被引进方程。事实上,因 X_2 刚刚被剔除,故不会被立即选入。

至此,方程外没有变量可以被引进,方程内亦无变量可被剔除。变量剔选的过程到此结束。

方程内各变量的回归系数就是最后得到的矩阵中最后一列对应的值:

$$b_1 = 0.506634, \qquad b_4 = 0.501090$$

$b_0 = 18.97187 - 0.50663423 \times 22.34375 - 0.50108962 \times 25.46875 = -5.11036484$

故得方程：

$$\hat{y} = -5.1104 + 0.5066x_1 + 0.5011x_4$$

方程的假设检验，偏回归系数的假设检验和区间估计等，均可根据最后得到的矩阵运算。不赘。

总结上述剔选变量的过程，即 $+X_2, +X_4, +X_1, -X_2$（这里，$+$ 表示选入，$-$ 表示剔除）。开始时 X_2 是以最大贡献（偏回归平方和）进入方程的，说明 X_2 的独立作用最强。其余依次为 X_4, X_1 和 X_3。X_2 进入方程后，各变量的作用减弱，说明 X_2 的代表性很好。但从 X_4, X_1, X_3 的次序来看，没有变化。当 X_4 进入方程后，情况就发生了变化，即 X_1 的偏回归平方和突然变得很大，当它进入方程后，X_2 的作用减弱，并低于界值，从而被剔除出方程。这说明 X_1 与 X_4 的联合作用很强，并代替了独立作用最大的 X_2。

（2）逐步向后法：

准备阶段，先将所有变量引入方程，即分别以 $(1,1),(2,2),(3,3),(4,4)$ 为主元，相继对离差矩阵作消去变换，结果如下：

	X_1	X_2	X_3	X_4	Y
X_1	0.00337829	-0.01491544	-0.00009948	0.00276057	0.47206868
X_2	-0.01491544	0.08326543	-0.00009715	-0.01520626	0.17859818
X_3	-0.00009948	-0.00009715	0.00041660	-0.00002977	0.00895982
X_4	0.00276057	-0.01520626	-0.00002977	0.00320988	0.46742741
Y	-0.47206868	-0.17859818	-0.00895982	-0.46742741	5.60021802

剔选变量的标准同上。

第一步，剔除变量。$g=1, l=4, \mathbf{A}^{(0)} = T_{11} T_{22} T_{33} T_{44}(\mathbf{SS})$。

首先计算方程内变量的偏回归平方和及相应的统计量：

$$p_1 = \frac{047206868^2}{0.00337829} = 65.96498188, \qquad F_1 = \frac{65.96498188(32-4-1)}{5.60021802} = 318.0331$$

$$p_2 = \frac{0.17859818^2}{0.08326543} = 0.38307991, \qquad F_2 = \frac{0.38307991(32-4-1)}{5.60021802} = 1.8469$$

$$p_3 = \frac{0.00895982^2}{0.00041660} = 0.19269893, \qquad F_3 = \frac{0.19269893(32-4-1)}{5.60021802} = 0.9290$$

$$p_4 = \frac{0.46742741^2}{0.00320988} = 68.06746159, \qquad F_4 = \frac{68.06746159(32-4-1)}{5.60021802} = 328.1696$$

其中，X_3 的贡献最小，且其 F 值小于界值，故首先剔除。以 $(3,3)$ 为主元，作消去变换，结果如下：

	X_1	X_2	X_3	X_4	Y
X_1	0.00335454	-0.01493864	0.23879663	0.00275347	0.47420826
X_2	-0.01493864	0.08324277	0.23320286	-0.01521320	0.18068764
X_3	-0.23879663	-0.23320286	2400.40071083	-0.07146110	21.50716319
X_4	0.00275347	-0.01521320	0.07146110	0.00320775	0.46806769

Y　-0.47420826	-0.18068764	21.50716319	-0.46806769	5.79291837

此时,方程中有 3 个变量,方程外有 1 个变量。

第二步,继续剔除变量。$g=2,l=3,\boldsymbol{A}^{(1)}=T_{11}T_{22}T_{44}(\boldsymbol{SS})$。

由于目前方程外只有 1 个变量,且刚刚被剔除,故不会立即再被引进。所以,本步继续考虑剔除变量。

$$p_1=\frac{0.47420826^2}{0.00335454}=67.03556191,\qquad F_1=\frac{67.03556191(32-3-1)}{5.79291837}=325.7023$$

$$p_2=\frac{0.18068764^2}{0.08324277}=0.39220251,\qquad F_2=\frac{0.39220251(32-3-1)}{5.79291837}=1.8957$$

$$p_4=\frac{0.46806769^2}{0.00320775}=68.29938818,\qquad F_4=\frac{68.29938818(32-3-1)}{5.79291837}=330.1243$$

其中,X_2 的贡献最小,且其 F 值小于 2.17,故剔除之。以(2,2)为主元,作消去变换,结果如下:

	X_1	X_2	X_3	X_4	Y
X_1	0.00067367	0.17945872	0.28064691	0.00002332	0.50663423
X_2	-0.17945872	12.01305543	2.80147891	-0.18275700	2.17061063
X_3	-0.28064691	2.80147891	2401.05402373	-0.11408055	22.01335580
X_4	0.00002332	0.18275700	0.11408055	0.00042743	0.50108962
Y	-0.50663423	2.17061063	22.01335580	-0.50108962	6.18512088

此时,方程中有 2 个变量 X_1,X_4,方程外有 2 个变量 X_2,X_3。

第三步,选变量。$g=3,l=2,\boldsymbol{A}^{(2)}=T_{11}T_{44}(\boldsymbol{SS})$。

由于方程外有 2 个变量,故本步考虑选变量。计算方程外各自变量的偏回归平方和 p_i 和 F 统计量:

$$p_2=\frac{2.17061063^2}{12.01305543}=0.3922,\qquad F_2=\frac{0.39220251(32-2-2)}{6.18512088-0.39220251}=1.8957$$

$$p_3=\frac{22.01335580^2}{2401.05402373}=0.2018,\qquad F_3=\frac{0.20182296(32-2-2)}{6.18512088-0.20182296}=0.9445$$

此时,方程外变量中 X_2 的 F 值最大,且小于界值 2.17,故不能被引进方程。事实上,因 X_2 刚刚被剔除,故不会被立即选入。

第四步,剔除变量。$g=4,l=2,\boldsymbol{A}^{(3)}=T_{11}T_{44}(\boldsymbol{SS})$。

继续考虑剔除变量,即考虑方程中 X_1 和 X_4 能否剔除。计算方程内各自变量的偏回归平方和 p_i 和 F 统计量:

$$p_1=\frac{0.50663423^2}{0.00067367}=381.0148,\qquad F_1=\frac{381.0148040(32-2-1)}{6.18512088}=1786.4533$$

$$p_4=\frac{0.50108962^2}{0.00042743}=587.4431,\qquad F_4=\frac{578.4431071(32-2-1)}{6.18512088}=2754.3278$$

显然,方程中没有变量可被剔除。

至此,方程外没有变量可以被引进,方程内亦无变量可被剔除。变量剔选的过程到此结束。

总结上述剔除变量的过程，即 $-X_3$，$-X_2$。当所有变量都在方程中时，X_3 的偏回归平方和最小，并小于界值。故首先剔除 X_3。剔除 X_3 后，X_1，X_2，X_4 的偏回归平方和的大小及顺序并没有多大的改变，说明 X_3 与 X_1，X_2，X_4 的联合作用极小。剔除 X_2 后，X_1，X_4 的偏回归平方和明显增加。说明 X_2 在方程中时，X_1 与 X_4 并没有发挥应有的作用。而当 X_2 被剔除出方程后，X_1 与 X_4 的联合作用得以体现。

设定不同的 F 值，有可能得到不同的回归方程。按通常的思维模式，F 值大，进入方程的变量就有统计学意义，所得方程总比 F 值小时所得方程好。事实上并非如此，实践证明，所得方程的优劣与 F 的大小无关，而关键在于选择一个合适的 F 值。

上述两种方法所取界值为 $F=2.17$。方程中有 X_1 和 X_4，此时，$R_{adj}=0.99293$，$s_{y.2}=0.46182$。如果选界值 $\alpha=0.05$，$F=2.73$，则不难从剔选变量的过程看出，对逐步向前法，只有 X_2 留在方程中，此时，$R_{adj}=0.91229$，$Fs_{y.2}=1.62671$。尽管后者的检验水准比前者小，但并没有得到比前者更好的方程。这与常识想象的似乎不一致。对逐步向后法，无论界值 $F=2.17$ 还是 $F=2.73$，结果一样。两种方法得出了两个不同的方程，这是因为"前进法"善于发现单独作用较强的变量，而"后退法"善于发现联合作用较强的变量。因此，前进法和后退法常常是结合起来分析，以挖掘更多的有用信息。但单靠一个界值是不够的，常常要多用几个标准，经多次分析方能得到较满意的结果。这就要对多个入选标准进行尝试。

表 4.8　例 4.2 资料的逐步回归分析

	逐步向前法		逐步向后法	
	$F=2.17$	$F=2.73$	$F=2.17$	$F=2.73$
①	方程内只有常数项	方程内只有常数项	所有变量均在方程中	同 $F=2.17$
②	$+X_2,F=323.43$	$+X_2,F=323.43$	$-X_3,F=0.93$	
③	$+X_4,F=2.61$	$-X_2,F=1.89$		
④	$+X_1,F=324.01$			
⑤	$-X_2,F=1.89$			

综上所述：不同的逐步回归方法所得结果不同；不同的界值所得结果不同；方程的优劣与界值 F 的大小无必然联系；逐步回归所得方程不一定是真正最优的，而是"局部最优的"。因此，从寻求最优方程的角度说，界值要多取几个，以便得到多种不同组合的方程，从中找出"最优"的，免得遗漏。从因素分析的角度看，多取几个界值，可以得到多组对因变量有统计学意义的变量组合，再结合逐步向前法和逐步向后法剔选变量的过程，可以得到更多的信息，找到最优方程的可能性也就大一些。

一般的做法是，先选择 $F=0$。用逐步向前法剔选变量。看哪个变量先进入方程；每个变量进入方程时的 F 值；哪个变量先进入方程后又被剔除。再用逐步向后法逐个剔除变量。看哪个变量先被剔除方程；每个变量被剔除时的 F 值；哪个变量先被剔除后又被选入。然后，根据上述结果选择几个不同的界值，再用逐步向前法和逐步向后法分别观察变量进出方程的情况。直至所得方程能得到合理的解释为止。对例 4.2 资料，根据上述分析的结果，如 F 值取大于 0.93 且小于 1.89 中的任何一个界值，则方程中的变量为 X_1，X_2，X_4，与用"一切可能的回归"所得到的最优方程是一致的。

逐步回归是对"可能对因变量有影响"的自变量进行筛选,从中找出"真正"有影响的变量子集。如果事先已经确定某自变量对因变量是有重要影响的,则该变量必须一直留在方程中,不参加变量的筛选,不管它是否有统计学意义。变量筛选结束后,再来考虑该变量的回归系数是否与实际情况相符。如与实际情况不符,则需查找原因。例如,在研究高血压的危险因素时,已知年龄对舒张压有影响,即随年龄的增加,舒张压是线性增加的。则年龄变量需一直留在方程中,不参加变量的筛选。如果最后所得结果是年龄无统计学意义,或年龄的回归系数是负的,则该模型不能被接受。需查找原因,如有无异常值,自变量间有无复共线性,其作用是否被其他变量的作用(或联合作用)所代替等。

必须指出,逐步回归是一种思维方法,是一种建模策略,而不是一种算法。消去变换才是算法。那种将逐步回归看成是只要给一个命令,选择一种方法(向前法、向后法、逐步向前法、逐步向后法),指定一个界值就可以得到回归结果的机械的操作是不可取的。

如果将一般的多重回归比作一个"傻瓜照相机",则逐步回归就是一个"高级的手动照相机"。对多重回归来说,只要指定一个因变量和一组自变量,就能得到一个方程,不需要什么技巧,当然所得结果也就平平,得不到更多的信息;而对逐步回归来说,事情就不是那么简单,既要选择不同的剔选标准(F 值或 P 值),又要结合筛选方法,且对变量剔选过程的每一步结果均需作详细分析,从而对每个变量的单独作用、变量间的联合作用作出恰当的评价。如果说多重回归旨在建立一个方程,则逐步回归更注重建立方程(剔选变量)的过程。线性回归如此,广义线性回归(logistic 回归,Cox 回归,Poisson 回归等)亦如此。

关于变量选择,理论分析方面的文章比较少。某些企图作一些理论分析的文章,也往往加了一些从应用观点看来不太现实的条件。从实际方面看,这个问题也有其困难之处。变量选择本质上是一个模型选择问题,当讨论变量选择时,我们必须在一定模型下来考虑。例如,某问题中一切可能有关的自变量有 50 个,假定它们与因变量一起,适合一个线性回归模型。在这个条件下来考虑从 50 个变量中选择一部分的问题,在这里,重要的前提是"这 50 个自变量和因变量适合线性回归模型"这个假定。如果这个假定不成立,那么根据这个假定,依某种变量选择准则所选取的自变量子集,也就不具有任何优越性了。因此,在一个具体问题中,如果没有十足把握确定模型的类型,则建立在其上的一套变量选择方法的统计性质也就没有坚实的基础。

当然,变量选择,乃至更一般的模型选择不是一个纯粹的数学问题。尽管数学方法对模型的正确选择可能有一些帮助,但在处理一个具体问题时,模型的正确选择在根本上要依赖于所研究的问题本身的专业知识和实践经验。这一点很重要。当应用某种数量准则和方法选出了一个"最优"变量子集,明显地与实际问题本身的专业理论不一致时,需要首先重新考虑我们的统计结论,仔细从数据中是否含有异常点、复共线性、计算错误等方面找一找原因。那种把变量选择方法看成僵死的"教条"机械搬用,是不可取的。只有把它看作一种辅助工具,与实际问题本身的专业知识和实践经验相结合,才能取得好的实际效果。

4.11　回归系数反常的原因

实际工作者如果多做几个回归分析的实例,就不难发现:用最小二乘方法计算出来的回归系数,可能与专业上能接受的值相差很大,甚至符号相反;方程有统计学意义,但每个变量均没有统计学意义;有些变量从专业知识看似乎是很重要的,但在回归方程中却不重要,因而选不进方程。这类问题在实际工作中经常出现。如果有人拟合一个回归方程,结论是:13 岁的儿童其心象面积与其胸围大小成反比。这个结果就不大可能被医生接受。

出现这种结果的原因是多方面的,常见的有如下几种:

(1)数据中有离群值或异常数据;

(2)自变量的观察范围太窄,或方差太小;

(3)样本含量不够,或自变量数太多;

(4)自变量间存在复共线性(multicollinearity)。

什么是复共线性?所谓复共线性就是自变量间的高度相关。先看一个模拟例子。

例 4.4 假设,y 与 x_1,x_2 有如下函数关系:

$$y = 10 + 2x_1 + 3x_2$$

将 x_1,x_2 的不同取值代入上式,得 10 次观察,结果如表 4.9。

表 4.9 中 y 的测量与 x_1,x_2 的关系没有变异,因而是确定性关系。

如果在 y 上加上一个正态随机误差,其值分别为:

$$0.8, -0.5, 0.4, -0.5, 0.2, 1.9, 1.9, 0.6, -1.5, -0.5$$

表 4.9　模型 $y = 10 + 2x_1 + 3x_2$ 的 10 个数据

x_1	x_2	y
1.1	1.1	15.5
1.4	1.5	17.3
1.7	1.8	18.8
1.7	1.7	18.5
1.8	1.9	19.3
1.8	1.8	19.0
1.9	1.8	19.2
2.0	2.1	20.3
2.3	2.4	21.8
2.4	2.5	22.3

此时的 y 值分别为:

$$16.3, 16.8, 19.2, 18.0, 19.5, 20.9, 21.1, 20.9, 20.3, 21.8。$$

这时,y 的测量有变异的,因而 y 与 x_1,x_2 的关系是回归关系。

作 y 与 x_1,x_2 的回归,结果:

$$\hat{y} = 11.32 - 6.69x_1 + 11.43x_2$$

这里所得到的方程与变量间的真实关系相差甚远。为什么会产生这样大的偏差呢?让我们来计算一下 x_1,x_2 的相关系数,得:

$$\begin{pmatrix} 1 & 0.9860 \\ 0.9860 & 1 \end{pmatrix}$$

即 $r_{12} = 0.9860$。可见，x_1 与 x_2 的关系接近线性关系，这种自变量之间的近似线性关系称之为复共线性关系。复共线性的存在是回归系数的符号及其数值与理论值不一致的主要原因之一。

复共线性的存在可能会导致如下现象：

(1)回归系数的符号与实际不符；

(2)回归系数的估计值与实际相差太大；

(3)回归系数的标准误太大；因而有些重要变量选不进方程；

(4)整个方程有统计学意义，而每一个自变量均无统计学意义。

解决共线性问题的方法很多，这里介绍一种岭回归(ridge regression)，在 8.4.2 节介绍主成分回归。更详细的讨论见陈希孺，王松桂(1987)。

4.12　岭回归

当自变量间存在共线性时，自变量的相关矩阵之行列式就近似为 0，或称奇异的(singular)。此时，$\boldsymbol{X'X}$ 也是奇异的。如果将 $\boldsymbol{X'X}$ 加上正常数矩阵 $k\boldsymbol{I}$，则 $\boldsymbol{X'X} + k\boldsymbol{I}$ 的奇异性就会比 $\boldsymbol{X'X}$ 有所改善。因而，可望用：

$$\hat{B}(k) = (\boldsymbol{X'X} + k\boldsymbol{I})^{-1}\boldsymbol{X'Y} \tag{4.39}$$

作为回归系数的估计值，此值比最小二乘估计稳定。称 $\hat{B}(k)$ 为回归系数的岭估计。显然，当 $k = 0$ 时，$\hat{B}(k)$ 就退化为最小二乘估计；而当 $k \to \infty$ 时，$\hat{B}(k)$ 就趋于 $\boldsymbol{0}$。因此，k 不宜太大。

由于 k 的选择是任意的，一个必须解决的问题就是 k 取多少？

一个常用的方法，就是选择不同的 k，估计相应的回归系数，再将不同 k 值时的回归系数连成一条曲线，所得曲线称为岭迹(ridge trace)。当岭迹稳定，且回归系数没有不合理的符号时所对应的 k 值即为所求。

例 4.5　测得 22 例胎儿及外形指标如下，试建立由外形指标推测胎儿周龄的回归方程。

表 4.10　22 例胎儿及外形指标

编号	身长(cm) x_1	头围(cm) x_2	体重(g) x_3	胎儿受精龄(周) Y
1	13.0	9.2	50	13
2	18.7	13.2	102	14
3	21.0	14.8	150	15
4	19.0	13.3	110	16
5	22.8	16.0	200	17
6	26.0	18.2	330	18
7	28.0	19.7	450	19
8	31.4	22.5	450	20

续表

编号	身长(cm) x_1	头围(cm) x_2	体重(g) x_3	胎儿受精龄(周) Y
9	30.3	21.4	550	21
10	29.2	20.5	640	22
11	36.2	25.2	800	23
12	37.0	26.1	1090	24
13	37.9	27.2	1140	25
14	41.6	30.0	1500	26
15	38.2	27.1	1180	27
16	39.4	27.4	1320	28
17	39.2	27.6	1400	29
18	42.0	29.4	1600	30
19	43.0	30.0	1600	31
20	41.1	27.2	1400	33
21	43.0	31.0	2050	35
22	49.0	34.8	2500	36

资料来源:陈峰(1991).主成分回归分析.中国卫生统计,8(1):20—22页。

对上述资料作回归,结果头围 x_2 的系数为负,意即头围与胎儿周龄成负相关关系,这与实际情况不符。此时的 $R^2=0.9737$，$s_{y \cdot 123}=1.2023$。

表 4.11 例 4.4 资料多重线性回归方程的最小二乘估计

自变量	系数	标准误	t	P
x_1	1.595111	0.371255	4.297	0.0004
x_2	-1.996798	0.533245	-3.745	0.0015
x_3	0.007214	0.001184	6.093	0.0000
常数项	10.739428	1.780031	6.033	0.0000

计算 x_1, x_2, x_3 的相关系数得:

$$\begin{pmatrix} 1 & & \\ 0.9975 & 1 & \\ 0.9444 & 0.9470 & 1 \end{pmatrix}$$

可见,三者之间彼此相关程度很高,共线性很严重。需用岭回归。

先将各变量标准化并分别记为 sy, sx_1, sx_2, sx_3，再进行分析。此时,

$$\boldsymbol{X'X} = \begin{pmatrix} 21 & & \\ 20.944253 & 21 & \\ 19.854302 & 19.886571 & 21 \end{pmatrix}, \quad \boldsymbol{X'Y} = \begin{pmatrix} 20.016656 \\ 19.803117 \\ 20.371369 \end{pmatrix}$$

以 0.01 为步长,分别选 $k=0\sim0.10$，估计得 b_1, b_2, b_3，见表 4.12。将各偏回归系数与对应的 k 值分别连成曲线,见图 4.1。

表 4.12 不同岭参数 k 时的回归系数的岭估计

k	b_1	b_2	b_3
0	2.39347	−2.15574	0.75109
0.01	0.60798	−0.28363	0.65790
0.02	0.42627	−0.06436	0.61612
0.03	0.36339	0.02621	0.58452
0.04	0.33385	0.07755	0.55898
0.05	0.31775	0.11130	0.53770
0.06	0.30813	0.13546	0.51961
0.07	0.30201	0.15371	0.50400
0.08	0.29793	0.16803	0.49035
0.09	0.29509	0.17956	0.47829
0.10	0.29303	0.18905	0.46754

从岭迹来看,当 $k=0.04$ 时,回归系数趋于稳定,回归系数的符号亦符合实际情况。故选 $k=0.04$。得回归方程:$sy=0.33385sx_1+0.07755sx_2+0.55898sx_3$。再转化为原变量,得岭回归方程:

$$\hat{y}=8.9082+0.2361x_1+0.07766x_2+0.005561x_3$$

相应的 $R^2=0.9509$,$S_{y.123}=1.4929$。

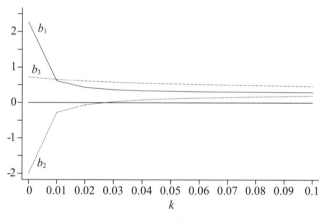

图 4.1 不同岭参数 k 时的回归系数的岭迹

岭回归是有偏估计,故所得剩余标准差比最小二乘回归者要大。应用岭回归实际上是放弃最小二乘的无偏性,寻求效果稍差的但符合实际的回归方程。

用于解决共线性问题的方法还有主成分估计,特征根估计,M 估计等,所有这些估计都是有偏估计,目的是在损失部分信息,放弃部分精确度,寻找更贴近实际的回归模型。

4.13 回归分析的正确应用

多重线性回归分析的应用条件

(1)自变量与因变量间的关系是线性的;

(2)自变量取不同值时,因变量的分布是正态的且方差相等;

(3)各观察值间是独立的。

当资料不满足正态性和方差齐性时,亦可以建立多重线性回归方程,但不能用 4.7 节介绍的方法估计 y 的容许区间和可信区间。

方程与变量的检验

回归方程有统计学意义,并不表示方程中每个自变量均有统计学意义,因此除了对方程进行检验,还要对每个自变量的作用进行检验。

变量的筛选方法很多,最常用的是逐步前进法和逐步后退法。用逐步回归分析所得结果不一定是全局最优的,而是局部最优的。运用逐步回归分析之目的,除建立方程外,更重要的是观察变量进出方程的过程,深入分析变量的独立作用和联合作用。因此,在进行逐步回归时,需多用几个剔选变量的界值,考察不同界值时变量进出方程的情况,达到深入分析之目的。

被剔除的变量不一定是与因变量无关或关系不大的变量,可能是其作用被其他变量代替了。如果已经明确某些变量与因变量有线性关系,则这些变量将不参加变量的筛选,而让这些变量一直保留在回归方程中。如果这些变量参加了变量剔选,且被剔出方程,则需要给予解释。研究中,可以多建立几个回归方程,容许多个方程同时存在,并通过以后的实践来考察其优劣。

需要注意的是,我们这里介绍的剔选变量的方法是以界值 F 来阐述的,这是沿用了传统的论述方法。目前,统计软件中提供的是用假设检验的 P 值来论述,相对于界值 F 来讲更为合理。因为模型中变量数在变化,检验的自由度也就是变化的,用一个 F 做为界值当然不如直接用 P 值。

理论上剔除变量和选择变量是同一个界值。但实际分析时我们总选两个界值,$P_{剔}$ 略大于 $P_{选}$,或 $F_{剔}$ 略小于 $F_{选}$,以免计算机进入"死循环"。

样本量

有的学者认为,作多重回归分析需要的样本量 n 一般是所研究的变量数 m 的 $10\sim20$ 倍。这一要求在复相关系数大于 0.5 时尚可,而对较小的复相关系数则仍然偏小。事实上,多重分析中的样本量至少要求复相关系数与 0 的差异有统计学意义,因此可根据公式(4.16)用迭代法估计样本量。

什么时候可能出现不合理的回归结果

(1)数据中有离群值或异常数据。这可以通过自变量与因变量的散点图或回归的残差图(见第 6 章)进行判断。

(2)自变量的观察范围太窄,或方差太小。如无可能扩大样本以增加自变量的取值范围,则剔除该变量。

(3)样本含量不够,或自变量数太多;如无可能增加样本含量则着重考虑少数几个主要变量。

(4)自变量间存在复共线性(multicollinearity)。可用岭回归或主成分回归,有时逐步回归也可以剔除一些具有复共线性的变量。

最后,值得注意的是,当回归的结果不能用专业知识来解释时,再好的方程都不能被接受。

5 logistic 族回归

在流行病学研究中,为测定致病因素的效应,常用一些危险度指标来衡量因素与发病(或死亡)的联系程度或因素对人群发病的作用大小。测定危险度的调查研究主要有两大类型:队列研究(或称定群研究)与病例-对照研究。在队列研究中,观察人群先按暴露和非暴露或暴露程度分组,经一定时期随访后,计算各组人群的发病率,并可直接估计相对危险度(relative risk, RR);在病例-对照研究中,通过搜集病例和对照者既往暴露情况资料,比较病例组和对照组以往的暴露经历,计算优势比(odds ratio, OR)。

测定致病因素的效应时,常受到研究因素以外的其他因素(混杂因素)的干扰。为控制其他因素的干扰,使研究因素的效应与其他因素分开,在调查设计中可将观察对象限制在一定范围内,或按混杂因素配对,或用一些分层校正技术如 Mantel-Haenszel 法进行控制。这些经典方法的局限性表现为:(1)只能将因素分成 2 个或几个水平,对定量资料需先分组后再进行分析,这就损失了部分信息;(2)只能控制 2~3 个混杂因素的干扰,且各因素各水平的组合(每一层)中均需足够的观察人数;(3)只能判断混杂因素对发病的影响是否存在,不能对其作用大小进行定量分析,难以对几个危险因素的作用大小及交互作用进行比较和分析。

在第 4 章,我们领略了多重线性回归分析在考虑变量的筛选、作用大小的比较、交互作用的有无等一系列问题时的灵活性和方便之处。在那里,因变量的估计值 $\hat{Y}$ 要求服从正态分布,而危险度分析中的因变量是疾病的发病率或患病率,其取值在 0~1 之间,故不能直接应用多重线性回归模型。是否存在一种多重回归模型,既保留了多重线性回归模型的优点,又能恰当地反映影响因素与发病率间的本质联系?这就是本章要介绍的多重 logistic 族回归模型,包括多重 logistic 回归、条件 logistic 回归、多类结果的 logistic 回归和有序结果的 logistic 回归等。

5.1 多重 logistic 回归

5.1.1 多重 logistic 回归模型

首先考虑结果变量为二分类的情形。在多重线性回归模型中,因变量是自变量的线性组合,即 $y = a + b_1 x_1 + b_2 x_2 + \cdots + b_p x_p$。正是因为这种线性组合,才使得在处理变量的筛选、作用大小的比较、交互作用等一系列问题时如此地灵活和方便。因此,在疾病的危险度分析中,亦以自变量的线性组合为分析主体。在多重线性回归模型中因变量 y 的取值范围为 $-\infty \sim +\infty$,取决于自变量的取值范围。而在疾病的危险度分析中,因变量是二分类变量,又称 0—1 变量,如发病($y=1$)与不发病($y=0$),死亡($y=1$)与存活($y=0$),感染($y=1$)与未感染($y=0$)等。如用率 p 作为因变量,则 p 的取值范围为 0~1。

要使因变量部分与自变量部分对应，则需要一个函数关系将它们联系起来，1970 年 Cox 引入了 logit 变换（logit transformation）。logit 变换是一个极其灵活、易用的函数，且有助于生物学意义的解释。

设 $P(y=1|\boldsymbol{X})$（简记为 P）表示暴露因素为 $\boldsymbol{X}$ 时个体发病的概率，称发病的概率 P 与未发病的概率 $1-P$ 之比为优势（odds），则 logit P 定义为 odds 的对数：

$$\text{logit } P = \ln\left(\frac{P}{1-P}\right) \tag{5.1}$$

因此，多元 logistic 回归模型定义为：

$$\text{logit } P = \alpha + \beta_1 x_1 + \beta_2 x_2 + \cdots + \beta_p x_p \tag{5.2}$$

将 logit$P$ 看成因变量，logistic 回归模型就与多元线性回归模型的形式是一致的，且有很多共性，彼此可借鉴。所不同的是：

（1）logistic 回归模型中因变量 Y 是二分类的，而不是连续的，其误差的分布不再是正态分布，而是二项分布，且所有的分析均建立在二项分布的基础上。

（2）也正是上述原因，logistic 回归系数的估计不能再用最小二乘法，而要用极大似然法（见附录 A）或加权最小二乘法。系数及模型的检验也不是 t 检验和 F 检验，而要用似然比检验、Wald 检验等。

logistic 回归模型还有其他几种表达形式：

$$\ln\left(\frac{P}{1-P}\right) = a + \beta_1 x_1 + \beta_2 x_2 + \cdots + \beta_p x_p \tag{5.3}$$

$$P = \frac{e^{a+\beta_1 x_1+\beta_2 x_2+\cdots+\beta_p x_p}}{1+e^{a+\beta_1 x_1+\beta_2 x_2+\cdots+\beta_p x_p}} \tag{5.4}$$

$$P = \frac{1}{1+e^{-(a+\beta_1 x_1+\beta_2 x_2+\cdots+\beta_p x_p)}} \tag{5.5}$$

这几种表达形式在文献中经常出现，它们是等价的。

5.1.2　系数的解释

logistic 回归模型中系数的解释，从数学上来讲，与多重线性回归模型中系数的解释并无不同，也即 β_i 表示 x_i 改变一个单位时，logit P 的改变量。但由于 logit P 在医学研究中的特殊涵义，使得 β_i 的解释更贴近实际，也更容易被医学研究工作者接受。先看一个实例。

例 5.1　本例是探讨妇女使用雌激素与患子宫内膜癌的病例-对照研究资料，见表 5.1，请计算 OR 及其 95% 可信区间。再用 logistic 回归分析软件估计参数，写出回归方程，并说明回归系数与 OR 的关系。

表 5.1　子宫内膜癌病例-对照研究资料

	雌激素	
	使用过	未使用过
病例	$55(a)$	$128(b)$
对照	$19(c)$	$164(d)$

资料来源：余松林，医学现场研究中的统计分析方法，同济医科大学（内部教材），186 页．

这是一个最简单的单因素(雌激素，x)两水平(使用过、未使用过)的病例-对照研究。设 P_1 表示使用过雌激素(暴露)的调查对象中病例的比例，P_0 表示未使用过雌激素(非暴露)的调查对象中病例的比例。则暴露人群的优势 $P_1/(1-P_1)$ 与非暴露人群的优势 $P_0/(1-P_0)$ 之比定义为暴露因素的优势比(OR)。求得：

$$OR = \frac{P_1/(1-P_1)}{P_0/(1-P_0)} = \frac{ad}{bc} = \frac{55 \times 164}{19 \times 128} = 3.7089$$

OR 的 95% 可信区间：

$$OR \times \exp\left(\pm u_\alpha \sqrt{\frac{1}{a} + \frac{1}{b} + \frac{1}{c} + \frac{1}{d}}\right)$$

$$= 3.7089 \times \exp\left(\pm 1.96 \sqrt{\frac{1}{55} + \frac{1}{128} + \frac{1}{19} + \frac{1}{164}}\right) = 2.0964 \sim 6.5616$$

要用 logistic 回归模型来分析该资料，先将资料整理成计算机输入形式。为此将结果变量和暴露因素数量化，结果变量用 Y 表示，如研究对象为病例，则 $Y=1$，否则 $Y=0$；暴露因素用 x 表示，如个体曾暴露，即曾使用过雌激素，则 $x=1$，否则 $x=0$。资料形式如表 5.2。

表 5.2　子宫内膜癌病例-对照研究资料的计算机输入格式

结果变量 Y	暴露因素 x	频数 f
1	1	55
0	1	19
1	0	128
0	0	164

用有关软件拟合 logistic 回归，结果如表 5.3。

表 5.3　表 5.1 资料的 logistic 回归结果

变　量	估计系数	标准误	z	P	OR	95%CI
x	1.3107	0.2911	4.503	0.000	3.7089	2.0964~6.5615
常数项	-0.2478	0.1179	-2.101	0.036		

故模型可表示为：

$$\text{logit } P = -0.2478 + 1.3107x$$

或：

$$P = \frac{e^{-0.2478+1.3107x}}{1 + e^{-0.2478+1.3107x}}$$

根据 OR 的定义及 logit 的定义，对 OR 求对数，得：

$$\ln(OR) = \ln\left[\frac{P_1/(1-P_1)}{P_0/(1-P_0)}\right] = \text{logit } P_1 - \text{logit } P_0$$

$$= (\alpha + \beta \times 1) - (\alpha + \beta \times 0) = \beta \tag{5.6}$$

这是 $x=1$ 时的 logit 值与 $x=0$ 时的 logit 值之差。也可将表达式(5.4)直接代入 OR 的定义式，则优势比是：

$$OR = \frac{\left(\dfrac{e^{\alpha+\beta\times 1}}{1+e^{\alpha+\beta\times 1}}\right) \Big/ \left(\dfrac{1}{1+e^{\alpha+\beta\times 1}}\right)}{\left(\dfrac{e^{\alpha+\beta\times 0}}{1+e^{\alpha+\beta\times 0}}\right) \Big/ \left(\dfrac{1}{1+e^{\alpha+\beta\times 0}}\right)} = \frac{e^{\alpha+\beta}}{e^{\alpha}} = e^{\beta} \qquad (5.7)$$

故得：

$$OR = e^{\beta} \quad 或 \quad \ln(OR) = \beta \qquad (5.8)$$

本例：$OR = e^{1.3107} = 3.7089$。

由本例可见，logistic 回归模型中的系数与优势比 OR 有着极为密切的联系，同时与暴露因素的量化方法密切相关。

（1）在暴露因素 x 为二水平时，暴露时 $x=1$，非暴露时 $x=0$，则 logistic 回归模型中 x 的系数就是暴露与非暴露优势比之对数值。

一般地，β_i 表示 x_i 改变一个单位（从数字上来看是增加 1）时，logit P 的改变量。而系数 β 的可解释性取决于 x 改变"一个单位"的实际意义，即与 x 的数量化方法有关。如暴露时 $x=a$，非暴露时 $x=b(a\neq b)$，则：

$$\begin{aligned}
\ln(OR) &= \ln\left[\frac{P_1/(1-P_1)}{P_0/(1-P_0)}\right] = \text{logit } P_1 - \text{logit } P_0 \\
&= (\alpha+\beta\times a) - (\alpha+\beta\times b) \\
&= \beta(a-b)
\end{aligned}$$

此时，β 不能直接解释为优势比的对数值，因为此时 x 改变"一个单位"没有实际意义。建议在对变量进行数量化时，尽可能考虑到系数解释的方便。

（2）当暴露因素 x 为等级变量时，一般以最小等级或最大等级作为参考组，并按等级顺序依次取为 $0,1,2,\cdots$。此时，e^{β} 表示 x 增加一个等级时的优势比，$e^{k\beta}$ 表示 x 增加 k 个等级时的优势比。

（3）当暴露因素 x 为连续性变量时，e^{β} 表示 x 增加 1（个计量单位）时的优势比。如在 40 岁的人比 39 岁（x 的增加量为 1 岁）的人有多大的可能性患冠心病。医务工作者也许更关心 40～44 岁的人比 35～39（x 的增加量为 5）的人有多大的可能性患冠心病，此时的优势比为 $e^{5\beta}$。或将年龄等级化再进行分析。

（4）当暴露因素 x 为多分类变量时，为方便起见，常用 $1,2,3,\cdots,k$ 分别表示 k 个不同的类别。但进行 logistic 回归分析前需将变量转换为 $k-1$ 个指示变量或哑变量（design variable，dummy variable），每个指示变量都是一个二分类变量，每个指示变量均有一个估计系数，其解释同（1）。这类变量在研究中经常遇到，如血型、民族、职业、工种等。

在血型与白血病发病关系的研究中，血型变量 x 为 A、B、AB、O 四个值，在输入计算机时常以 1、2、3、4 来代替，但并不是说 x 就是一个等级变量，这里的数字只是一个代码，在分析建模时，要将其转变为 3 个指示变量。如以 A 型血为参照组，3 个指示变量分别为 D_1，D_2，D_3，则其取值为：

$$x=1 \text{ 时}: D_1=0, \quad D_2=0, \quad D_3=0 \quad 表示 \text{ A } 型血$$
$$x=2 \text{ 时}: D_1=1, \quad D_2=0, \quad D_3=0 \quad 表示 \text{ B } 型血$$
$$x=3 \text{ 时}: D_1=0, \quad D_2=1, \quad D_3=0 \quad 表示 \text{ AB } 型血$$
$$x=4 \text{ 时}: D_1=0, \quad D_2=0, \quad D_3=1 \quad 表示 \text{ O } 型血$$

这里 $D_1 = 1$ 为 B 型，$D_1 = 0$ 为非 B 型；$D_2 = 1$ 为 AB 型，$D_2 = 0$ 为非 AB 型；$D_3 = 1$ 为 O 型，$D_3 = 0$ 为非 O 型。这样，3 个指示变量的不同组合唯一对应一种血型。分析时将 3 个指示变量同时纳入 logistic 回归模型中得 3 个系数，$\beta_1, \beta_2, \beta_3$，分别表示：$\beta_1$ 为 B 型血与 A 型血相比，患白血病的优势比之对数值；β_2 为 AB 型血与 A 型血相比优势比之对数值；β_3 为 O 型血与 A 型血相比优势比之对数值。

到现在为止，我们讨论的是暴露因素的估计系数的涵义，在模型中，还有一个系数 α，其意义取决于研究资料搜集的方式。

称所有 $x = 0$ 时的状态为"基线"(baseline)状态，如所研究的因素均为非暴露-暴露，或非暴露-暴露等级，且非暴露时均取 0，其余分别取 $1,2,\cdots$ 等，则基线状态就是不暴露于任何影响因素下的状态。并非所有的研究均存在基线状态，如研究中考虑年龄因素，并以实际年龄直接分析，则基线状态对该研究就没有意义，除非对年龄变量重新分组定义。在基线状态有意义时，α 可解释为：

(1)在横断面调查研究中，$e^{\alpha}/(1+e^{\alpha})$ 表示基线状态下，个体的患病率；

(2)在队列研究中，$e^{\alpha}/(1+e^{\alpha})$ 表示基线状态下，个体的发病率；

(3)在成组病例-对照研究中，$e^{\alpha}/(1+e^{\alpha})$ 表示基线状态下，病例在研究对象中所占比例；

(4)在 1∶1 配比病例-对照研究中，$\alpha = 0$，$e^{\alpha}/(1+e^{\alpha}) = 0.5$，表示基线状态下，病例在研究对象中占一半；

系数的可解释性正是 logistic 回归之所以成为流行病学研究中如此有效且受欢迎的分析工具的根本原因。

5.1.3 变量的假设检验

资料分析时，常需检验某个或某几个暴露因素对疾病是否有作用，即检验 OR 是否为 1，对应于 logistic 回归模型来说，就是要检验模型中某个或某几个变量的回归系数是否为 0。一般有三种检验方法，即似然比检验，Wald 检验，比分检验。我们通过实例来介绍这些方法。

例 5.2 在食道癌危险因素研究中，采用病例-对照研究设计，调查了 200 个食道癌患者和 778 个非食道癌患者，调查因素及编码见表 5.4。

表 5.4 食道癌危险因素调查项目及编码表

可疑因素	变量名	取 值
年龄(岁)	AGE	$0 = 25 \sim 34, 1 = 35 \sim 44, 2 = 45 \sim 54, 3 = 55 \sim 64, 4 = 65 \sim 74, 5 = 75+$
每日饮酒量(g)	ALC	$0 = 0 \sim 39, 1 = 40 \sim 79, 2 = 80 \sim 119, 3 = 120+$
每日吸烟量(支)	TOB	$0 = 0 \sim 9, 1 = 10 \sim 19, 2 = 20 \sim 29, 3 = 30+$

取自 NE Breslow & NE Day. Statistical Methods in Cancer Research. Val(1). P 213

这里考虑的三个变量均是等级变量，最低等级为参考组，用计算机软件拟合 logistic 模型结果见表 5.5。结果中给出了每个变量的估计系数、标准误，及其 95% 可信区间。同时还给出了检验统计量 z 及相应的 P 值。这个检验统计量 z 就是 Wald 检验统计量。

表 5.5　表 5.4 资料三个变量的 logistic 回归结果

变量	估计系数	标准误	z	P	95％CI
AGE	0.7438	0.0818	9.094	0.000	0.5835～0.9040
ALC	1.1026	0.1032	10.687	0.000	0.9003～1.3048
TOB	0.4309	0.0939	4.587	0.000	0.2467～0.6150
常数项	−4.8868	0.3361	−14.541	0.000	−5.5455～−4.2281

（1）Wald 检验

Wald 检验实际上是比较估计系数与 0 的差别来进行的,其检验统计量为:

$$z = \frac{\hat{\beta} - 0}{SE(\hat{\beta})} \qquad (5.9)$$

这里,z 为标准正态离差。参数的可信区间是基于 Wald 统计量导出的。

β 的 95％可信区间为:

$$\hat{\beta} - 1.96 \times SE(\hat{\beta}) \sim \hat{\beta} + 1.96 \times SE(\hat{\beta}) \qquad (5.10)$$

OR 的 95％可信区间为:

$$e^{\hat{\beta} - 1.96 SE(\hat{\beta})} \sim e^{\hat{\beta} + 1.96 SE(\hat{\beta})} \qquad (5.11)$$

本例中 AGE 的估计系数 $\beta_1 = 0.7438$,其标准误 $SE = 0.0818$,则 $z = 0.7438/0.0818 = 9.094, P < 0.001$。$OR = e^{0.7438} = 2.1039$。$\beta_1$ 的 95％CI 为:

$$0.7438 - 1.96 \times 0.0818 \sim 0.7438 + 1.96 \times 0.0818 = 0.5835 \sim 0.9040$$

与表 5.5 中结果一样。OR 的 95％CI:

$$e^{0.7438 - 1.96 \times 0.0818} \sim e^{0.7438 - 1.96 \times 0.0818} = 1.7923 \sim 2.4698$$

（2）似然比检验

似然比检验是通过比较两个相嵌套模型的对数似然函数统计量 G（又称 Deviance）来进行的,其统计量为:

$$G = G_P - G_K = -2 \times （模型 P 的对数似然函数 - 模型 K 的对数似然函数）$$

其中,模型 P 中的变量是模型 K 中变量的一部分,另一部分就是我们要检验的变量。这里,G 服从自由度为 $K - P$ 的 χ^2 分布。

表 5.6　由表 5.4 资料拟合的 12 个 logistic 回归模型的对数似然函数值

模型编号	模型中变量	对数似然函数	参数个数	自由度
1	常数项	−494.74421	1	987
2	常数项＋AGE	−451.09778	2	986
3	常数项＋ALC	−422.42460	2	986
4	常数项＋TOB	−482.05896	2	986
5	常数项＋AGE＋ALC	−375.67448	3	985
6	常数项＋AGE＋TOB	−433.09765	3	985
7	常数项＋ALC＋TOB	−416.34959	3	985

续表

模型编号	模型中变量	对数似然函数	参数个数	自由度
8	常数项＋AGE＋ALC＋TOB	-365.15673	4	984
9	常数项＋AGE＋ALC＋TOB＋(AGE＊ALC)	-365.14281	5	983
10	常数项＋AGE＋ALC＋TOB＋(AGE＊TOB)	-365.01774	5	983
11	常数项＋AGE＋ALC＋TOB＋(ALC＊TOB)	-364.32995	5	983
12	常数项＋AGE＋ALC＋TOB＋(ALC＊TOB)＋ (AGE＊TOB)＋(AGE＊ALC)	-364.30080	7	981

如要检验变量 ALC 是否有统计学意义,则可通过比较模型 3 与模型 1 的对数似然函数值,得:

$$G=-2\times[-494.74421-(-422.42460)]=144.6392,\nu=1,P<0.001$$

如要检验在控制 AGE 的影响后,变量 ALC 是否有统计学意义,则可通过比较模型 5 与模型 2 的对数似然函数值,得:

$$G=-2\times[-451.09778-(-375.674484)]=150.8466,\nu=1,P<0.001$$

如要检验在控制 AGE 和 TOB 两变量的影响后,ALC 是否有统计学意义,则可通过比较模型 6 与模型 8,得:

$$G=-2\times[-433.09765-(-365.15673)]=135.8818,\nu=1,P<0.001$$

如要检验在控制 AGE 影响后,两个变量 ALC 和 TOB 是否有统计学意义,则需比较模型 8 与模型 2:

$$G=-2\times[-451.09778-(-365.15673)]=171.8822,\nu=2,P<0.001$$

故 ALC 和 TOB 有统计学意义。

要比较年龄与饮酒的交互作用 AGE×ALC 是否有统计学意义,只需比较模型 9 与模型 8:

$$G=-2\times[-365.15673-(-365.14281)]=0.0278,\nu=1,P>0.85$$

故 AGE×ALC 无统计学意义。

要比较三个变量的交互作用是否有统计学意义,只需比较模型 12 与模型 8:

$$G=-2\times[-365.15673-(-364.30080)]=1.7119,\nu=3,P>0.60$$

故三个交互作用项均无统计学意义。

(3) 比分检验

以未包含某个或某几个变量的模型为基础,保留模型中参数的估计值,并假设新增加的参数之系数为0,计算似然函数的一阶偏导数(又称有效比分)及信息矩阵,两者相乘即为比分检验统计量 S。当样本含量较大时,S 的分布服从 χ^2 分布,自由度为检验的参数个数。检验调整 OR 是否为 1 的 Mantel-Haenszel 法相当于比分检验。

上述三种方法,似然比检验最可靠,Wald 检验与比分检验一致,Wald 检验未考虑各因素的综合作用,当因素间存在共线性时,结果不可靠,故用 Wald 检验法筛选变量时应慎重。因为参数的可信区间是基于 Wald 统计量的,故用可信区间筛选变量亦应慎重。想进一步了解三者间关系者,请参阅 Cox & Hinkley(1974)和 Dobson(1983)的著作。

5.1.4 建模策略

对一数据集的建模过程远比拟合和检验复杂得多,成功的建模是根据科学原理,将专业知识、经验累积与统计方法相结合。在一个模型中是否纳入某一变量,随不同的学科,不同的问题而不同,统计学建模的传统方法是寻找能解释资料的最简洁的模型。减少模型的变量个数的基本原则是:使最终模型在数字上更稳定,并且更易被概括。

一般来说,一个模型包含的变量越多,标准误估计就越大,模型就越依赖于观察数据。最近有一种趋势,相当多的流行病学家主张将所有相关的变量纳入模型,不管它们对模型的贡献怎样。这种做法的理由是在所给资料中可以尽可能完全地控制混杂效应。有这种想法是自然的,因为在实践中常遇到这样的情况,单个的变量可能未显示强烈的混杂效应,或混杂效应不明显,但一旦被放在一起,就可能在资料中显示相当惊人的混杂效应[Miettinem(1976)]。然而,过多的变量可能导致模型的过度拟合(overfitted)或简称过拟,使所得估计在数字上不稳定。过度拟合的一个显著特征是大得不可思议的估计系数和估计标准误。当样本含量较少时尤其麻烦。

建立 logistic 回归模型与建立线性回归模型的过程相似。这里提供的建模步骤不是唯一的,更不是最好的,但常常是奏效的。

(1)任一建模过程均应从详细的各变量的单因素分析开始。对连续性变量应分别对病例组和对照组绘制频数分布,了解其分布特征,必要时对连续性变量进行分组,观察各组的发病率的变化;对分类的、有序的、只取少数整数值的连续性的变量,应列出与结果变量的交叉列联表,并进行似然比 χ^2 检验,它正好等价于只含一个自变量且以指示变量进入模型的单因素 logistic 回归的似然比检验。也可用 Pearson χ^2 检验,因为它近似于似然比 χ^2 检验。此时应注意有 0 格子出现时的列联表,因为这容易产生一个 0 或 ∞ 的 OR 值。将这样一个变量放入 logistic 回归中常产生不可思议的结果。此时需对 0 格子作一定的处理,或与邻类合并,或去除该类,或用经验 logit 变换 $logit P = P'/(1 - P')$,其中 $P' = (x + 0.5)/(n + 1)$。

(2)对性质相同的一些自变量进行部分多因素分析,并探讨自变量纳入模型时的适宜尺度,及自变量间的必要的一些变量变换。

(3)在单变量分析和相关自变量分析的基础上,进行多因素的逐步筛选,其基本思路与多元线性回归建模的逐步筛选变量的思路相同。任何在单变量检验中 P 值 $< \alpha$ 者,以及被认为是具有生物学重要意义的变量(无论在单因素分析时是否有统计学意义)均应成为多变量模型的候选变量。这里 α 常取大于 0.05 的水准,如 0.15,0.20 甚至 0.30,之所以这样,是因为传统的水准(如 $\alpha = 0.05$)常常不能识别重要变量。这样做也有个缺点,即在建模阶段常纳入一些不太重要的变量。因此,在进一步作多因素的逐步筛选时,剔选变量的水准需要比这里的水准要小一些,如用 0.10 水准。参阅 Mickey 和 Greenland(1989)文章。

(4)在多因素筛选模型的基础上,考虑有无必要纳入变量的交互作用项。

有一学派认为,不管单变量分析结果如何,都应将所有相关的变量纳入多因素模型。这取决于数据集的大小,当研究变量较少,观察对象较多(样本含量较大),且缺失值不多时,这种方法是有效的。当资料不支持这种分析时,所得估计系数就不稳定,或很大,同时标准误也很大。

不同的分析思维、不同的统计方法所得模型可能不一样,应该允许多个模型并存,只要他们真正较好地反映了病因与疾病间的联系。

例 5.3 在中国出生缺陷监测网上进行的低出生体重儿(体重＜2500g)的影响因素的随机抽样调查,共监测 2367 例无其他系统畸形的新生儿,其中低体重儿为 110 例,总发生率为 4.65%。共调查 21 个可疑因素,见表 5.7。我们的目的是探讨哪些因素与新生儿的出生体重有关。

表 5.7　低出生体重儿影响因素调查项目及编码表

可疑因素	变量名	取值
体重	WEIGHT	1＝体重＜2500g,0＝体重≥2500
性别	SEX	1＝男,0＝女
出生月份	MONTH/t	1—12
母亲年龄	MAGE	岁
父亲年龄	FAGE	岁
妊娠次数	YC	1＝第 1 次,2＝第 2 次,…
产次	CC	1＝第 1 次,2＝第 2 次,…
自然流产次数	ZRLC	1＝第 1 次,2＝第 2 次,…
人工流产次数	RGLC	1＝第 1 次,2＝第 2 次,…
孕前三月内母亲是否吸烟	MSB	0＝否,1＝偶而,2＝经常
孕后三月内母亲是否吸烟	MSA	0＝否,1＝偶而,2＝经常
孕前三月内父亲是否吸烟	FSB	0＝否,1＝1～支/日,2＝5～支/日
孕后三月内父亲是否吸烟	FSA	3＝10～支/日,4＝20～支/日
孕前三月内母亲是否饮酒	MDB	0＝节假日,1＝偶而,2＝经常
孕前三月内父亲是否饮酒	FDB	0＝节假日,1＝偶而,2＝经常
孕后三月内母亲是否饮酒	MDA	0＝节假日,1＝偶而,2＝经常
既往病史	JWBS	0＝无,1＝有
妊娠反应(呕吐)	ET	0＝无,1＝有
先兆流产	XZLC	0＝无,1＝有
贫血	PX	0＝否,1＝是
妊高症	RGZ	0＝无,1＝轻,2＝中,3＝重
孕期有无精神创伤	JSCS	0＝无,1＝有

本资料由中国出生缺陷监测中心提供。

首先,我们对每个因素进行单因素分析,结果见表 5.8。

表 5.8　低出生体重儿调查资料单因素 logistic 回归分析结果

变量名	回归系数	标准误	P	缺失数
SEX	0.01786	0.19557	0.927	0
MAGE	−0.03736	0.03168	0.234	0
FAGE	0.00822	0.02367	0.728	0
YC	−0.18302	0.14011	0.191	0
CC	0.10557	0.18575	0.570	1
ZRLC	−0.61567	0.45828	0.179	70
RGLC	−0.34472	0.25555	0.177	67
MSB	—	—	—	163
MSA	—	—	—	158
FSB	−0.07485	0.08519	0.380	79
FSA	−0.02379	0.08310	0.775	65
MDB	−0.77118	0.99485	0.438	1
FDB	−0.00878	0.13504	0.948	0
MDA	—	—	—	1
JWBS	—	—	—	135
ET	0.04123	0.20087	0.837	80
XZLC	0.59575	0.33236	0.073	220
PX	0.24618	0.24507	0.315	0
RGZ	0.48525	0.38325	0.011	203
JSCS	—	—	—	205

　　从单因素分析结果可见,"孕前、孕后三月内母亲是否吸烟"变量 MSB、MSA 没有回归系数,这是因为在本次调查的 2367 个对象中,所调查的 110 名低体重儿的母亲在孕前、孕后三月内均未吸烟,交叉分类见表 5.9,由于数据结构存在缺陷,故无法估计其系数。类似的情况还有变量"孕后三月内母亲是否饮酒"MDA、"既往病史"JWBS 和"精神创伤"JSCS。这五个影响因素在本次调查研究中将不再列入分析。

表 5.9　孕前、孕后三月内母亲是否吸烟与出生体重关系的交叉分类

新生儿体重	孕前三月内母亲是否吸烟		孕后三月内母亲是否吸烟	
	MSB=1	MSB=0	MSA=1	MSA=0
低体重　WEIGHT=1	0	98	0	99
正常体重 WEIGHT=0	10	2096	10	2100

　　单因素分析的结果表明,按 $\alpha=0.20$ 水准,"性别"SEX,"父母年龄"MAGE、FAGE,"产次"CC,"饮酒"、"吸烟"因素 FSB、FSA、MDB、FDB,"呕吐"ET,"贫血"PX 均不能认为有统计学意义。但这只是纯粹从数量准则来衡量变量的统计学意义,一些重要变量如父母亲年龄等,并没有在"统计学意义"之列,此时,我们就要问个"为什么"? 是不是其作用被其他变量代替了? 每个变量是否均以正确的尺度与因变量作回归? 数据结构是否有

问题？等等。也就是，我们需用非数量准则，用专业知识结合数据结构来衡量变量的重要性。

我们首先考察父母亲年龄：MAGE，FAGE。这是两个重要的变量，从医学常识可知，年龄太小或太大均容易生产缺陷儿，"低体重儿"也不例外。这两个变量选不进的原因可能有两个，其一，父母亲年龄均集中在适龄期，分布区间不宽，因而没有统计学意义；其二，因年龄过小和过大，生"低体重儿"的可能性大，故年龄与"低体重儿"出生率的关系可能是两头高中间低的 U 型关系，用变量的线性形式直接进入模型分析，变量是没有统计学意义的。进一步查看数据，在调查的 2367 名产妇中，最小年龄者为 18 岁，最大年龄者为 50 岁，因此，排除了第一种可能的原因。为更清楚地反映年龄与"低体重儿"出生率的关系，我们将父母亲年龄分为 5 个组，年龄分组变量分别为 GMAGE、GFAGE。

表 5.10　低出生体重儿调查资料分别按父母年龄分组结果

MAGE、FAGE	母亲年龄组 GMAGE	体重			父亲年龄组 GFAGE	体重		
		≥2500g	<2500g	%		≥2500g	<2500g	%
＜20	0	8	3	22.27	0	2	0	0
20 ~	1	961	55	5.41	1	493	32	6.07
25 ~	2	1062	41	3.72	2	1341	55	3.94
30 ~	3	221	10	4.33	3	393	20	4.84
40 ~	4	5	1	16.67	4	28	3	9.68

按年龄分组后各年龄组与低体重儿出生率（%）的关系列于表 5.10，显见，年龄与低体重儿出生率的关系确为两头高中间低的 U 型关系，故考虑年龄因素时，均以二次型进入模型，即将 GMAGE、(GMAGE)^2 同时纳入模型进行分析。用母亲年龄 GMAGE 与 WEIGHT 进行 logistic 回归，结果见表 5.11 模型 1。GFAGE 的第 1 组只有 2 人，发生率为 0，故与第 2 组合并，再与 WEIGHT 作 logistic 回归，结果见表 5.11 模型 2。由表 5.11 的模型 1 及模型 2 可知，无论是母亲年龄还是父亲年龄，均与低体重儿的发生有关，且为二次型。因母亲年龄与父亲年龄高度相关，当同时考虑父、母年龄两个因素时，父亲的作用被母亲的作用代替，因而父亲的两个年龄变量均不显著（见表 5.11 模型 3）。事实上，母亲年龄与父亲年龄的相关系数为 0.7605。因此，在进一步分析时，我们将只考虑母亲的年龄。

吸烟与饮酒可能是重要因素，而在单因素分析时均未显示有统计学意义，因 MSB、MSA、MDA 的数据结构存在缺陷，自不必考虑，我们将有关其他 4 个变量放在一起考虑，即将 FSB、FSA、MDB、FDB 与 WEIGHT 作 logistic 回归，结果见表 5.11 模型 4，发现 MDB、FDB 仍无统计学意义，而 FSB 及 FSA 有统计学意义。进一步发现 FSA 及 FSB 的系数相互矛盾，前者为正，后者为负，即孕前三月内父亲吸烟有害，而孕后父亲吸烟反而有益，结果显然荒唐。而两个系数的绝对值相近，当孕前孕后父亲吸烟的等级相同时，其作用是相互抵消的，1.3435－1.2880＝0.0555。究其原因，可能是孕前与孕后父亲的吸烟行为改变不大，FSA 与 FSB 高度相关使然，事实上 FSA 与 FSB 的 Spearman 等级相关系数＝0.9768。但两者同时有统计学意义，提示父亲吸烟可能是重要的协变量，需进一

步考察。为此,我们产生两个新变量:

$$SMK1 = FSA - FSB$$
$$SMK2 = \max(FSB, FSA)$$

前者反映的是母亲怀孕前后父亲的吸烟行为的改变,后者反映的是母亲怀孕前后父亲的吸烟最大等级。将 SMK1、SMK2 与 WEIGHT 作 logistic 回归,得表 5.11 模型 5,结果 SMK1 有统计学意义。

再考虑孕次 YC,产次 CC,自然流产次数 ZRLC、人工流产次数 RGLC 对本次新生儿体重的影响。理论上,孕次＝产次＋自然流产次数＋人工流产次数。一般来说,产次和人工流产次数不会发生回忆偏倚,而有的自然流产是在不经意的情况下发生的,自然流产次数和孕次数据可能不准,我们只考虑 CC 和 RGLC,将其与 WEIGHT 作 logistic 回归,得表 5.11 模型 6。结果 RGLC 之 P 值为 0.177,而系数为负,从 P 值来看,RGLC 应在进一步分析之列,而从系数为负,即人工流产次数越多,生低体重儿的可能性越小,难以解释。因此,在进一步分析时要注意,如最终模型中其系数仍为负,则宁可剔除,不管其有无统计学意义。

妊高症 RGZ 是等级变量,尽管有统计学意义,我们仍需考察其进入模型的适宜尺度,Gurro 和 Johnson (1982) 推荐,在模型中增加 $x\ln(x)$ 项,如果该项有统计学意义,提示 x 与 $\mathrm{logit}P$ 的关系可能为非线性的;Kay 和 Little(1987)建议,在模型中增加 x^2,$\ln(x)$ 或 $\ln(1-x)$ 以探测 x 与 $\mathrm{logit}P$ 的非线性关系。虽然这些方法在探测对线性的微小偏离时能力较低,但简单易用,值得一试。如此,我们在模型中分别加入 x^2,$x\ln(x)$,$\ln(x)$ 项,均未显示统计学意义。故可将变量 RGZ 直接纳入模型进行分析。

再分析低出生体重与季节有无关系,我们分别考察一阶和二阶的周期函数,将 $\sin(2\pi\omega t)$ 和 $\cos(2\pi\omega t)$ 与 WEIGHT 建模,再增加二次项 $\sin(4\pi\omega t)$ 和 $\cos(4\pi\omega t)$,均未显示低出生体重与季节有关。

表 5.11 低出生体重儿调查资料相关因素的 logistic 回归模型

模型	变量	估计系数	标准误	z	P
1	GMAGE	1.8296	0.5648	3.239	0.001
	GMAGE^2	0.4365	0.1498	2.913	0.004
	常数项	1.4173	0.4731	2.996	0.003
2	GFAGE	1.3864	0.5821	2.382	0.017
	GFAGE^2	0.3146	0.1337	2.352	0.019
	常数项	1.6715	0.5877	2.844	0.004
3	GMAGE	1.5187	0.6291	2.414	0.016
	GMAGE^2	0.3286	0.1689	1.945	0.052
	GFAGE	0.7259	0.6392	1.136	0.256
	GFAGE^2	0.1994	0.1484	1.344	0.179
	常数项	1.0305	0.6380	1.615	0.106
4	FSB	1.3435	0.4449	3.020	0.003

续表

模型	变 量	估计系数	标准误	z	P
	FSA	-1.2880	0.4410	2.921	0.003
	MDB	0.7095	0.9944	0.714	0.476
	FDB	0.0489	0.1574	0.311	0.756
	常数项	2.9182	0.1640	17.789	0.000
5	SMK1	1.3408	0.4456	3.009	0.003
	SMK2	0.0706	0.0855	0.826	0.409
	常数项	2.9466	0.1487	19.815	0.000
6	CC	-0.1128	0.1877	0.601	0.548
	RGLC	0.3444	0.2550	1.351	0.177
	常数项	3.1164	0.2520	12.367	0.000

至此,单因素分析、相关因素分组分析,以及选择变量的适宜尺度已告一段落。接下来进行多因素分析,就是对上述分析认为有"意义"($P<0.20$)者用逐步分析法建立多因素模型,建模时,取 $P_{选}=0.10$,$P_{剔}=0.12$。结果见表 5.12。

表 5.12　低出生体重儿资料多因素 logistic 回归模型

变 量	估计系数	标准误	z	P
GMAGE	-2.2070	0.6317	-3.494	0.000
GMAGE^2	0.5348	0.1665	3.211	0.001
RGZ	0.5439	0.1944	2.798	0.005
XZLC	0.6990	0.3509	1.992	0.046
SMK1	1.4471	0.4501	3.215	0.001
常数项	-1.2832	0.5252	-2.443	0.015

Log Likelihood $= -365.50715$

综上分析,可认为最终模型为:

$$\text{Logit } P = -1.2832 - 2.2070\text{GMAGE} + 0.5348\text{GMAGE}^2 + 0.5439\text{RGZ}$$
$$+ 0.6990\text{XZLC} + 1.4471\text{SMK1}$$

或:
$$P = \frac{e^{-1.2832 - 2.2070\text{GMAGE} + 0.5348\text{GMAGE}^2 + 0.5439\text{RGZ} + 0.6990\text{XZLC} + 1.4471\text{SMK1}}}{1 + e^{-1.2832 - 2.2070\text{GMAGE} + 0.5348\text{GMAGE}^2 + 0.5439\text{RGZ} + 0.6990\text{XZLC} + 1.4471\text{SMK1}}}$$

图 5.1、图 5.2 分别示意了 SMK1$=0$ 时母亲年龄分组与 logit P 及 P 之关系,其中,曲线 3 表示无妊高症 RGZ$=0$ 且无先兆流产 XZLC$=0$ 者;曲线 2 表示有妊高症 RGZ$=1$,无先兆流产 XZLC$=0$ 者;曲线 1 表示无妊高症 RGZ$=0$,有先兆流产 XZLC$=1$ 者。

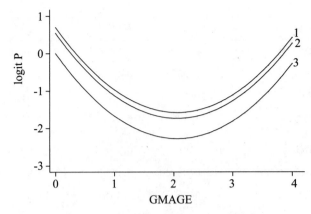

图 5.1　母亲年龄分组与 logit P 之关系

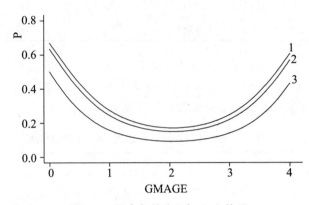

图 5.2　母亲年龄分组与 P 之关系

5.1.5　四格表资料的 logistic 回归

本节主要考察一下，由四格表直接计算的 OR，与根据 logistic 回归估计的 OR 的关系。并由此了解极大似然函数的求解，更一般的见附录 A。四格表资料的一般格式如下表。

表 5.13　四格表资料的一般格式

	暴露 $x=1$	非暴露 $x=0$	合计
发　病 $y=1$	a	b	$a+b$
不发病 $y=0$	c	d	$c+d$
合　计	$a+c$	$b+d$	$a+b+c+d$

由四格表直接计算的 OR：

$$OR = \frac{ad}{bc}$$

不妨以 P_1 表示暴露者中病例的比例，P_0 表示非暴露者中病例的比例：

$$P_1 = \frac{a}{a+c}, \quad P_0 = \frac{b}{b+d}$$

则四格表资料可表示为:

表 5.14　四格表资料的另一表达形式

	暴露 $x=1$	非暴露 $x=0$
发　病 $y=1$	P_1	P_0
不发病 $y=0$	$1-P_1$	$1-P_0$

因 logistic 回归中,P_1 和 P_0 可表示为:

$$P_1 = \frac{e^{\alpha+\beta}}{1+e^{\alpha+\beta}}, \quad P_0 = \frac{e^{\alpha}}{1+e^{\alpha}}$$

表 5.15　暴露者与非暴露者发病与不发病的概率

	暴露 $x=1$	非暴露 $x=0$
发　病　$y=1$	$P_1 = \dfrac{e^{\alpha+\beta}}{1+e^{\alpha+\beta}}$	$P_0 = \dfrac{e^{\alpha}}{1+e^{\alpha}}$
不发病　$y=0$	$1-P_1 = \dfrac{1}{1+e^{\alpha+\beta}}$	$1-P_0 = \dfrac{1}{1+e^{\alpha}}$

因四格表的 4 个实际数分别为 a,b,c,d,故似然函数为:

$$L = \left(\frac{e^{\alpha+\beta}}{1+e^{\alpha+\beta}}\right)^a \left(\frac{e^{\alpha}}{1+e^{\alpha}}\right)^b \left(\frac{1}{1+e^{\alpha+\beta}}\right)^c \left(\frac{1}{1+e^{\alpha}}\right)^d \tag{5.12}$$

取对数有:

$$\ln L = a(\alpha+\beta) - a\ln(1+e^{\alpha+\beta}) + b\alpha - b\ln(1+e^{\alpha}) - c\ln(1+e^{\alpha+\beta}) - d\ln(1+e^{\alpha})$$
$$= a(\alpha+\beta) + b\alpha - (a+c)\ln(1+e^{\alpha+\beta}) - (b+d)\ln(1+e^{\alpha})$$

对 $\ln L$ 分别求 α,β 的一阶偏导,得:

$$\frac{\partial \ln L}{\partial \alpha} = a + b - \frac{(a+c)e^{\alpha+\beta}}{1+e^{\alpha+\beta}} - \frac{(b+d)e^{\alpha}}{1+e^{\alpha}}$$

$$\frac{\partial \ln L}{\partial \beta} = a - \frac{(a+c)e^{\alpha+\beta}}{1+e^{\alpha+\beta}}$$

令:$\dfrac{\partial \ln L}{\partial \alpha} = 0$,$\dfrac{\partial \ln L}{\partial \beta} = 0$。解得:

$$\hat{\alpha} = \ln\left(\frac{b}{d}\right), \quad \hat{\beta} = \ln\left(\frac{ad}{bc}\right) \tag{5.13}$$

相应的 logistic 回归方程为:

$$\text{logit} P = \alpha + \beta x = \ln\left(\frac{b}{d}\right) + \ln\left(\frac{ad}{bc}\right)x \tag{5.14}$$

故,根据 logistic 回归估计的 OR 为:

$$OR = e^{\hat{\beta}} = \frac{ad}{bc} \tag{5.15}$$

可见,由四格表直接计算的 OR 实际上就是 OR 的极大似然估计。

詹绍康(见金丕焕(1993),373~386 页)给出了 $2 \times 2 \times 2$ 表,$2 \times 2 \times 3$ 表,和 $2 \times 2 \times 2 \times 2$ 表的 logistic 回归。

5.2　配比设计的条件 logistic 回归

从统计学的角度来看,控制潜在的混杂因素的干扰有两种办法,一是在设计时加以控制,二是在统计分析时对其进行调整。在设计阶段控制混杂因素的方法就是配对或配比(match)设计。即对每一个符合入组条件的病例,按配比因素寻找一个或几个非病例作为对照,再比较病例和对照各自以往的暴露经历,达到分析的目的。在资料分析阶段也把这种事先配成的对子看成一个整体,而不是把它们拆散开进行分析。

配比的作用是使病例和对照在所控制的配比因素上达到均衡,从而提高优势比的估计精度。用于配比的因素当然是混杂因素,同一配比组的病例和对照具有相同的混杂因素水平,因此在对其他因素进行分析时,不考虑该因素的影响。有资料表明,与非配比的资料相比较,适当的配比可使优势比的估计方差缩小 $10\% \sim 15\%$,或更多。且配比因素的混杂作用越强,配比所取得的统计学效能就越高。但是不恰当的配比反而使方差扩大,适得其反。所以,只有事先具有一定的关于疾病与混杂因素联系的认识时,才可能使配比取得良好的效果。

用作配比的因素可以是按属性分类的变量,如性别、血型、职业、既往病史等。也可以是连续性变量,如年龄、工龄、血压或某生理、生化指标测定值。对于后者,由于不大可能找到与病例的测定值精确相等的对照,常规定一个容许的波动范围,选取该指标之测定值与病例者不超过该波动范围的对照。如规定年龄的容许波动范围为±2 岁,血压的波动范围为±5mmHg 等。

当一个病例选择一个对照时,称为 1:1 配比或配对;当一个病例选择两个对照时,称为 1:2 配比;依此类推。

5.2.1　条件 logistic 回归模型

设有某 $1 : m$ 配比设计,共 n 个配比组,资料形式如表 5.16。

表 5.16　$1 : m$ 配比设计的资料格式

配比号	观察对象	组内编号	危险因素		
			x_1	...	x_p
1	病例	0	x_{101}	...	x_{10p}
1	对照 1	1	x_{111}	...	x_{11p}
...	...	...	...	...	...
1	对照 m	m	x_{1m1}	...	x_{1mp}

续表

配比号	观察对象	组内编号	危险因素		
			x_1	$\cdots$	x_p
2	病例	0	x_{201}	$\cdots$	x_{20p}
2	对照 1	1	x_{211}	$\cdots$	x_{21p}
$\cdots$	$\cdots$	$\cdots$	$\cdots$	$\cdots$	$\cdots$
2	对照 m	m	x_{2m1}	$\cdots$	x_{2mp}
$\vdots$	$\vdots$	$\vdots$	$\vdots$	$\vdots$	$\vdots$
n	病例	0	x_{n01}	$\cdots$	x_{n0p}
n	对照 1	1	x_{n11}	$\cdots$	x_{n1p}
$\cdots$	$\cdots$	$\cdots$	$\cdots$	$\cdots$	$\cdots$
n	对照 m	m	x_{nm1}	$\cdots$	x_{nmp}

其中,自变量的下标,第 1 个表示配比组,第 2 个表示组内编号,第 3 个表示危险因素(自变量)的编号。记第 i 个配比组的病例为 $Y_i=1$,对照为 $Y_i=0$。则第 i 个配比组可以建立一个 logistic 回归:

$$\text{logit } P = \alpha_i + \beta_1 x_1 + \beta_2 x_2 + \cdots + \beta_p x_p \tag{5.16}$$

模型假设,自变量在各配比组对结果变量的作用是相同的,即自变量的回归系数与配比组无关,其意义与上节中 logistic 回归的解释一样。模型中 α_i 与该组配比因素有关,是该配比组特有的,其意义是该配比组的各自变量均为 0 时的基线风险。从下面的讨论可以看到,α_i 的大小对自变量的解释毫无帮助,且似然函数中亦不包含这些常数项,故常常不被考虑。因此,配比设计的 logistic 回归常表达成:

$$\text{logit } P = \beta_1 x_1 + \beta_2 x_2 + \cdots + \beta_p x_p \tag{5.17}$$

其中不包含常数项。

由于回归模型中参数的估计是基于条件概率的,故配比设计的 logistic 回归被称为条件 logistic 回归(conditional logistic regression)。为便于区别,有的学者将成组设计的 logistic 回归称为非条件 logistic 回归。

先看一个简单实例。

例 5.4 为探讨软组织肉瘤与接触苯氧乙酸或氯酚的关系,某单位作了一项 1:1 病例-对照研究,结果如下。

表 5.17 软组织肉瘤与接触苯氧乙酸或氯酚的关系

		软组织肉瘤	
		接触过	未接触过
对照	接触过	3(a)	4(b)
	未接触过	16(c)	30(d)

按单因素配比病例-对照研究中 OR 的定义,得 $OR = \dfrac{c}{b} = \dfrac{16}{4} = 4$,$\chi^2 = 7.2$,$P = 0.0073$。

欲作 logistic 回归,需将资料整理成表 5.18 形式,其中 match 为配比变量,y 为结果变量,$y=1$ 表示病例,$y=0$ 表示对照;x 为自变量,$x=1$ 表示接触过苯氧乙酸或氯酚,$x=0$ 表示未接触过;f 表示频数。

表 5.18　软组织肉瘤与接触苯氧乙酸或氯酚的原始数据

编号	配比组 match	病例－对照 y	是否接触 x	频数 f
1	1	1	1	3
2	1	0	1	3
3	2	1	1	16
4	2	0	0	16
5	3	1	0	4
6	3	0	1	4
7	4	1	0	30
8	4	0	0	30

条件 logistic 回归方程为:

$$logit P = 1.3863x$$

得 $OR = e^{1.3863} = 4$。与配对四格表计算结果相同。

回归系数的估计误差为 0.5590,按 Wald 检验,$z = 1.3863/0.5590 = 2.480$,$P = 0.013$。回归系数的 95% CI 为(0.2906,2.4819),故 OR 的 95% CI 为(1.3373,11.9645)。

可见,配对四格表资料由 logistic 回归估计的 OR 与由公式直接计算是等价的,但 95% 的可信区间则不相等而是近似的。

例 5.5　在子宫内膜癌与是否使用了雌激素的关系研究中,运用了 1∶4 的病例－对照研究,配比因素为年龄,共调查了 63 对,315 例。资料见表 5.19。

表 5.19　子宫内膜癌的 1∶4 配比病例－对照研究

编号	match	y	ht	est	dose	drug
1	1	1	0	1	3	1
2	1	0	0	0	0	0
3	1	0	0	1	1	1
4	1	0	0	0	0	0
5	1	0	0	0	0	0
6	2	1	0	1	3	1
7	2	0	1	0	0	1
8	2	0	0	1	2	0
9	2	0	0	1	3	0
10	2	0	0	1	2	1

续表

编号	match	y	ht	est	dose	drug
11	3	1	1	1	1	1
12	3	0	1	1	2	1
13	3	0	1	1	2	1
14	3	0	0	1	1	1
15	3	0	1	1	1	1
16	4	1	0	1	.	0
17	4	0	0	1	2	1
18	4	0	0	1	2	1
19	4	0	1	1	2	1
20	4	0	0	1	2	1
⋮	⋮	⋮	⋮	⋮	⋮	⋮
311	63	1	0	1	3	1
312	63	0	0	0	0	0
313	63	0	1	1	2	1
314	63	0	0	1	2	1
315	63	0	1	1	3	1

其中各变量的定义如下：

1： *match* 配比组

2： *y* y＝1:病例，y＝0:对照

3： *ht* ht＝0:无高血压，ht＝1:有高血压

4： *est* est＝0:未使用过雌激素，est＝1:使用过雌激素

5： *dose* 剂量:dose＝0:未使用过，　　　　　dose＝1:0.1－0.299(mg/day)
dose＝2:0.3－0.625(mg/day)，dose＝3:＞0.625(mg/day)

6： *drug* drug＝0:未使用其他药物，drug＝1:使用了其他药物

　　与雌激素有关的观察指标有两个，一个是"是否使用过雌激素"，另一个是"使用剂量"，因两者是关联的，不宜同时进入方程。考虑到数据中含有不合理数据（est＝1但dose＝0），且 dose 的缺失较多，分析时暂不考虑 dose。今拟合两个条件 logistic 回归方程，一个方程中自变量仅包含 est，另一个方程中还包括了协变量:ht 和 drug。拟合结果如下表。

表 5.20　子宫内膜癌 1:4 病例－对照资料的 logistic 回归

变量	方程 A				方程 B			
	系数	标准误	WALD χ²	P	系数	标准误	WALD χ²	P
est	2.0784	0.4208	24.2837	0.000	1.9161	0.4369	19.2297	0.000
ht					−0.0907	0.3330	0.0742	0.7853
drug					0.6591	0.4998	1.7390	0.1873
−2logL		167.443				165.590		

从拟合的结果来看,校正和不校正协变量,使用过雌激素(est)都是子宫内膜癌的危险因素。两个方程比较,方程 B 的自由度比方程 A 多 2,但似然比检验的 χ^2 统计量为 1.853,故可以不校正协变量。结果显示,使用过雌激素的人患子宫内膜癌的可能性比未使用过雌激素的人大,其优势比为 $e^{2.0738}=7.955(95\%CI:3.487\sim18.148)$。

5.2.2 配对四格表资料的条件 logistic 回归

本节主要考察一下,由配对四格表直接计算的 OR,与根据条件 logistic 回归估计的 OR 的关系。配对四格表资料的一般格式如下表。

表 5.21 配对四格表资料的一般格式

对照	病例	
	暴露	非暴露
暴露	a	b
非暴露	c	d

由配对四格表直接计算的 OR:

$$OR = \frac{c}{b}$$

记同一配比组中,暴露者中病例的比例为 P_1,非暴露者中病例的比例为 P_0。根据条件 logistic 回归,有(α_i 的下标被省略):

$$P_1 = \frac{e^{\alpha+\beta}}{1+e^{\alpha+\beta}}, \qquad P_0 = \frac{e^{\alpha}}{1+e^{\alpha}}$$

考虑两个人中一人患病,另一人不患病的情况:

(1)两人均暴露,则一人患病一人不患病的条件概率为 1/2;

(2)两人均未暴露,则一人患病一人不患病的条件概率亦为 1/2;

(3)一人暴露,一人未暴露,则暴露者患病,非暴露者不患病的条件概率为:

$$\frac{P_1(1-P_0)}{P_1(1-P_0)+(1-P_1)P_0} = \frac{\dfrac{e^{\alpha+\beta}}{1+e^{\alpha+\beta}}\dfrac{1}{1+e^{\alpha}}}{\dfrac{e^{\alpha+\beta}}{1+e^{\alpha+\beta}}\dfrac{1}{1+e^{\alpha}}+\dfrac{1}{1+e^{\alpha+\beta}}\dfrac{e^{\alpha}}{1+e^{\alpha}}} = \frac{e^{\beta}}{1+e^{\beta}}$$

(4)一人暴露,一人未暴露,则暴露者不患病,非暴露者患病的条件概率为:

$$\frac{(1-P_1)P_0}{(1-P_1)P_0+P_1(1-P_0)} = \frac{\dfrac{1}{1+e^{\alpha+\beta}}\dfrac{e^{\alpha}}{1+e^{\alpha}}}{\dfrac{1}{1+e^{\alpha+\beta}}\dfrac{e^{\alpha}}{1+e^{\alpha}}+\dfrac{e^{\alpha+\beta}}{1+e^{\alpha+\beta}}\dfrac{1}{1+e^{\alpha}}} = \frac{1}{1+e^{\beta}}$$

根据上述结果,得配对四格表资料的条件似然函数为:

$$L = \left(\frac{1}{2}\right)^a \left(\frac{1}{2}\right)^d \left(\frac{e^{\beta}}{1+e^{\beta}}\right)^c \left(\frac{1}{1+e^{\beta}}\right)^b \tag{5.18}$$

似然函数中与常数项 α_i 无关。两边取对数,得对数似然函数:

$$\ln L = -a\ln2 - d\ln2 + c\beta - (c+b)\ln(1+e^{\beta})$$

对 β 求一阶导数有：

$$\frac{\partial \ln L}{\partial \beta} = c - (c+b)\frac{e^\beta}{1+e^\beta}$$

令：$\frac{\partial \ln L}{\partial \beta} = 0$。得 β 的极大似然解：

$$\hat{\beta} = \ln \frac{c}{b}$$

所以，根据条件 logistic 回归估计的 OR 为：

$$OR = e^{\hat{\beta}} = \frac{c}{b} \tag{5.19}$$

与用配对四格表直接计算的 OR 相等。

5.3　多类结果变量的 logistic 回归

前面介绍了二分类结果的危险度分析模型——logistic 回归和条件 logistic 回归。在医学研究中，常常会遇到结果变量是多分类的，如同一种肿瘤的不同亚型；病例—对照研究中的一个对照组，两个或多个病例组；或一个病例组，两个或多个不同类型的对照组，如医院对照和健康人群对照等。由于两种对照的性质不同，此时的结果变量实际上是多类的。这类资料涉及到一个多类结果，如仍然用前述 logistic 回归方法处理，对每两类结果作两两比较，可能会增加犯 I 型错误的概率，将本来无差别的结果判为有差别。

1972 年 Andeson 提出的多类结果的 logistic 回归（polytomous logistic regression）可解决这类问题。

5.3.1　多类结果变量的 logistic 回归模型

设 y 为结果变量，$x_1, x_2, \cdots, x_p$ 为自变量。为叙述方便，考虑三类结果的情形，设三类结果分别为 A、B、C，三类中可任意指定一类作为参照组或基准组（base category）。不妨取 $y=1$ 表示 A 类，$y=2$ 表示 B 类，$y=0$ 表示 C 类，设 C 类为参照组。则三类结果的 logistic 回归模型可表示为：

$$\begin{cases} \mathrm{logit} P_{1/0} = \ln\left[\frac{P(y=1 \mid x)}{P(y=0 \mid x)}\right] = \alpha_1 + \beta_{11}x_1 + \beta_{12}x_2 + \cdots + \beta_{1p}x_p = g_1(x) \\ \mathrm{logit} P_{2/0} = \ln\left[\frac{P(y=2 \mid x)}{P(y=0 \mid x)}\right] = \alpha_2 + \beta_{21}x_1 + \beta_{22}x_2 + \cdots + \beta_{2p}x_p = g_2(x) \end{cases} \tag{5.20}$$

这是一个由两个 logit 函数组成的方程组，式中有 $2 \times (p+1)$ 个参数，p 为自变量的个数。

第一个 logit 函数表示 A 类与 C 类比的 logit，相应的 β_{1i} 表示：A 类与 C 类比，x_i 改变一个单位时，优势比之对数值。第二个 logit 函数表示 B 类与 C 类比的 logit，相应的 β_{2i} 表示：B 类与 C 类比，x_i 改变一个单位时，优势比之对数值。而 A 类与 B 类相比的 logit 可用上述两模型之差得到，即：

$$\begin{aligned} \mathrm{logit} P_{1/2} &= \ln\left[\frac{P(y=1 \mid x)}{P(y=2 \mid x)}\right] = \ln\left[\frac{P(y=1 \mid x)}{P(y=0 \mid x)}\frac{P(y=0 \mid x)}{P(y=2 \mid x)}\right] \\ &= \ln\left[\frac{P(y=1 \mid x)}{P(y=0 \mid x)}\right] - \ln\left[\frac{P(y=2 \mid x)}{P(y=0 \mid x)}\right] \end{aligned} \tag{5.21}$$

$$= (\alpha_1 - \alpha_2) + (\beta_{11} - \beta_{21})x_1 + (\beta_{12} - \beta_{22})x_2 + \cdots + (\beta_{1p} - \beta_{2p})x_p$$
$$= g_1(x) - g_2(x)$$

可见,当结果为三分类时,两两间的比较有 3 种,而只要给出两个 logit 函数,另一个就可以通过减法得到。不难想象,对有 K 类的结果变量可以建立 $K-1$ 个 logit 函数,其他的均可由减法得到。

因为结果为三类,且只有三类,故在 x 的条件下其概率和为 1,即:

$$P[y=0 \mid x] + P[y=1 \mid x] + P[y=2 \mid x] = 1$$

或简单地表示为:

$$P_0 + P_1 + P_2 = 1$$

得三类结果的条件概率分别为:

$$\begin{cases} P_0 = P[y=0 \mid x] = \dfrac{1}{1 + e^{g_1(x)} + e^{g_2(x)}} \\[3mm] P_1 = P[y=1 \mid x] = \dfrac{e^{g_1(x)}}{1 + e^{g_1(x)} + e^{g_2(x)}} \\[3mm] P_2 = P[y=2 \mid x] = \dfrac{e^{g_2(x)}}{1 + e^{g_1(x)} + e^{g_2(x)}} \end{cases} \tag{5.22}$$

更一般地,对 K 类结果,其 logistic 回归模型可表示为:

$$\mathrm{logit}P_k = \ln\left[\frac{P(y=k \mid x)}{P(y=0 \mid x)}\right] = \alpha_k + \beta_{k1}x_1 + \beta_{k2}x_2 + \cdots + \beta_{kp}x_p = g_k(x) \tag{5.23}$$

$$k = 1, 2, \cdots, K-1$$

各类结果的条件概率为:

$$P_k = P[y=k \mid x] = \frac{e^{g_k(x)}}{\sum_{i=0}^{K-1} e^{g_i(x)}}, \quad k = 0, 1, 2, \cdots, K-1 \tag{5.24}$$

这里,$g_0(\boldsymbol{x}) = 0$。

5.3.2　系数的解释与检验

多类结果的 logistic 回归系数的解释与普通二分类的 logistic 回归相似,只是要注意相应的 logit 函数相比较的是哪两类。同一变量在不同的 logit 函数中的效应可能不同,这可以通过似然比检验加以比较。下面看一个简单例子。

例 5.6　产后大出血分为两大类:即宫缩乏力性(称为子宫因素)及胎盘因素。在产后大出血与有无妊高症的关系研究中,将产后出血量＜400ml 的产妇作为对照,出血量＞400ml 的作为病例,并分为上述两类,共调查了 933 人,其中子宫因素出血的 155 人,胎盘因素出血的 33 人,对照 745 人。结果如表 5.22。

本例,结果变量为:

　　　　$y=0$　　为对照(C 类)

　　　　$y=1$　　为宫缩乏力性产后大出血(A 类)

　　　　$y=2$　　为胎盘因素产后大出血(B 类)。

属三分类的结果变量。影响因素 x 为有无妊高症:$x=0$ 无妊高症,$x=1$ 有妊高症。

表 5.22 两类产后大出血与有无妊高症的关系

分 组	结果变量	无妊高症 $x=0$	有妊高症 $x=1$	合 计
对照	$y=0$	718	27	745
子宫因素	$y=1$	142	13	155
胎盘因素	$y=2$	27	6	33
合 计		887	46	933

拟合多类结果的 logistic 回归模型有：

$$\text{logit } P_{宫/对} = -1.6206 + 0.889755x$$

$$\text{logit } P_{胎/对} = -3.2806 + 1.776555x$$

其对数似然值为：$L = -549.2333$。这里，

$$\beta_{11} = 0.889755, \quad \exp(\beta_{11}) = e^{0.889755} = 2.4345331$$

$$\beta_{21} = 1.776555, \quad \exp(\beta_{21}) = e^{1.776555} = 5.9094650$$

不难验证：

$$\text{OR}_1 = \frac{718 \times 13}{27 \times 142} = \exp(\beta_{11}), \quad \text{OR}_2 = \frac{718 \times 6}{27 \times 27} = \exp(\beta_{21})$$

且：

$$\alpha_1 = -1.6206 = \ln\frac{142}{718}, \quad \alpha_2 = -3.2806 = \ln\frac{27}{718}$$

从而得到，β_{11} 是有无妊高症时，因子宫乏力产后大出血的优势比之对数值，β_{21} 是有无妊高症时，因胎盘因素产后大出血的优势比之对数值。

不难得到子宫因素与胎盘因素相比的 logit：

$$\text{logit } P_{宫/胎} = 1.6600 - 0.8868x。$$

细心的读者不难发现，这里所得到的方程，实际上是分别只考虑 A 类与 C 类，及只考虑 B 类与 C 类时所得的二分类时的 logistic 回归，相应的解释亦相同。那么，作多类结果的 logistic 回归的意义何在呢？

用二分类的 logitstic 回归，只能单独地考虑 A 类与 C 类，或 B 类与 C 类，不能综合考虑 A、B、C 三类。如欲分析变量"有无妊高症"对"胎盘因素出血"与对"子宫因素出血"的影响是否相同？其综合效应如何？此时只有多类结果的 logistic 回归能回答这个问题。

设 $\beta_{11} = \beta_{21}$，即"有无妊高症"对"胎盘因素出血"与对"子宫因素出血"的影响相同，再拟合多类结果 logistic 回归模型有：

$$\text{logit}P_{宫对} = -1.6396 + 1.0952x$$

$$\text{logit}P_{胎对} = -3.1865 + 1.0952x$$

此时，对数似然值为：$L = -550.4815$。该模型中有 3 个参数，与无约束条件的模型相比少了 1 个参数，自由度亦少 1。此时可用似然比检验：

$$G = -2 \times (549.2333 - 550.4815) = 2.4964, \quad \nu = 1, \quad P = 0.1141$$

即尚不能认为妊高症对"胎盘因素出血"与对"子宫因素出血"的影响有何不同。其合并的 $\text{OR} = \exp(1.0952) = 2.9898$。

如单独地考虑 A 类与 C 类，或 B 类与 C 类，分别建立两个二分类的 logistic 回归模

型,则无法控制两个模型中的同一变量系数之估计。

例 5.7 在例 5.6 中,进一步考虑有无人工流产史这一因素对产后大出血的影响,结果如表 5.23。

表 5.23 两类产后大出血与妊高症、人流史的关系

分 组	结果变量	无妊高症 $x_1=0$		有妊高症 $x_1=1$		合 计
		无人流史 $x_2=0$	有人流史 $x_2=1$	无人流史 $x_2=0$	有人流史 $x_2=1$	
对照	$y=0$	575	143	18	9	745
子宫因素	$y=1$	121	21	10	3	155
胎盘因素	$y=2$	18	9	1	5	33
合 计		714	173	29	17	933

这是一个两因素、三分类结果的 logistic 回归问题。结果见表 5.24。

表 5.24 例 5.7 资料的三分类结果的 logistic 回归

	变量	系数	标准误	z	P	OR	95%可信区间	
1	妊高症 x1	0.9483	0.3528	2.688	0.007	2.58	1.29~	5.15
	人流史 x2	−0.3882	0.2425	−1.601	0.109	0.68	0.42~	1.09
	常数项	−1.5548	0.0990	−15.710	0.000			
2	妊高症 x1	1.5972	0.5021	3.181	0.001	4.94	1.85~	13.21
	人流史 x2	0.9375	0.3709	2.528	0.011	2.55	1.23~	5.28
	常数项	−3.5489	0.2412	−14.711	0.000			

相应的模型为:

$$\text{logit} P_{宫/对}=-1.5548+0.9483x_1-0.3882x_2 \tag{5.25}$$
$$\text{logit} P_{胎/对}=-3.5489+1.5972x_1+0.9375x_2$$
$$\text{log-likelihood}=-544.4177$$

从结果来看,有人流史的产妇发生胎盘因素性产后大出血的危险性是无人流史的 2.55 倍;但尚不能认为人流史对宫缩乏力性产后大出血有何影响。有妊高症的产妇发生宫缩乏力性产后大出血及胎盘因素性产后大出血的危险性分别是无妊高症者的 2.58 倍和 4.94 倍。

为了检验妊高症对发生胎盘因素性产后大出血及宫缩乏力性产后大出血的效应是否相同,加限制条件 $\beta_{11}=\beta_{21}$,再拟合模型,得:

$$\text{logit} P_{宫/对}=-1.5660+1.1100x_1-0.4077x_2 \tag{5.26}$$
$$\text{logit} P_{胎/对}=-3.4968+1.1100x_1+0.9841x_2$$
$$\text{log-likelihood}=-545.0718$$

与模型(5.25)比较,$G^2=2\times[-544.4177-(-545.0718)]=1.3082,\nu=1,P=0.2527$。故尚不能认为妊高症与两类产后大出血的效应有差别。

在模型(5.26)中增加人流史与妊高症的交互作用项,得对数似然值 $=-543.3732$,

则 $G^2 = 2 \times [-543.3732 - (-545.0718)] = 3.3972, \nu = 2, P = 0.1829$。故尚不能认为人流史与妊高症有交互作用。

5.3.3 建模策略

多类结果的 logistic 回归建模时,除了要考虑每个自变量在不同的 logit 函数中是否有统计学意义,还要检验在不同的 logit 函数中某变量的效应是否相同,是否有倍数关系等。常遇到的一个问题是,某变量在有些 logit 函数中有统计学意义,而在另一些 logit 函数中无统计学意义。如果以参数尽可能少的原则建模,我们应当使其在不显著的 logit 函数中的系数为 0,而只估计其他 logit 函数中的系数。

在例 5.7 中,变量人流史 x_2 在 $\mathrm{logit} P_{\text{胎/对}}$ 中有统计学意义,而在 $\mathrm{logit} P_{\text{宫/对}}$ 中无统计学意义,此时可限制 x_2 在 $\mathrm{logit} P_{\text{宫/对}}$ 中的系数为 0,即加限制条件 $\beta_{11} = 0$,得如下模型:

$$\mathrm{logit}\, P_{\text{宫/对}} = -1.6206 + 0.8898 x_1 \tag{5.27}$$

$$\mathrm{logit} P_{\text{胎/对}} = -3.5641 + 1.5900 x_1 + 1.0059 x_2$$

$$\text{log-likelihood} = -545.7795$$

与模型(5.25)比较,$G^2 = 2 \times [-544.4177 - (-545.7795)] = 2.7236, \nu = 1, P = 0.0989$。

到目前为止,尚未见有统计软件能对多类结果的 logistic 回归进行逐步分析,从前面的分析可见,对多类结果分别拟合普通的二分类 logistic 回归模型,与拟合多类结果 logistic 回归模型的结果是相近的。这并非偶然,Begg 和 Gray(1984)及 Hosmer 和 Lemeshow(1988)均指出,按这种方式得到的 logistic 回归的估计系数在多数情况下与多类结果 logistic 回归模型的结果是相近的。因此,分别拟合的方法可以用于变量筛选,其筛选的方法与 logistic 建模策略相同。最后将各自筛选出的变量之并集用于多类结果的 logistic 回归,而所有的分析、推论均应基于多类结果的估计系数与估计标准误。

5.4 有序结果的累积优势 logistic 回归

医学研究中,特别是临床研究中,常遇到结果变量是有序多分类的。如临床疗效的"无效、好转、显效、治愈",疾病严重程度的"无、轻、中、重",智商的"弱智、正常、超常"等均属有序的多分类结果。当结果变量为有序分类结果时,要用有序结果的 logistic 回归(ordinal logistic regression, logistic regression for ordinal response)。本节介绍有序结果的累积优势 logistic 回归。

5.4.1 累积优势 logistic 回归模型

设结果变量 y 为 K 个等级的有序变量,K 个等级分别用 $1, 2, \cdots, K$ 表示。$\boldsymbol{x}^{\mathrm{T}} = (x_1, x_2, \cdots, x_p)$ 为自变量。记等级为 $j(j = 1, 2, \cdots, K)$ 的概率为:$P(y = j | \boldsymbol{x})$,则等级小于等于 $j(j = 1, 2, \cdots, K)$ 的概率为:

$$P(y \leqslant j | \boldsymbol{x}) = P(y = 1 | \boldsymbol{x}) + \cdots + P(y = j | \boldsymbol{x})$$

称为等级小于等于 j 的累积概率(cumulative probability)。$P(y > j | \boldsymbol{x}) = 1 - P(y \leqslant j | \boldsymbol{x})$。作 logit 变换(注意累积的方向):

$$\text{logit}P_j = \text{logit}\left[P(y > j \mid x)\right] = \ln\frac{P(y > j \mid x)}{1 - P(y > j \mid x)} \qquad (5.28)$$

$$j = 1, 2, \cdots, K-1$$

有序分类结果的 logistic 回归定义为（注意 α 的符号）：

$$\text{logit}P_j = \text{logit}\left[P(y > j \mid x)\right] = -\alpha_j + \sum_{i=1}^{p}\beta_i x_i \qquad (5.29)$$

$$j = 1, 2, \cdots, K-1$$

等价于：

$$P(y \leqslant j \mid x) = \frac{1}{1 + \exp\left(-\alpha_j + \sum\limits_{i=1}^{p}\beta_i x_i\right)} \qquad (5.30)$$

实际上是将 K 个等级人为地分为两类：$\{1, \cdots, j\}$ 与 $\{j+1, \cdots, K\}$，在这两类的基础上定义的 logit 表示属于后 $K-j$ 个等级的累积概率与前 j 个等级的累积概率的比数之对数，故该模型称为累积优势模型（cumulative odds model）。

有序结果的累积优势模型有 $(K-1)+p$ 个参数，α_j 和 β_i 为待估参数（$j=1,2,\cdots,K-1, i=1,2,\cdots,p$），对任一 j，$\text{logit}P$ 是自变量的线性函数。α_j 是解释变量均为 0 时，在某一固定的 j 下的两类不同概率之比的对数值，由于回归系数 β_i 与 j 无关，故有：

$$\alpha_1 < \alpha_2 < \cdots < \alpha_K$$

根据有序结果的 logistic 回归，可得每类结果的概率：

$$P(y = j \mid x) = P(y \leqslant j \mid x) - P(y \leqslant j-1 \mid x)$$
$$= P\left(\alpha_{j-1} < \sum_i \beta_i x_i + u \leqslant \alpha_j\right) \qquad (5.31)$$
$$= \frac{1}{1 + e^{-\alpha_j + \sum\limits_i \beta_i x_i}} - \frac{1}{1 + e^{-\alpha_{j-1} + \sum\limits_i \beta_i x_i}}$$

$$j = 1, 2, \cdots, K$$

这里，α_0 定义为 $-\infty$，α_K 定义为 $+\infty$。

当其他变量不变时，x_i 的两个不同取值水平为 a, b，其优势比（odds ratio）为：

$$OR = \exp\left[\beta_i(b-a)\right] \qquad (5.32)$$

可见，OR 值与 α_j 无关，回归系数 β_i 表示自变量 x_i 每改变一个单位，y 值提高一个及一个以上等级之优势比的对数值。若 x_i 为 $0-1$ 变量，则 e^{β_i} 恰为该变量的 OR 值。累积优势模型中，假设自变量的回归系数 β 与 j 无关。

注意，这里对比的两类是"前 j 个等级"与"后 $K-j$ 个等级"，即 $\{1, \cdots, j\}$ 与 $\{j+1, \cdots, K\}$，其余的解释与两类结果的 logistic 回归是一致的。变量的筛选、建模策略等亦相似。当 $K=2$ 时，累积优势模型就退化为普通的二分类结果的 logistic 回归。

累积优势模型中，假设自变量的回归系数 β 与 j 无关。如在两种治疗方案（分别记为 $x=0,1$）的评价中，结果变量为：无效，有效，显效，治愈四个等级（分别记为：$y=0,1,2,3$）。按有序分类将其分为两类，有三种分法：

第一种： $\{$无效$\}$，$\{$有效、显效、治愈$\}$

第二种： $\{$无效、有效$\}$，$\{$显效、治愈$\}$

第三种：　｛无效、有效、显效｝,｛治愈｝

按照累积优势模型的假定:无论对哪种分法,治疗方案的效应是相同的。

例 5.8　在探讨影响智力的因素研究中,某单位调查了 875 名小学一年级学生的智商(IQ)与母亲的文化程度,结果见表 5.25 。试分析两者间的关系。

表 5.25　儿童智力等级与母亲文化程度的关系

智商等级 y	母亲文化程度				合计
	小学 $x=0$	初中 $x=1$	高中或中专 $x=2$	大专及以上 $x=3$	
1=中下	22	57	11	1	91
2=中等	81	236	112	4	433
3=中上	30	135	105	10	280
4=上等	3	26	17	7	53
合计	136	454	245	22	857

注:本资料由陈佩珍教授提供。

这里,儿童智商是等级变量,宜建立累积优势 logistic 回归。所考虑的影响因素母亲文化程度亦是等级变量,可直接进入方程。回归模型见表 5.26。

表 5.26　儿童智力等级与母亲文化程度的累积优势 logistic 回归

变量		回归系数	标准误	Z	P
x		0.6373	0.0934	6.824	0.000
常数项	α_1	-1.4578	0.1454		
	α_2	1.2254	0.1358		
	α_3	3.5630	0.1935		

模型为:

$$\text{logit}P_j = -\alpha_j + 0.6373x$$

这里:$j=1,2,3$; $\alpha_1=-1.4578$, $\alpha_2=1.2254$, $\alpha_3=3.5630$。

$OR=e^{0.6373}=1.89$,解释为:当母亲的文化程度提高一个等级时,儿童智力提高一个或一个以上等级的可能性将增加 0.89 倍。

常数项又称为分割系数,因为他们将 logit 分布进行了分割,以对应于不同类的概率:

$$P(y=j \mid x) = P(-\alpha_j + \beta x \leqslant u \leqslant -\alpha_{j-1} + \beta x)$$

$$= \frac{1}{1+e^{-\alpha_j+\beta x}} - \frac{1}{1+e^{-\alpha_{j-1}+\beta x}}$$

为 logistic 分布。这里 $\alpha_0 = -\infty$, $\alpha_K = +\infty$。例如,$x=1$ 时:

$y=1$ 的概率为:　$P(y=1) = \dfrac{1}{1+e^{1.4578+0.6373}} = 0.1096$

$y=2$ 的概率为:　$P(y=2) = \dfrac{1}{1+e^{-1.2254+0.6373}} - \dfrac{1}{1+e^{1.4578+0.6373}} = 0.5333$

$y=3$ 的概率为：　　$P(y=3)=\dfrac{1}{1+e^{-3.5630+0.6373}}-\dfrac{1}{1+e^{-1.2254+0.6373}}=0.3062$

$y=4$ 的概率为：　　$P(y=4)=1-\dfrac{1}{1+e^{-3.5630+0.6373}}=0.0509$

而实际上，$x=1$ 时，$y=1,2,3,4$ 的观察频率为：$57/454=0.1256,236/454=0.5198$，$135/454=0.2974,26/454=0.0573$。理论概率与实际频率很接近。

这样，我们对累积优势模型中系数有了一个合理的解释。

5.4.2　累积优势模型的应用条件

累积优势模型的应用有个条件，即自变量的回归系数与分割点 j 无关。在上例中，当我们将四个智力等级按序分成两类时，可得三种分法，每种分法均可拟合普通的二分类的 logistic 回归，结果如下：

第一种，$\{1\}$，$\{2、3、4\}$，得：$\hat{\alpha}_1=\ \ 1.4653$，$\hat{\beta}_1=0.6309$

第二种，$\{1、2\}$，$\{3、4\}$，得：$\hat{\alpha}_2=-1.2143$，$\hat{\beta}_2=0.6279$

第三种，$\{1、2、3\}$，$\{4\}$，得：$\hat{\alpha}_3=-3.6844$，$\hat{\beta}_3=0.7197$

这里 $\hat{\beta}_1\approx\hat{\beta}_2\approx\hat{\beta}_3$，满足拟合累积优势模型的条件。另外，$\hat{\alpha}_1$，$\hat{\alpha}_2$ 及 $\hat{\alpha}_3$ 的取值与表 5.26 中之常数项相近。事实上，在分别拟合上述三个普通的二分类的 logistic 回归模型时，若限制 x 的回归系数等于累积优势模型中 x 的系数，则所得各常数项分别与累积优势模型中常数项之值相等。

然而，累积优势模型对这一条件并不敏感，即当条件不成立时，参数的估计仍然较稳定。李康、郭祖超等(1993)对此作了讨论。他们认为，模型中的这一条件只是理论上的一种假定，在多数情况下，并没有必要顾及这一假设是否成立，它所适应的范围是广泛的。由于这一模型较为稳健，实际划分反应变量的等级时，可根据专业需要适当地分得细一些。

例 5.9　为探讨营养与智力的关系，某单位从某市 3 所小学中整群抽取 18 个班级，测定了学生的智商，以智力等级 y 作为结果变量，同时调查了有关营养方面的信息，见表 5.27。y 被分成四个等级，即：$y=1$：$IQ<90$；$y=2$：$90\leqslant IQ<110$；$y=3$：$110\leqslant IQ<130$；$y=4$：$IQ\geqslant130$。这是一份多分类有序结果资料，现拟采用累积优势 logistic 回归分析之。

表 5.27　可能影响智力的变量名及编码

序号	影响因素	变量名	变量编码
1	家庭人均月收入	X1	200 元以下＝0,200 ~800 元＝1,800 元以上＝2
2	足月儿出生体重	X2	2500 克以下＝0,2500 ~4000 克＝1,4000 克以上＝2
3	母亲孕期营养	X3	荤食每周一次及以下＝0,每 3 ~4 天一次＝1,每 1 ~2 天一次＝2
4	婴儿期喂养方式 *	X4_1	人工喂养；
		X4_2	混合喂养；
		X4_3	母乳喂养

续表

序号	影响因素	变量名	变量编码
5	三岁前营养状况	X5	偶尔吃荤食＝0，每周一次＝1，每2～3天一次＝2，每天一次＝3
6	牛奶或豆浆	X6	不喝＝0，经常喝（每周3～4次）＝1，每天喝＝2

本资料由陈佩珍教授提供。

首先进行单因素有序 logistic 回归分析，结果见表 5.28。

由表 5.28 可见，在 $\alpha＝0.20$ 水准上，家庭人均月收入（x1）、足月儿出生体重（x2）及婴儿期混合喂养（x4_2）与儿童智力水平无关，其余指标均有显著性。

表 5.28　各影响因素的单因素分析结果

变量	回归系数	标准误	z	P	回归系数的 95％CI	
x1	0.0216	0.1208	0.179	0.858	−0.2152	0.2584
x2	−0.0420	0.1600	−0.262	0.793	−0.3557	0.2717
x3	0.3942	0.0829	4.754	0.000	0.2317	0.5568
x4_2	−0.1251	0.1759	−0.711	0.477	−0.4699	0.2196
x4_3	0.3325	0.1456	2.284	0.022	0.0472	0.6178
x5	0.3980	0.0664	5.998	0.000	0.2680	0.5281
x6	0.4635	0.1391	3.332	0.001	0.1909	0.7360

考虑到出生体重是反映胎儿期营养状况的重要指标，根据专业知识可知，胎儿营养状况之优劣无论是对胎儿脑细胞发育还是对日后的智力均有较大影响，故在理论上，出生体重应与儿童智力水平有关系。本资料中低体重、正常体重及超重儿分别以 0、1、2 表示，分析发现：若以正常体重儿为参照标准，无论是低体重儿或是超重儿，其智力等级与正常体重儿童相比均相对低下；且低体重及超体重者之平均智商均低于正常体重者。因此，若直接将"出生体重 x_2"进入模型则无统计学意义。现考虑将"出生体重"以抛物线形式进入方程，即将 x_2 与 $(x_2)^2$ 同时放入模型中分析，结果见表 5.29。

表 5.29　出生体重对儿童智力的影响

代码	回归系数	标准误	z	P	回归系数的 95％CI	
x_2	0.8403	0.3909	2.150	0.032	0.0741	1.6065
$(x_2)^2$	−0.4333	0.1778	−2.437	0.015	−0.7818	−0.0849

由此可得：$OR_{0/1}＝e^{-0.4070}＝0.6656$，$OR_{2/1}＝e^{-0.4596}＝0.6315$（$OR_{0/1}$ 及 $OR_{2/1}$ 分别表示低出生体重儿、超重儿相对于正常体重儿的优势比。下同）。即与出生体重正常的儿童相比，低出生体重儿及超重儿日后智力提高一个或一个以上等级的可能性分别平均降低 33％、37％。表 5.29 结果显示：婴儿出生体重与其日后之智力水平有关，且有统计学意义。此时应将 x_2 与 $(x_2)^2$ 同时放入多因素分析模型中进行筛选。当然也可以考虑以哑变量的形式进入方程。

将单因素分析中 $P＜0.2$ 者放入回归模型进行逐步有序 logistic 分析（后退法），筛选主要影响因素,结果见表 5.30。此处 α 水准取为 0.10(而不是 0.05),以提高检验效能,便于初筛影响因素。

表 5.30　营养与儿童智力关系的多因素分析结果

代码	回归系数	标准误	z	P	OR	OR 的 90%CI	
x2	0.6540	0.3953	1.655	0.098	*	1.0039	3.6847
$(x2)^2$	−0.3468	0.1787	−1.941	0.052	——	0.5269	0.9485
x3	0.2189	0.0904	2.421	0.015	1.2447	1.0727	1.4443
x4_3	0.3304	0.1395	2.368	0.018	1.3915	1.1061	1.7505
x5	0.2893	0.0724	3.993	0.000	1.3354	1.1854	1.5044
x6	0.2964	0.1427	2.077	0.038	1.3022	1.0636	1.7008

* $OR_{0/1}=0.7355$　　$OR_{2/1}=0.6795$

得回归方程:

$$\text{logit } P_j = -\alpha_j + 0.6540x_2 - 0.3468x_2^2 + 0.2189x_3 + 0.3304x_{4\_3}$$
$$+ 0.2893x_5 + 0.2964x_6$$

$$j = 1, 2, 3$$

$$\alpha_1 = 1.471513,\ \alpha_2 = 2.487504,\ \alpha_3 = 3.814157$$

经有序分类结果资料的累积优势 logistic 回归分析表明,儿童智力受到其出生体重($x2$)、母亲孕期营养($x3$)、母乳喂养($x4\_3$)、幼儿前期(三岁前)营养($x5$)及牛奶或豆浆摄入($x6$)的影响。表 5.30 中同时给出了定量分析结果:在控制其他因素影响的前提下,低出生体重儿日后智力水平提高一个或一个以上等级的可能性平均比正常体重儿降低 26%、超重儿则降低 32%;母亲孕期营养每提高一个等级,儿童智力提高一个或一个以上等级的可能性平均增加 24%;同理,与人工喂养和混合喂养相比,母乳喂养的儿童其智力提高一个或一个以上等级的可能性平均增加 39%;幼儿前期营养每提高一个等级,儿童智力提高一个或一个以上等级的可能性平均增加 34%;牛奶或豆浆的摄入频度每增加一个等级,儿童智力提高一个或一个以上等级的可能性平均增加 30%。

5.5　有序结果的相邻优势 logistic 回归模型

累积优势模型并不嵌套在多类结果的 logistic 回归模型中,即两种模型无必然的联系。

对例 5.8 资料作多类结果的 logistic 回归,并加一限制条件:记第 j 类与第 1 类比时,x 的回归系数为 b_j,令:$b_2 = 2 \times b_1, b_3 = 3 \times b_1$。在该条件的限制下,建立多类结果的 logistic 回归模型,结果见表 5.31。

表 5.31　例 5.8 资料的限制多类结果的 logistic 回归

变量		回归系数	标准误	z	P
2/1	x	0.4556	0.0687	6.635	0.000
	常数项	1.1081	0.1289	8.596	0.000

续表

变量		回归系数	标准误	z	P
3/1	x	0.9112	0.1373	6.635	0.000
	常数项	0.1203	0.1874	0.642	0.521
4/1	x	1.3667	0.2060	6.635	0.000
	常数项	-2.1999	0.3112	-7.068	0.000

模型为：

$$\text{logit}P_{2/1} = 1.1081 + 0.4556x$$

$$\text{logit}P_{3/1} = 0.1203 + 2 \times 0.4556x$$

$$\text{logit}P_{4/1} = -2.1999 + 3 \times 0.4556x$$

注意,这时的 x 的系数的标准误是相同的。将后一方程减去前一方程得(注意 P 的下标)：

$$\text{logit}P_{2/1} = 1.1081 + 0.4556x$$

$$\text{logit}P_{3/2} = -0.9878 + 0.4556x$$

$$\text{logit}P_{4/3} = -2.3202 + 0.4556x$$

这三个方程均是相邻的两类相比较,称为相邻优势(adjacent odds),其中 x 的系数是相同的。

定义相邻等级的 logit：

$$\text{logit}P_j^{(a)} = \ln\left[\frac{P_{j+1}}{P_j}\right] = \alpha_j^{(a)} + \sum_{i=1}^{M} \beta_i^{(a)} x_i \tag{5.33}$$

$$j = 1, 2, \cdots, K-1$$

这就是另一类有序结果的 logistic 回归模型——相邻优势的 logistic 回归(adjacent categories logistic regression)。与累积优势 logistic 回归所不同的是,logit 的定义不同,因而系数的解释亦不相同。为了便于区别,记累积优势 logistic 回归中 x_i 的系数为 $\beta_i^{(c)}$；多类结果的 logistic 回归中第 j 类与第 1 类相比的 x_i 的系数为 $\beta_{ij}^{(m)}$；相邻优势的 logistic 回归中 x_i 的系数为 $\beta_i^{(a)}$。

相邻等级的 logistic 回归的解可通过有限制条件的多类结果 logistic 回归模型来获得。给定限制条件 $\beta_{ij}^{(m)} = (j-1) \times \beta_i^{(m)}$, $j = 2, 3, \cdots, K$,得限制多类结果的 logistic 回归模型为：

$$\text{logit}P_j^{(m)} = \ln\left[\frac{P_j}{P_1}\right] = \alpha_j^{(m)} + \sum_{i=1}^{M} (j-1) \times \beta_i^{(m)} x_i \tag{5.34}$$

$$j = 2, 3, \cdots, K$$

记 $\alpha_1^{(m)} = 0$,则相邻优势的 logistic 回归与上述条件限制的多类结果的 logistic 回归的关系为：

$$\alpha_j^{(a)} = \alpha_{j+1}^{(m)} - \alpha_j^{(m)}, \quad j = 1, 2, \cdots, K-1$$

$$\beta_i^{(a)} = \beta_i^{(m)}, \quad i = 1, 2, \cdots, M$$

对例 5.8 资料有：

$$\alpha_1^{(a)} = \alpha_2^{(m)} = 1.1081$$

$$\alpha_2^{(a)} = \alpha_3^{(m)} - \alpha_2^{(m)} = 0.1203 - 1.1081 = -0.9878$$

$$\alpha_3^{(a)} = \alpha_4^{(m)} - \alpha_3^{(m)} = -2.1999 - 0.1203 = -2.2302$$

从而有：

表 5.32   例 5.8 资料的相邻优势 logistic 回归

变量		回归系数	标准误	z	P
X		0.4556	0.0687	6.635	0.000
常数项	$\alpha_1^{(a)}$	1.1081			
	$\alpha_2^{(a)}$	-0.9878			
	$\alpha_3^{(a)}$	-2.3202			

模型可表示为：

$$\text{logit}P_j = \alpha_j + 0.4556x$$

这里：$j = 1,2,3$；$\alpha_1 = 1.1081$，$\alpha_2 = -0.9878$，$\alpha_3 = -2.3202$。

α_j 解释为 x_i 等于 0 时，属于 $j+1$ 等级及属于 j 等级之优势比。β 解释为当母亲的文化程度每提高一个等级，子女的智力等级提高一个等级的优势比之对数值。

5.6   logistic 族回归模型的正确应用

logistic 族回归模型的应用条件

（1）独立性。各观察对象间是相互独立的。

（2）$\text{logit}P$ 与自变量的关系是线性关系。当自变量为分类变量时，不需考虑。但当自变量是连续性的或等级的，需要检验该条件是否成立。条件不成立时，需考虑变量变换。

（3）累积优势 logistic 回归模型假设，自变量的回归系数与分割点 j 无关。可通过建立多个二分类的 logistic 回归模型来考察。

（4）相邻优势 logistic 回归模型假设，相邻等级比较时，自变量的回归系数应相等，与比较的两类无关。可通过建立带约束的多类结果的 logistic 回归模型来考察。

（5）当对队列资料进行 logistic 回归分析时，要求各观察对象的观察时间相同，否则需考虑观察时间的影响。由于 logistic 回归只能估计 OR 而不能估计 RR，故一般情况下，队列研究资料建议用 Poisson 回归（见 6.4 节）。

logistic 回归模型的建模策略

对一数据集的建模过程远比拟合和检验复杂得多，成功的建模是部分科学，部分统计方法，再加部分经验和常识的结合。在建模和对模型进行解释时，除了从统计学角度运用一些数量准则考察变量的重要性，更要结合专业知识运用一些非数量准则考察变量的重要性。

（1）对每一个变量进行量化，并作单因素分析；

（2）对性质相近的一些自变量进行部分多因素分析，并探讨各自变量（等级变量、数

值变量)纳入模型时的适宜尺度,及必要的自变量的变量变换;

(3)在单变量分析和相关自变量分析的基础上,对 $P < \alpha$ (α 常取 0.20,0.15 或 0.30)的变量,以及专业上认为重要的变量进行多因素的逐步筛选;

(4)在多因素筛选模型的基础上,考虑有无必要纳入变量的交互作用项;

(5)对专业上认为重要但未被选入回归方程的变量,要查明原因。

回归系数的检验

(1)回归系数的检验可以用似然比检验、Wald 检验和比分检验。三种检验中以似然比检验最可靠,比分检验一般与似然比检验一致,Wald 检验由于未考虑各因素的综合作用,当变量间存在共线性时,结果不可靠。故在筛选变量时应慎重。因为参数的可信区间是基于 Wald 统计量计算的,故以参数的 95% 可信区间来筛选变量亦应慎重。

(2)在对混杂因素进行分析时,如协变量对回归系数的影响较大(比如,方程中某变量的回归系数,在有该协变量时比无该协变量时改变了 0.5 以上),则该变量就认为有重要影响的变量,无论该变量是否有统计学意义。

logistic 回归的样本含量

(1)在所选自变量相同时,建立 logistic 回归所需样本含量一般比建立多元线性回归所需样本含量大。有研究表明,当各组样本含量大于自变量数的 20 倍时,参数估计的偏差是可以接受的。当然,所需样本含量还取决于所研究的自变量与结果变量之关系的密切程度,关系密切者,所需样本含量较小,反之亦然。

(2)另一种有用的经验方法是,对于随机抽样调查、普查或队列研究,不妨假设结果为阳性与阴性,且阳性率小于 0.5,则应用二类结果的 logistic 回归所需样本含量与阳性数有关,每个自变量至少需要出现 10 个阳性结果。

(3)有时对所研究的问题很难找到足够的合适病例,可以通过适当增加对照数,以提高统计学效能。当样本含量固定时,病例数与对照数相等时,检验效能最大;病例数与对照数相差越多,检验效能就越低。因此,对照的数目不应太大,以不超过病例数的 4 倍为宜。

(4)采用配比设计时,配比组数宜大于 50。各配比组的对照例数一般取为相等,也可以不等,一般不超过 1:4。

影响 logistic 回归模型可解释性的原因

(1)资料的质量。

(2)异常值。

(3)样本含量太少,或考虑的变量太多。

(4)应用条件不成立。例如,在例 5.3 中母亲的年龄与低出生体重发生率的关系。

(5)自变量间的共线性。常使有些重要变量选不进方程,或系数的解释与常识相悖。例如,在例 5.3 中母亲的年龄与父亲的年龄的关系。

(6)暴露率极低或极高,甚至为 0 或 1。常使回归系数异常的大,或估计误差异常的大。常用的处理方法是暂不考虑该自变量。例如,在例 5.3 中母亲吸烟变量。

相乘效应与相加效应 logistic 回归模型

(1)相乘危险模型(multiplicative risk model)

前面介绍的 logistic 族回归模型均假设各因素共同作用的效应是相乘模式。例如,因素 A 和因素 B 在模型中无交互作用，则两者的共同作用为：

$$OR_{AB} = OR_A \times OR_B = e^{\beta_A} e^{\beta_B} = e^{\beta_A + \beta_B}$$

如因素 A 和因素 B 在模型中有交互作用，则两者的共同作用为：

$$OR_{AB} = OR_A \times OR_B \times OR_{A \times B} = e^{\beta_A} e^{\beta_B} e^{\gamma_{A \times B}} = e^{\beta_A + \beta_B + \gamma_{A \times B}}$$

这类模型称为相乘危险模型。

（2）相加危险模型（additive risk model）

当模型中测定暴露因素的效应指标为归因危险度 AR，用因素 A 和因素 B 对发病率建立下列模型：

$$P = \alpha + \beta_A x_A + \beta_B x_B + \gamma_{A \times B} x_A x_B$$

则因素 A 和因素 B 在模型中无交互作用时，两者共同作用的效应为：

$$AR_{AB} = AR_A + AR_B = \beta_A + \beta_B$$

如因素 A 和因素 B 在模型中有交互作用，则两者共同作用的效应为：

$$AR_{AB} = AR_A + AR_B + AR_{A \times B} = \beta_A + \beta_B + \gamma_{A \times B}$$

即其效应是相加模式的。该模型就是一般线性模型，一般只适用于队列研究。模型中 P 的估计值可能为负或大于 1，此时模型不适用。

（3）相加相对危险模型（additive relative risk model）

当测定暴露因素的效应指标为相对危险度 RR 或优势比 OR，用因素 A 和因素 B 对发病率建立下列模型：

$$\text{logit} P = \alpha + \log(1 + \beta_A x_A + \beta_B x_B + \gamma_{A \times B} x_A x_B)$$

此时，暴露因素的效应以 $OR - 1$ 来表示。则因素 A 和因素 B 在模型中无交互作用时，两者共同作用的效应为：

$$(OR_{AB} - 1) = (OR_A - 1) + (OR_B - 1) = \beta_A + \beta_B$$

如因素 A 和因素 B 在模型中有交互作用，则两者共同作用的效应为：

$$(OR_{AB} - 1) = (OR_A - 1) + (OR_B - 1) + (OR_{A \times B} - 1) = \beta_A + \beta_B + \gamma_{A \times B}$$

其效应亦是相加模式的。

6　线性与广义线性模型

线性模型(linear model)是数理统计学中发展较早、理论丰富而且应用性很强的一个重要分支。常用的方差分析模型、多重线性回归模型等均属于线性模型的范畴。但线性模型有其局限性,只适用于因变量为正态分布的资料。广义线性模型(generalized linear model)是一般线性模型的直接推广,由 Nelder & Wedderburn(1972)首先提出,第 5 章介绍的 logistic 族回归就属于广义线性模型的范畴。本章介绍广义线性模型的一般概念、性质,以及参数估计、假设检验和模型的建立。

6.1　模型简介

6.1.1　线性模型

线性模型又称为经典线性模型(classical linear model)、线性统计模型(linear statistical model)或一般线性模型(general linear model),简称线性模型(linear model),用于研究某一指标(因变量 y)与一组指标($x_1, x_2, \cdots, x_m$)之间的线性关系。y 与 $x_1, x_2, \cdots, x_m$ 可表示为:

$$y = \beta_0 + \beta_1 x_1 + \beta_2 x_2 + \cdots + \beta_m x_m + e = \sum_{j=0}^{m} \beta_j x_j + e \tag{6.1}$$

称(6.1)为理论线性模型,模型中 y 称为因变量(dependent variable)或响应变量(response variable),$x_j (j = 1, 2, \cdots, m)$ 称为自变量(independent variable),$x_0 = 1$。自变量分为两类,一类是其与因变量的关系尚不明确,是研究者主要探讨的变量,称为重要变量;一类是已知其与因变量有一定关系,在分析重要变量与因变量关系时,需要扣除它们的影响,这类变量称为协变量(covariates)。β_0 称为常数项,$\beta_1, \cdots, \beta_m$ 称为回归系数,它们都是未知参数。e 称为残差(residual)。

为了估计参数,需要对 n 个个体的 $m + 1$ 个指标($y, x_1, x_2, \cdots, x_m$)进行观察。观察到的 n 组数据记为:$(y_i, x_{i1}, x_{i2}, \cdots, x_{im})$, $i = 1, 2, \cdots, n$。则式(6.1)可表示为:

$$y_i = \beta_0 + \beta_1 x_{i1} + \beta_2 x_{i2} + \cdots + \beta_m x_{im} + e_i = \sum_{j=0}^{m} \beta_j x_{ij} + e_i \tag{6.2}$$

或:
$$y_i = \hat{y}_i + e_i, \quad \hat{y}_i = \sum_{j=0}^{m} \beta_j x_{ij}, \quad x_{i0} = 1$$

$\hat{y}_i$ 称为第 i 个个体的线性预测值(linear predict value),e_i 为第 i 个个体的残差。

线性模型假设:

(1)e_i 的均数为 0,$E(e_i) = 0$;

(2)e_i 的方差相等,$V(e_i) = \sigma^2$,称为等方差或常数方差;

(3)e_i 间是相互独立的,$\mathrm{Cov}(e_i, e_j) = 0$, $i \neq j$。

以上三项称为 Gauss-Markov 假设，它们与模型（6.1）共同构成了最基本的线性模型。

所谓"线性"，是指模型中系数 β 与因变量的关系是线性的。例如，多项式模型：

$$y = \beta_0 + \beta_1 x + \beta_2 x^2 + \cdots + \beta_m x^m$$

虽然自变量是非线性的，但因系数是线性的，故属于线性模型。

在线性模型中，"线性"条件是最重要的，不满足线性条件，就不能用线性模型拟合。其他条件均可作适当放宽。

"独立性"条件在经典统计方法中也是很重要的，但现代统计方法可以对非独立性（non-independent）进行修正，例如混合效应模型（mixed models），多水平模型（multilevel model），广义估计方程（generalized estimating equation，GEE）等。有兴趣的读者可参见 Goldstein H（1995）的专著和 Liang KY & Zeger ST（1986）的文章。

如不满足"方差齐性"条件，则一般的最小二乘估计就不适宜了，而要用加权最小二乘估计（weighted least square，WLS），其权重就是方差之倒数，即方差越大权重越小，反之亦然。

在一般线性模型中并没有要求资料满足"正态性"条件，但如果不满足正态性，则第 4 章介绍的线性回归模型中 $\hat{y}$ 的可信区间、容许区间估计，及回归系数的区间估计方法等就不适用了。

而对自变量的要求不象对因变量那么严格，x 可以是连续的或分类的（0－1），可以是固定的或随机的。当所有自变量都是 0－1 变量时，线性模型也就是方差分析模型。协方差分析模型也是线性模型的一种，这时，分组变量是 0－1 变量，而协变量是连续性变量或等级变量。

满足线性模型条件的资料，可用最小二乘（least square，LS）估计。对线性模型来说，LS 估计是方差最小线性无偏估计（best linear unbiased estimate）且是唯一的，这就是著名的 Gauss－Markov 定理。这个重要定理奠定了 LS 估计在线性模型参数估计理论中的地位。有关线性模型的理论和应用请参阅王松桂（1987，1999），Rao. CR & Toutenburg H（1995）的专著。

6.1.2　广义线性模型

广义线性模型（generalized linear model，GLM），顾名思义，是一般线性模型的直接推广。广义线性模型的概念由 Nelder & Wedderburn（1972）首先提出。很多模型属非线性模型，如指数曲线、logistic 回归模型等，它们通过一定的变量变换，可以转化成线性模型，并满足或近似满足线性模型分析的要求，因此，可借助线性模型的优良性质、分析思路解决或近似解决非线性模型的建模、参数估计、模型评价等一系列问题。

为说明一般线性模型与广义线性模型的区别和联系，我们将线性模型分解成三个部分：

（1）随机部分（random component），或因变量部分，即模型（6.1）等号左边部分：

$$\mu = \hat{y}$$

（2）系统部分（systematic component），或自变量部分，即模型（6.1）等号右边部分：

$$\eta = \sum_{j=0}^{m} \beta_j x_j$$

是自变量的线性预测值(linear predictor)。其取值范围视 β_i 与 x_i 而定,理论上可在$(-\infty$,$+\infty)$上取值。

(3)联接函数(link function),将线性模型(6.1)等号左边部分与右边部分的函数联接成:

$$\eta = g(\mu)$$

$g(.)$为联接函数。在经典的线性模型中,$\eta = g(\mu) = \mu$,是恒等函数。当 $g(.)$ 不是恒等函数时,相应的模型称为广义线性模型。联接函数必须是严格单调上升或下降的,即 η 随 μ 的增加而增加,或随 μ 的增加而减少,只有当 $\mu_1 = \mu_2$ 时才有 $\eta_1 = \eta_2$;反之亦然。由此可见,对广义线性模型来说,联接函数是模型中最重要的部分。

广义线性模型在两个方面对经典线性模型作了推广:

(1)经典的线性模型中要求因变量是连续性的,在广义线性模型中,因变量的分布可扩展到非连续性的资料,如二项分布,Poisson 分布,负二项分布等。

(2)经典的线性模型中,自变量的线性预测就是因变量的估计值,在广义线性模型中,因变量的函数的估计值才等于自变量的线性预测。

这也是广义线性模型与经典线性模型的区别所在。

上一章中我们讨论的二分类结果的 logistic 回归就是一广义线性模型。其中,y 服从二项分布,联接函数为 logit:

$$g(\pi) = \log\left(\frac{\pi}{1-\pi}\right) = \mu = \sum_{j=0}^{m} \beta_j x_j$$

一方面,因为广义线性模型的适用范围广了,因而,原有的线性模型的一些优良性质就没有了,最小二乘估计也无能为力了,也就没有"方差最小无偏性"了。此时需要新的技术来解决。另一方面,广义线性模型是以经典线性模型为基础发展起来的,因而,保留了线性模型的部分特点,特别是建模的策略、分析的思路等仍可以借鉴。

常见的广义线性模型有:logistic 回归,Probit 回归,Poisson 回归,负二项回归等。显然,多重线性回归是广义线性模型的一种特殊情形。

6.1.3 指数分布族

如果 y 的分布函数可以表达为如下形式的函数:

$$f(y;\theta,\phi) = \exp\{[y\theta - b(\theta)]/a(\phi) + c(y,\phi)\} \tag{6.3}$$

则称 y 的分布是属于指数分布族(exponential family of distribution)。其中,θ 称为典型参数(canonical parameter)或自然参数(natural parameter),$b(\theta)$ 称为累积函数(cumulate function)。一般 $a(\phi)$ 常取如下形式:

$$a(\phi) = \phi/\omega$$

ϕ 称为离散参数(dispersion parameter)或可加尺度(additional scale)。ω是权重,对未分组资料,$\omega=1$;对分组资料,$\omega=n_i$(如果将 n 个观察值的平均作为因变量),或 $\omega=1/n_i$(如果将 n 个观察值的总和作为因变量)。因此,对不分组资料,式(6.3)可表示为:

$$f(y;\theta,\phi) = \exp\left\{\frac{y\theta - b(\theta)}{\phi} + c(y,\phi)\right\} \tag{6.4}$$

不难验证,正态分布属于指数分布族。因为:

$$f(y;\theta,\phi) = \frac{1}{\sqrt{2\pi\sigma^2}}\exp\left[-\frac{(y-\mu)^2}{2\sigma^2}\right]$$

$$= \exp\left\{(y\mu-\mu^2/2)/\sigma^2 - \frac{1}{2}\left[y^2/\sigma^2+\log(2\pi\sigma^2)\right]\right\}$$

记 $\theta=\mu,\phi=\sigma^2$,则

$$a(\phi)=\phi,\quad b(\theta)=\theta^2/2,\quad c(y,\phi)=-\frac{1}{2}\{y^2/\sigma^2+\log(2\pi\sigma^2)\}$$

事实上,很多常用的分布都属于指数分布族,如 Poisson 分布、二项分布、负二项分布等(见表 6.1)。

表 6.1　几种常见的指数分布族中的分布

分布	符号	ϕ	$b(\theta)$	$c(y,\phi)$
正态分布	$N(\mu,\sigma^2)$	σ^2	$\theta^2/2$	$-\dfrac{1}{2}\{y^2/\sigma^2+\log(2\pi\sigma^2)\}$
Poisson 分布	$P(\mu)$	1	$\mathrm{Exp}(\theta)$	$-\log(y!)$
二项分布	$B(m,\pi)/m$	$1/m$	$\log(1+e^\theta)$	$\log\binom{m}{my}$
Gamma 分布	$G(\mu,\nu)$	ν^{-1}	$-\log(-\theta)$	$\nu\log(\nu y)-\log(y)-\log\Gamma(\nu)$
逆正态分布	$IG(\mu,\sigma^2)$	σ^2	$-(-2\theta)^{1/2}$	$-\dfrac{1}{2}\{\log(2\pi\phi y^3)+1/\phi y\}$
负二项分布	$NB(y;\theta,r)^*$		$-r\log\theta$	$y\log(1-\theta)$

* 这里,r 已知。

从似然函数可导出,指数分布族的均数、方差分别为:

$$\begin{cases}\mu=b'(\theta)\\\mathrm{Var}(y)=b''(\theta)a(\phi)\end{cases}\tag{6.5}$$

有关指数分布族的其他性质,请参阅张尧庭等(1982),茆诗松等(1998)的著作。

6.1.4　联接函数

联接函数起了联接"y 的估计值 μ"与"自变量的线性预测 η"的作用。在经典的线性模型中。"y 的估计值"与"自变量的线性预测"是一回事,他们可以在$(-\infty,+\infty)$间取值。然而,当 y 的实际取值受到限制时,比如 Poisson 分布中,单位时间的事件计数(count data)要求 $y\geqslant0$,此时"y 的估计值"必须符合实际,故"y 的估计值"就不能用"自变量的线性预测"代替,而必须寻找一种函数,将"自变量的线性预测"变换到$[0,+\infty)$中,因此可以用变换:$\mu=e^\eta$,即联接函数为:

$$\eta=\log(\mu)\tag{6.6}$$

再比如,在二项分布中,某事件发生的概率 $1\geqslant y\geqslant0$,联接函数要将$(-\infty,+\infty)$变换到$(0,1)$区间。可考虑如下几种变换:

1. logit

$$\eta = \log\{\mu/(1-\mu)\} \tag{6.7}$$

2. probit

$$\eta = \Phi^{-1}(\mu) \tag{6.8}$$

其中，$\Phi(\cdot)$ 正态分布的累积分布函数。

3. 重对数（complementary log-log）

$$\eta = \log\{-\log(1-\mu)\} \tag{6.9}$$

即相对于二项分布结果的资料，有以上三种联接函数，分别对应于 logistic 回归、probit 回归和重对数回归。

当

$$\theta = b^{-1}(\mu) = \eta = \sum_{j=0}^{m}\beta_j x_j \tag{6.10}$$

时，该联接函数称为典型联接（canonical link or natural link）。常见分布的典型联接见表 6.2。

表 6.2　几种常见分布的典型联接

分　布	符　号	均数	方差	取值范围	典型联接 $\theta(\mu)$
正态分布	$N(\mu,\sigma^2)$	μ	σ^2	$(-\infty,\infty)$	恒等
Poisson 分布	$P(\mu)$	μ	μ	$0(1)\infty$	log
二项分布	$B(m,\pi)/m$	$m\pi$	$\mu(1-\mu)$	$0(1)m/m$	logit
Gamma 分布	$G(\mu,\nu)$		μ^2	$(0,\infty)$	倒数
逆正态分布	$IG(\mu,\sigma^2)$		μ^3	$(0,\infty)$	$1/\mu^2$

一般来说，典型联接在数学上处理起来比较方便，且有许多优良性质。但非典型联接在某些场合也具特性。

6.2　广义线性模型的建立

6.2.1　GLM 的参数估计

广义线性模型的参数估计不能用最小二乘估计，常用加权最小二乘法（weighted least squared，WLS）或极大似然估计（maximum likelihood estimation，MLE）。一般对分组资料用 WLS，对未分组资料用 MLE 法。

我们先通过一个简单的例子，来看一看两种估计的风格。

例 6.1　在 5.1.5 我们用 MLE 法对表 6.3 形式的四格表资料建立了 logistic 回归模型。今用 WLS 建立 logistic 回归模型，并估计 OR。

表 6.3　四格表资料的一般格式

	暴露，$x=1$	非暴露，$x=0$	合计
发　病 $y=1$	a	b	$a+b$
不发病 $y=0$	c	d	$c+d$
合　计	$a+c$	$b+d$	$a+b+c+d$

由四格表直接计算的 OR：

$$OR = \frac{ad}{bc}$$

同 5.1.5，以 P_1 表示暴露者中病例的比例，P_0 表示非暴露者中病例的比例：

$$P_1 = \frac{e^{\alpha+\beta}}{1+e^{\alpha+\beta}}, \quad P_0 = \frac{e^{\alpha}}{1+e^{\alpha}}$$

用加权最小二乘估计，即是使：

$$\sum \frac{1}{V_i}(y_i - \hat{y}_i)^2 = \frac{[a-(a+c)P_1]^2}{(a+c)P_1(1-P_1)} + \frac{[c-(a+c)(1-P_1)]^2}{(a+c)P_1(1-P_1)}$$
$$+ \frac{[b-(b+d)P_0]^2}{(b+d)P_0(1-P_0)} + \frac{[d-(b+d)(1-P_0)]^2}{(b+d)P_0(1-P_0)}$$

达到最小。

将 P_1, P_0 代入上式，即是使：

$$(b+d)[a^2 - 2ace^{\alpha+\beta} + c^2 e^{2\alpha+2\beta}] + (a+c)[b^2 e^{\beta} - 2bde^{\alpha+\beta} + d^2 e^{2\alpha+\beta}] \rightarrow 最小$$

分别对 α, β 取导数，并令其等于 0，得：

$$(b+d)[-2ace^{\alpha+\beta} + 2c^2 e^{2\alpha+2\beta}] + (a+c)[-2bde^{\alpha+\beta} + 2d^2 e^{2\alpha+\beta}] = 0$$
$$(b+d)[-2ace^{\alpha+\beta} + 2c^2 e^{2\alpha+2\beta}] + (a+c)[b^2 e^{\beta} - 2bde^{\alpha+\beta} + d^2 e^{2\alpha+\beta}] = 0$$

解得：

$$\hat{\alpha} = \ln\left(\frac{b}{d}\right), \quad \hat{\beta} = \ln\left(\frac{ad}{bc}\right)$$

可见，尽管加权最小二乘估计与极大似然估计的思路不同，但对单因素四格表资料的 logistic 回归参数的估计结果殊途同归。且与由四格表直接计算的 OR 是等价的。

本例只是用最简单的例子说明加权最小二乘估计与极大似然估计的两种不同的解题风格。需要说明的是，对这个简单情形来说两种估计均有显式表达（即估计值可以用函数表达出来），而对复杂一些的资料来说，加权最小二乘估计与极大似然估计很难找到显式表达，均需用迭代法求解，常用的迭代法是 Newton-Raphson 迭代法。两种估计的结果也不尽相同，但往往是相近似的。

例 6.2 假设计数 y_i 是在不同的协变量 x_i 时观察到的结果，且服从 Poisson 分布，试用极大似然法建立 Poisson 回归 $\ln\lambda = \alpha + \beta x$。

y_i	2	3	6	7	8	9	10	12	15
x_i	−1	−1	0	0	0	0	1	1	1

因 y_i 服从 Poisson 分布，故其对数极大似然函数可表达为：

$$\ln L = \sum [-e^{\alpha+\beta x_i} + y_i(\alpha + \beta x_i) + \ln(y_i!)]$$

分别对 α 和 β 求一、二阶导数，得：

$$\frac{\partial \ln L}{\partial \alpha} = \sum (-e^{\alpha+\beta x_i}) + \sum y_i, \quad \frac{\partial \ln L}{\partial \beta} = \sum (-x_i e^{\alpha+\beta x_i}) + \sum x_i y_i$$

$$\frac{\partial^2 \ln L}{\partial \alpha^2} = \sum (-e^{\alpha+\beta x_i}), \quad \frac{\partial^2 \ln L}{\partial \beta^2} = \sum (-x_i^2 e^{\alpha+\beta x_i})$$

$$\frac{\partial^2 \ln L}{\partial \alpha \partial \beta} = \sum (- x_i e^{\alpha + \beta x_i})$$

记 $\alpha_{t-1}, \beta_{t-1}$ 和 α_t, β_t 分别为迭代至 $t-1$ 步和 t 步时参数的取值,则参数的迭代式为:

$$\begin{pmatrix} \alpha_t \\ \beta_t \end{pmatrix} = \begin{pmatrix} \alpha_{t-1} \\ \beta_{t-1} \end{pmatrix} - \begin{vmatrix} \frac{\partial^2 \ln L}{\partial \alpha^2} & \frac{\partial^2 \ln L}{\partial \alpha \partial \beta} \\ \frac{\partial^2 \ln L}{\partial \alpha \partial \beta} & \frac{\partial^2 \ln L}{\partial \beta^2} \end{vmatrix}^{-1} \begin{pmatrix} \frac{\partial \ln L}{\partial \alpha} \\ \frac{\partial \ln L}{\partial \beta} \end{pmatrix}$$

为了减少迭代次数,α_0 和 β_0 的初值一般可取为 $\ln(y)$ 与 x 的线性回归系数估计值。如果 $y=0$ 则作为缺失值。本例取 $\alpha_0 = 1.8, \beta_0 = 0.7$。如果两次迭代的参数间相差小于 10^{-5},则迭代收敛(convergence)。逐步迭代结果见表 6.4。

表 6.4 例 6.2 资料 Poisson 回归系数的极大似然估计逐次迭代结果

t	α_t	β_t	$\ln L$	$\frac{\partial \ln L}{\partial \alpha}$	$\frac{\partial \ln L}{\partial \beta}$	$\frac{\partial^2 \ln L}{\partial \alpha^2}$	$\frac{\partial^2 \ln L}{\partial \alpha \partial \beta}$	$\frac{\partial^2 \ln L}{\partial \beta^2}$
0	1.8	0.7	-18.7410545	5.2455978	1.4608517	-66.7544022	-30.5391483	-42.5558128
1	1.8936077	0.6671525	-18.5263977	-0.2283859	-0.0187187	-72.2283859	-32.0187187	-45.6552124
2	1.8892829	0.6697755	-18.5259209	-0.0004654	0.0001087	-72.0004654	-31.9998913	-45.5419731
3	1.8892720	0.6697856	-18.5259285	0.0000000	0.0000000	-72.0000000	-32.0000000	-45.5417938
4	1.8892720	0.6697856	-18.5259285	0.0000000	0.0000000	-72.0000000	-32.0000000	-45.5417938

通过 4 次迭代,各参数值已经收敛。得 Poisson 回归:

$$\ln \lambda = 1.8893 + 0.6698x$$

最后一次迭代所得的信息矩阵之逆矩阵为:

$$- \begin{vmatrix} \frac{\partial^2 \ln L}{\partial \alpha^2} & \frac{\partial^2 \ln L}{\partial \alpha \partial \beta} \\ \frac{\partial^2 \ln L}{\partial \alpha \partial \beta} & \frac{\partial^2 \ln L}{\partial \beta^2} \end{vmatrix}^{-1} = \begin{pmatrix} 72.0000 & 45.5418 \\ 45.5418 & 32.0000 \end{pmatrix}^{-1} = \begin{pmatrix} 0.02019584 & -0.01419063 \\ -0.01419063 & 0.03192892 \end{pmatrix}$$

即知,α 和 β 的估计值之标准误分别为:

$$SE[\hat{\alpha}] = \sqrt{0.02019584} = 0.142112$$
$$SE[\hat{\beta}] = \sqrt{0.03192892} = 0.178687$$

极大似然估计有很多优良的性质。其中最重要的两条是:(1)对指数分布族中的分布,其极大似然估计是唯一的。(2)如果 $\hat{\theta}$ 是参数 θ 的极大似然估计,$g(\theta)$ 是 θ 的某函数,则 $g(\hat{\theta})$ 是 $g(\theta)$ 的极大似然估计,这一性质称为不变性(invariance property)。因而,极大似然估计最为常用。

6.2.2 GLM 的假设检验

广义线性模型中估计系数的检验一般用似然比检验、Wald 检验和记分检验。模型的比较用似然比检验。

（1）似然比检验

似然比检验是通过比较两个相嵌套模型（如模型 P 嵌套于模型 K 内）的对数似然函数统计量 G（又称 Deviance）来进行的，其统计量为：

$$G = G_P - G_K = -2 \times (模型\ P\ 的对数似然函数 - 模型\ K\ 的对数似然函数) \quad (6.11)$$

其中，模型 P 中的变量是模型 K 中变量的一部分，另一部分就是我们要检验的变量。这里，G 服从自由度为 $K - P$ 的 χ^2 分布。

（2）回归系数的 Wald 检验

Wald 检验实际上是通过比较估计系数与 0 的差别来进行的，其检验统计量为：

$$z = \frac{\hat{\beta} - 0}{SE(\hat{\beta})} \quad (6.12)$$

这里，z 为标准正态变量。参数的可信区间是基于 Wald 统计量导出的。

β 的 95% 可信区间为：

$$\hat{\beta} - 1.96 \times SE(\hat{\beta}) \sim \hat{\beta} + 1.96 \times SE(\hat{\beta}) \quad (6.13)$$

有些书籍中将 $\hat{\beta}/SE(\hat{\beta})$ 误认为"标准回归系数"，并用于直接比较变量作用的大小。实际上，标准回归系数是将所有变量标准化后进行回归分析估计出的回归系数，它等于一般回归系数与变量的标准差之商。

当对某变量的回归系数进行检验时，Wald 检验与似然比检验常常会得到不一致的结论。出现这种现象的原因有很多，常考虑的有以下几点：样本含量过少，变量与结果的联系本来就较弱，共线性等。此时，可采用消除自变量间的共线性的方法（如主成分分析，或剔除相关变量等）。一般情况下宜按似然比检验的结论为准。

（3）记分（score）检验

以未包含某个或某几个变量的模型为基础，保留模型中参数的估计值，并假设新增加的参数之系数为 0，计算似然函数的一阶偏导数（又称有效比分）及信息矩阵，两者相乘即为比分检验统计量 S。当样本含量较大时，S 的分布服从 χ^2 分布，自由度为检验的参数个数。

上述三种方法，似然比检验最可靠，Wald 检验与比分检验一致，Wald 检验未考虑各因素的综合作用，当因素间存在共线性时，结果不可靠，故用 Wald 检验法筛选变量时应慎重。因为参数的可信区间是基于 Wald 统计量的，故用可信区间筛选变量亦应慎重。想进一步了解三者间关系者，请参阅 Cox & Hinkley(1974) 和 Dobson(1983) 的著作。

6.2.3 拟合优度

对样本含量为 n 的一组观察值，我们的目的是根据资料的性质拟合一恰当的模型。当然从纯粹建模的角度，我们可以对其建立很多模型。其中，最简单的模型是只包含 1 个参数的模型，该参数对应于 y 的均数，称之为零模型（null model）；最复杂的模型是包含 n 个参数的模型，每个观察值对应于一个参数，称之为全模型（full model）。全模型导出的 y 的估计值与 y 的观察值是完全相等的，因而没有估计误差。对应于广义线性模型来说，全模型中没有随机成分。

实际应用中，零模型过于简单，因为它没有考虑自变量对因变量的影响；而全模型毫无实际价值,因为它是对数据的简单重复,而不是对资料中隐含规律的概括。但零模型和全模型为选择模型提供了一个参考标准。一个好的模型,应该在参数的个数上尽量接近零模型,而在拟合优度上尽量接近全模型。换句话说,好的模型应该用最少的参数到达最大的拟合优度。

设 $L(b_{max};y)$ 为全模型的似然函数,$L(b;y)$ 为选模型的似然函数,则定义 λ 统计量:

$$\lambda = L(b_{max};y)/L(b;y) \tag{6.14}$$

显然,λ 越小,拟合优度越好。

(1)Deviance 偏差统计量

对指数分布族,若 $a_i(\phi) = \phi/\omega_i$,则:

$$D^*(y;\hat{\mu}) = \sum 2\omega_i \{y_i[\theta(y_i) - \theta(\hat{\mu}_i)] - [b(\theta(y_i)) - b(\theta(\hat{\mu}_i))]\}/\phi = D(y;\hat{\mu})/\phi \tag{6.15}$$

其中,D 称为偏差统计量(deviance)或 Deviance 离差,D^* 称为尺度化偏差统计量(scaled deviance)。它们都是原始数据的函数,表达了模型的估计值与原始观察值的差别。显然 D 越大,模型的估计值与观察值的偏差就越大,拟合效果就越差。

实际计算时,D 采用如下定义:

$$D = 2\ln\lambda = 2[\ln L(b_{max};y) - \ln L(b;y)] \tag{6.16}$$

且 D 服从 χ^2 分布。

几种常见分布的偏差统计量见表 6.5。对正态分布来说,其偏差统计量就是离差平方和;对 Poisson 分布来说,其偏差统计量就是 1975 年 Bishop,Fienberg & Holland 提出的 G^2 统计量。Poisson 分布与 Gamma 分布的 Deviance 离差中的第二项是可以省去的,因为理论上它们都等于 0。

表 6.5　几种常见的指数分布族中分布的偏差统计量

分布	符号	Deviance
正态分布	$N(\mu,\sigma^2)$	$\sum(y-\hat{\mu})^2$
Poisson 分布	$P(\mu)$	$2\sum\{y\log(y/\hat{\mu}) - (y-\hat{\mu})\}$
二项分布	$B(m,\pi)/m$	$2\sum\{y\log(y/\hat{\mu}) + (m-y)\log[(m-y)/(m-\hat{\mu})]\}$
Gamma 分布	$G(\mu,\nu)$	$2\sum\{-\log(y/\hat{\mu}) - (y-\hat{\mu})/\hat{\mu}\}$
逆正态分布	$IG(\mu,\sigma^2)$	$\sum(y-\hat{\mu})^2/(\hat{\mu}^2 y)$

Deviance 离差的最大优点就是它具有可加性,因此对于两个相嵌套模型来说,其拟合优度的差就可以用 Deviance 之差表示。

(2)广义 χ^2 统计量

另一个重要的统计量是广义 Pearson χ^2 检验。其定义为:

$$\chi_G^2 = \sum \frac{(y-\hat{\mu})^2}{V(\hat{\mu})} \tag{6.17}$$

显然,χ_G^2 越大,估计值与观察值差别就越大,模型的拟合效果就越差。对正态分布来说,χ_G^2 就是离差平方和;对 Poisson 分布或二项分布来说,χ_G^2 就是一般的 Pearson χ^2。

Deviance 离差具有可加性,而 χ_G^2 不具有这种性质。但 χ_G^2 比 Deviance 离差更易

解释。

6.2.4 残差分析

对于正态模型，我们可以将因变量的值表达为：

$$y = \hat{\mu} + e = \hat{\mu} + (y - \hat{\mu}) \qquad (6.18)$$

即观察值＝拟合值＋残差。残差常用于检验模型的拟合效果，并探测离群值（outlier）。这里的残差是观察值与估计值之差，称为绝对残差（absolute residual），或原始残差（rude residual）。这种残差没有考虑不同估计值时的方差，对符合方差齐性条件的资料来说，该残差是适用的，但对广义线性模型来说，该残差就不适用了。

对广义线性模型，有3种常用的残差，即 Pearson 残差，Anscomber 残差，偏差残差（deviance residual）。分述如下。

（1）Pearson 残差

Pearson 残差的定义为：

$$r_P = \frac{y - \mu}{\sqrt{V(\mu)}} \qquad (6.19)$$

该残差是以估计值的标准差作为衡量残差的尺度，考察绝对残差占有多少倍的标准差。故该残差又称相对残差（relative residual）。

Pearson 残差的缺点是对非正态资料，r_P 是呈偏态。因此，在正态分布时的一些性质就不适用了。

（2）Anscombe 残差

Anscombe 建议，用 $A(y)$ 代替 y，这里 $A(y)$ 根据不同分布而定，以使 $A(y)$ 尽可能地接近正态。Wedderburn 指出，对指数分布族，$A(y)$ 可以取：

$$A(y) = \int \frac{1}{V^{1/3}(\mu)} d\mu \qquad (6.20)$$

对 Poisson 分布，$A(y)$ 可以取：

$$A(y) = \int \frac{1}{\mu^{1/3}} d\mu = \frac{3}{2} \mu^{2/3}$$

所以，残差可以用 $y^{2/3} - \mu^{2/3}$ 表示。考虑到 $A(y)$ 的方差，残差还应用标准化，即除以 $A(y)$ 的标准差，$A'(\mu) \sqrt{V(\mu)}$。所以，对 Poisson 分布来说，Anscombe 残差定义为：

$$r_A = \frac{\frac{3}{2}(y^{2/3} - \mu^{2/3})}{\mu^{1/6}}$$

对 Gamma 分布，Anscombe 残差定义为：

$$r_A = \frac{3(y^{1/3} - \mu^{1/3})}{\mu^{1/3}}$$

对逆正态分布，Anscombe 残差定义为：

$$r_A = (\log y - \log \mu)/\mu^{1/2}$$

但 Anscombe 残差并非对所有分布均有显式表达。如对二项分布，Anscombe 残差就没有显式表达，因为积分 $\int x^{-1/3}(1-x)^{-1/3} dx$ 没有解析解。

有关 Anscombe 残差的更多的信息请参阅 Piercee & Schafer(1986)的文章。

（3）偏差残差（deviance residuals）

如果用偏差统计量 D 来表示广义线性模型的估计偏差，每个个体的贡献为 d_i，则：

$$D = \sum d_i$$

所以，定义偏差残差：

$$r_D = \text{sign}(y - \mu) \sqrt{d_i} \qquad (6.21)$$

这里，$\text{sign}(y - \mu)$ 表示 $y - \mu$ 的符号，即如果 $y - \mu > 0$ 则 $\text{sign}(y - \mu) = 1$；如果 $y - \mu = 0$ 则 $\text{sign}(y - \mu) = 0$；如果 $y - \mu < 0$ 则 $\text{sign}(y - \mu) = -1$。

这样，Deviance 偏差统计量可以表示为偏差残差的平方和：

$$D = \sum r_D^2$$

例如，对 Poisson 分布有：

$$r_D = \text{sign}(y - \mu) \{2[y \log(y/\hat{\mu}) - (y - \hat{\mu})]\}^{\frac{1}{2}}$$

不难看出，正态分布的偏差残差就是绝对残差之绝对值：

$$r_D = |y - \mu|$$

尽管偏差残差与 Anscombe 残差在形式上完全不同，但是所得结果却十分接近。因此，偏差残差最为常用。

残差的作用是考察模型的合理性、稳定性，探测有无离群值或异常值，对研究误差的合理性起着根本重要的作用。这方面的研究近年发展颇为迅速，形成了一个很活跃的分支，称为回归诊断（regression diagnostics）或残差分析（residual analysis）。有兴趣的读者可参阅韦博成等（1991）的专著。

这里讨论的三种残差是最常用的，他们既适用于广义线性模型，也同样适用于经典线性模型。

6.3 logistic 回归与 Probit 回归

在上一章中，我们介绍了二分类结果资料的 logistic 回归。事实上，logistic 回归是广义线性模型中的一种。此时，结果变量 y 服从二项分布，自变量的线性预测与因变量的关系用 logit 函数相联接。即：

$$\log \frac{\pi}{1 - \pi} = \beta_0 + \beta_1 x_1 + \beta_2 x_2 + \cdots + \beta_m x_m \qquad (6.22)$$

或：

$$\pi = \frac{\exp(\beta_0 + \beta_1 x_1 + \beta_2 x_2 + \cdots + \beta_m x_m)}{1 + \exp(\beta_0 + \beta_1 x_1 + \beta_2 x_2 + \cdots + \beta_m x_m)} \qquad (6.23)$$

如果联接函数取为 Probit，则有：

$$\Phi^{-1}(\pi) = \beta_0 + \beta_1 x_1 + \beta_2 x_2 + \cdots + \beta_m x_m \qquad (6.24)$$

或：

$$\pi = \Phi(\beta_0 + \beta_1 x_1 + \beta_2 x_2 + \cdots + \beta_m x_m) \qquad (6.25)$$

其中，$\Phi(\pi)$ 为正态累积概率函数。Probit 一词的意义就是"取它的概率"，也有人认为

Probit 系 probability unit 之缩写,意为"概率单位"。

logistic 回归与 Probit 回归的差别在于:logistic 回归中,与 π 相应的是 logistic 分布的下侧累计概率函数;而在 Probit 回归中,与 π 相应的是正态分布的下侧累计概率函数。因此,同一资料两种模型所得参数的估计就不一样,其解释也不一样。

在 logistic 回归中,回归系数 β_i 的解释是:当其他自变量不变(不管取值是多少)时,自变量 x_i 改变一个单位时,优势比的对数值之改变。这里假设,在其他变量的不同组合时,自变量的改变对优势比的影响是一样的(不考虑交互作用)。而在 Porbit 回归中,回归系数的解释就不是很明显了。从计算式来看:

$$\beta_i = \Phi^{-1}(\pi \mid x_1, x_2, \cdots, x_i + 1, \cdots, x_m) - \Phi^{-1}(\pi \mid x_1, x_2, \cdots, x_i, \cdots, x_m) \quad (6.26)$$

即 β_i 表示当其他自变量不变(不管取值是多少)时,自变量 x_i 改变一个单位时,所导致的"概率单位"的改变。概率单位在数学上的意义是很明确的,但在生物学上却一时找不到合适的解释。这也是 Probit 回归在流行病学应用上尚未普及的原因。

logit$P$ 与 P 的关系,和 Probit$P$ 与 P 的关系是一致的,都严格单调上升的,故两种模型中,$\beta_i > 0$ 时,概率都是增加的;$\beta_i < 0$ 时,概率都是减少的。在概率不是很大亦不很小时,logit$P$ 与 Probit$P$ 近似相等;在概率为 0.5 时两者相等,均为 0;概率越接近 0 或 1,两者相差越大。对多数资料来说,两模型的估计概率相近。

例 6.3 有一项关于口服避孕药(OC,使用过记为 OC(+),未使用过记为 OC(−))与心肌梗塞(MI)的病例一对照研究,资料如表 6.6。试拟合 logistic 回归与 Probit 回归,并对结果进行比较。

表 6.6 口服避孕药(OC)与心肌梗塞(MI)的病例一对照研究

组别	<40 岁			≥40 岁		
	OC(+)	OC(−)	合计	OC(+)	OC(−)	合计
病例	21	26	47	18	88	106
对照	17	59	76	7	95	102
计	38	85	123	25	183	208

资料来源:曾光,现代流行病学方法与应用,北京医科大学协和医科大学联合出版社,1994,90 页

这是两因素的模型,拟合结果见表 6.7。

表 6.7 口服避孕药与心肌梗塞的病例一对照研究资料的分析

变量	logistic 回归				Probit 回归			
	系数	标准误	z	P	系数	标准误	z	P
年龄	0.7409	0.2483	2.984	0.003	0.4577	0.1517	3.018	0.003
口服避孕药	1.0266	0.3056	3.360	0.001	0.6359	0.1867	3.406	0.001
常数	−0.8180	0.2176	−3.759	0.000	−0.5063	0.1319	−3.839	0.000
对数似然函数	−220.00479				−220.00496			

两个模型均显示年龄、使用口服避孕药均与心肌梗塞有关,但未检出年龄与口服避

孕药的交互作用。

从结果看,两种回归模型的估计系数不同,标准误不同,但变量检验的 Wald 统计量相近,P 值相近,且模型的似然函数亦相近。从表 6.8 结果可知,两种模型的估计概率亦相近。

表 6.8　口服避孕药与心肌梗塞的病例一对照研究资料两种回归模型的估计概率

	logistic 回归		Probit 回归	
	OC(+)	OC(−)	OC(+)	OC(−)
<40 岁	0.5520	0.3062	0.5516	0.3063
≥40 岁	0.7210	0.4827	0.7215	0.4807

Probit 回归的应用条件与 logistic 回归的应用条件相似。建模策略亦相同。

6.4　Poisson 回归

Poisson 回归(Poisson regression)常用于单位时间,单位面积,单位空间内某事件发生数(count)的影响因素分析。对于以人群为基础的稀有疾病、卫生事件资料的分析,也可以用 Poisson 回归模型。事实上医学现象中有不少稀有事件的发生是符合 Poisson 分布的,用 Poisson 回归模型分析这些现象是十分成功的。

设因变量 y 服从参数为 λ 的 Poisson 分布,影响 λ 的因素为 $x_1, x_2, \cdots, x_m$。在广义线性模型中,对服从 Poisson 分布的因变量,取联接函数为对数,则:

$$\log(\lambda) = \beta_0 + \beta_1 x_1 + \beta_2 x_2 + \cdots + \beta_m x_m \tag{6.27}$$

或:

$$\lambda = \exp(\beta_0 + \beta_1 x_1 + \beta_2 x_2 + \cdots + \beta_m x_m) \tag{6.28}$$

模型中假设各自变量对事件数的影响是指数相乘的,故称为可乘效应的 Poisson 回归模型,或 Poisson 乘法模型。回归系数 β_i 的解释是:当其他自变量不变(不管取值是多少)时,自变量 x_i 改变一个单位时,平均事件数之对数值的改变。

对于分组资料,若各自变量组合之观察单位为 n_i,则相应的发生数的估计值为:

$$\hat{y}_i = n_i \times \exp(\beta_0 + \beta_1 x_1 + \beta_2 x_2 + \cdots + \beta_m x_m) \tag{6.29}$$

$\log(n_i)$ 称为偏移量(offset)。

当取联接函数为线性恒等,则:

$$\lambda = \beta_0 + \beta_1 x_1 + \beta_2 x_2 + \cdots + \beta_m x_m \tag{6.30}$$

该模型中假设各自变量对事件数的影响是叠加的,故称为可加效应的 Poisson 回归模型,或 Poisson 加法模型。在 Poisson 加法模型中回归系数 β_i 的解释是:当其他自变量不变(不管取值是多少)时,自变量 x_i 改变一个单位时,平均事件数的改变。

Poisson 乘法模型与 Poisson 加法模型的最大区别在于自变量对事件发生数的影响形式,前者是指数相乘的,后者是线性叠加的。前者将自变量的线性预测区间 $(-\infty, +\infty)$ 变换到 $(0, +\infty)$,保证了平均事件数的估计为正数;而后者所得平均事件数的估计就是自变量的线性预测,因此可能是负的,特别是在平均事件数较小的情形。故在应用上受到限制。实际应用时多采用 Poisson 乘法模型。

通常用 Newton-Raphson 迭代法求参数的极大似然估计（见附录 A.3.4）。Frome 等 (1973) 指出，参数的估计亦可用迭代再加权最小二乘法（iteratively reweighted least square method，IRLS）估计，其结果与极大似然估计一致。

例 6.4（癫痫发作）　为了解某抗癫痫药之作用，对 59 名癫痫病人进行临床试验。每个病人先观察 8 周，其间的发作次数作为基线（base line）。再将其随机分为两组，一组服用试验药，一组服用对照药，治疗 8 周，观察最后两周的发作次数 Y。资料见表 6.9。其中，Trt 表示治疗方法（0 为安慰剂，1 为试验药），$Base$ 表示试验前 8 周的基线期，Age 表示患者的实际年龄，Y 表示发作次数。

表 6.9　59 个癫痫病人进行临床试验观察结果

编号	Y	Trt	$Base$	Age	编号	Y	Trt	$Base$	Age	编号	Y	Trt	$Base$	Age	编号	Y	Trt	$Base$	Age
1	3	0	11	31	16	5	0	50	26	31	4	1	19	18	46	0	1	11	25
2	3	0	11	30	17	3	0	18	28	32	3	1	24	24	*47	63	1	151	22
3	5	0	6	25	18	29	0	111	31	33	16	1	31	30	48	4	1	22	32
4	4	0	8	36	19	5	0	18	32	34	4	1	14	35	49	7	1	42	25
5	21	0	66	22	20	7	0	20	21	35	4	1	11	57	50	5	1	32	35
6	7	0	27	29	21	4	0	12	29	36	7	1	67	20	51	13	1	56	21
7	2	0	12	31	22	4	0	8	21	37	5	1	41	22	52	0	1	24	41
8	12	0	52	42	23	5	0	17	32	38	0	1	7	28	53	3	1	16	32
9	5	0	23	37	24	8	0	28	25	39	0	1	22	23	54	5	1	22	26
10	0	0	10	28	25	25	0	55	30	40	3	1	13	40	55	1	1	25	21
11	22	0	52	36	26	1	0	9	10	41	15	1	46	43	56	0	1	13	36
12	5	0	33	24	27	2	0	2	10	42	8	1	36	21	57	2	1	12	37
13	2	0	18	23	28	12	0	47	22	43	7	1	38	35	58	8	1	76	18
14	14	0	42	36	29	0	1	19	21	44	4	1	7	25	59	4	1	38	32
15	9	0	87	26	30	3	1	10	20	45	1	1	36	26					

资料来源 .Piegorsch WW，etc. Exploring simple independent action in multifactor tables of proportions. Biometrics，44.595—603 页

对原始数据进行分析，发现第 47 号患者其基线值和观察结果均较大，属离群值。故在分析时将不包含该患者。

一般认为基线值反映了患者病情的严重程度，该变量是以原始形式进入方程还是以对数形式进入方程需要进行讨论。今拟合下列两个模型，其中，模型 A 中 $Base$ 以原始形式进入方程，而模型 B 中以 $\log(Base)$ 进入方程：

模型 A　　　　　　　$\log(\lambda) = \beta_0 + \beta_1 Trt + \beta_2 Age + \beta_3 Base$

模型 B　　　　　　　$\log(\lambda) = \beta_0 + \beta_1 Trt + \beta_2 Age + \beta_3 \log(Base)$

拟合结果见表 6.10。

表 6.10　例 6.2 资料的 Poisson 回归模型

变量	模型 A				模型 B			
	系数	标准误	z	P	系数	标准误	z	P
Trt	-0.2933	0.1110	-2.642	0.008	-0.3840	0.1085	-3.539	0.000
Age	0.0194	0.0070	2.787	0.005	0.0192	0.0071	2.711	0.007
Base/ log(Base)	0.0219	0.0017	12.622	0.000	0.9357	0.0771	12.133	0.000
常数项	0.6410	0.2390	2.682	0.007	-1.6679	0.3756	-4.441	0.000
Log(L)	-161.96062				-149.63913			
χ_G^2	131.2339				106.7583			

两个模型中的变量数一样，故检验的自由度一样，不能用似然比检验对两个模型进行比较。从对数似然函数来看，模型 B 优于模型 A。广义 Pearsonχ^2 统计量都较大，相应的 P 值均较小，说明该资料用 Poisson 回归模型拟合尚不理想。有关该资料的进一步分析见例 6.6。

例 6.5　启东市 1973—1987 年肝癌人群随访资料如表 6.11，试分析肝癌发病数与性别、HBsAg、肝炎类型、家族史有无关系。

表 6.11　启东市 1973—1987 年肝癌人群随访资料

肝病类型 (type)	性别 (sex)	HBsAg（$-$）				HBsAg（$+$）			
		无家族史		有家族史		无家族史		有家族史	
		发病数	人-年数	发病数	人-年数	发病数	人-年数	发病数	人-年数
急性肝炎	女	1	1083.5	0	118.0	3	1421.0	2	153.7
	男	5	1215.2	1	125.7	16	1763.4	6	294.1
慢性肝炎	女	4	1924.2	1	197.9	12	2622.8	8	601.6
	男	10	1665.5	4	174.5	36	2377.9	12	395.4
肝肝硬化	女	0	98.0	0	1.0	2	220.4	2	30.5
	男	3	79.7	0	1.0	4	92.2	4	38.0

资料来源：陈启光等. 江苏启东有肝病史的肝癌高危人群 14 年前瞻性调查的病因因素研究. 南京铁道医学院学报 .1990,9(3):152～156

这是以人群为基础的观察资料，因该资料中每个人的观察时间不一定相同，故不能用基于二项分布的 logistic 回归来分析。理论上，当发病率较低时，Poisson 分布的近似程度很好。本例观察单位为人－年(person-year)，事件数(因变量)为发病人数。影响因素有四个：性别(Sex)、乙肝表面抗原(HBsAg)、肝炎类型(Type)、家族史(Gen)。其中肝炎类型有急性、慢性和肝硬化三种，在分析时产生哑变量($Type1 \sim Type3$)。分析结果见表 6.12。得 Poisson 回归：

$$\text{Log}(\lambda) = -6.716590 + 1.172273 Sex + 0.785713 HBsAg + 0.930125 Gen$$
$$+ 0.530395 Type2 + 1.660358 Type3$$

表 6.12　启东肝癌人群随访资料的 Poisson 回归

因　素		变量编码	系数	标准误	Z	P	95%CI
性　　别	女： 男：	$Sex=0$ $Sex=1$	1.172273	0.1970	5.950	0.000	0.786～1.558
$HBsAg$	阴性 阳性	$HBsAg=0$ $HBsAg=1$	0.785713	0.2109	3.725	0.000	0.372～1.199
家族史	无： 有：	$Gen=0$ $Gen=1$	0.930125	0.1897	4.903	0.000	0.558～1.302
肝病类型	急性肝炎 慢性肝炎 肝硬化	$Type1$ $Type2$ $Type3$	 0.530395 1.660358	 0.2030 0.3118	 2.613 5.325	 0.009 0.000	 0.133～0.928 1.049～2.272
常　　数			−6.716590	0.2870	−23.399	0.000	−7.279～−6.154

　　该模型显示，①肝癌与性别有关，男性患肝癌的风险是女性的 $e^{1.1723}=3.23$ 倍（95% CI：2.19～4.75）；②肝癌与 HBsAg 有关，HBsAg 阳性者患肝癌的风险是 HBsAg 阴性者的 $e^{0.7857}=2.19$ 倍（95% CI：1.45～3.32）；③肝癌与家族史有关，有家族史者患肝癌的风险是无家族史者的 $e^{0.9301}=2.53$ 倍（95% CI：1.75～3.68）；④肝癌与肝病类型有关，慢性肝炎患者患肝癌的风险是急性肝炎患者的 $e^{0.5304}=1.70$ 倍（95% CI：1.14～2.53）；肝硬化患者患肝癌的风险是急性肝炎患者的 $e^{1.6604.}=5.26$ 倍（95% CI：2.85～9.70）。

　　基线发病率（即各自变量均取 0 时）为：$p=e^{-6.71659}=12.11/万$（95% CI：6.90/万～21.2/万）。

　　根据此模型，算得各种协变量组合时的预测值，见表 6.13。

表 6.13　启东市 1973—1987 年人群随访资料肝癌发病人数与 Poisson 回归预测值

肝病类型 ($type$)	性别 (sex)	$HBsAg(-)$				$HBsAg(+)$			
		无家族史		有家族史		无家族史		有家族史	
		发病数	预测值	发病数	预测值	发病数	预测值	发病数	预测值
急性肝炎	女	1	1.31	0	0.36	3	3.77	2	1.03
	男	5	4.75	1	1.25	16	15.13	6	6.39
慢性肝炎	女	4	3.96	1	1.03	12	11.84	8	6.88
	男	10	11.07	4	2.94	36	34.67	12	14.61
肝肝硬化	女	0	0.62	0	0.02	2	3.08	2	1.08
	男	3	1.64	0	0.05	4	4.16	4	4.35

　　根据预测结果可以得 Deviance 偏差：

$$D = 2\sum y_i \ln(y_i/\hat{y}_i) = 6.3752$$

广义 χ^2 统计量：

$$\chi_G^2 = \sum \frac{(y_i - \hat{y}_i)^2}{\hat{y}_i} = 5.8370$$

按自由度为 $24-6=18$，得拟合优度检验的 P 值分别为：0.9944 和 0.9968。

6.5 负二项回归

Poisson 回归用于描述当观察结果变量服从 Poisson 分布时的资料，即事件的发生是独立的。但医学研究中，很多事件的发生是非独立的（传染的，有遗传性的，有季节波动的，地方性的，与职业有关的，还有一些原因不明的聚集现象的，等等），这种资料的特点是估计值的方差较 Poisson 分布的方差大（over-dispersion or extra-Poisson variation）。

对这类资料可基于负二项分布用负二项回归（negative binomial regression，NBREG）分析。负二项分布实际上是当 Poisson 分布中强度参数 λ 服从 Γ 分布时所得到的复合分布。在 Poisson 分布中，λ 是一常数；在负二项分布中 λ 是一随机变量，并服从 Γ 分布，因此负二项分布又称 Γ-Poisson 分布（Gamma-Poisson distribution）。

负二项回归模型与 Poisson 回归模型类似，都是对事件发生强度 λ 建模：

$$\log(\hat{\lambda}) = \beta_0 + \beta_1 x_1 + \beta_2 x_2 + \cdots + \beta_m x_m \tag{6.31}$$

两者的区别在于：Poisson 回归中事件数的方差 $=\hat{\lambda}$，而在负二项回归中事件数的方差 $=\hat{\lambda}(1+\kappa\hat{\lambda})$。因此，负二项回归比 Poisson 回归多了一个参数 κ。当 $\kappa=0$ 时，负二项回归退化为 Poisson 回归。$(1+\kappa\hat{\lambda})$ 称为方差扩大因子（variance inflation factor）或超离差参数（over-dispersion parameter）。

$\kappa \neq 0$，从统计学上讲，说明事件的发生不是随机的而是有聚集性的（clustered）；从应用上讲，说明在我们的研究中尚有"重要"因素没有被考虑到。

例 6.6 用负二项回归对例 6.4 资料进行分析，并与 Poisson 回归比较。

与例 6.4 对应，拟合下列两个模型，其中，模型 C 中 *Base* 变量以原始形式进入，而模型（D）中 *Base* 变量以对数形式进入。

模型 C $\qquad \log(\lambda) = \beta_0 + \beta_1 Trt + \beta_2 Age + \beta_3 Base$

模型 D $\qquad \log(\lambda) = \beta_0 + \beta_1 Trt + \beta_2 Age + \beta_3 \log(Base)$

拟合结果见表 6.14。

表 6.14 例 6.4 资料的负二项回归

变量	模型 C				模型 D			
	系数	标准误	z	P	系数	标准误	z	P
Trt	-0.3003	0.1675	-1.793	0.073	-0.4001	0.1496	-2.675	0.007
Age	0.0190	0.0109	1.740	0.082	0.0176	0.0099	1.777	0.076
Base/ log(Base)	0.0276	0.0040	6.929	0.000	0.9303	0.1081	8.604	0.000
常数项	0.4492	0.3723	1.206	0.228	-1.5978	0.4943	-3.232	0.001
κ	0.2053	0.07435	2.761	0.006	0.1280	0.0610	2.098	0.036
Log(L)	-146.71662				-143.21707			
χ_G^2	54.8151				62.4238			

模型分别为：

模型 C　$\ln(\hat{\lambda}) = 0.4492 - 0.3003Trt + 0.0190Age + 0.0276Base$

模型 D　$\ln(\hat{\lambda}) = -1.5978 - 0.4001Trt + 0.0176Age + 0.9303\log(Base)$

从对数似然函数来看，模型 D 优于模型 C。从 $\kappa = 0$ 的 Wald 检验可见，拟合负二项回归优于拟合 Poisson 回归。

根据拟合结果，还可进行下列分析：

（1）拟合优度检验：

模型 C：$\chi_G^2 = 54.8151$，　$\nu = 54$，　$P = 0.4435$；

模型 D：$\chi_G^2 = 62.4238$，　$\nu = 54$，　$P = 0.2018$。

说明模型 C 与模型 D 的拟合优度尚可。其中，χ_G^2 是广义 Pearsonχ^2：

$$\chi_G^2 = \sum \frac{(y - \hat{y})^2}{V(\hat{y})} = \sum \frac{(y - \hat{y})^2}{\hat{y}(1 + \kappa\hat{y})}$$

（2）$\kappa = 0$ 的似然比检验：

模型 C 与模型 A 比较：$\chi^2 = 30.49$，　$\nu = 1$，　$P = 0.0000$

模型 D 与模型 B 比较：$\chi^2 = 12.48$，　$\nu = 1$，　$P = 0.0003$

因 $\kappa = 0$ 时，负二项回归就是 Poisson 回归，故 $\kappa = 0$ 的检验等价于负二项回归与 Poisson 回归的比较。检验结果说明两模型均有统计学意义，拟合负二项模型比拟合 Poisson 模型好。

需要注意的是，与回归系数一样，$\kappa = 0$ 的似然比检验与 Wald 检验是不等价的。在样本含量较大时两者结论一致，但样本含量较少时，Wald 检验趋于保守。建议按似然比检验结果作结论。

根据模型 D 与模型 B 的拟合结果，从 Poisson 回归与负二项回归的估计值来看，两者相差不大；但从估计方差来看，两者相差甚远；负二项回归中的方差与估计值成正比；从 Pearson 残差来看，除 27 号和 35 号患者的 Poisson 回归残差绝对值大于负二项回归的残差绝对值外，负二项回归的残差绝对值均小于 Poisson 回归者（见表 6.15）。由图 6.1 可见，负二项回归的残差有向 0 点收缩（shrinkage）的趋势。

表 6.15　59 名癫痫病人临床试验资料的 Poisson 回归与负二项回归的估计值与 Pearson 残差

编号	Y	估计值		残差		编号	Y	估计值		残差	
		模型 B	模型 D	模型 B	模型 D			模型 B	模型 D	模型 B	模型 D
1	3	3.22	3.25	-0.13	-0.12	31	4	2.85	2.88	0.68	0.56
2	3	3.16	3.19	-0.09	-0.09	32	3	3.98	3.98	-0.49	-0.40
3	5	1.63	1.66	2.64	2.35	33	16	5.68	5.61	4.33	3.35
4	4	2.63	2.64	0.84	0.72	34	4	2.97	2.92	0.60	0.54
5	21	14.51	14.69	1.70	0.97	35	4	3.62	3.44	0.20	0.25
6	7	7.19	7.23	-0.07	-0.06	36	7	9.64	9.64	-0.85	-0.57
7	2	3.50	3.52	-0.80	-0.67	37	5	6.33	6.32	-0.53	-0.39
8	12	17.04	16.73	-1.22	-0.65	38	0	1.36	1.36	-1.17	-1.08

续表

编号	Y	估计值		残差		编号	Y	估计值		残差	
		模型 B	模型 D	模型 B	模型 D			模型 B	模型 D	模型 B	模型 D
9	5	7.22	7.17	−0.82	−0.59	39	0	3.60	3.61	−1.90	−1.57
10	0	2.78	2.82	−1.67	−1.44	40	3	3.05	2.98	−0.03	0.01
11	22	15.18	15.05	1.75	1.05	41	15	10.55	10.18	1.37	0.99
12	5	7.88	7.98	−1.03	−0.74	42	8	5.50	5.50	1.07	0.81
13	2	4.38	4.46	−1.14	−0.93	43	7	7.57	7.41	−0.21	−0.11
14	14	12.43	12.34	0.44	0.29	44	4	1.28	1.29	2.40	2.22
15	9	20.29	20.38	−2.51	−1.33	45	8	6.05	6.01	0.79	0.61
16	5	12.08	12.17	−2.04	−1.29	46	0	1.96	1.96	−1.40	−1.25
17	3	4.83	4.87	−0.83	−0.67	*47	63				
18	29	28.05	27.92	0.18	0.10	48	4	4.28	4.22	−0.14	−0.09
19	5	5.21	5.23	−0.09	−0.08	49	7	6.86	6.82	0.05	0.05
20	7	4.66	4.75	1.09	0.81	50	5	6.44	6.31	−0.57	−0.39
21	4	3.37	3.40	0.35	0.27	51	13	8.31	8.30	1.63	1.14
22	4	1.98	2.03	1.44	1.24	52	0	5.52	5.37	−2.35	−1.78
23	5	4.94	4.96	0.03	0.01	53	3	3.18	3.14	−0.10	−0.07
24	8	6.89	6.97	0.42	0.28	54	8	3.82	3.80	2.14	1.77
25	25	14.26	14.27	2.84	1.69	55	1	3.91	3.92	−1.47	−1.20
26	1	1.79	1.86	−0.59	−0.57	56	0	2.83	2.78	−1.68	−1.43
27	2	2.34	2.41	−0.22	−0.23	57	2	2.67	2.62	−0.41	−0.33
28	12	10.56	10.71	0.44	0.26	58	8	10.44	10.46	−0.76	−0.50
29	0	2.97	2.98	−1.72	−1.47	59	4	7.14	7.02	−1.18	−0.83
30	3	1.63	1.64	1.08	0.96						

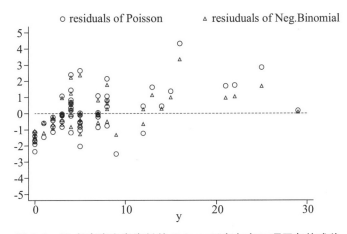

图 6.1 59 名癫痫患者资料的 Poisson 回归与负二项回归的残差

6.6 线性与广义线性模型的正确应用

建模策略

线性模型、广义线性模型的建模策略与多重线性回归、logistic 回归的建模策略是一样的。就所选模型来讲，既要考虑模型在统计学上的拟合优度，又要考虑模型在医学上的可解释性；就变量本身来讲，既要考虑自变量的检验结果，又要考虑自变量与结果变量的实际关系。如果所建模型在统计学和在医学上的解释不一致甚至相矛盾时，要借助统计学方法对这一现象进行深入分析，比如研究设计的合理性，样本含量的大小，模型的合理性，自变量间的共线性，数据中的离群值等。在权衡统计学的重要性与医学的重要性时，提倡以医学为先导。当然，当问题本身在医学上的解释模棱两可，尚不明朗时，不要轻易放过统计学上的结论，或许这是对传统认识的一个挑战。

关于因变量的分布

线性模型、广义线性模型主要针对指数分布族中的分布，实际工作中所遇到的资料也大都可以用指数分布族中的分布描述。因此广义线性模型适用面很广，只要因变量的分布属于指数分布族。这就包含了常见的正态分布、对数正态分布、二项分布、Poisson 分布等。因此，无论因变量是定量的、定性的或等级的，均可选用合适的广义线性模型对资料进行分析。

关于联接函数

广义线性模型中的联接函数要求是单调的，并能将线性预测变化后的值映射到实际可能的观察值的范围中来。很多函数可以作为联接函数，但与分布对应的典型函数处理起来最方便。常用的联接函数有对数，平方根，倒数变换等，这些变换可以用 Box-Cox 变换统一起来：

$$\eta = \frac{\mu^{\lambda} - 1}{\lambda} \tag{6.32}$$

$\lambda \rightarrow 0$ 时的极限函数为 $\ln(\mu)$。因此，Box-Cox 变换又可表达为：

$$\eta = \begin{cases} \mu^{\lambda}, & \lambda \neq 0 \\ \ln(\mu), & \lambda = 0 \end{cases} \tag{6.33}$$

该变换在 $\lambda = 0$ 时为对数变换，在 $\lambda = -1$ 时为倒数变换，在 $\lambda = 0.5$ 时为平方根变换，在 $\lambda = 1$ 时为恒等变换。

7 生存分析模型

随访研究(follow-up study)是一种前瞻性研究(prospective study),是医学研究中常用的一种设计方法。如观察、比较两组肾移植病人手术后的生存时间和结局。在该研究中除考虑随访对象的结局(生存或死亡)外,还应考虑随访对象的"生存时间",因为即使结局相同,而发生结局的快慢不同,仍可提示两组间存在差异。经典的统计分析方法不能同时分析"结局"和"生存时间"。另外,更重要的一点是,随访研究过程中研究对象可能会失访,或死于其他疾病,或因研究经费或时间的限制不可能等到所有的观察对象都出现结局才中止试验,这种现象称为截尾(censoring)或终检,截尾数据所提供的信息是不完全的(incomplete),但不考虑或不利用这类数据又使信息损失。生存分析(survival analysis)是既考虑结果,又考虑生存时间的一种统计方法,并可充分利用截尾数据所提供的不完全信息,对生存时间的分布特征进行描述,对影响生存时间的主要因素进行分析。

本章在简单介绍随访资料的特点及基本概念后,着重介绍生存率的指数分布模型、Weibull 分布模型,以及用于危险因素分析的指数回归模型(exponential regression model)、Weibull 回归模型(Weibull regression model)、Cox 比例风险模型(Cox's proportional hazard model)。

7.1 随访研究的特点

医学随访研究一般有两种。一种是所有被观察对象同时进入研究,即研究起始日期相同。这类研究常见于队列研究,动物的随访观察等。另一种是被观察对象逐个进入研究,即研究起始日期不相同。临床随访研究常是后一种类型的。在大多数的研究中,由于受经费和时间的限制,最终观察时点是固定的,而不是无限制延长的。图 7.1 和图 7.2 示意了两种随访研究模式。

7.1.1 截尾数据

在动物慢性毒性试验中,通常是一批动物同时接受一种或多种处理,观察每个动物的存活时间。由于个体的差异,不同动物的生存时间是不一样的。但由于时间和经费的限制,研究者不可能一直等到所有动物都死亡后再作结论,特别是在有些个体的生存时间很长时。此时,研究者一般采取两种策略,其一是预先定一个观察截止的时间,观察到此时间就停止,这种试验称为定时截尾(time censoring);其二是预先规定当有多少个动物死亡就停止观察,这种试验称为定数截尾(failure censoring)。

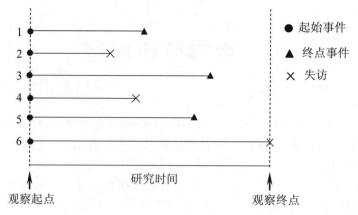

图 7.1　队列研究示意

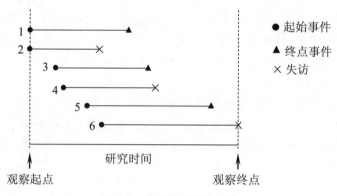

图 7.2　临床随访研究示意

在观察截止时间以前,有些动物因为中毒在不同的时间死亡了,其确切的生存时间是知道的,这类数据称为完全数据(complete observation)。除此之外,还可能出现下列情况:

(a)观察截止以后仍可能有些动物活着,但因研究的期限到了,不再继续观察,这些动物的确切生存时间是不知道的,只知其至少活到了研究截止的时间;

(b)在试验中,有些动物死于其他原因;

(c)在试验中,有些动物失踪了,如逃走了;或患有其他疾病,该疾病对生存时间有影响。

这些个体提供的数据称为截尾值(censored observation 或 censoring),或终检值。它们提供的信息是不完全的,故又称不完全数据(incomplete observation)。

(1)Ⅰ型截尾

在定时截尾试验中,如果只出现了情况(a),而没有出现上述(b)和(c)的情况,即所有的截尾值均大于观察截止的时间,这种截尾称为Ⅰ型截尾或Ⅰ型终检(type I censoring)。在定时截尾试验中,观察时间是固定的,而因试验因素(中毒)死亡的动物数是随机的。

(2)Ⅱ型截尾

在定数截尾试验中,如果只出现了情况(a),而没有出现上述(b)和(c)的情况,即所有的截尾值均大于观察截止的时间,这种截尾称为 II 型截尾或 II 型终检(type II censoring)。在这类试验中,观察时间是随机的,而因试验因素(中毒)死亡的动物数是固定的。

(3)III 型截尾

在定时和定数截尾试验中,均要求受试对象同时进入研究,这只有在动物试验中才能真正办到,在定群研究、某些人群干预试验、中毒等研究中也可以做到。但在临床随访研究中是几乎做不到的。有几方面的原因:

a)受试对象往往是逐个加入研究的。我们可以将起始时间算在受试对象进入研究的时间,用这种方法来校正病人进入研究的时间。

b)根据医学伦理,受试对象在试验中任何时候都有权退出试验。因此,无法控制病人失访的时间以及失访的人数。

在这类试验中,受试者进入研究的时间是随机的而不是固定的;失访的时间是随机的而不是固定的;失访的人数是随机的而不是固定的。因此,这种试验既非 I 型截尾,又非 II 型截尾,而称为随机截尾(randomly censoring)或 III 型截尾(type III censoring)。

7.1.2 几个基本概念

随访研究中首先需要明确以下概念。

(1)生存时间

生存时间(survival time)又称寿命(lifetime),生存分析中称为时间变量(time variable)。从狭义的角度来讲,生存时间是指患某种疾病的病人从发病到死亡所经历的时间。从广义的角度来讲,从某种"起始事件"开始,到被观察对象出现某种"终点事件"所经历的时间称为生存时间或失效时间(failure time)。例如,从疾病"确诊"到"死亡";某病从"治疗开始"到"痊愈";从"症状缓解"到"恶化";从"接触毒物"到"出现毒性反应";从"第一次发病"到"第二次发作";从"出生"到"第一颗乳牙出现";从"第一次戒毒(烟)"到"再次吸毒(烟)";某药物从"出厂"到"失效";某电子设备从开始使用到设备失效等。由此可见,"生存"是一广义的概念,并非真正意义上的生存,而是某事件某状态的持续。"死亡"亦非通常意义上的死亡,而是某终点事件的发生。

临床研究中,病人的生存时间的尺度(scale)可根据具体情况来定,可以是分,小时,天,周,月,或年等。但有些研究中,如研究仪器、设备、元件等的寿命,因为它们不是连续工作的,则可以用累积工作时间、累积使用次数等作为"生存时间"。又如车辆可用行驶的总里程作为"生存时间"。因此,在生存分析中,只要求生存时间是非负的数据。

(2)起点事件与终点事件

生存时间是一个时间区间,它有一个起点和终点。在实际问题中,起点和终点必须要有严格的定义,否则可能会给计算生存时间带来困难。如观察某种治疗方法对某病的疗效,起点是从"起病"算起,还是从"确诊"算起,还是从"开始治疗"算起?终点是"病人感觉好",还是"某检验指标正常"? 事先必须严格定义。

(3)观察结果

观察结果(outcome)在生存分析中称终检变量(censored variable)或死亡变量(dead variable)。所谓观察结果就是我们关心的终点事件。当被观察对象出现终点事件记为

1,否则记为 0(统称为截尾)。终点事件同样必须要有明确的、统一的定义。

(4)暴露因素及混杂因素

流行病学中的暴露因素(exposure factor)是指机体在外环境中接触的某些因素(化学、物理、生物学的)以及机体本身具有的特征(生物学包括遗传、社会、心理等),包括研究因素。收集和分析暴露信息的目的是为了评价暴露因素与疾病之间的联系。混杂因素(confounding factor)是指与研究因素和研究疾病均有关,且可能影响研究结果的因素,若在比较的人群组中分布不匀,可以歪曲(掩盖或夸大)暴露因素与疾病之间真正的联系。

在影响因素研究中,除对主要研究因素进行观察外,还要有效地控制混杂因素的干扰和影响。

7.1.3 随访资料的特点

随访资料有如下几个特点:

(1)生存时间的分布是偏的,一般为正偏态分布,常用指数分布(exponential distribution),Weibull 分布,Gamma 分布,logistic 分布,对数正态分布等来描述。

例 7.1 102 名黑色素瘤患者的生存时间如下:

0.0	0.0	0.0	0.2	0.4	0.9	0.9	1.1	1.2	1.2	1.3	1.5	1.6	1.6	1.7
1.9	2.1	2.5	2.5	2.7	2.8	3.5	3.8	3.9	3.9	3.9	4.0	4.1	4.2	4.2
4.3	4.4	4.5	4.6	4.7	4.9	5.2	5.8	5.8	5.9	6.0	6.0	6.1	6.2	6.3
6.7	6.7	6.9	7.0	7.3	7.4	7.4	7.7	7.7	7.8	8.0	8.0	8.3	8.4	8.5
8.7	9.3	9.9	10.1	10.5	10.5	11.0	11.1	11.4	12.5	13.3	13.3	13.5	13.8	13.8
13.8	14.6	15.9	16.1	16.1	16.5	18.0	19.3	20.0	20.5	20.6	21.2	21.5	21.8	22.2
23.6	24.3	24.4	25.4	25.8	26.5	28.0	28.7	29.3	36.4	36.5	42.0

资料来源:ET Lee(陈家鼎等译)生存数据的统计方法,中国统计出版社出版,1999,66 页。

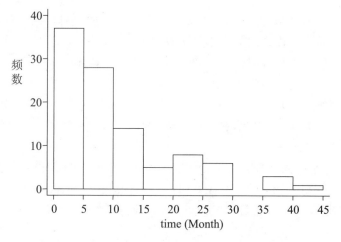

图 7.3 102 名黑色素瘤患者的生存时间的频数分布

图 7.3 所示,其分布是非正态的。

（2）数据中常含有不完全信息，即数据截尾。

例 7.2　两组肿瘤患者的生存时间（天）如下：

三期肿瘤患者的生存时间：

6	19	32	42	42	43$^+$	94	126$^+$	169$^+$	207	211$^+$
227$^+$	253	255$^+$	270$^+$	310$^+$	316$^+$	335$^+$	346$^+$			

四期肿瘤患者的生存时间：

4	6	10	11	11	11	13	17	20	20	21
22	24	24	29	30	30	31	33	34	35	68
39	40	41$^+$	43$^+$	45	46	50	56	61$^+$	61$^+$	63
82	85	88	89	90	93	104	110	134	137	160$^+$
169	171	173	175	184	201	222	235$^+$	247$^+$	260$^+$	284$^+$
290$^+$	291$^+$	302$^+$	304$^+$	341$^+$	345$^+$					

资料来源：P Armitage & G Berry. Statistical Methods in Medical Research. 3ed Edition. 479 页。

其中，数据上标有"＋"号者为截尾数据。截尾数据告诉我们，该病人至少活了这么长时间，但不知道确切的时间。

如果在分析时删除这些截尾数据，只考虑完全数据，则没有充分利用资料提供的信息；如果将截尾数据作为完全数据来处理，则会低估平均生存时间。生存分析就是既要考虑完全数据又要考虑截尾数据，充分利用资料提供的信息。

7.2　生存分析的理论体系与常用指标

生存分析已形成了一套较为完善的理论体系，内容包括：生存过程的描述、生存过程的比较、影响生存时间之因素的分析。相应的统计方法按参数和非参数（包括半参数）方法分为两大类（见表 7.1）。

表 7.1　生存分析的主要内容及研究方法

研究目的	非（半）参数方法	参数方法
生存过程的描述	乘积-极限法	指数分布
	（又称 Kaplan-Meier 法）	Weibull 分布
	寿命表方法	Gamma 分布
	Turnbull 估计	logistic 分布
		对数正态分布
生存过程的比较	时序（log-rank）检验	分布参数检验
	分层时序检验	
	Gehan 检验	
	广义 Wilcoxon 检验	

续表

研究目的	非(半)参数方法	参数方法
	Mantel-Haenszel 检验	
影响因素的分析	Cox 比例风险模型	指数回归模型
	非比例风险模型	Weibull 回归模型
	logistic 回归模型	

在介绍生存分析前,先介绍生存分析中几个常用的研究指标。

(1) 生存函数(survival function)

生存函数又称累积生存概率(cumulative survival probability),或生存曲线(survival curve),表示个体生存时间 T 大于 t 的概率:

$$S(t) = P(T > t) = \frac{\text{生存} > t \text{ 的病人}}{\text{随访病人总数}} \tag{7.1}$$

显然 $S(0) = 1, S(\infty) = 0$,且单调下降,即时间越长,$S(t)$ 越小。

图 7.4 是例 7.1 资料不同时间的生存率的 Kaplan-Meier 估计。可见生存率总是随时间而下降的,开始时总假设为 1,而后逐渐下降,至 0 为止。

(2) 半数生存时间(median survival time)

半数生存时间又称中位生存时间,表示 50% 的个体存活且有 50% 的个体死亡的时间。如图 7.4 中的 M 就是 102 名黑色素瘤患者的中位生存时间。由于生存时间的分布总是偏态的,故常用中位生存时间而不是平均生存时间来表示生存时间的平均数。

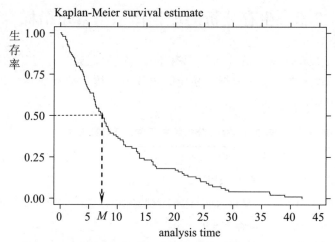

图 7.4   102 名黑色素瘤患者的生存率(Kaplan-Meier)估计

(3) 风险函数(hazard function)

风险函数又称危险率函数、条件死亡率、瞬时死亡率等。表示个体在生存过程中,每单位时间死亡的危险度。一般用 $h(t)$ 表示,但在指数回归、Weibull 回归和 Cox 比例风险模型中风险函数常用 $\lambda(t)$ 表示。实际计算时,按下式估计:

$$h(t) = \frac{\text{死于区间}(t, t+\Delta t) \text{的病人数}}{\text{在 } t \text{ 刻尚存的病人数} \times \Delta t} \tag{7.2}$$

图 7.5 示意了几种常见的风险函数随时间的变化。

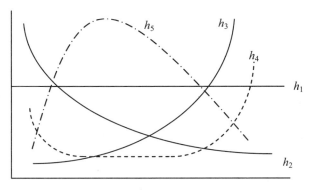

图 7.5 常见风险函数示意

a)h_1 是一种稳定的风险率,与时间无关。如 20～30 岁的人,其死亡风险稳定在一个很低的水平。

b)h_2 是一随时间而减少的风险率。如交通意外受伤的人,在手术成功之后的死亡风险是越来越小。

c)h_3 是一随时间而增加的风险率。如治疗无好转的肿瘤患者,其死亡风险越来越大。

d)h_4 是一 U 型风险函数,又称"浴盆"曲线。开始时死亡风险较大,并逐渐减少,随后进入一稳定的较低的风险水平,但最后风险逐渐加大。如人类的一生所经受的死亡风险就是这样一种情况。婴幼儿时期风险较大,青壮年时期风险很低,进入老年后风险增加。很多电子产品的失效率也具有这种形式。

e)h_5 是一山峰形风险函数。开始时逐渐加大,到最大风险后逐渐降低。如结核病人,开始时风险增高,治疗后逐渐下降。

生存分析的一个重要内容就是估计风险函数,研究风险函数与危险因素之间的关系。

(4) 风险比(hazard ratio)

风险比是指同一时点两组的风险函数之比,这个比即为相对危险度。

$$风险比 = \frac{第一组个体的\ h_1(t)}{第二组个体的\ h_2(t)} \tag{7.3}$$

如果风险比与时间无关,即任何时刻,两组的风险比值是相等的,则称为比例风险(proportional hazard,PH),否则称为非比例风险或时间依赖的(time-dependent)。见图 7.6。图(a)和图(c)情形,两风险函数为等比例的;图(b)和图(d)情形,两风险函数为平行的而非等比例的。

对生存资料的分析,多数教科书上介绍的是非参数法。最常用的生存率的估计是乘积－极限法(product-limit,PL),该法是 Kaplan 和 Meier 于 1958 年首先提出,故又称 Kaplan-Meier 法。此法系利用条件概率乘法原理来估计生存率。如表 7.2 给出了例 7.2 中三期肿瘤患者的生存率估计值 $S(t)$。

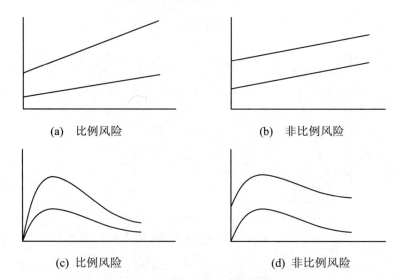

(a) 比例风险   (b) 非比例风险

(c) 比例风险   (d) 非比例风险

图 7.6　比例风险与非比例风险示意

表 7.2　例 7.2 资料三期肿瘤患者生存率的 Kaplan-Meier 估计

患者编号	生存时间 t	终检 d	生存率 $S(t)$	标准误 $SE[S(t)]$
1	6	1	0.9474	0.051228
2	19	1	0.8947	0.070406
3	32	1	0.8421	0.083655
4	42	1	0.7368	0.101023
5	42	1	0.7368	0.101023
6	43	0	0.7368	0.101023
7	94	1	0.6802	0.107988
8	126	0	0.6802	0.107988
9	169	0	0.6802	0.107988
10	207	1	0.6121	0.116659
11	211	0	0.6121	0.116659
12	227	0	0.6121	0.116659
13	253	1	0.5247	0.128661
14	255	0	0.5247	0.128661
15	270	0	0.5247	0.128661
16	310	0	0.5247	0.128661
17	316	0	0.5247	0.128661
18	335	0	0.5247	0.128661
19	346	0	0.5247	0.128661

以估计生存率 $S(t)$ 为纵坐标,以时间 t 为横坐标,所得阶梯图称为 Kaplan-Meier 曲线。理论上,生存率的变化是连续的。Kaplan-Meier 方法从非参数的角度反映了生存率随时间的变化规律,因而生存率的变化趋势是阶梯形的。图 7.7 给出了例 7.2 中两组资料的 Kaplan-Meier 估计的生存曲线。

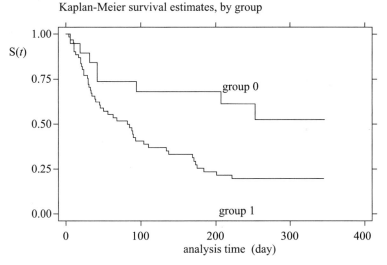

图 7.7　例 7.2 资料两组患者的生存率估计（Kaplan-Meier 估计）

生存率的标准误一般用 Greenwood 法。两组生存资料的比较用 log-rank 检验，Wil-coxon 检验或 Gehan 记分检验。这些方法在统计学的一般教科书中已有介绍，不赘。

7.3　指数模型

指数分布（exponential distribution）是历史上第一个寿命分布模型，在生存分析中占据重要的地位，它在寿命研究方面所起的作用，与正态分布在统计学其他研究领域的地位相当。

人们常常把指数分布作为纯粹随机死亡模型来处理。它作为唯一"无记忆性的分布"而著名。所谓"无记忆"，即在任意时刻，一个尚存活的研究对象所面临的死亡风险是常数，这样，他的期望寿命总是相等的，不管他已存活了多久，也即对年龄是无记忆的。虽然许多生存数据不能完全用指数分布模型描述，但是对指数分布的理解，将有助于对更一般情况的理解。

7.3.1　指数分布模型

设数据来自指数分布，其概率密度函数为：

$$f(t) = \begin{cases} \lambda e^{-\lambda t}, & t \geqslant 0, \quad \lambda > 0 \\ 0, & t < 0 \end{cases} \tag{7.4}$$

分布函数为：

$$F(t) = 1 - e^{-\lambda t}, \qquad t \geqslant 0 \tag{7.5}$$

于是其生存函数 $S(t)$ 及风险函数 $h(t)$ 可表示为：

$$S(t) = 1 - F(t) = e^{-\lambda t} \tag{7.6}$$

$$h(t) = f(t)/S(t) = \lambda \tag{7.7}$$

$\lambda > 0, t \geqslant 0$。$\lambda$ 为指数分布的危险率，称为刻度参数或尺度参数（scale parameter），

其大小决定了生存时间的长短,危险率越大,生存率下降越快;危险率越小,生存时间越长。在指数分布模型中,λ 是常数,与时间 t 无关。在指数回归模型中,λ 与患者的暴露因素有关,病人暴露在危险因素中,生存时间就短;暴露在保护因素中,生存时间就长。因此,λ 是与暴露因素有关的一个指标。在产品的寿命分析中,λ 称为负荷(load),显然负荷越大,寿命越短;负荷越小,寿命越长。图 7.8 示意了不同尺度参数时,服从指数分布的资料之生存率的变化规律。

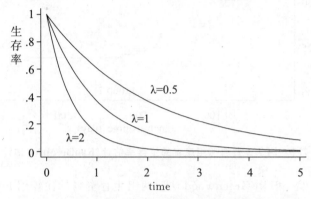

图 7.8　不同 λ 时指数分布生存率的变化规律

7.3.2　指数分布模型的参数估计

人们用不变的危险率 λ 来刻画指数分布的特征,λ 为指数分布模型中唯一的参数,其极大似然估计为:

$$\hat{\lambda} = \frac{r}{\sum\limits_{i=1}^{n} t_i} = \frac{r}{T} \tag{7.8}$$

其中,n 为样本含量;t_i 为每个观察对象的生存时间,$i=1,2,\cdots n$,包括完全数据和截尾数据;r 为数据中完全数据的个数。λ 的方差估计为:

$$\mathrm{Var}(\hat{\lambda}) = \frac{r}{T^2} \tag{7.9}$$

当样本含量较大时,可用近似正态法估计 λ 的可信区间。

平均寿命及其标准误为:

$$\bar{t} = \frac{1}{\hat{\lambda}}, \quad \mathrm{Var}(\bar{t}) = \frac{1}{\hat{\lambda}^2 r} \tag{7.10}$$

7.3.3　两个指数分布模型的比较

设有两组生存资料,各有 n_1 个个体和 n_2 个个体,分别有 r_1 个和 r_2 个完全数据,n_1-r_1 个和 n_2-r_2 个截尾数据。两组个体生存时间(包括截尾的和非截尾的)之和分别为:

$$T_1 = \sum_{i=1}^{n_1} t_{i1}, \quad T_2 = \sum_{i=1}^{n_2} t_{i2} \, \circ$$

如果指数分布的尺度参数相同,则两组生存率亦相同。从而,两组生存率的比较就等价于尺度参数的比较。两组服从指数分布的生存时间的比较常用 Cox 的 F 检验和似然比检验。

(1) Cox 的 F 检验

$H_0: \lambda_1 = \lambda_2$（两组患者的风险函数相同，即生存率相同）；

$H_1: \lambda_1 \neq \lambda_2$（两组患者的风险函数不同，即生存率不相同）。

Cox 提出，$\lambda_1 = \lambda_2$ 的检验可用 $\lambda_1 / \lambda_2 = 1$ 的检验来代替。且：

$$F = \frac{\bar{t}_1}{\bar{t}_2} \sim F_{(2r_1, 2r_2)} \tag{7.11}$$

这里，r_1, r_2 是两组的非截尾数据的个数，$\bar{t}_1 = \dfrac{T_1}{r_1}, \bar{t}_2 = \dfrac{T_2}{r_2}$。按自由度为 $2r_1, 2r_2$ 的 F 界值作出决策。

类似地，可用 $F = K \dfrac{\bar{t}_1}{\bar{t}_2} \sim F_{(2r_1, 2r_2)}$ 来检验两组的风险比 λ_1 / λ_2，即相对危险度是否为 K（K 为一已知的常数）。

(2) 似然比检验

$H_0: \lambda_1 = \lambda_2$（两组患者的生存率是相同的）；

$H_1: \lambda_1 \neq \lambda_2$（两组患者的生存率不相同）。

因 λ_1, λ_2 的极大似然估计分别为：

$$\lambda_1 = \frac{r_1}{T_1}, \quad \lambda_2 = \frac{r_2}{T_2}$$

又根据两样本的合并样本得到合并的尺度参数的估计为：

$$\lambda_c = \frac{r_1 + r_2}{T_1 + T_2}$$

构造似然函数：

$$L(\lambda_1, \lambda_2) = \lambda_1^{r_1} \lambda_2^{r_2} \exp[-\lambda_1 T_1 - \lambda_2 T_2] = \lambda_1^{r_1} \lambda_2^{r_2} \exp[-(r_1 + r_2)]$$

$$L(\lambda_C) = \lambda_C^{r_1 + r_2} \exp[-\lambda_C (T_1 + T_2)] = \lambda_C^{r_1 + r_2} \exp[-(r_1 + r_2)]$$

则似然比为：

$$\Lambda = \frac{L(\lambda_C)}{L(\lambda_1, \lambda_2)} = \frac{\lambda_C^{r_1 + r_2}}{\lambda_1^{r_1} \lambda_2^{r_2}} \tag{7.12}$$

相应的对数似然函数为：

$$l(\lambda_1, \lambda_2) = \log[L(\lambda_1, \lambda_2)] = r_1 \log \lambda_1 + r_2 \log \lambda_2 - (r_1 + r_2)$$

$$l(\lambda_C) = \log[L(\lambda_C)] = (r_1 + r_2) \log(\lambda_C) - (r_1 + r_2)$$

如果 H_0 成立，则似然比统计量：

$$G = -2 \log \Lambda = -2[l(\lambda_C) - l(\lambda_1, \lambda_2)] \sim \chi^2_{1,\alpha}$$

即

$$G = -2 \times [(r_1 + r_2) \log \lambda_C - r_1 \log \lambda_1 - r_2 \log \lambda_2] \sim \chi^2_{1,\alpha} \tag{7.13}$$

按自由度为 1 的 χ^2 界值作出决策。

例 7.3 对例 7.2 资料中的三期和四期肿瘤患者的生存时间进行分析和比较。

对三期肿瘤患者，$n_1 = 19, r_1 = 8, T_1 = \sum_{i=1}^{n} t_i = 3303$（天）。得尺度参数的估计值为：

$$\hat{\lambda}_1 = \frac{8}{3303} = 0.002422$$

由(7.4)式得：

$$S_1(t) = e^{-0.002422t}$$

同理，对四期肿瘤患者，$\hat{\lambda}_2 = 0.007171$，$S_2(t) = e^{-0.007171t}$。

因 $\lambda_2 > \lambda_1$，即四期肿瘤患者的死亡风险比三期者大，故同一时间四期肿瘤患者的生存率低。图 7.9 示意了两组肿瘤病人的生存率随时间的延长呈指数下降的趋势，下降速度分别为 0.2422%/天和 0.7171%/天。

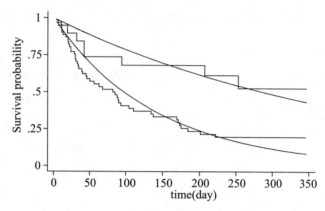

图 7.9　例 7.2 资料的指数分布模型拟合

对该资料有：

$$n_1 = 19，\quad r_1 = 8，\quad T_1 = 3303，\quad \bar{t}_1 = 412.8750$$
$$n_2 = 61，\quad r_2 = 46，\quad T_2 = 6415，\quad \bar{t}_2 = 139.4565$$
$$\lambda_1 = 0.002422，\quad \lambda_2 = 0.007171，\quad \lambda_C = 0.005557$$

用 F 检验：

$$F = \frac{412.8750}{139.4565} = 2.9606，\quad v_1 = 16，\quad v_2 = 132，\quad P = 0.0003$$

用似然比检验有：

$$G = 10.171342，\quad v = 1，\quad P = 0.0014$$

故两种检验均认为三期病人比四期病人的生存时间长。

Lee 等人的 Monte Carlo 研究表明，当样本来自指数分布时，不管有无截尾数据，F 检验的检验效能比似然比检验和非参数方法（log-rank 检验，Gehan 记分检验，Wilcoxon 检验等）的效能高。

7.3.4　指数回归模型

在疾病的影响因素研究中，患者的生存情况总是和其他的某些指标以及病情的某些特征紧密相关的，因此，在考虑某一因素对病人生存时间的影响时，还必须考虑其他影响因素或协变量（covariates）的影响，并对其作用大小进行分析，从而查明各种因素是如何影响生存率的。在存在危险因素的影响时，生存函数 $S(t)$ 及风险函数 $h(t)$ 均受其影响。

在指数回归模型中，设 $x_1, x_2, \cdots, x_p$ 为影响因素，如果生存时间服从指数分布，则参

数 λ 与各因素间的关系可用如下回归方程表示：

$$\ln\lambda = \alpha + \beta_1 x_1 + \beta_2 x_2 + \cdots + \beta_p x_p \qquad (7.14)$$

式中，α 为常数项，表示无任何因素影响时（$x_1=0, x_2=0, \cdots, x_p=0$）的基线（baseline）风险之对数。$\beta_i$ 表示在控制其他影响因素时，变量 x_i 每改变一个单位所引起的风险函数 λ 之对数值的改变量。这与线性多重回归模型系数的解释类似。

风险函数为：

$$h(t) = \lambda = exp(\alpha + \beta_1 x_1 + \beta_2 x_2 + \cdots + \beta_p x_p) \qquad (7.15)$$

基线风险为：

$$h_0(t) = \lambda_0 = e^{\alpha}$$

表示其余因素都"不存在"的情况下的风险。

相应的 t 时刻的生存率为：

$$S(t) = \exp[-t \cdot \exp(\alpha + \beta_1 x_1 + \beta_2 x_2 + \cdots + \beta_p x_p)] \qquad (7.16)$$

指数回归中参数的估计用极大似然法。通常用 Newton-Raphson 迭代法求解（见附录 A.3.5）。建模策略与 logistic 回归的建模策略相似。

例 7.4 在例 7.2 中，定义分组变量 GROUP：

$$GROUP = \begin{cases} 0, & 三期瘤患者 \\ 1, & 四期瘤患者 \end{cases}$$

建立 λ 与 GROUP 间的指数回归关系，得：

表 7.3 例 7.2 资料的指数回归

变量	系数	标准误	z	P	95%CI	
GROUP	1.085392	0.3830654	2.833	0.005	−1.836186	−0.3345975
常数项	−6.023145	0.3535534	−17.036	0.000	5.330193	6.716097

（1）模型的检验

模型的检验用似然比检验。

$\chi^2 = 2$（模型的对数似然函数值−只包含常数项的模型的对数似然函数值）$\sim \chi^2$

$$(7.17)$$

自由度＝模型中的参数个数−1

本例，模型的对数似然函数值＝−123.81418

只包含常数项的模型的对数似然函数值＝−128.90095

$$\chi^2 = 2(-123.81418 + 128.90095) = 10.1735$$

$$v = 1, \quad P = 0.0014$$

故可认为所建模型是成立的。

$$\ln\lambda = -6.023145 + 1.085392 GROUP$$

从而，风险函数为：

$$\lambda = \exp(-6.023145 + 1.085392 GROUP)$$

生存函数为：

$$S(t) = \exp[-t \cdot \exp(-6.023145 + 1.085392 GROUP)]$$

（2）变量的 Wald 检验

模型中变量的检验可用 Wald 检验：

$$z = \frac{\beta_i}{s_{\beta_i}} \sim N(0,1) \qquad (7.18)$$

本例对变量 GROUP 有：

$$z = 1.085392/0.3830654 = 2.833, \quad P = 0.0046$$

因此，可认为变量 GROUP 是有统计学意义的。意即，四期病人的死亡风险比三期病人的死亡风险大。

（3）变量的似然比检验

变量的检验还可用似然比检验。

$$\chi^2 = 2(\text{全模型的对数似然函数值} - \text{不包含检验变量的模型的对数似然函数值}) \sim \chi^2 \qquad (7.19)$$

自由度＝被检验变量的自由度

本例，模型中只包含一个变量，"全模型"是指包含常数项与 GROUP 在内的模型；"不包含检验变量的模型"是指只有常数项的模型。因此，本例 GROUP 的检验与模型的检验等价。

根据模型估计得三期肿瘤患者的风险为：

$$\hat{\lambda}_1 = e^{-6.023145} = 0.002422$$

四期肿瘤患者的风险为：

$$\hat{\lambda}_2 = e^{-6.023145+1.085392} = 0.007171$$

与例 7.3 中所得结果相同。进一步求得四期病人与三期病人在时刻 t 的死亡风险比为：

$$RR = \frac{h(t \mid \text{GROUP}=1)}{h(t \mid \text{GROUP}=0)} = \frac{e^{(-6.023145+1.085392)}}{e^{-6.023145}} = e^{1.085392} = 2.96$$

即在任意时刻 t，四期病人的死亡风险是三期病人的 2.96 倍。因这里估计的模型中 RR 与时间无关，故所得模型为比例风险模型（proportional hazard model）。

例 7.5 为比较两种化学疗法对延长肺癌患者存活时间的效果，观察了 40 例不同类型的病人，同时记录了患者的年龄 X_1（岁），和自确诊到进入研究的时间 X_2（月）。$time$ 是生存时间（天），$censor$ 为截尾变量。

表 7.4　40 例肺癌患者的存活时间

编号	$time$	$censor$	$Treat$	X_1	X_2	$type$	编号	$time$	$censor$	$Treat$	X_1	X_2	$type$
1	411	1	标准疗法	64	5	鳞状	21	100	1	标准疗法	37	13	大型
2	126	1	标准疗法	63	9	鳞状	22	999	1	试验疗法	54	12	鳞状
3	118	1	标准疗法	65	11	鳞状	23	231	0	试验疗法	52	8	鳞状
4	92	1	标准疗法	69	10	鳞状	24	991	1	试验疗法	50	7	鳞状
5	8	1	标准疗法	63	58	鳞状	25	1	1	试验疗法	65	21	鳞状
6	25	0	标准疗法	48	9	鳞状	26	201	1	试验疗法	52	28	鳞状
7	11	1	标准疗法	48	11	鳞状	27	44	1	试验疗法	70	13	鳞状
8	54	1	标准疗法	63	4	小型	28	15	1	试验疗法	40	13	鳞状
9	153	1	标准疗法	63	14	小型	29	103	0	试验疗法	36	22	小型

续表

编号	time	Censor	Treat	X_1	X_2	type	编号	time	Censor	Treat	X_1	X_2	type
10	16	1	标准疗法	53	4	小型	30	2	1	试验疗法	44	36	小型
11	56	1	标准疗法	43	12	小型	31	20	1	试验疗法	54	9	小型
12	21	1	标准疗法	55	2	小型	32	51	1	试验疗法	59	87	小型
13	287	1	标准疗法	66	25	小型	33	18	1	试验疗法	69	5	腺状
14	10	1	标准疗法	67	23	小型	34	90	1	试验疗法	50	22	腺状
15	8	1	标准疗法	61	19	腺状	35	84	1	试验疗法	62	4	腺状
16	12	1	标准疗法	63	4	腺状	36	164	1	试验疗法	68	15	大型
17	177	1	标准疗法	66	16	大型	37	19	1	试验疗法	39	4	大型
18	12	1	标准疗法	68	12	大型	38	43	1	试验疗法	49	11	大型
19	200	1	标准疗法	41	12	大型	39	340	1	试验疗法	64	10	大型
20	250	1	标准疗法	53	8	大型	40	231	1	试验疗法	67	18	大型

资料来源:JF Lawless(茆诗松等译)寿命数据中的统计模型与方法,中国统计出版社,1999,7 页

先将指标量化,对治疗方法:$Treat=0$ 表示标准疗法,$Treat=1$ 表示试验疗法。对肿瘤类型 $type$ 产生哑变量:

	$type1$	$type2$	$type3$	$type4$
鳞状	1	0	0	0
小型	0	1	0	0
腺状	0	0	1	0
大型	0	0	0	1

作单因素分析。结果见表 7.5。

表 7.5 例 7.5 资料的单因素分析

模型	变量	系数	标准误	z	P	似然比 χ^2	P
1	$Treat$	0.69235	0.32988	2.099	0.036	4.40	0.0359
2	X_1	-0.01738	0.02022	-0.860	0.390	0.75	0.3853
3	X_2	-0.02110	0.01012	-2.085	0.037	3.05	0.0805
4*	$type2$	-1.26086	0.42817	-2.945	0.003 ⎫		
	$type3$	-1.86141	0.53229	-3.497	0.000 ⎬ 14.25		0.0026
		-0.57420	0.42817	-1.341	0.180 ⎭		

* 注:模型 4 中以 $type1$ 作为对比。

单因素分析表明,治疗方法及肿瘤类型对生存时间有影响。因为自变量不多,可以不用逐步回归。直接对所有变量建立多重指数回归,结果见表 7.6。

表 7.6　例 7.5 资料的多因素分析

变　量	系数	标准误	z	P	95％CI
$Treat$	0.73170	0.40060	1.827	0.068	$-0.05346 \sim 1.51685$
X_1	-0.00040	0.01914	-0.021	0.983	$-0.03792 \sim 0.03712$
X_2	-0.01843	0.01344	-1.371	0.170	$-0.04478 \sim 0.00792$
$type2$	-0.64388	0.53378	-1.206	0.228	$-1.69008 \sim 0.40231$
$type3$	-1.94627	0.53852	-3.614	0.000	$-3.00175 \sim -0.89079$
$type4$	-0.34614	0.44540	-0.777	0.437	$-1.21910 \sim 0.52683$
常数项	5.31718	1.18487	4.488	0.000	$2.99489 \sim 7.63948$

多因素分析表明,若按 0.05 水准,治疗方法无统计学意义。其余变量相应的 P 值也有所提高。但没有检出共线性和异常值,从而可认为导致这种现象的原因是,一方面试验治疗对生存时间的改善不大,另一方面样本含量太少。要得到可靠的结果,需改进试验方案,扩大样本含量。在进一步研究时,肿瘤类型和确诊至进入研究的时间仍然是要考虑的重要因素。

注意,这里肿瘤类型是以"鳞状"($type=1$)作为对比的,因此,$type3$ 有统计学意义表示"腺状"($type=3$)与"鳞状"比有统计学意义;$type2$、$type4$ 无统计学意义,表示"小型","大型"($type=2$)与"鳞状"($type=4$)比没有统计学意义。

要将"小型"与其他类型比较,可以"小型"作为对比,建立方程。即模型中包含 $type1$,$type3$,$type4$,而不包含 $type2$。余类同。

亦可利用极大似然求解中的信息矩阵的逆矩阵中元素,对不同类型的肿瘤作记分检验。

7.4　Weibull 模型

Weibull 分布也是生存分析的理论基础,它是瑞典数学家 Waloddi Weibull 于 1939 年首先提出的。指数分布是 Weibull 分布的特例,故 Weibull 分布在应用上比指数分布更广泛。

7.4.1　Weibull 分布模型

设数据来自 Weibull 分布,则生存函数 $S(t)$ 及风险函数 $h(t)$ 可表示为:

$$S(t) = e^{-\lambda t^m} \tag{7.20}$$

$$h(t) = m\lambda t^{m-1} \tag{7.21}$$

Weibull 分布中有两个参数,$m > 0$ 为形状参数(shape parameter),它决定了生存时间分布的形状,m 越小,分布越偏,当 $m = 3.57$ 时,分布近似为正态分布。形状参数往往与死亡机理相联系,如将 m 分为三类,即 $m < 1$,$m = 1$ 和 $m > 1$。以"发病"到"死亡"为例,$m < 1$ 时,表示"早夭现象",即多数病人在发病后不久就死亡,少数病人生存时间较长,死亡风险随时间延长逐渐减弱;$m = 1$ 表示"随机死亡现象",即病人相继死亡的时间是随机的,服从指数分布,死亡风险为常数,不随时间的变化而变化;$m > 1$ 表示"老化现象",即早期死亡的病人较少,随时间的延长,死亡人数才逐渐增多,死亡风险随时间延长逐渐增强。λ > 0,其意义与指数回归模型相同。图 7.10 给出了 $\lambda = 0.5$ 时,不同 m 的 Weibull 分布生存率的变化规律。

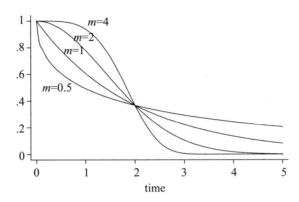

图 7.10　$\lambda = 0.5$ 时,不同 m 的 Weibull 分布生存率的变化规律

显然,$m = 1$ 时,Weibull 回归退化为指数回归。

在已知 λ 和 m 时,平均寿命为:

$$\bar{t} = \left(\frac{1}{\lambda}\right)^{\frac{1}{m}} \Gamma\left(\frac{1}{m} + 1\right) \tag{7.22}$$

其方差为:

$$\mathrm{Var}(t) = \frac{1}{\lambda^2}\left[\Gamma\left(\frac{2}{m} + 1\right) - \Gamma^2\left(\frac{1}{m} + 1\right)\right] \tag{7.23}$$

这里,$\Gamma(\cdot)$ 为 Gamma 函数[①]。

中位生存时间为:

$$t_M = \left(\frac{1}{\lambda}\ln 2\right)^{1/m} = \left(\frac{0.6931}{\lambda}\right)^{1/m} \tag{7.24}$$

7.4.2　Weibull 分布模型的参数估计

Weibull 分布模型中有两个参数,即危险率 λ 和形状参数 m。Weibull 分布参数的估计需用极大似然估计。这里介绍一个近似估计。

由(7.20)可知,对等式两边取自然对数,有:

---

① Gamma 函数的定义如下:

$\Gamma(z) = \int_0^\infty u^{z-1}e^{-u}du$

Gamma 函数具有如下递推公式:

$\Gamma(z + 1) = z\Gamma(z)$,$\Gamma(1/2) = \sqrt{\pi}$,

当 z 是正整数时,有:

$\Gamma(z + 1) = z!$

当 z 不是正整数时,可用下式近似计算:

$\ln\Gamma(z) = (z - \frac{1}{2})\ln z - z + \frac{1}{2}\ln(2\pi) + \frac{1}{2z} - \frac{1}{360z^3} + \frac{1}{1260z^5} - \cdots$

很多应用程序中提供了 gamma 函数的计算。

$$\ln S(t) = -\lambda t^{m}$$

因生存率 $S(t)$ 在 $0 \sim 1$ 之间，故其自然对数值为负，对上式取负再取自然对数，得：

$$\ln[-\ln S(t)] = \ln\lambda + m\ln t \tag{7.25}$$

视 $\ln[-\ln S(t)]$ 为因变量，$\ln t$ 为自变量，上式即化为一直线回归方程，用直线回归的方法估计出回归系数 m 和 $\ln\lambda$，从而可估计出 m 及 λ 的值。一般用 Kaplan-Meier 法估计的生存率代替 $S(t)$，并由此算得 $\ln[-\ln S(t)]$，再以时间之对数 $\ln t$ 为横坐标，以 $\ln[-\ln S(t)]$ 为纵坐标，绘制散点图，如散点图呈直线趋势，可初步判断该资料服从 Weibull 分布，可进一步拟合 Weibull 分布模型。用最小二乘法估计直线方程，求出 m 及 λ。

例 7.6 表 7.2 中已算得三期肿瘤患者的 $S(t)$，以 $\ln[-\ln S(t)]$ 为纵坐标，以时间之对数 $\ln t$ 为横坐标绘制散点图，由图 7.11 见，散点呈直线趋势，认为该资料可拟合 Weibull 分布，进一步估计直线方程，得：

$$\ln[-\ln S(t)] = -3.6240 + 0.5602\ln t$$

故 m 及 λ 的估计值为：

$$m_1 = 0.5602, \quad \lambda_1 = \exp(-3.6240) = 0.02667576$$

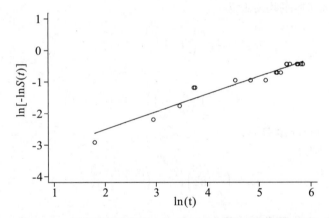

图 7.11　三期肿瘤患者的 $\ln[-\ln S(t)]$ 与 $\ln t$ 的散点图

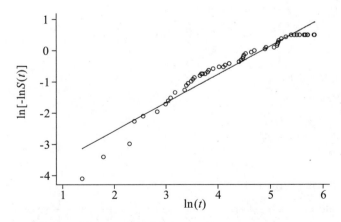

图 7.12　四期肿瘤患者的 $\ln[-\ln S(t)]$ 与 $\ln t$ 的散点图

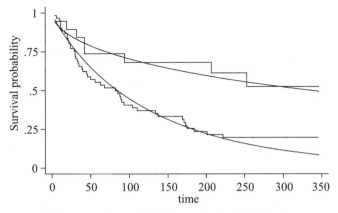

图 7.13 例 7.2 资料的 Weibull 分布模型拟合

估计生存率为：

$$S_1(t) = e^{-0.0267t^{0.5602}}$$

同理，对四期肿瘤患者有：

$$\ln[-\ln S(t)] = -4.3861 + 0.9058\ln t$$

$$m_2 = 0.9058, \quad \lambda_2 = \exp(-4.3861) = 0.01244919$$

$$S_2(t) = e^{-0.01245t^{0.9058}}$$

图 7.13 是三期和四期病人的 Kaplan-Meier 生存率估计和 Weibull 分布估计曲线。该资料拟合指数分布与拟合 Weibull 分布何者为优，需要作假设检验。

7.4.3 Weibull 回归模型

如资料服从 Weibull 分布，则可用 Weibull 回归模型对危险因素进行分析。在 Weibull 回归模型中，λ 与暴露因素间的关系亦假设为指数关系，即：

$$\ln\lambda = \alpha + \beta_1 x_1 + \beta_2 x_2 + \cdots + \beta_p x_p \tag{7.26}$$

式中 β_i 的意义同指数回归模型。在 Weibull 回归模型中，除要估计 β_i 外，还需估计形状参数 m。

相应的生存率为：

$$S(t) = \exp[-\exp(\alpha + \beta_1 x_1 + \beta_2 x_2 + \cdots + \beta_p x_p)t^m] \tag{7.27}$$

风险函数为：

$$h(t) = mt^{m-1}\exp(\alpha + \beta_1 x_1 + \beta_2 x_2 + \cdots + \beta_p x_p) \tag{7.28}$$

基线风险为：$h_0(t) = mt^{m-1}e^\alpha$。

参数估计用极大似然法（见附录 A.3.6）。模型的检验用似然比检验，模型中变量的检验一般用似然比检验，也可用 Wald 检验或记分检验。

式中 m 为形状参数，$m > 1$ 时风险率随时间递增；$m < 1$ 时风险率随时间递减；显然，当 $m = 1$ 时，风险不随时间变化，Weibull 回归就退化为指数回归。

7.4.4 Weibull 回归与指数回归的比较

一份资料是拟合 Weibull 回归好还是拟合指数回归好，可通过对 $m = 1$ 的检验进行比较。对 $m=1$ 的检验可用似然比检验，亦可用 Wald 检验。

（1）对 $m=1$ 作检验，如果总体的 $m=1$，则建立 Weibull 回归模型与建立指数回归模型相同。

$H_0: \ln m = 0, H_1: \ln m \neq 0$。

$$z = \frac{\ln m}{s_{\ln m}} \sim N(0,1) \qquad (7.28)$$

（2）作似然比检验。

通过比较 Weibull 模型的对数似然函数 $\ln L_W$ 与指数模型的对数似然函数 $\ln L_E$，用似然比检验。

$$G = 2(\ln L_W - \ln L_E) \sim \chi^2_{(1)} \qquad (7.29)$$

两个模型比较时，因两模型中的变量是一致的，此时 Weibull 回归模型比指数回归模型多了一个参数 m，故两模型比较的似然比 χ^2 检验自由度为 1。

例 7.7　在 17 年里追踪调查了 149 位糖尿病人，资料见表 7.7，其中有：

结局（1 表示死亡，0 表示截尾）

生存时间（stime，年）

随访开始时年龄（Age1，岁）

身体质量指标（BMI）

诊断出糖尿病时的年龄（Age0，岁）

吸烟状况（smk，0 表示不吸烟；1 表示曾吸烟；2 表示吸烟）

收缩压（SBP，mmHg）

舒张压（DBP，mmHg）

心电图读数（ECG：0 表示正常；1 表示可疑；2 表示异常）

病人是否有冠心病（CHD：0 表示无；1 表示有）

表 7.7　149 位糖尿病人的生存时间

编号	结局	stime	Age1	BMI	Age0	smk	SBP	DBP	ECG	CHD
1	0	12.4	44	34.2	41	0	132	96	0	0
2	0	12.4	49	32.6	48	2	130	72	0	0
3	0	9.6	49	22.0	35	2	108	58	0	1
4	0	7.2	47	37.9	45	0	128	76	1	1
5	0	14.1	43	42.2	42	2	142	80	0	0
6	0	14.1	47	33.1	44	0	156	94	0	0
7	0	12.4	50	36.5	48	0	140	86	1	1
8	0	14.2	36	38.5	33	2	144	88	0	0
9	0	12.4	50	41.5	47	1	134	78	0	1
10	0	14.5	49	34.1	45	0	102	68	0	0
11	0	12.4	50	39.5	48	2	142	84	0	0
12	0	10.8	54	42.9	43	0	128	74	0	0
13	1	10.9	42	29.8	36	2	156	86	0	0

续表

编号	结局	stime	Age1	BMI	Age0	smk	SBP	DBP	ECG	CHD
14	0	10.3	44	33.2	43	2	102	58	0	0
15	1	13.6	40	27.5	26	2	146	98	0	0
16	0	11.9	48	25.3	48	0	120	68	1	1
17	0	12.5	50	31.6	44	1	142	76	0	0
18	0	5.9	47	26.3	38	1	144	82	0	0
19	0	12.4	38	32.4	36	2	150	98	1	1
20	0	14.1	35	47.0	33	1	134	78	0	0
21	1	9.8	51	26.5	47	2	130	76	0	0
22	0	7.2	40	43.9	34	0	122	92	0	0
23	0	3.5	54	32.3	52	1	132	80	0	0
24	0	0.0	53	34.5	47	2	150	88	2	1
25	1	12.1	45	18.9	40	1	134	98	0	0
26	0	1.9	41	32.0	31	1	142	90	1	1
27	0	8.6	34	33.9	30	2	124	66	0	0
28	0	14.0	38	23.7	28	0	102	60	0	0
29	0	14.3	43	24.8	43	0	134	80	0	0
30	0	12.4	45	26.6	41	2	118	66	1	1
31	0	12.4	40	39.2	35	2	192	108	0	0
32	0	14.4	44	32.7	36	2	122	78	0	0
33	0	14.2	48	33.5	43	1	122	92	0	0
34	0	14.5	51	31.2	49	2	112	74	0	0
35	0	12.4	36	24.2	30	2	142	90	0	0
36	0	14.3	52	31.6	48	1	152	96	0	0
37	1	13.7	41	30.7	39	2	112	74	0	0
38	0	13.4	49	28.0	35	2	118	84	0	0
39	0	12.5	44	32.0	29	0	152	88	0	0
40	0	14.4	37	32.7	36	2	136	88	0	0
41	0	12.6	51	24.2	42	2	134	90	0	0
42	0	13.8	47	18.7	42	0	130	78	1	1
43	0	14.0	45	25.6	36	0	108	72	0	0
44	0	6.8	38	22.8	27	2	126	66	1	1
45	0	12.4	35	30.1	33	0	132	78	0	0
46	0	12.9	50	27.7	49	1	144	88	0	0
47	0	8.9	53	27.6	49	2	126	68	0	0
48	0	12.4	48	28.1	47	1	128	70	0	0
49	0	14.5	40	31.7	37	2	132	82	0	0
50	0	13.0	43	26.1	42	2	128	80	0	0

续表

编号	结局	stime	Age1	BMI	Age0	smk	SBP	DBP	ECG	CHD
51	0	13.4	54	30.8	54	1	142	80	1	1
52	0	10.6	52	36.9	50	1	132	80	1	1
53	0	13.9	69	24.2	63	1	148	78	0	0
54	0	16.9	38	27.5	26	2	170	100	0	0
55	0	3.6	50	27.3	44	1	140	90	0	0
56	0	10.2	64	30.1	58	0	138	76	1	1
57	0	15.7	44	36.1	41	0	112	78	0	0
58	0	12.0	38	43.1	39	2	140	78	0	0
59	1	6.7	62	34.6	58	0	138	78	2	1
60	0	11.6	47	39.0	45	0	130	82	0	0
61	1	2.0	78	28.7	77	0	178	86	1	1
62	0	10.2	49	28.2	43	2	158	80	0	0
63	0	3.6	63	25.1	46	1	168	88	2	1
64	0	15.4	71	26.0	59	0	146	88	0	0
65	0	11.3	51	32.0	49	2	128	76	0	0
66	0	10.3	59	28.1	57	1	132	76	0	1
67	0	5.8	50	26.1	49	1	154	80	0	0
68	1	8.0	66	45.3	49	0	154	92	0	0
69	0	14.6	42	30.0	41	1	122	80	0	0
70	0	11.4	40	35.7	36	2	144	76	1	1
71	0	7.2	67	28.1	61	0	178	96	0	0
72	0	5.5	86	32.9	61	0	162	60	0	0
73	0	11.1	52	37.6	46	1	142	80	0	0
74	0	16.5	42	43.4	37	0	120	76	0	0
75	0	10.9	60	25.4	60	0	124	64	0	0
76	0	2.5	75	49.7	57	1	174	82	1	1
77	1	10.8	81	35.2	81	0	142	88	0	0
78	0	4.7	60	37.3	39	0	160	78	0	0
79	1	5.5	60	26.0	42	0	122	68	2	1
80	0	4.5	63	21.8	60	2	162	98	0	1
81	0	9.0	62	18.2	43	0	132	72	1	1
82	0	6.8	57	34.1	41	2	116	60	2	1
83	1	3.6	71	25.6	54	1	152	84	2	1
84	0	12.1	58	35.1	45	0	144	68	1	1
85	0	8.1	42	32.5	28	1	98	68	2	1
86	0	11.1	45	44.1	40	0	138	76	0	1
87	1	7.0	66	29.7	59	1	138	78	0	0

续表

编号	结局	stime	Age1	BMI	Age0	smk	SBP	DBP	ECG	CHD
88	0	1.5	61	29.2	54	0	184	80	1	1
89	0	11.7	48	25.2	30	2	158	98	0	0
90	0	0.3	82	25.3	50	0	176	96	0	1
91	0	13.6	35	25.8	34	1	118	72	0	0
92	0	15.0	57	33.7	57	2	172	98	0	0
93	0	11.2	56	39.5	55	1	182	100	0	1
94	0	3.0	49	32.9	48	0	144	90	1	1
95	0	13.7	50	37.1	50	0	142	80	0	0
96	0	10.2	53	35.3	53	2	154	76	0	0
97	0	12.4	71	29.3	70	0	122	60	0	0
98	0	1.1	55	22.1	33	2	222	102	1	1
99	0	16.3	69	23.6	43	0	150	80	0	1
100	0	6.7	59	26.1	55	2	142	66	0	0
101	0	15.4	47	32.5	45	2	128	82	0	0
102	1	7.6	75	29.8	67	0	122	76	2	1
103	1	3.6	80	24.4	80	1	162	88	1	1
104	0	11.5	57	26.3	54	0	172	82	1	1
105	0	13.5	52	30.8	46	2	132	70	0	1
106	0	10.6	48	29.4	46	0	112	68	0	0
107	1	6.5	57	29.1	47	1	138	92	1	1
108	1	14.3	58	30.1	56	0	128	74	0	1
109	0	11.6	51	31.0	37	2	132	78	0	0
110	0	15.4	33	34.0	33	2	120	78	0	0
111	0	11.0	36	38.1	33	1	122	70	0	0
112	1	11.0	52	37.0	46	0	140	98	0	0
113	1	4.8	64	31.2	57	2	172	88	2	1
114	0	14.8	31	38.8	29	1	136	76	0	0
115	0	1.8	69	22.3	56	0	152	74	2	1
116	0	15.8	59	25.0	58	0	126	80	0	0
117	0	14.1	38	31.3	38	2	104	58	0	0
118	0	4.6	49	59.7	49	1	142	82	0	0
119	0	15.5	49	34.0	41	0	128	76	0	0
120	1	7.2	68	29.4	66	1	122	58	2	1
121	0	14.5	40	43.2	41	1	122	70	0	0
122	0	10.5	36	35.1	32	2	122	68	0	0
123	0	14.3	60	37.0	54	0	122	70	0	0
124	1	2.2	74	27.1	54	1	168	84	1	1

续表

编号	结局	stime	Age1	BMI	Age0	smk	SBP	DBP	ECG	CHD
125	0	5.0	61	27.6	51	0	162	82	0	0
126	0	12.4	54	25.2	51	0	116	76	0	0
127	0	1.1	35	25.8	34	2	126	82	0	0
128	0	15.4	46	32.2	42	2	180	98	0	0
129	0	14.3	40	41.6	41	2	132	98	0	0
130	0	15.6	53	39.8	52	0	150	88	0	0
131	1	12.5	66	26.6	54	1	106	70	0	1
132	0	12.3	61	33.3	55	0	154	88	0	0
133	0	14.8	41	27.7	38	1	122	76	0	0
134	0	10.2	64	26.6	51	2	130	68	0	0
135	0	12.3	41	25.0	38	2	120	58	0	0
136	0	10.3	46	54.3	45	1	144	86	0	0
137	0	8.5	80	29.4	79	1	134	60	0	1
138	0	10.2	63	33.1	60	1	148	80	1	1
139	1	10.0	72	27.3	68	1	170	78	2	1
140	0	7.3	41	36.9	33	0	160	92	1	1
141	1	15.3	52	40.2	36	0	154	96	0	0
142	0	14.0	53	32.7	48	2	124	76	1	1
143	0	15.8	61	33.2	57	1	130	70	0	0
144	0	11.4	53	41.4	47	1	156	78	0	0
145	1	5.5	75	35.8	66	0	162	78	0	0
146	0	11.0	40	34.0	38	2	132	76	0	0
147	0	7.3	61	19.9	37	0	120	60	1	1
148	1	10.6	62	30.6	49	0	160	86	1	1
149	0	10.5	49	30.8	47	1	146	86	0	0

资料来源：ET Lee(陈家鼎等译)生存数据的统计方法,中国统计出版社出版,1999,72页。

试识别与生存有关的因素。

首先进行单因素分析,并考察:(1) 分类变量是否要以哑变量的形式进入模型;(2) 自变量间的关系。

年龄变量,age0 为诊断时的年龄,age1 为随访开始时的年龄,结果表明,两变量均有统计学意义。但两个年龄的差即病程可能也是个重要的因素,因此,产生新变量 aged＝age1－age0。结果亦有统计学意义。

BMI 变量无统计学意义。

吸烟变量(smk)。有两种做法,其一,以原变量进入方程,其二,产生哑变量。因 smk ＝0 表示不吸烟,smk＝1 表示曾吸烟,smk＝2 表示现吸烟。建立哑变量：

$$Smk1 = \begin{cases} 1, & 曾吸烟 \\ 0, & 其\ 他 \end{cases} \qquad Smk2 = \begin{cases} 1, & 现吸烟 \\ 0, & 其\ 他 \end{cases}$$

因 smk 为等级变量,如果 lnλ 的变化在 smk 的三个等级上是线性的,则将 smk 以哑变量的形式进入方程,smk2 的系数应为 smk1 的 2 倍。

先以 smk 为自变量,建立一元 Weibull 回归模型,得 smk 的回归系数为 0.1714。再以 smk1 和 smk2 为自变量建立二元 Weibull 回归模型,得:smk1 的系数为 −0.0892,而 smk2 的系数为 0.4052,符号不同。因而 smk 需以哑变量形式进入模型。

表 7.8　例 7.7 资料的单因素 Weibull 回归

模型	变量	系数	标准误	似然比 χ^2	P
1	Age0	−0.0345945	0.008391	20.57	0.0000
2	Age1	−0.0422697	0.0088167	33.91	0.0000
3	Aged	−0.0363187	0.0147841	5.89	0.0152
4	BMI	0.0261522	0.0176265	2.44	0.1185
5	Smk	0.1714283	0.1247165	2.08	0.1491
6	Smk1	−0.0891805	0.2248583	3.84	0.1466
	Smk2	0.4052037	0.2789028		
7	SBP	−0.0120921	0.0052517	5.67	0.0172
8	DBP	−0.0128182	0.0098185	1.88	0.1759
9	SBP	−0.014914	0.0073183	5.98	0.0503
	DBP	0.0072484	0.0128951		
10	MBP	−0.015822	0.0083589	3.92	0.0477
11	ECG	−0.6187373	0.114626	27.21	0.0000
12	ECG1	−0.3982377	0.2024524	28.82	0.0000
	ECG2	−1.257798	0.2132239		
13	CHD	−0.6406448	0.2016669	11.11	0.0009

再考察收缩压(SBP)与舒张压(DBP)。对这两个变量一般有三种处理方法。其一,用原始数据,即以两个变量的测量值直接放入方程,但因这两个指标有一定相关,因而可能会出现回归系数异常的情况。本例 SBP 与 DBP 的相关系数为 0.6466,单独考虑每个变量时,系数均为负且近似相等(模型 7,8),而联合考虑时(模型 9)SBP 为负,DBP 为正。故该法不宜。其二,用平均血压(MBP),MBP=SBP/3+2/3DBP。其三,将测量值(数值变量)转化为正常与异常(分类变量)。这里采用第二种方案。

再考察变量 ECG。因 ECG=0 表示正常,1 表示可疑,2 表示不正常。建立哑变量:

$$ECG1=\begin{cases}1, & 可疑\\0, & 其他\end{cases} \qquad ECG2=\begin{cases}1, & 不正常\\0, & 其他\end{cases}$$

先以 ECG 为自变量建立一元 Weibull 模型,得 ECG 的系数为 −0.6187。再以 ECG1 和 ECG2 为自变量建立二元 Weibull 回归模型,得:ECG1 的系数为 −0.3982,ECG2 的系数为 −1.2578,ECG2 的系数为 ECG1 的 3.16 倍而不是 2 倍,因而,ECG 亦需以哑变量形式进入方程。

冠心病变量（CHD）有统计学意义。

综上所述，将 P 值小于 0.2 者均作为筛选的对象，放入方程进行逐步回归。即考察变量：BMI，Age1，Aged，Smk1，Smk2，MBP，ECG1，ECG2，CHD。剔选变量的 P 值取0.10。用前进法和后退法逐步筛选。结果，前进法和后退法筛选的变量相同。见表7.9。

表 7.9　例 7.7 资料的多因素 Weibull 回归

变量	系数	标准误	z	P	95% CI	
MBP	-0.01387	0.00704	-1.970	0.049	-0.02767	-0.00007
Age1	-0.03151	0.00830	-3.797	0.000	-0.04778	-0.01525
ECG1	-0.38479	0.19407	-1.983	0.047	-0.76515	-0.00443
ECG2	-0.81094	0.19911	-4.073	0.000	-1.20119	-0.42069
常数	6.38643	1.00609	6.348	0.000	4.41453	8.35833

模型的对数似然函数为：-45.276237。似然比检验为：

$$\chi^2 = 52.57, \quad v = 5, \quad P = 0.0000$$

但是，所筛选的变量中，CHD 没有进入模型，而单因素分析时 CHD 是有统计学意义的。为什么多因素分析时没有进入模型？考察 CHD 与其他变量间的关系，发现 CHD 与 ECG 有关。对无冠心病者，其 ECG 均正常；对有冠心病者，其 ECG 均为可疑或异常（见表7.10）。因而导致 CHD 与 ECG 不能同时进入方程。

表 7.10　例 7.7 资料中冠心病与 ECG 之关系

冠心病 CHD	ECG			合计
	正常	可疑	异常	
无	98	0	0	98
有	11	28	12	51
合计	109	28	12	149

考察是否能用 CHD 而不用 ECG 建立方程？对变量 BMI，Age1，Aged，Smk1，Smk2，MBP，CHD 进行筛选，结果 CHD，Age1，MBP 进入方程，与上述模型相比，除 ECG1 和 ECG2 外，其余变量未变。模型的似然函数为：-50.908889，模型的似然比检验为：

$$\chi^2 = 41.30, \quad v = 4, \quad P = 0.0000$$

因此，可以用 CHD 建立方程。

进一步考察，是否能用 CHD 代替 ECG 建立方程？回答是否定的。因为两模型的似然比检验为：

$$\chi^2 = 19.22, \quad v = 1, \quad P = 0.0000$$

考察变量间的可能的交互作用，未发现有交互作用。因此，得最后回归模型：

$\ln\lambda = -6.38643 + 0.01387 MBP + 0.03151 Age1 + 0.38479 ECG1 + 0.81094 ECG2$

$\ln m = 1.0132, s_{\ln m} = 0.1595$；刻度参数 $m = 2.754379$，标准误为 0.4395837。

进一步问,该资料建立 Weibull 模型与建立指数模型何者为优?

(1)对 $m=1$ 作检验,如果总体的 $m=1$,则建立 Weibull 模型与建立指数相同。 $H_0:\ln m=0,H_1:\ln m\neq0$。

$$z=\frac{\ln m}{s_{\ln m}}=\frac{1.0132}{0.1595}=6.352,P=0.000$$

(2)作似然比检验。

$$G=2(\ln L_W-\ln L_E)=2(-45.276237+58.969123)=27.3858$$
$$\nu=1,\quad P=0.0000$$

两种检验均显示,该资料拟合 Weibull 模型优于指数模型。

有了回归模型,就可以对影响因素的效应进行解释和分析。例如,根据上述拟合结果,当控制糖尿病患者的年龄、血压后,心电图读数可疑者的死亡风险是心电图正常者的 1.47 倍(95%CI:1.0044~2.1494);心电图读数异常者的死亡风险是心电图正常者的 2.25 倍(95%CI:1.5230~3.3241)。

7.5 Cox 比例风险模型

在指数回归与 Weibull 回归中都对基线风险作了假设。在指数回归中,基线风险为: $h_0(t)=\lambda_0=e^{\alpha}$,在 Weibull 回归中,基线风险为: $h_0(t)=mt^{m-1}e^{\alpha}$。但实际资料往往不符合这个条件,此时指数回归与 Weibull 回归就不适用了。英国统计学家 Cox(1972,1975)用偏似然原理巧妙地回避了求基线风险而解决估计回归系数 β_1,β_2,…,β_k 的问题,无需对基线风险作任何限制,相应的风险模型被称为 Cox 比例风险模型(Cox proportional hazards model),又称 Cox 回归。

Cox 比例风险模型的一般形式是:

$$\lambda(t)=\lambda_0(t)\exp(\beta_1x_1+\beta_2x_2+\cdots+\beta_px_p) \tag{7.20}$$

它表示时刻 t 暴露于危险因素状态$(x_1,x_2,\cdots,x_p)$的风险函数(即为前述 $h(t)$),其中 $\lambda_0(t)$ 为基线风险函数,表示危险因素状态处于$(0,0,\cdots,0)$的风险函数。一般 $\lambda_0(t)$ 不能由样本估计出,故 Cox 模型又称为半参数的(semi-parametric),但这并不影响各危险因素相对危险度的估计。

$$比值=\frac{\lambda(t\mid x_1,x_2,\cdots,x_p)}{\lambda(t\mid x_1',x_2',\cdots,x_p')} \tag{7.21}$$

表示时间为 t 时个体暴露于危险因素状态$(x_1,x_2,\cdots,x_p)$与暴露于危险因素状态$(x_1',x_2',\cdots,x_p')$下发病的风险比,又称相对危险度。

Cox 比例风险模型假设:在任何时刻风险的比值是不变的,即"等比例风险(proportional hazards)"。Cox 模型的另一等价形式为:

$$\ln\left[\frac{\lambda(t)}{\lambda_0(t)}\right]=\beta_1x_1+\beta_2x_2+\cdots+\beta_px_p \tag{7.22}$$

在 Cox 比例风险模型中:

① 当 $\lambda_0(t)=mt^{m-1}e^{\alpha}$ 时,有:

$$\lambda(t)=mt^{m-1}\exp(\alpha+\beta_1x_1+\beta_2x_2+\cdots+\beta_px_p)$$

即为 Weibull 回归模型；

② 当 $\lambda_0(t) = e^\alpha$ 时，有：

$$\lambda(t) = \exp(\alpha + \beta_1 x_1 + \beta_2 x_2 + \cdots + \beta_p x_p)$$

即为指数回归模型。

因此，指数回归和 Weibull 回归是 Cox 比例风险模型的特例。因为 Cox 比例风险模型未对基线风险作任何条件限制，因此自 Cox 比例风险模型被提出之后就得到了广泛应用，备受实际工作者，特别是流行病学研究工作者的青睐。

例 7.8　某临床试验为评价 A，B 两治疗方案对某病的治疗效果，A 组（group＝0）12人，B 组（group＝1）13人。病人分组后检验其肾功能（kidney），功能正常者记 0，不正常者记为 1；治疗后生存时间为 stime（天）；资料见表 7.11。问不同治疗方案及肾功能对病人的生存时间是否有影响？观察结果死亡时 censor＝1，否则 censor＝0。

表 7.11　25 例某病人用两种治疗方法的生存时间

编号 NO.	治疗方案 group	生存时间 stime	观察结果 censor	肾功能 kidney	编号 NO.	治疗方案 group	生存时间 stime	观察结果 censor	肾功能 kidney
1	0	8	1	1	13	1	180	1	0
2	0	852	0	0	14	1	632	1	0
3	0	52	1	1	15	1	2240	0	0
4	0	220	1	0	16	1	195	1	0
5	0	63	1	1	17	1	76	1	0
6	0	8	1	0	18	1	70	1	0
7	0	1976	0	0	19	1	13	1	1
8	0	1296	0	0	20	1	23	1	1
9	0	1460	0	0	21	1	1296	1	0
10	0	63	1	1	22	1	210	1	0
11	0	1328	0	0	23	1	700	1	0
12	0	365	0	0	24	1	18	1	1
					25	1	1990	0	0

这里，治疗方案（group）是研究因素，而肾功能（kidney）是混杂因素。所得 Cox 比例风险模型如下：

表 7.12　例 7.8 资料的 Cox 回归模型

变　量	系　数	标准误	z 值	P
group	1.243078	0.599318	2.074	0.038
kidney	4.105455	1.164533	3.525	0.002

由此即得 Cox 比例风险函数：

$$\lambda(t) = \lambda_0(t)\exp(1.243 group + 4.105 kidney)$$

由模型不难求得：

①肾功能正常者接受 B 治疗方案比接受 A 治疗方案在某时刻死亡的相对危险度为：

$$RR = \frac{\lambda(t \mid group=1, kidney=0)}{\lambda(t \mid group=0, kidney=0)} = 3.466$$

②肾功能不正常者接受 B 治疗方案比接受 A 治疗方案在某时刻死亡的相对危险度为：

$$RR = \frac{\lambda(t \mid group=1, kidney=1)}{\lambda(t \mid group=0, kidney=1)} = 3.466$$

③肾功能不正常者接受 B 治疗方案,比肾功能正常者接受 A 治疗方案在某时刻死亡的相对危险度为：

$$RR = \frac{\lambda(t \mid group=1, kidney=1)}{\lambda(t \mid group=0, kidney=0)} = 210.300$$

在上述 Cox 模型的建立中,并没有估计基线风险;在危险因素的危险度分析中,亦没有涉及到基线风险。所估计的风险比值与时间无关。

7.6 生存分析的正确应用

比例风险模型的应用条件

应用比例风险模型时,需验证"等比例条件"是否成立。所谓等比例风险是指在协变量的不同的状态下相比,病人的风险在不同时间是常数。例如,在研究的十年中,糖尿病人心脏病发作的可能性是非糖尿病人的 3 倍,无论是在研究的第一年,还是在第二年……。

验证等比例风险有很多方法。一个简单的方法,是绘制协变量不同水平时的 Kaplan-Meier 曲线,如果曲线相交,则等比例风险不成立。

例如,Appelnaum 等比较骨髓移植和化疗对非淋巴细胞白血病患者的生存率的影响,骨髓移植组的患者在第一年容易死亡,但之后其死亡风险低于化疗组患者。

另一种方法,是直接绘制协变量不同水平时 log(-log(生存率))与时间的趋势图,如几条线是平行的,则等比例风险成立。

上述两种方法是图示法,他们比较直观。第三种方法也许是最好的、最方便的方法。就是在模型中增加协变量与时间 t 或 $\ln(t)$ 的交互作用项,考察该交互作用项是否有统计学意义。如果有统计学意义则说明等比例风险条件不成立;如果无统计学意义,则说明等比例风险条件成立。此时,亦需考虑协变量与时间的适宜尺度。

分析中,需要对每个协变量进行考察。

当等比例风险条件不成立时,可以引入时间变量,建立非比例风险模型,并对这种现象进行解释。

生存分析模型的建模策略

随访研究资料生存分析模型的建模策略,与多重线性回归、logistic 回归模型的建模策略是类似的。先对每个变量进行单因素分析,再对相联系的变量进行部分多因素分析,并探讨变量进入模型的适宜形式,最后进行多因素的逐步建模。建模过程中,既要考虑变量的统计学意义，又要考虑其实际意义。

样本量

在估计随访研究所需样本量时，除了一般的考虑（I、II 型误差，抽样误差，和容许误差），还需考虑个体的生存分布及截尾情况，包括截尾率和截尾时间。截尾率愈高，或截尾时间愈早，则所需样本量愈多。

设个体进入研究的时间分布为$[0,T]$上的均匀分布，则两个服从指数分布的生存率的比较，各组所需样本量的估计可用下列公式：

$$n = \frac{(u_{\alpha/2} + u_{\beta})^2 [\phi(\lambda_1) + \phi(\lambda_2)]}{(\lambda_1 - \lambda_2)^2}$$

其中，$\phi(\lambda) = \dfrac{\lambda^3 T}{\lambda T - e^{-\lambda T} - 1}$ ，λ_1 和 λ_2 是指数分布的参数。

基于 log-rank 检验和 Cox 比例风险模型的样本量估计，请参见陈平雁的系列文章。

另一个经验方法，与应用二类结果的 logistic 回归相似，以某一感兴趣的时间点（一般是中位生存时间附近）的生存情况来估计样本量，每个自变量至少需要 10 个结局。

时依协变量（time-dependent covariates）

随访研究中，最重要的莫过于时间了。在 Cox 比例风险模型中，假设风险比与时间无关。但是实际工作中有些变量本身就与时间有关，有些变量虽与时间无关，但它对死亡风险的影响却是随时间而变化的。

在上述指数回归、Weibull 回归和 Cox 回归模型中，随时间而改变的协变量称为时依协变量（time dependent covariates）。主要分为两类：外在时依协变量（external time-dependent covariates），和内在时依协变量（internal time-dependent covariates）。

所谓外在时依协变量是指变量的取值不随时间的改变而改变，但其效应（RR）随时间而改变的协变量。例如，有人研究 1945 年后日本妇女乳腺癌的发生率，设 t 表示自 1945 年后的随访时间（年），X_E 为协变量，$X_E = 1$ 表示暴露过原子弹辐射，$X_E = 0$ 表示未暴露过，拟合的 Cox 模型为：

$$\lambda(t) = \lambda_0(t) e^{1.05 X_E - 0.05 X_E t}$$

根据上述模型可以算出 1945 年暴露过原子弹辐射的日本妇女，以后各年乳腺癌的发生与未暴露者的相对危险度分别是：46 年为 2.72，47 年为 2.59，48 年为 2.46，……。可见，1945 年暴露原子弹辐射的日本妇女患乳腺癌的危险性逐年下降，而未暴露原子弹辐射的日本妇女患乳腺癌的危险性与 t 无关。

所谓内在时依协变量是指变量的取值随时间的改变而改变，从而导致其效应（RR）随时间而改变的协变量，常用 $X_E(t)$ 表示。例如，在肺癌发生率的研究中，构造 $X_E(t)$ 表示累积吸烟量；在毒理学研究中构造 $X_E(t)$ 表示某毒物累积接触量；或在随访期间，病人改变了治疗方案、改变了某种习惯，如随访开始时是吸烟的（$X_E(t) = 1$ 当 $t < t_0$ 时），随访到某时刻 t_0 开始戒烟（$X_E(t) = 0$ 当 $t \geqslant t_0$ 时），或从不吸烟变为吸烟；或随访开始时血压正常，随访期间血压升高，成为高血压病人等。

与时间有关的风险称为非比例风险，相应的模型称为非比例风险模型。Cox（1972），Kalbfleisch 和 McIntosh（1977）对此作了研究。

合理地构造时依协变量，并给予适当的解释，常常会得到很多有用的信息。

logistic 回归用于生存分析

在生存分析中,若根据实际情况,将生存时间分为两段,即产生结果变量 y,如生存时间大于 T_0 则 $y=0$,否则,$y=1$。则可用 logistic 回归来分析。此时感兴趣的是生存时间是否大于 T_0。当然,此时的结论为研究因素对生存时间是否大于 T_0 的影响。相应的结论也只针对一个时点,与生存分析方法相比,其结论要显得单薄。

在 logistic 回归模型中只能考虑生存时间大于 T_0 的截尾值。故当资料中有小于 T_0 的截尾数据时,不宜用 logistic 回归对生存资料进行分析。

Poisson 回归用于生存分析

在随访研究中,由于每个观察对象的观察时间不同,可以将每个观察对象的观察时间与观察结果结合起来,运用 Poisson 回归,分析研究因素对单位人-时(如单位人-年,单位人-月)风险的影响。常用于大型队列研究。

其他模型

实际工作中,有时遇到的问题不仅仅涉及两个生存状态(生存或死亡),可能会遇到多个生存状态(multistate),或死亡原因有多种。这类资料一般可用竞争风险(competing risk)模型,分析危险因素对患者可能处于各种状态的影响。如 Hoel(1972)在研究大白鼠经 X 线照射后的生存时间,大白鼠的死因由尸体解剖可分为三类:胸腺淋巴瘤,网状细胞瘤及其他死因。

当事件有反复发生时(multiple endpoint),可以采用复发性疾病的 Cox 模型。如复合性传染病、疟疾、癫痫、精神病等。

8 主成分分析

主成分(principal component)的概念是 Karl Pearson 在 1901 年首先提出的,不过当时只对非随机变量来讨论。1933 年 Hotelling 将这个概念推广到随机变量。

主成分分析(principal component analysis)是多元分析中最重要的方法之一。多元分析中的随机变量,是对同一个体进行测量的结果,他们从不同侧面反映了个体的性质,表面上这些变量处于同等地位,事实上,各变量所包含的信息量参差不齐,变量与变量间往往不是独立的,而是相关的,即它们所包含的信息是有交叉的或重叠的,有共性,是一种你中有我,我中有你的关系。如果将所有变量用来分析,势必增加问题的复杂性。如何对这些变量进行综合,即根据这些变量,给出少数几个综合指标,以反映多个变量所提供的信息? 变量间的共性一般以相关性表示,相关愈大,则共性愈多,反之亦然。主成分分析实际上是对变量共性的一种提取,它用降维分析技术来解释原变量的协方差结构。

8.1 主成分的定义

例 8.1 对某小学 10 名 9 岁男学生六个项目的智力测量的得分如表 8.1。我们习惯用各项目得分之总和(合计)来表示学生的智力,这种做法实际上是将各变量等同地看待,各变量赋于相同的权重。

表 8.1 某小学 10 名男学生六个项目的智力测量计分表

被测试者 编　号	常识 X_1	算术 X_2	理解 X_3	填图 X_4	积木 X_5	译码 X_6	合计
1	14	13	28	14	22	39	130
2	10	14	15	14	34	35	122
3	11	12	19	13	24	39	118
4	7	7	7	9	20	23	73
5	13	12	24	12	26	38	125
6	19	14	22	16	23	37	131
7	20	16	26	21	38	69	190
8	9	10	14	9	31	46	119
9	9	8	15	13	14	46	105
10	9	9	12	10	23	46	109

资料来源:余松林. 医学现场研究中的统计分析方法,同济医科大学(内部教材),143 页。

我们希望有一个或几个较好的综合指标来概括 6 个项目得分的信息,而且希望各综合指标间互相独立地各代表某一方面的性质。

一个综合指标,除了真实、可靠之外,应尽可能多地反映原变量的"信息"。那么如何度量信息量的多少? 最经典的方法就是用指标的方差或变异度来表达。如果一个综合指标,不同个体的取值相差不大,那么该指标就不能有效地区分不同的个体,即鉴别能力较差。可见,综合指标在个体间的变异应该是越大越好。因此,将"变异大小"作为衡量"信息量多寡"的一个标准来寻求综合指标,这个综合指标就是下面要讨论的主成分。

首先,将各变量标准化。记 $\bar{X}_i$ 和 s_i 为变量 X_i 的样本均数和样本标准差,$i=1,2,\cdots,m$。令

$$z_i = \frac{X_i - \bar{X}_i}{s_i} \tag{8.1}$$

显然,z_i 的样本均数为 0,标准差为 1。

对标准化变换后的变量 z_i 按以下步骤寻求主成分:

(1)第一主成分 C_1。它必须是 $z_1,z_2,\cdots,z_m$ 的线性组合,

$$C_1 = a_{11}z_1 + a_{12}z_2 + \cdots + a_{1m}z_m \tag{8.2}$$

我们希望 C_1 尽可能多地反映原 m 个变量的信息,这里的信息用方差来表示。即 C_1 的方差 $\mathrm{Var}(C_1)$ 要尽可能地大,$\mathrm{Var}(C_1)$ 越大,C_1 包含的信息越多。但从(8.2)来看,对系数 $a_{11},a_{12},\cdots,a_{1m}$ 必须有某种限制,否则可使 $\mathrm{Var}(C_1) \to \infty$。事实上,系数 $a_{11},a_{12},\cdots,a_{1m}$ 绝对值的大小并不是重要的,它们按相同比例扩大或缩小都无关紧要,故限定:

$$a_{11}^2 + a_{12}^2 + \cdots + a_{1m}^2 = 1 \tag{8.3}$$

因此,在(8.3)的限制条件下,寻找(8.2)的线性函数 C_1,使 $\mathrm{Var}(C_1)$ 达到最大,C_1 就称为第一主成分。

我们可以把组合系数 $(a_{11},a_{12},\cdots,a_{1m})$ 看成一个向量,代表 m 维空间中的一个方向;相当于个体 $(z_1,z_2,\cdots,z_m)$ 在这个方向上的投影。要求 $\mathrm{Var}(C_1)$ 最大就是要找一个最"好"的方向,使得所有个体在该方向上的投影最为分散。

(2)第二主成分 C_2。如果第一主成分不足以代表原 m 个变量,则再考虑采用 C_2。它必须是 $z_1,z_2,\cdots,z_m$ 的另一个线性组合,

$$C_2 = a_{21}z_1 + a_{22}z_2 + \cdots + a_{2m}z_m$$

除限定:

$$a_{21}^2 + a_{22}^2 + \cdots + a_{2m}^2 = 1$$

外,为了有效地代表原变量的信息,C_1 中已有的信息就不需要在 C_2 中出现,用数学语言表示,就是 C_2 与 C_1 无关:

$$\mathrm{Cov}(C_1, C_2) = 0 \tag{8.4}$$

在这样的前提下,我们要求其中最"好"的一个向量,为了使这个线性组合是最"好"的,它的变异必须比别的任何线性组合的变异都大,即要求:

$$\mathrm{Var}(C_2) \quad \text{最大}$$

这相当于在与前一个向量垂直的所有方向中,寻找一个使得所有个体在其上的投影与在其他候选方向上的投影相比最为分散。

(3)第三主成分 C_3。它必须是 $z_1,z_2,\cdots,z_m$ 的另一个线性组合,

$$C_3 = a_{31}z_1 + a_{32}z_2 + \cdots + a_{3m}z_m$$

除限定:

$$a_{31}^2 + a_{32}^2 + \cdots + a_{3m}^2 = 1$$

外，C_1，C_2 中已有的信息就不需要在 C_3 中出现，即：

$$\begin{cases} \mathrm{Cov}(C_3, C_1) = 0 \\ \mathrm{Cov}(C_3, C_2) = 0 \end{cases} \tag{8.5}$$

在这样的前提下，我们要求其中最"好"的一个向量，使得：

$$\mathrm{Var}(C_3) \qquad 最大$$

这相当于在与前两个向量垂直的所有方向中，寻找一个使得所有个体在其上的投影与在其他候选方向上的投影相比最为分散。

（4）如此往复，直至找到最多 m 个主成分。

由上可见，主成分 $C_i(i=1,2,\cdots,m)$ 实际上是原变量 $X_i(i=1,2,\cdots,m)$ 的线性组合或综合变量，它们彼此是相互独立的，且所有的主成分包含了原变量的所有信息。

8.2 主成分的计算

主成分是原变量的一个线性组合，要求出主成分，只要求出线性组合的系数 a_{ij} 即可。

（1）首先计算 6 个指标的相关系数：

$$R = \begin{bmatrix} 1 & & & & & \\ 0.8343 & 1 & & & & \\ 0.8120 & 0.7815 & 1 & & & \\ 0.8735 & 0.8301 & 0.7092 & 1 & & \\ 0.4052 & 0.6937 & 0.2783 & 0.4564 & 1 & \\ 0.5296 & 0.4503 & 0.4455 & 0.6373 & 0.5004 & 1 \end{bmatrix}$$

（2）计算相关系数矩阵的特征根（eigenvalue）λ_i，及特征向量（eigenvector）。不妨将 λ_i 按从大到小的顺序排列，即：

$$\lambda_1 \geqslant \lambda_2 \geqslant \cdots \geqslant \lambda_6 \geqslant 0$$

可以证明，各主成分对应的系数 $(a_{i1}, a_{i2}, \cdots, a_{im})$ 就是相关系数矩阵的特征向量，且满足：

$$\begin{cases} (r_{11} - \lambda_i)a_{i1} + r_{12}a_{i2} + \cdots + r_{1m}a_{im} = 0 \\ r_{21}a_{i1} + (r_{22} - \lambda_i)a_{i2} + \cdots + r_{2m}a_{im} = 0 \\ \qquad \cdots \\ r_{m1}a_{i1} + r_{m2}a_{i2} + \cdots + (r_{mm} - \lambda_i)a_{im} = 0 \end{cases} \tag{8.6}$$

而且，特征根 λ_i 就是第 i 个主成分的方差：

$$\mathrm{Var}(C_i) = \lambda_i \tag{8.7}$$

故全部 6 个主成分的方差之和等于 6 个特征根之和，而 6 阶相关矩阵的特征根之和为 6，即：

$$\sum_{i=1}^{6} [\mathrm{Var}(C_i)] = \sum_{i=1}^{6} \lambda_i = 6 \tag{8.8}$$

算出全部 6 个主成分的特征根见表 8.2，并从大到小排列。

表 8.2　例 8.1 资料相关矩阵的特征根

	特征根 λ_i	差值	贡献($\lambda_i/6$)	累计贡献
1	4.14696	3.28486	0.6912	0.6912
2	0.86211	0.26002	0.1437	0.8348
3	0.60208	0.34522	0.1003	0.9352
4	0.25686	0.15011	0.0428	0.9780
5	0.10675	0.08152	0.0178	0.9958
6	0.02523	.	0.0042	1.0000

表 8.2 中还给出了相邻两特征根的差值,每个特征根所占总方差的比例,称之为特征根的贡献,以及特征根的累计贡献率。从特征根来看:第一特征根较大,占总变异的 2/3 以上,前三个特征根占总变异的 93.52%,故取前三个主成分已基本反映了原资料的信息。第 6 特征根几乎为 0,它有特殊的含意,将在 8.4.2 小节中说明。

将特征根绘制成如下的趋势图,以直观反映各主成分对应的特征根的变化。

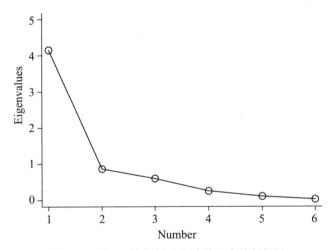

图 8.1　例 8.1 资料相关矩阵的 6 个特征根图

表 8.3 给出了对应的 6 个特征向量,一列表示一个向量。

表 8.3　例 8.1 资料相关矩阵的特征向量

变量	特征向量					
	1	2	3	4	5	6
X_1	0.45043	-0.28870	-0.00012	-0.26569	0.80193	0.00928
X_2	0.45840	0.00460	-0.42351	-0.01170	-0.25120	-0.73976
X_3	0.40818	-0.44812	-0.04368	0.71015	-0.15900	0.31791
X_4	0.45266	-0.11866	0.14988	-0.60562	-0.50192	0.37397
X_5	0.31501	0.74704	-0.40364	0.12146	0.12773	0.38564
X_6	0.34094	0.37905	0.79583	0.20838	0.01702	-0.25106

前三个主成分可表示为：

$C_1 = 0.45043z_1 + 0.45840z_2 + 0.40818z_3 + 0.45266z_4 + 0.31501z_5 + 0.34094z_6$

$C_2 = -0.28870z_1 + 0.00460z_2 - 0.44812z_3 - 0.11866z_4 + 0.74704z_5 + 0.37905z_6$

$C_3 = -0.00012z_1 - 0.42351z_2 - 0.04368z_3 + 0.14988z_4 - 0.40364z_5 + 0.79583z_6$

其中 z_i 是相应的 X_i 的标准化变量。

从特征向量来看：第一特征向量的各分量之大小大致相当，说明第一特征向量是一综合大小指标，第二特征向量在 X_5 上有较大的系数，说明第二特征向量反映的是动手操作能力；第三特征向量在 X_6 上有较大的负荷，说明第三特征向量反映的是归纳演绎能力。

主成分是对变量共性的提取，它与变量间的相关系数有关。为说明这个问题，我们只考虑两个变量，来看一看主成分与原变量间的关系。

例 8.2 考虑 X_1，X_2 的相关矩阵

$$\rho = \begin{pmatrix} 1 & r \\ r & 1 \end{pmatrix}$$

即 x_1、x_2 的相关系数为 r（不妨假设 $r \geqslant 0$）， 则相关阵的两个特征根分别为：

$$\lambda_1 = 1 + r, \qquad \lambda_2 = 1 - r$$

显然第一主成分包括 x_1，x_2 的信息随两变量相关程度（共性）的增大而增大，当两变量完全相关时，$\lambda_1 = 2$，$\lambda_2 = 0$，即第一主成分包括了 x_1、x_2 的全部信息。而当两变量无相关时，$\lambda_1 = \lambda_2 = 1$，即第一、二主成分包括的 x_1、x_2 的信息各占一半。因此，当变量间的相关关系不明显时，作主成分分析意义不大。

更进一步，考虑 m 个变量 $x_1, x_2, \cdots, x_m$，其相关矩阵为等相关矩阵：

$$\rho = \begin{pmatrix} 1 & r & \cdots & r \\ r & 1 & \cdots & r \\ \vdots & \vdots & \ddots & \vdots \\ r & r & \cdots & 1 \end{pmatrix}$$

则，第一个特征根为：$1 + (m-1)r$，其余特征根均为：$1 - r$。第一主成分的贡献为：

$\dfrac{\lambda_1}{m} = r + \dfrac{1-r}{m}$。当 r 接近 1 或 m 很大时，上式近似等于 r。例如，当 $m = 5$，$r = 0.8$ 时，上式值约为 84%。当 r 接近 1 时，后 $m-1$ 个主成分就可以略去。当 r 接近 0 时，各主成分包括的信息各占 $1/m$。

8.3 主成分的性质

主成分 $C_1, C_2, \cdots, C_m$ 有如下性质：

(1) 主成分间互不相关，即对任何 i 和 j，$i \neq j$，$i, j = 1, 2, \cdots, m$：

$$\text{Corr}(C_i, C_j) = 0 \tag{8.9}$$

(2) 向量之间彼此正交，即任两列 i，j 系数对应之乘积和为 0。

$$a_{i1}a_{j1} + a_{i2}a_{j2} + \cdots + a_{im}a_{jm} = 0 \tag{8.10}$$

如第一列与第二列相应数据的乘积之和为：

$$a_{11}a_{21} + a_{12}a_{22} + \cdots + a_{16}a_{26}$$
$$=0.45043 \times(-0.28870) + 0.45840 \times 0.00460 + 0.40818 \times(-0.44812)$$
$$+0.45266 \times(-0.11866) + 0.31501 \times 0.74704 + 0.34094 \times 0.37905$$
$$=0$$

（3）特征向量为单位向量，即各向量的分量之平方和为1，如第一个特征向量：
$$0.45043^2 + 0.45840^2 + 0.40818^2 + 0.45266^2 + 0.31501^2 + 0.34094^2 = 1$$

（4）各特征向量对应的分量之平方和为1，如第一行：
$$0.45043^2 + (-0.28870)^2 + (-0.00012)^2 + (-0.26569)^2 + 0.80193^2 + 0.00928^2 = 1$$

（5）主成分与原变量间的关系可用相关系数来描述，可以证明，

$$r_{C_i, x_j} = \text{Corr}(C_i, x_j) = a_{ij}\sqrt{\text{Var}C_i} = a_{ij}\sqrt{\lambda_i} \tag{8.11}$$

a_{ij} 反映了第 i 个主成分提取 x_j 的信息，称为第 i 个主成分对 x_j 的贡献，故 a_{ij} 又称为因子负荷（factor loading）。

（6）第 i 个主成分对所有自变量的贡献为：

$$\sum_{j=1}^{m} r_{C_i, x_j}^2 = \sum_{j=1}^{m} a_{ij}^2 \lambda_i = \lambda_i \tag{8.12}$$

（7）所有主成分对 x_j 的贡献为：

$$h_j^2 = \sum_{i=1}^{m} r_{C_i, x_j}^2 = \sum_{i=1}^{m} a_{ij}^2 \lambda_i \tag{8.13}$$

（8）总信息量不变。

主成分的方差就等于对应的特征根。主成分可以从相关矩阵出发计算（如例8.1），也可以从协方差矩阵出发计算。事实上，前者是标准化变量的协方差阵。

当从相关矩阵出发计算主成分时，所有主成分的方差之和等于变量的个数：

$$\sum_{i=1}^{m} [\text{Var}(C_i)] = \sum_{i=1}^{m} \lambda_i = m \tag{8.14}$$

当从协方差矩阵出发计算主成分时，所有主成分的方差之和等于各变量的方差之和：

$$\sum_{i=1}^{m} [\text{Var}(C_i)] = \sum_{i=1}^{m} \lambda_i = \sum_{i=1}^{m} [\text{Var}(X_i)] \tag{8.15}$$

因标准化变量的方差为1，故（8.14）是（8.15）的特例。

这一性质说明，主成分是原变量的线性组合，是对原变量信息的一种提取，主成分不增加总信息量，也不减少总信息量，只是对原信息进行了重新分配。应用者可根据实际情况选择重要的信息（前几个主成分），作进一步分析。

下面一个例子说明了，从相关矩阵出发和从协方差矩阵出发计算所得主成分是不一样的。

例 8.3 考虑 X_1, X_2 的协方差阵，

$$\boldsymbol{\Sigma} = \begin{pmatrix} 1 & 4 \\ 4 & 100 \end{pmatrix}$$

及由它导出的相关矩阵

$$\boldsymbol{R} = \begin{pmatrix} 1 & 0.4 \\ 0.4 & 1 \end{pmatrix}$$

Z_1,Z_2 分别为 X_1,X_2 的标准化变量，μ_1 和 μ_2 分别是 X_1,X_2 的均数。Σ 的特征根和特征向量为：

$$\lambda_1=100.16, \qquad l_1=(0.040, \quad 0.999)$$
$$\lambda_2=0.84, \qquad l_2=(0.999, \quad -0.040)$$

R 的特征根和特征向量为：

$$\lambda_1=1+r=1.4, \quad l_1=(0.707, \quad 0.707)$$
$$\lambda_2=1-r=0.6, \quad l_2=(0.707, \quad -0.707)$$

对应的主成分分别为：

$$\Sigma: \quad C_1=0.040X_1+0.999X_2$$
$$C_2=0.999X_1-0.040X_2$$

与

$$R: \quad C_1=0.707Z_1+0.707Z_2=0.707(X_1-\mu_1)+0.0707(X_2-\mu_2)$$
$$C_2=0.707Z_1-0.707Z_2=0.707(X_1-\mu_1)-0.0707(X_2-\mu_2)$$

因 X_2 的方差很大，因此，它几乎决定了从 Σ 阵算出的第一主成分，该主成分的方差占总方差的比例为 $\lambda_1/(\lambda_1+\lambda_2)=0.992$。再看从相关矩阵算出的主成分中，标准化变量 Z_1,Z_2 的贡献是相同的，第一主成分的方差占总方差的比例为 $\lambda_1/(\lambda_1+\lambda_2)=0.7$。

有趣的是，变量对于主成分的重要性受标准化的影响很大。以第一主成分为例，从相关矩阵算出的主成分中，变量 X_1,X_2 的系数分别为 0.707 和 0.0707，而由 Σ 阵算出的主成分中，他们的系数分别为 0.040 和 0.999。重要性的次序正好倒过来。

上述例子说明，从协方差阵出发和从相关阵出发算出的主成分有很大的不同，且彼此之间不存在简单的函数关系。由于主成分首先照顾方差大的指标，然后才是方差小的指标，这就意味着变量的标准化并非是无关紧要的。一般来说，当指标间取值范围彼此差异较大或度量单位不同时，应首先考虑指标的标准化。直至分析结束时再作还原处理。

主成分对原变量的贡献可用下图表示。

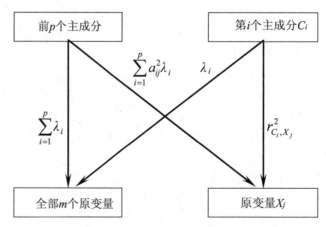

图 8.2　主成分对原变量的贡献图

8.4 主成分的应用

主成分分析本身往往并不是目的，而是达到目的的一种手段。因此，它多用在大型研究项目的某个中间环节中。例如，把它用在多元回归中，便产生了主成分回归，这种回归具有一些优良性质。另外，它还可以用于聚类、判别分析等。本节主要介绍主成分评价和主成分回归。

8.4.1 主成分评价

医学研究中常需对患者的健康状况、医院的效益、卫生资源的利用等进行评价，而这类评价总是要求比较全面的，从各个方面用多个指标进行测量，最后进行综合以便得到较为客观的评价。然而在将多个分项指标综合成一个指标（称为综合指标）时产生了以下问题：

(1)各指标的量纲不同，因而不可以直接相加，需要消除量纲的影响；

(2)各指标间往往不是独立的而是相关的，直接相加会有信息的重叠；

(3)在相加时如何确定各指标的权重系数。

主成分分析正是在这些方面显示了其优越性。

例 8.4 表 8.4 列出了某大学近年来对教职工的体检材料，表中"教群"是指教师和教辅人员，"干群"是指党政干部，"工群"是指工人及后勤人员；"青年"是指不超过 40 岁，"中年"是指 40～54 岁，"老年"是指 54 岁以上。试对各人群的健康状况进行评价。

表 8.4 某大学各人群年龄组体检异常人数

人群组	年龄组	高血压	临界高血压	慢性肝病	有肝炎病史	颈胸腰锥病	肺结核病	有肺结核病史	胃及十二指肠溃疡	有大手术史	精神病	肿瘤	糖尿病	心电图异常	眼底网膜动脉硬化	血脂增高	先天性或风湿性心脏病	合计检查人数
		X_1	X_2	X_3	X_4	X_5	X_6	X_7	X_8	X_9	X_{10}	X_{11}	X_{12}	X_{13}	X_{14}	X_{15}	X_{16}	
教群	青	4	6	1	8	4	1	3	3	1	0	0	1	24	2	2	0	237
	中	14	12	14	33	39	1	33	17	15	6	3	5	39	44	48	1	327
	老	21	14	5	5	20	5	15	8	1	0	5	0	46	32	36	0	89
干群	青	0	0	0	2	0	0	1	1	0	1	0	0	0	0	0	0	74
	中	6	9	2	16	21	7	20	8	7	1	1	1	23	19	24	2	153
	老	21	6	0	5	7	2	14	5	4	1	1	0	24	26	21	0	73
工群	青	3	2	0	7	1	0	1	3	1	1	0	0	9	0	2	7	270
	中	3	1	1	4	3	0	2	2	3	0	0	0	7	3	2	0	45
	老	3	2	0	1	0	0	0	0	2	0	0	0	4	5	1	0	22

资料来源：方开泰编著《实用多元统计分析》，华东师范大学出版社，1989 年，304～305 页。

由于原始变量的方差悬殊,原著中将表中的数据按如下公式进行了标准化:

$$标准化值=\frac{检出异常人数}{本组实际人数}\times\frac{各人群组同一年人龄实检人数之和}{实检总人数}\times100\%$$

例如,第一行第一列的数据变换为:

$$\frac{4}{237}\times\frac{237+74+270}{1290}\times100\%=0.77(\%)$$

结果见表8.5。

表 8.5　某大学各人群年龄组体检异常人数标准化值(%)

人群组	年龄组	X_1	X_2	X_3	X_4	X_5	X_6	X_7	X_8	X_9	X_{10}	X_{11}	X_{12}	X_{13}	X_{14}	X_{15}	X_{16}
教群	青	0.77	1.14	0.19	1.52	0.77	0.19	0.57	0.57	0.19	0.00	0.00	0.19	4.56	0.38	0.38	0.00
	中	1.74	1.49	1.74	4.11	4.85	0.12	4.11	2.12	1.87	0.75	0.37	0.62	4.85	5.48	5.97	0.12
	老	3.37	2.24	0.48	0.80	3.21	0.80	2.40	1.28	0.16	0.00	0.80	0.00	7.37	5.13	5.77	0.00
干群	青	0.00	0.00	0.00	1.22	0.00	0.00	0.61	0.61	0.00	0.61	0.00	0.00	0.00	0.00	0.00	0.00
	中	1.60	2.39	0.53	4.26	5.59	1.86	5.32	2.13	1.86	0.27	0.27	0.27	6.12	5.05	6.38	0.53
	老	4.10	1.17	0.00	0.98	1.37	0.39	2.74	0.98	0.78	0.20	0.20	0.00	4.69	5.08	4.1	0.00
工群	青	0.50	0.33	0.00	1.17	0.17	0.00	0.17	0.50	0.17	0.17	0.00	0.00	1.50	0.00	0.33	1.17
	中	2.71	0.90	0.90	3.62	2.71	0.00	1.81	1.81	2.71	0.00	0.00	0.00	6.33	2.71	1.81	0.00
	老	1.95	1.30	0.00	0.65	0.00	0.00	0.00	0.00	1.30	0.00	0.00	0.00	1.95	3.24	0.65	0.00

(1)计算特征根与特征向量。见表8.6和表8.7。从特征根来看,第一特征根的贡献为53.64%,前4个特征根的累计贡献达89.33%。

表 8.6　例 8.4 资料的 16 个特征根

	特征根(λ_I)	差值	贡献($\lambda_I/16$)	累计贡献
1	8.58296	5.68942	0.5364	0.5364
2	2.89354	1.35766	0.1808	0.7173
3	1.53588	0.25555	0.0960	0.8133
4	1.28033	0.69015	0.0800	0.8933
5	0.59017	0.02278	0.0369	0.9302
6	0.56740	0.18176	0.0355	0.9656
7	0.38564	0.22156	0.0241	0.9897
8	0.16408	0.16408	0.0103	1.0000
9	0.00000	0.00000	0.0000	1.0000
10	0.00000	0.00000	0.0000	1.0000
11	0.00000	0.00000	0.0000	1.0000
12	0.00000	0.00000	0.0000	1.0000

续表

	特征根(λ_I)	差值	贡献($\lambda_I/16$)	累计贡献
13	0.00000	0.00000	0.0000	1.0000
14	0.00000	0.00000	0.0000	1.0000
15	0.00000	0.00000	0.0000	1.0000
16	0.00000	.	0.0000	1.0000

（2）有了特征向量，就可以计算各年龄组人群的主成分。表8.8列出了各年龄组人群的前4个主成分的值。

（3）用第一主成分进行分析。

英国统计学家 Kendall 认为："如果第一主成分可以看作是所研究事物的一个概括，那么，可以根据第一个主成分提供的数值进行分析，并根据其大小对 n 个样品进行排列"。并认为第一主成分是概括变量变异程度的最佳线性函数，而且第一主成分"提供了它自身的权重系数"。

根据这一观点，我们对9个年龄组人群进行排序（从小到大），有：

干青，工青，工老，教青，干老，工中，教老，教中，干中

其身体状况由好到差。

表8.7　例8.4资料的前4个特征向量

变　量	前4个特征向量			
	1	2	3	4
高血压	0.16547	−0.40127	−0.31106	−0.05702
临界高血压	0.27461	−0.25621	0.13973	0.05998
慢性肝病	0.25439	0.26964	−0.25580	−0.14044
有肝炎病史	0.25017	0.33899	−0.09391	0.28619
颈胸腰锥病	0.33359	0.07959	0.08374	0.07274
肺结核病	0.22364	−0.14610	0.44902	0.24969
有肺结核病史	0.32181	0.05809	0.14828	0.00872
胃及十二指肠溃疡	0.31008	0.15776	−0.04205	0.10495
有大手术史	0.20369	0.16194	−0.43748	0.39170
精神病	0.07351	0.42807	0.13653	−0.48586
肿瘤	0.22375	−0.26592	0.20085	−0.37721
糖尿病	0.21493	0.34853	0.04086	−0.22684
心电图异常	0.27315	−0.23853	−0.13627	0.16570
眼底网膜动脉硬化	0.29239	−0.18555	−0.08574	−0.16457
血脂增高	0.32196	−0.09692	0.15430	−0.15232
先天性或风湿性心脏病	−0.04460	0.16554	0.52470	0.38964

表 8.8　例 8.4 资料的前 4 个主成分及综合评价值

人群组	年龄组	前 4 个主成分				综合得分 F
		C_1	C_2	C_3	C_4	
教群	青	−1.9386	−0.0454	−0.0874	0.1872	−1.0415
	中	3.8630	2.6291	−0.5397	−1.4933	2.3764
	老	1.9813	−2.9944	0.6238	−0.9769	0.5030
干群	青	−3.3999	1.4975	0.4084	−1.1630	−1.6069
	中	4.1496	0.3669	1.6974	1.4624	2.5723
	老	0.2047	−1.7466	−0.4346	−0.5546	−0.2921
工群	青	−3.3295	0.8825	1.5044	0.8637	−1.4129
	中	0.8127	0.3714	−2.3166	1.5709	0.4065
	老	−2.3433	−0.9609	−0.8556	0.1036	−1.5047

采用第一主成分排序的理由是，这样得到的加权值之方差最大，因而可以最大限度地反映个体间的差异。但毕竟只利用了原信息量的 53.64%，损失的信息太多，可能会歪曲个体间的实际关系。

（4）用前两个主成分进行分析。

用前两个主成分进行分析，可以 C_1 为横轴，以 C_2 为纵轴作散点图。本例如图 8.3，可以看到各年龄组人群间的相对关系。

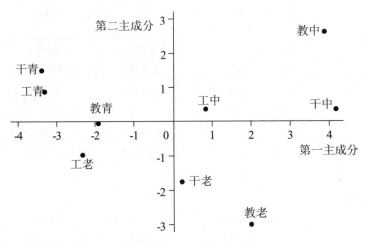

图 8.3　例 8.4 资料前两个主成分的分析

（5）用前 k 个主成分进行分析。

如前两个主成分的累计贡献仍较小，则需要多考虑几个主成分，但排序或作图均较困难。这时，可考虑将前 k 个主成分再综合，计算多主成分综合值：

$$F_i = \frac{1}{m} \sum_{i=1}^{k} \lambda_i C_i \tag{8.16}$$

即将前 k 个主成分按相应主成分的贡献加权求和。结果见表 8.8 最后一列。根据主成分综合值对 9 个年龄组人群进行排序（从小到大），有：

干青,工老,工青,教青,干老,工中,教老,教中,干中

其身体状况由好到差。干青、工老和工青数值较小,其身体状况较好,教中和干中数值最大,表明这两组体质最差,因中年干部大部分由知识分子担任,故中年知识分子的健康状况令人担忧。

8.4.2　主成分回归

主成分分析的另一种作用是揭示变量间的一些关系,而这些关系往往是用别的方法或具体专业知识所难以预料的。例如,在主成分分析用于回归分析时,如某特征根接近于 0,可以给出自变量的近似共线性关系,这对于数据的分析会带来一些重要信息。因此,在主成分分析中,我们既要重视较大的特征根,亦不能忽视那些接近于 0 的特征根及对应的特征向量。

特征根接近于 0 是一个很模糊的说法,在应用上究竟什么样的数是"很接近于 0"较难掌握。一般采用条件数(condition number)法。条件数定义为矩阵 $\boldsymbol{X'X}$ 的最大特征根 λ_1 与最小特征根 λ_m 之比:

$$k = \frac{\lambda_1}{\lambda_m} \tag{8.17}$$

直观上,条件数度量了特征根的散布情况,可以用来判断自变量的复共线性严重程度。经验表明,若 $0 < k < 100$,则认为没有复共线性;若 $100 \leqslant k \leqslant 1000$,则认为存在中等的复共线性;若 $k > 1000$,则认为存在较严重的复共线性。以上判断法,称为条件数法。其他方法见 8.5 节。

例 8.5　测得 22 例胎儿及外形指标如下,试建立由外形指标推测胎儿周龄的回归方程。

表 8.9　22 例胎儿及外形指标

编号	身长(cm) x_1	头围(cm) x_2	体重(g) x_3	胎儿受精龄(周) y
1	13.0	9.2	50.0	13.0
2	18.7	13.2	102.0	14.0
3	21.0	14.8	150.0	15.0
4	19.0	13.3	110.0	16.0
5	22.8	16.0	200.0	17.0
6	26.0	18.2	330.0	18.0
7	28.0	19.7	450.0	19.0
8	31.4	22.5	450.0	20.0
9	30.3	21.4	550.0	21.0
10	29.2	20.5	640.0	22.0
11	36.2	25.2	800.0	23.0
12	37.0	26.1	1090.0	24.0
13	37.9	27.2	1140.0	25.0

续表

编号	身长(cm) x_1	头围(cm) x_2	体重(g) x_3	胎儿受精龄（周） y
14	41.6	30.0	1500.0	26.0
15	38.2	27.1	1180.0	27.0
16	39.4	27.4	1320.0	28.0
17	39.2	27.6	1400.0	29.0
18	42.0	29.4	1600.0	30.0
19	43.0	30.0	1600.0	31.0
20	41.1	27.2	1400.0	33.0
21	43.0	31.0	2050.0	35.0
22	49.0	34.8	2500.0	36.0

资料来源： 陈峰(1991). 主成分回归分析. 中国卫生统计 . 8(1)：20～22 页。

如直接根据原始资料建立多元回归方程，则有：

$$\hat{y} = 11.0117 + 1.6927x_1 - 2.1589x_2 + 0.0075x_3$$

这里，x_2 的系数为负，意即头围与胎儿周龄成负相关关系，这与实际情况不符。其原因不难从 x_1, x_2, x_3 的相关系数矩阵看出：

$$R = \begin{pmatrix} & x_1 & x_2 & x_3 \\ 1 & 0.9975 & 0.9444 \\ 0.9975 & 1 & 0.9470 \\ 0.9444 & 0.9470 & 1 \end{pmatrix}$$

三者之间彼此相关程度很高，其中 x_1 与 x_2 的相关系数为 0.9975，可认为 x_1 与 x_2 间有线性相关关系，若作 x_1 关于 x_2 的回归，或 x_2 关于 x_1 的回归，有：

$$\hat{x}_1 = 0.18677 + 1.4125x_2$$

$$\hat{x}_2 = -0.0153 + 0.7045x_1$$

进一步计算相关阵的特征根及特征向量得：

$$\lambda_1 = 2.9261, l_1 = (\quad 0.58057 \quad\quad 0.58107 \quad 0.57034)$$

$$\lambda_2 = 0.0714, l_2 = (-0.41852 \quad -0.38789 \quad 0.82121)$$

$$\lambda_3 = 0.00247, l_3 = (\quad 0.69841 \quad -0.71547 \quad 0.01799)$$

3 个特征根的贡献率分别为：97.54%，2.38% 和 0.08%。可见，第一特征根接近 3，第三特征根几乎等于 0，条件数 $k = 1184.7$，说明 x_1, x_2, x_3 之间存在严重的多重共线性。此即为多元回归中 x_2 的系数为负的原因。此时宜用有偏估计，在 4.13 节我们讨论了岭回归，这里介绍主成分回归。其步骤如下。

首先根据特征向量计算主成分 C_1, C_2, C_3：

$$C_1 = 0.58057z_1 + 0.58107z_2 + 0.57034z_3$$

$$C_2 = -0.41852z_1 - 0.38789z_2 + 0.82121z_3$$

$$C_3 = 0.69841z_1 - 0.71547z_2 + 0.01799z_3$$

其中，z_1, z_2, z_3 分别是原自变量 x_1, x_2, x_3 标准化变换后的变量：

$$z_1 = \frac{x_1 - 33.0455}{9.7102}, \quad z_2 = \frac{x_2 - 23.2636}{6.8575}, \quad z_3 = \frac{x_3 - 936.9091}{690.3048}$$

再取前两个主成分 C_1, C_2 为自变量与 y 作回归,得回归方程:

$$\hat{y} = 23.7273 + 3.8822C_1 + 3.0991C_2$$

再将 C_1, C_2 与原自变量 x_1, x_2, x_3 的关系代入上式即得主成分回归方程:

$$\hat{y} = 10.4369 + 0.09854x_1 + 0.1537x_2 + 0.0069x_3$$

不合理的符号消失了。复相关系数 $R = 0.9745$。

这里 C_1, C_2 的累计贡献达 99.92%,即我们利用了原资料的 99.92% 的信息,在丢掉 0.08% 的信息后,所得方程更符合实际情况。如只取一个主成分与 y 作回归,亦能得到合理的解释。当取全部主成分与 y 作回归,所得方程与用原变量与 y 作回归所得方程一样。

8.5　有关的统计推断

与主成分有关的统计推断包括:特征根的可信区间,特征根的假设检验,等协方差矩阵的检验,协方差矩阵为对角矩阵的假设检验等。更详细的讨论见张尧庭,方开泰(1982)的著作。

8.5.1　特征根的可信区间估计

Anderson(1963)建立了特征根的大样本性质。样本含量较大时,各 λ_i 相互独立,且近似服从正态分布 $N(\lambda_i, 2\lambda_i^2/n)$。于是,得 $100(1-\alpha)$% 的可信区间为:

$$\left(\frac{\lambda_i}{1 + u_{\alpha/2}\sqrt{2/n}}, \frac{\lambda_i}{1 - u_{\alpha/2}\sqrt{2/n}} \right) \tag{8.18}$$

其中,$u_{\alpha/2}$ 为正态分布的分位数。若用 $u_{\alpha/2m}$ 代替上式中的 $u_{\alpha/2}$,就得到 m 个 λ_i 的 Bonferroni 型同时可信区间。

如,例 8.1 中,$\lambda_1 = 4.14696$,其 95% 可信区间为:$2.21 \sim 33.59$。

但需注意,这里的公式是在样本含量较大(如 $n > 50$)时推导出来的,当样本含量较少时,所得区间往往偏宽。当样本含量 $n > 10$ 时可用 bootstrap 法估计可信区间(陈峰,1997)。

8.5.2　等相关性检验

检验各变量间的相关关系相等,即检验:

$$H_0: \boldsymbol{R} = \boldsymbol{R}_0 = \begin{pmatrix} 1 & \rho & \cdots & \rho \\ \rho & 1 & \cdots & \rho \\ \vdots & \vdots & \ddots & \vdots \\ \rho & \rho & \cdots & 1 \end{pmatrix}, H_1: \boldsymbol{R} \neq \boldsymbol{R}_0$$

可用似然比统计量导出一个检验。Lawley(1963)年提出一个等价的检验方法,它是从相关矩阵的非对角元导出的。记

$$\bar{r} = \frac{2}{m(m-1)} \sum_{i<k} \sum r_{ik}$$

$$\gamma = \frac{(m-1)^2 \left[1-(1-\bar{r})^2\right]}{m-(m-2)(1-\bar{r})^2}$$

这里，$\bar{r}_k$ 是相关矩阵第 k 列非对角元的平均值，而 $\bar{r}$ 是相关矩阵中所有非对角元之平均值。检验统计量为：

$$T = \frac{n-1}{(1-\bar{r})^2} \left[\sum_{i<k} \sum (r_{ik}-\bar{r})^2 - \gamma \sum_{k=1}^{m} (\bar{r}_k-\bar{r})^2 \right] \tag{8.19}$$

在样本含量 n 较大时，统计量 T 近似服从自由度为 $(m+1)(m-2)/2$ 的 χ^2 分布。

检验例 8.5 中的相关矩阵是否为等相关矩阵。

$$R = \begin{pmatrix} 1 & 0.9975 & 0.9444 \\ 0.9975 & 1 & 0.9470 \\ 0.9444 & 0.9470 & 1 \end{pmatrix}$$

则，

$\bar{r}_1 = (0.9975+0.9444)/2 = 0.97095$

$\bar{r}_2 = (0.9975+0.9470)/2 = 0.97225$

$\bar{r}_3 = (0.9444+0.9470)/2 = 0.94570$

$\bar{r} = (0.9975+0.9444+0.9470)/3 = 0.9630$

$\gamma = \dfrac{(3-1)^2 \left[1-(1-0.9630)^2\right]}{3-(3-2)(1-0.9630)^2} = 1.3321$

$T = \dfrac{22-1}{(1-0.9630)^2} \{ (0.9975-0.9630)^2 + (0.9444-0.9630)^2 + (0.9470-0.9630)^2$

$\qquad - 1.3321 \left[(0.97095-0.9630)^2 + (0.97225-0.9630)^2 + (0.9457-0.9630)^2 \right] \}$

$\quad = 18.3364$

$v=2, \quad P=0.0001043$。

故尚不能认为上述相关矩阵是等相关结构，即 3 变量间的相关系数不等或不全相等。

8.5.3　主成分相等的检验

在判断取几个主成分进行分析时，常要检验最后 k 个主成分是否均为 0。即

$H_0 : \lambda_m = \lambda_{m-1} = \cdots = \lambda_{m-k+1} = 0$，

$H_1 : \lambda_m, \lambda_{m-1}, \cdots, \lambda_{m-k+1}$ 不为 0 或不全为 0。

或更广义地：

$H_0 : \lambda_m = \lambda_{m-1} = \cdots = \lambda_{m-k+1} = \lambda_0$，

$H_1 : \lambda_m, \lambda_{m-1}, \cdots, \lambda_{m-k+1}$ 不为 λ_0 或不全为 λ_0。

记：

$$Q = \left(\prod_{i=m-k+1}^{m} \lambda_i \right) \cdot \left(\sum_{i=m-k+1}^{m} \lambda_i / k \right)^{-k} \tag{8.20}$$

当 H_0 成立时，$-n\ln Q$ 近似服从自由度为 $(k-1)(k+2)/2$ 的 χ^2 分布，即：

$$\chi^2 = -n\ln Q \sim \chi^2_{(k-1)(k+2)/2} \tag{8.21}$$

或令：

$$\widetilde{Q} = -\left\{ n - (m-k) - \frac{1}{6}\left[2k+1+\frac{2}{k}\right] + \bar{\lambda}^2 \sum_{i=1}^{m-k}(\lambda_i - \bar{\lambda})^{-2} \right\} \cdot \ln Q \tag{8.22}$$

式中，$\bar{\lambda}$ 是后 k 个特征根之均数。则 $\widetilde{Q}$ 近似服从自由度为 $\nu = k(k+1)/2-1$ 的 χ^2 分布，即：

$$\widetilde{Q} \sim \chi^2_{k(k+1)/2-1} \tag{8.23}$$

称为 Bartlett 检验。例略。

8.6 主成分分析的正确应用

主成分分析的应用条件

主成分只依赖于变量的协方差矩阵或相关矩阵，与变量的分布无关。即主成分分析未对总体提出什么特殊要求。

主成分分析是基于协方差矩阵或相关系数矩阵的，更多的主成分分析是基于相关系数矩阵运算的。而这里所用的相关矩阵就是 Pearson 积叉相关。因此，主成分分析要求变量间的关系是线性的。如果变量间的关系不是线性相关的而是非线性的，则 Pearson 积叉相关就无法准确表达它们之间的关系，因而所作的分析及结论也就失去意义了。

主成分是原变量的线性组合，是对原变量信息的一种提取，主成分不增加总信息量，也不减少总信息量，只是对原信息进行了重新分配。当变量间的相关较小时，应用主成分分析是没有意义的。

主成分的计算可以从相关矩阵出发，也可以从协方差矩阵出发。但两者的结果往往不同，特别是当各变量的变异相差较大时。笔者建议，在实际工作中，均从相关矩阵出发计算主成分。除非是针对协方差矩阵进行的分析。

主成分个数的确定

主成分个数的确定依赖于主成分的贡献大小。一般有三种策略：

(1)Bartlett 检验：对特征根是否等于 0 作假设检验，如果后面的几个特征根均与 0 无统计学差异，则不考虑，而只取特征根不为 0 的主成分；

(2)经验法：根据经验来确定，即主成分的累积贡献达到 80％以上，就可以了。有的学者认为 85％以上效果才好，也有的学者认为 70％，甚至 65％也可以；

(3)均数法：计算特征根之均数 $\bar{\lambda}$，选择大于 $\bar{\lambda}$ 之特征根对应的主成分。对基于相关矩阵得到的特征根，其均数为 1，故保留大于 1 的特征根对应之主成分。

第(1)种方法受样本含量的影响，当样本含量较大时，往往得到的主成分较多；而当样本含量较少时，得到的主成分较少。目前，用得较多的是经验法。累积贡献到底取多大视不同的专业背景而定，当无法确定时，用均数法。

主成分分析的目的

主成分分析本身往往并不是目的，而是达到目的的一种手段。因此，它多用在大型研究项目的某个中间环节。

主成分用于多元回归，主要解决自变量间的共线性问题，避免回归系数的不合理现象；

主成分用于因子分析、聚类分析、判别分析等，主要目的是减少变量个数，统计学上称为降维；

主成分用于综合评价，除解决变量间共线性和减少分析变量外，更主要的优点是，主成分分析为综合指标提供了可资参考的变量的权重。

几乎所有的多变量资料均可转化为主成分，然后根据研究目的选择适当的多元分析方法去解决实际问题。缺乏目的的应用会将主成分分析方法陷入数字游戏。

9 探索性因子分析

探索性因子分析模型,简称因子分析模型,是 Charles Spearman 在 1904 年首次提出的,他在 *American Journal of Psychology* 上发表了题为 "*General Intelligence, Objectively Determined and Measured*" 的文章,首次提出了因子分析的概念。尽管早在 1901 年 Karl Pearson 就提出了"主轴方法(the method of principal axes)",但 Spearman 在他一生的最后 40 年里,一直致力于发展因子分析的理论,使之成为现代统计学的一个重要分支。因此,Spearman 被学界誉为因子分析之父。

因子分析最早用于社会科学领域,特别是心理测验学,后已扩展到自然科学领域。例如,用于地矿探测,智力测量,健康评价等。因子分析的目的,从理论上讲,是研究原始变量的内部关系,简化原变量的协方差结构,分析变量中存在的复杂关系;从应用上讲,寻找众多变量的共同因子,换句话说,是探讨多个能直接测量的且有一定相关性的实测指标是如何受少数几个不能直接测量的相对独立的因子支配的。本质上,因子分析基于这样的基本思想:根据相关性的大小把变量分组,使得同组内的变量之间相关性(共性)较高,而不同组的变量相关性较低。这样,从实际意义上说,每组代表一个方面(因子);从统计学上来讲,每组代表了原协方差结构的一个基本结构。

9.1 因子模型

因子分析与主成分分析一样,可看成是一种探索性分析技巧。初学因子分析的人最大的困难就是理解它的模型。我们先看两个例子。

例 9.1 为了解中学生的知识和能力,抽查了 100 名学生,每人答 40 道题,问题包括的面很广,但总的来讲有 5 个方面,即语言能力,逻辑推理,艺术修养,历史知识和生活常识,每一方面被称为一个公共因子(common factor),简称因子(factor),5 个因子基本上是独立的。

显然,这里的因子与实验设计中的因子(或称因素)是不同的,后者有极为明确的实际意义,可以被度量。而这里论及的因子是比较抽象的,不能直接被测量到,它们通过学生对不同问题的回答反映出来;而每个问题又不是绝对独立的,学生对每一个问题的回答都或多或少地受上述 5 个方面的能力的影响。

可以设想,将学生的分数 $\{x_1, x_2, \cdots, x_{100}\}$ 表示为上述 5 个抽象因子的线性组合:

$$x_i = \mu_i + l_{i1}f_1 + l_{i2}f_2 + l_{i3}f_3 + l_{i4}f_4 + l_{i5}f_5 + u_i$$

其中,f_1, f_2, f_3, f_4, f_5 表示 5 个因子。它们的系数称为因子负荷(factor loading),它表示第 i 个学生在 5 个方面的能力;μ_i 是总平均;u_i 是第 i 个学生不能用这 5 个方面的能力来解释的特殊部分,被称作特殊因子(specific factor)或单一因子(unique factor),常假设 u_i 服从正态分布 $N(0, \psi_i)$。

细心的读者也许已经发现,因子分析模型与回归模型在形式上很相似,但在回归模型中,因变量、自变量均是可被测量的,有具体数值的,而这里的 $f_1, f_2, \cdots, f_5$ 的值是未知的、抽象的,有关参数的意义也不相同。

例 9.2 考察 5 个生理指标:收缩压(x_1),舒张压(x_2),心跳间隔(x_3),呼吸间隔(x_4),舌下温度(x_5)。从生理学的知识来看,这五个指标都是受植物神经支配的,植物神经又分为交感神经和副交感神经,因此,这 5 个指标有两个公共因子,故可以用因子分析的模型去处理它。

若用 f_1 和 f_2 分别表示交感神经和副交感神经,那么,可以想象,x_1, x_2, x_3, x_4, x_5 可用 f_1 和 f_2 的线性函数来表示,再加上其它对这些 x_i 有影响的因子,用函数形式可表示为:

$$x_i = \mu_i + l_{i1}f_1 + l_{i2}f_2 + u_i$$
$$i = 1, 2, 3, 4, 5$$

因子分析的目的就是要找到这个因子,即因子分析的首要任务就是要估计因子负荷 $\{l_{ij}\}$ 和特殊方差 $\{\psi_i\}$,并对每个因子给出合理的解释,若难以找到合理的解释,需作一些变换。

成功的因子分析就是要用尽量少的因子解释观察到的相关性,且每个因子都有一个合理的解释。

综上所述,我们给出因子分析模型的一般形式。

设有 m 个随机变量 $\boldsymbol{X} = \{X_1, X_2, \cdots, X_m\}$,不妨先假设 $\boldsymbol{X}$ 为标准化变量,此时变量的协方差矩阵就是相关矩阵,为 $\boldsymbol{R} = (r_{ij})$。假定有 k 个($k \leqslant m$)因子 $f_1, f_2, \cdots, f_k$ 可将 $\boldsymbol{X}$ 表示为:

$$x_i = l_{i1}f_1 + l_{i2}f_2 + \cdots + l_{ik}f_k + u_i \tag{9.1}$$

且:

(1)f_j 的均数为 0,方差为 1;

(2)u_i 的均数为 0,方差为 ψ_i;

(3)f_j 与 u_i 相互独立,$i = 1, 2, \cdots, m$;$j = 1, 2, \cdots, k$

则称 $\boldsymbol{X}$ 为具有 k 个公共因子的因子模型。如再满足下列条件:

(4)f_j 间相互独立。

这样,公共因子间是独立的,公共因子与特殊因子也是独立的,即各因子间正交(orthogonal)。则称该因子模型为正交因子模型(orthogonal factor model)。用矩阵表示,即:

$$\boldsymbol{X} = \boldsymbol{L}\boldsymbol{f} + \boldsymbol{u} \tag{9.2}$$

其中,

$$E(\boldsymbol{f}) = 0, \ \mathrm{Cov}(\boldsymbol{f}) = E(\boldsymbol{f}\boldsymbol{f}') = \boldsymbol{I}$$
$$E(\boldsymbol{u}) = 0, \ \mathrm{Cov}(\boldsymbol{u}) = E(\boldsymbol{u}\boldsymbol{u}') = \psi = diag(\psi_1, \psi_2, \cdots \psi_m)$$
$$Cov(\boldsymbol{u}, \boldsymbol{f}) = 0$$

正交因子模型具有如下性质:

(1)$\boldsymbol{X}$ 的方差和协方差(这里为相关)可表示为:

$$\mathrm{Var}(X_i) = 1 = l_{i1}^2 + l_{i2}^2 + \cdots + l_{ik}^2 + \psi_i$$
$$\mathrm{Cov}(X_i, X_j) = r_{ij} = l_{i1}l_{j1} + l_{i2}l_{j2} + \cdots + l_{ik}l_{jk} \tag{9.3}$$

k 个公共因子对第 i 个变量的贡献称为第 i 共同度（communality）或共性方差、公因子方差（common variance），记为 h_i^2。而不能由公共因子解释的部分就是该变量的个性（uniqueness）部分，即特殊方差（specific variance），记为 ψ_i。则有：

$$\underbrace{1 = l_{i1}^2 + l_{i2}^2 + \cdots + l_{ik}^2}_{X\ 的方差\ =} + \underbrace{\psi_i}_{} = h_i^2 + \psi_i \tag{9.4}$$

$$X\ 的方差\ =\qquad 共同度\qquad +\ 特殊方差$$

由此可见，因子分析实际上是对原变量的协方差结构（或相关结构）进行分解。用矩阵表示即是：

$$
\boldsymbol{R} = \begin{bmatrix}
1 & r_{12} & r_{13} & \cdots & r_{1m} \\
r_{21} & 1 & r_{23} & \cdots & r_{2m} \\
r_{31} & r_{32} & 1 & \cdots & r_{3m} \\
\vdots & \vdots & \vdots & \ddots & \vdots \\
r_{m1} & r_{m2} & r_{m3} & \cdots & 1
\end{bmatrix}
= \begin{bmatrix}
h_1^2 + \psi_1 & r_{12} & r_{13} & \cdots & r_{1m} \\
r_{21} & h_2^2 + \psi_2 & r_{23} & \cdots & r_{2m} \\
r_{31} & r_{32} & h_3^2 + \psi_3 & \cdots & r_{3m} \\
\vdots & \vdots & \vdots & \ddots & \vdots \\
r_{m1} & r_{m2} & r_{m3} & \cdots & h_m^2 + \psi_m
\end{bmatrix}
$$

$$
= \begin{bmatrix}
h_1^2 & r_{12} & r_{13} & \cdots & r_{1m} \\
r_{21} & h_2^2 & r_{23} & \cdots & r_{2m} \\
r_{31} & r_{32} & h_3^2 & \cdots & r_{3m} \\
\vdots & \vdots & \vdots & \ddots & \vdots \\
r_{m1} & r_{m2} & r_{m3} & \cdots & h_m^2
\end{bmatrix}
+ diag(\psi_1, \psi_2, \psi_3, \cdots, \psi_m).
$$

$$= \boldsymbol{LL'} + \boldsymbol{\Psi} \tag{9.5}$$

（2）原变量与公共因子的协方差等于因子负荷，即：

$$\mathrm{Cov}(x_i, f_j) = l_{ij} \tag{9.6}$$

一旦得到因子负荷与特殊方差，就确定了因子，并可据此进一步得到因子本身的估计值，这个估计值称为因子得分（factor score）。

综上所述，因子分析有三个基本问题：

其一，是将每个变量表示为 k 个公共因子及一个特殊因子的线性组合：

$$x_i = l_{i1}f_1 + l_{i2}f_2 + \cdots + l_{ik}f_k + u_i \tag{9.7}$$

其二，当因子难以得到合理解释时，寻找一个变换函数，对因子负荷矩阵作正交变换，从几何学的角度来说就是对因子的坐标系进行旋转：

$$\boldsymbol{L}^* = \boldsymbol{LT} \tag{9.8}$$

其中 $\boldsymbol{T}$ 为正交矩阵，以期对所选因子有一个较为合理的解释。

其三，是将每个因子表示为 m 个变量的线性组合：

$$f_j = b_{1j}x_1 + b_{2j}x_2 + \cdots + b_{mj}x_m \tag{9.9}$$

b_{ij} 称为因子得分系数，由此算得的值称为因子得分（factor scores）。值得注意的是，因子得分的计算并非通常意义下的参数估计，而是对**不可观察的、抽象的**公共因子的估计！是对变量的抽象概括、综合和提取。

与主成分分析一样，因子分析可以从相关矩阵计算，也可以从协方差矩阵计算。当从协方差矩阵出发进行因子分析时，式(9.1)就表达为：

$$x_i = \mu_i + l_{i1}f_1 + l_{i2}f_2 + \cdots + l_{ik}f_k + u_i \tag{9.10}$$

用矩阵表示，即：

$$\boldsymbol{X} = \boldsymbol{\mu} + \boldsymbol{L}f + \boldsymbol{u} \tag{9.11}$$

公共因子的共同度和特殊方差的关系可表达为：

$$\sigma_i^2 = l_{i1}^2 + l_{i2}^2 + \cdots l_{ik}^2 + \psi_i = h_i^2 + \psi_i \tag{9.12}$$

对原变量协方差结构的分解为：

$$
\Sigma = \begin{pmatrix} \sigma_1^2 & \sigma_{12} & \sigma_{13} & \cdots & \sigma_{1m} \\ \sigma_{21} & \sigma_2^2 & \sigma_{23} & \cdots & \sigma_{2m} \\ \sigma_{31} & \sigma_{32} & \sigma_3^2 & \cdots & \sigma_{3m} \\ \vdots & \vdots & \vdots & \ddots & \vdots \\ \sigma_{m1} & \sigma_{m2} & \sigma_{m3} & \cdots & \sigma_m^2 \end{pmatrix} = \begin{pmatrix} h_1^2 + \psi_1 & \sigma_{12} & \sigma_{13} & \cdots & \sigma_{1m} \\ \sigma_{21} & h_2^2 + \psi_2 & \sigma_{23} & \cdots & \sigma_{2m} \\ \sigma_{31} & \sigma_{32} & h_3^2 + \psi_3 & \cdots & \sigma_{3m} \\ \vdots & \vdots & \vdots & \ddots & \vdots \\ \sigma_{m1} & \sigma_{m2} & \sigma_{m3} & \cdots & h_m^2 + \psi_m \end{pmatrix}
$$

$$
= \begin{pmatrix} h_1^2 & \sigma_{12} & \sigma_{13} & & \sigma_{1m} \\ \sigma_{21} & h_2^2 & \sigma_{23} & \cdots & \sigma_{2m} \\ \sigma_{31} & \sigma_{32} & h_3^2 & \cdots & \sigma_{3m} \\ \vdots & \vdots & \vdots & \ddots & \vdots \\ \sigma_{m1} & \sigma_{m2} & \sigma_{m3} & \cdots & h_m^2 \end{pmatrix} + diag(\psi_1, \psi_2, \psi_3, \cdots, \psi_m) \tag{9.13}
$$

$$= \boldsymbol{LL}' + \boldsymbol{\Psi}$$

其它性质不变。如无特殊说明，以下我们均从相关矩阵出发进行因子分析。

9.2 因子模型的估计

因子提取的方法很多，我们主要介绍以下四种常用的方法：(1)主成分法(principal component factor)；(2)极大似然法(maximum-likelihood factor)；(3)主因子法(principal factor)；(4)迭代主因子法(iterated principal factor)。其中最常用的是主成分法和极大似然法。

9.2.1 主成分法

设有 m 个随机变量 $\boldsymbol{X} = \{X_1, X_2, \cdots, X_m\}$，其标准化变换后的变量为 $\boldsymbol{X} = \{x_1, x_2, \cdots, x_m\}$，其相关矩阵为 $\boldsymbol{R} = (r_{ij})$，其 $k(k \leqslant m)$ 个非 0 特征根为 $\lambda_1, \lambda_2, \cdots, \lambda_k$，对应的特征向量为 $\{a_{ij}\}$，则第 j 个因子 f_j 的负荷系数的主成分估计，就是对应的特征根之平方根与对应的特征向量之乘积：

$$l_{ij} = \sqrt{\lambda_j}a_{ij} \qquad (i = 1, 2, \cdots, m; \quad j = 1, 2, \cdots, k) \tag{9.14}$$

例 9.3 对例 8.1 资料作主成分因子分析。

由例 8.1 知，该资料前 3 个特征根分别为：4.1470，0.8621，0.6021，前 3 个特征向量为：

a_1	a_2	a_3
0.45043	-0.28870	-0.00012
0.45840	0.00460	-0.42351
0.40818	-0.44812	-0.04368
0.45266	-0.11866	0.14988
0.31501	0.74704	-0.40364
0.34094	0.37905	0.79583

则用式 9.9 算得前 3 个因子负荷系数如表 9.1。

这里的因子负荷等于对应的特征向量乘上相应的特征根之平方根。如

$$l_{11} = \sqrt{4.14696} \times 0.45043 = 0.91726$$

$$l_{21} = \sqrt{0.86211} \times (-0.28870) = -0.26806$$

表 9.1 例 8.1 资料的因子负荷系数及特殊方差（主成分法）

变量	因子负荷系数			共同度	特殊方差
	l_1	l_2	l_3	h_i^2	ψ_i
常 识	0.91726	-0.26806	-0.00009	0.91322	0.08678
算 术	0.93350	0.00427	-0.32862	0.97943	0.02057
理 解	0.83123	-0.41608	-0.03389	0.86521	0.13479
填 图	0.92179	-0.11017	0.11630	0.87536	0.12464
积 木	0.64149	0.69362	-0.31320	0.99071	0.00929
译 码	0.69429	0.35194	0.61752	0.98723	0.01277
特征根	4.14696	0.86211	0.60208	5.61116	0.38884
累计贡献	0.6912	0.8348	0.9352		

每个变量的共同度就是该变量对应的各因子负荷系数之平方和，如 x_1 的共同度为：

$$h_1^2 = 0.91726^2 + (-0.26806)^2 + (-0.00009)^2 = 0.91322$$

而 x_1 的特殊方差等于 1 减其共同度：

$$\psi_1 = 1 - h_1^2 = 1 - 0.91322 = 0.08678$$

显然，各变量的共同度随所选因子数的增加而增加，而特殊方差是随之减少的。当选定全部 m 个因子时，各变量的共同度均为 1，而特殊方差均为 0。

每个因子的负荷系数之平方和等于对应的特征根，即该因子的方差。如对第一因子有：

$$0.91726^2 + 0.93350^2 + 0.83123^2 + 0.92179^2 + 0.64149^2 + 0.69429^2 = 4.1470$$

余雷同。

因子的解释：这里所选的 3 个因子，第一因子在每个变量上均有较大的正负荷，因此，该因子可视为总智力因子；第二因子在积木上有较大的正负荷，而在理解上有中等大小的负负荷，可视为理解能力与动手能力的对比（contrast）；第三因子在译码上有较大的负荷，因此可视其为逻辑推理能力因子，但该负荷小于第一因子在译码上的负荷，因此第三因子也可以不考虑。但这个解释总觉得不是十分满意，有些牵强附会。在作了因子旋

转后,因子的意义就比较明确了。

如果要确定因子的个数,则可以选前 2 个因子。理由是:其一,前 2 个因子的累计贡献已接近 85%,其二,第三因子负荷均小于第一因子或第二因子相应的负荷。

9.2.2　极大似然法

假定原变量服从正态分布,公共因子和特殊因子也服从正态分布,那么,我们可以得到因子负荷和特殊方差的极大似然估计。

$$
\begin{aligned}
\ln L(\boldsymbol{L}, \psi) &= C - \frac{1}{2} n \ln |\boldsymbol{\Sigma}| - \frac{1}{2} tr\left[\boldsymbol{\Sigma}^{-1} n\boldsymbol{\Sigma}\right] \\
&= C - \frac{1}{2} n \left\{\ln |\boldsymbol{LL}' + \psi| + tr(\boldsymbol{LL}' + \psi)^{-1}\boldsymbol{\Sigma}\right\}
\end{aligned}
\tag{9.15}
$$

其中 C 为常数,$\boldsymbol{\Sigma}$ 为协方差矩阵,如果对变量进行了标化,则将其替换为相关阵。对上式中的 $\boldsymbol{L}$ 和 ψ 求极大,可以证明,其解满足如下方程组:

$$
\begin{aligned}
\boldsymbol{\Sigma}\psi^{-1}\mathrm{L} &= \mathrm{L}(\mathrm{I} + \mathrm{L}'\psi^{-1}\mathrm{L}) \\
\psi &= \mathrm{diag}(\boldsymbol{\Sigma} - \mathrm{LL}')
\end{aligned}
\tag{9.16}
$$

其中,限制 $\boldsymbol{L}'\boldsymbol{\psi}^{-1}\boldsymbol{L}$ 为对角阵,则可得唯一解。

例 9.4(续例 9.3)　求因子的极大似然估计。

因子的极大似然估计见表 9.2。

表 9.2　例 9.3 资料的因子负荷系数及特殊方差(极大似然法)

变量	因子负荷系数			共同度	特殊方差
	l_1	l_2	l_3	h_i^2	ψ_i
常　识	0.55625	0.58457	−0.40913	0.81852	0.18148
算　术	0.49056	0.85938	−0.14426	0.99999	0.00000
理　解	0.47023	0.55447	−0.51523	0.79402	0.20598
填　图	0.66159	0.52790	0.35966	0.84574	0.15426
积　木	0.53113	0.60383	0.59438	1.00000	0.00000
译　码	0.99890	−0.04677	−0.00324	1.00000	0.00000
特征根	2.48877	2.03318	0.93630		
累计贡献	0.4560	0.8285	1.0000		

这里 3 个因子的解释比主成分法所得结果模糊:第一因子在每个变量上均有较大的正负荷,至少是中等大小,但较大的是译码、填图;第二因子在译码上的系数较小,在算术上有较大的正负荷,而在其它变量上有中等大小的负荷;第三因子在各变量上的负荷均较小,最多是中等。在作了因子旋转后,因子的意义就会比较明确了。

9.2.3　主因子法

主因子法是主成分法的一种修正。设原变量的相关矩阵为 $\boldsymbol{R} = \{r_{ij}\}$,其逆矩阵记为 $\boldsymbol{R}^{-1} = \{r^{ij}\}$。各变量特殊方差的初值取为逆相关矩阵的对角元素之倒数:

$$
\psi_i^* = 1/r^{ii}
\tag{9.17}
$$

则共同度之初值为：

$$h_i^{*2} = 1 - \psi_i^* = 1 - 1/r^{ii} \tag{9.18}$$

以 h_i^{*2} 代替相关矩阵中的对角线上的元素,得到约化相关矩阵：

$$\boldsymbol{R}^* = \begin{pmatrix} h_1^{*2} & r_{12} & \cdots & r_{1m} \\ r_{21} & h_2^{*2} & \cdots & r_{2m} \\ \vdots & \vdots & \ddots & \vdots \\ r_{m1} & r_{m2} & \cdots & h_m^{*2} \end{pmatrix} \tag{9.19}$$

则 $\boldsymbol{R}^*$ 的前 k 个特征根和对应的单位化特征向量就是主因子解。

例 9.5(续例 9.3)　求主因子解。6 个变量的相关系数矩阵为：

$$\boldsymbol{R} = \begin{pmatrix} 1 \\ 0.8343 & 1 \\ 0.8120 & 0.7815 & 1 \\ 0.8735 & 0.8301 & 0.7092 & 1 \\ 0.4052 & 0.6937 & 0.2783 & 0.4564 & 1 \\ 0.5296 & 0.4503 & 0.4455 & 0.6373 & 0.5004 & 1 \end{pmatrix}$$

相关矩阵的逆矩阵为：

$$\boldsymbol{R}^{-1} = \begin{pmatrix} 6.4497 \\ -2.1070 & 22.6146 \\ -1.6147 & -8.8975 & 6.4783 \\ -2.9150 & -9.7974 & 3.8737 & 9.4241 \\ 0.7641 & -11.2819 & 4.6723 & 4.6520 & 7.0419 \\ -0.2724 & 6.7856 & -2.8311 & -4.1041 & -3.8945 & 3.9143 \end{pmatrix}$$

由(9.18),(9.19)得约化相关矩阵为：

$$\boldsymbol{R}^* = \begin{pmatrix} 0.8450 \\ 0.8343 & 0.9558 \\ 0.8120 & 0.7815 & 0.8456 \\ 0.8735 & 0.8301 & 0.7092 & 0.8939 \\ 0.4052 & 0.6937 & 0.2783 & 0.4564 & 0.8580 \\ 0.5296 & 0.4503 & 0.4455 & 0.6373 & 0.5004 & 0.7445 \end{pmatrix}$$

其 6 个特征根分别为:$4.016, 0.705, 0.410, 0.116, -0.028, -0.076$,其和不再等于 6;前 3 个单位化特征向量为：

e_1	e_2	e_3
0.4479	-0.2824	0.0053
0.4690	0.0500	-0.4995
0.4061	-0.4391	-0.1062
0.4554	-0.1332	0.2213
0.3143	0.7920	-0.2689
0.3292	0.2828	0.7861

各特征向量乘以相应的特征根之平方根，即为对应的因子负荷的主因子估计。结果见表 9.3。

表 9.3　例 9.3 资料的因子负荷系数及特殊方差（主因子法）

变量	因子负荷系数			共同度	特殊方差
	l_1	l_2	l_3	h_i^2	ψ_i
常　识	0.89767	−0.23703	0.00342	0.86201	0.13799
算　术	0.93991	0.04201	−0.31988	0.98752	0.01248
理　解	0.81373	−0.36875	−0.06813	0.80277	0.19723
填　图	0.91262	−0.11186	0.14179	0.86549	0.13451
积　木	0.62980	0.66500	−0.17225	0.86854	0.13146
译　码	0.65964	0.23743	0.50345	0.74496	0.25504
方　　差	4.01604	0.70503	0.41022		
累计贡献	0.7808	0.9179	0.9977		

各因子的意义亦不是很明显。待旋转后再解释。

9.2.4　迭代主因子法

主因子的解不很稳定，因此，常以估计的共同度为初值，构造新的约化矩阵，再计算其特征根及特征向量，并由此再估计因子负荷及各变量的共同度、特殊方差；再由新估计的共同度为初值继续迭代，直至解稳定为止。称为迭代主因子法。

例 9.6（续例 9.3）　求因子的迭代主因子解。

若继续保留 3 个因子，得 6 个特征根为：5.9034, 2.1754, 0.4592, 0.0420, 0.0028, −0.04488。其中第二个因子的累计贡献就超过了 100%。因子负荷系数及特殊方差见表 9.4。

更值得注意的是，第二个变量的特殊方差为负，这说明，因子保留的个数太多。经尝试，对本资料若用迭代主因子法提取因子，只拟保留 1 个公共因子。

虽然主成分因子提取法可以看成是共同度以 1 为初值的主因子法，但两者在哲理上及几何上都是不同的。在应用上，当原变量数较多，公因子数较少时，主成分法和主因子法往往能给出大致相当的负荷。

表 9.4　例 9.3 资料的因子负荷系数及特殊方差（迭代主因子法）

变量	因子负荷系数			共同度	特殊方差
	l_1	l_2	l_3	h_i^2	ψ_i
常　识	0.63833	0.70074	−0.27176	0.97236	0.02764
算　术	2.10769	−0.72579	0.00148	4.96913	−3.96913
理　解	0.55737	0.54417	−0.27348	0.68157	0.31843
填　图	0.62367	0.66821	−0.01196	0.83561	0.16439

续表

变量	因子负荷系数			共同度	特殊方差
	l_1	l_2	l_3	h_i^2	ψ_i
积 木	0.43059	0.29608	0.36798	0.40848	0.59152
译 码	0.41058	0.57212	0.41838	0.67094	0.32906
方 差	5.90342	2.17542	0.45924		
累计贡献	0.9839	1.3465	1.4230		

在计算机普及前,因为计算上的原因,主成分法和主因子法(包括迭代主因子法)是因子提取的常用方法。在计算机普及后,特别是统计软件的发展,主成分法和极大似然法已成为因子分析最为常用和值得推荐的方法。

读者可能已经注意到,如果因子提取方法不是主成分法,而是用极大似然法、主因子法等,则所得特征根有时会是负的,故在计算累计贡献时,可能会超过100%;或公因子方差会等于1或超过1(亦即特殊方差等于或小于0),这种现象称为 Heywood 现象(Heywood case)。这给解释带来了一些困难,但另一方面,这又提示我们在选择保留多少个主因子时,一般不要使累计贡献大于100%,因为此时的累计贡献已失去了"累计"的意义。有些软件(如 Stata)能自动根据公因子方差的大小选择拟保留的因子数;而有些软件(如SAS)在公因子方差大于1时就停止计算,或让公因子方差等于1并继续迭代。

9.2.5 残差矩阵

因子分析是对原变量的相关阵进行估计。且有:

$$\hat{R} = LL' + \Psi \tag{9.20}$$

故,如果因子分析是基于相关矩阵的,则因子分析的残差矩阵为:

$$R_{RES} = R - \hat{R} = R - LL' - \Psi \tag{9.21}$$

如果因子分析是基于协方差矩阵的,则残差矩阵为:

$$\Sigma_{RES} = \Sigma - \hat{\Sigma} = \Sigma - LL' - \Psi \tag{9.22}$$

残差矩阵的对角线上的元素为 0。当因子对原变量的贡献较大时,因子分析的残差矩阵中非对角线上的元素将接近于 0。由此,可根据残差矩阵中元素的大小比较几种因子提取方法的优劣。

例 9.7 试计算例 9.3 中主成分因子提取法和例 9.4 中极大似然因子提取法的残差矩阵,并进行比较。

为便于比较,两种方法均保留 3 个因子。

根据表 9.1 的结果,由式(9.20)算得主成分因子估计的相关矩阵:

$$\hat{R}_1 = \begin{vmatrix} 1 & & & & & \\ 0.8551 & 1 & & & & \\ 0.8740 & 0.7853 & 1 & & & \\ 0.8750 & 0.8218 & 0.8081 & 1 & & \\ 0.4025 & 0.7047 & 0.2552 & 0.4785 & 1 & \\ 0.5424 & 0.4467 & 0.4097 & 0.6730 & 0.4961 & 1 \end{vmatrix}$$

得残差矩阵为：

$$
\hat{\boldsymbol{R}}_{RES} = \begin{bmatrix}
0 & & & & & \\
-0.0208 & 0 & & & & \\
-0.0620 & -0.0038 & 0 & & & \\
-0.0015 & 0.0083 & -0.0989 & 0 & & \\
0.0027 & -0.0110 & 0.0231 & -0.0221 & 0 & \\
-0.0128 & 0.0036 & 0.0358 & -0.0357 & 0.0043 & 0
\end{bmatrix}
$$

同理，极大似然因子估计的相关矩阵：

$$
\hat{\boldsymbol{R}}_2 = \begin{bmatrix}
1 & & & & & \\
0.8343 & 1 & & & & \\
0.7965 & 0.7815 & 1 & & & \\
0.8237 & 0.8301 & 0.7891 & 1 & & \\
0.4052 & 0.6937 & 0.2783 & 0.4564 & 1 & \\
0.5296 & 0.4503 & 0.4455 & 0.6373 & 0.5004 & 1
\end{bmatrix}
$$

得残差矩阵为：

$$
\hat{\boldsymbol{R}}_{RES} = \begin{bmatrix}
0 & & & & & \\
0.0000 & 0 & & & & \\
0.0155 & 0.0000 & 0 & & & \\
0.0490 & 0.0000 & -0.0799 & 0 & & \\
0.0000 & 0.0000 & 0.0000 & 0.0000 & 0 & \\
0.0000 & 0.0000 & 0.0000 & 0.0000 & 0.0000 & 0
\end{bmatrix}
$$

从两个残差矩阵可见，各元素均接近于 0，说明因子分析模型基本上解释了原资料的协方差结构（相关系数矩阵）；比较两个残差矩阵可见，极大似然估计比主成分估计好。

9.3 因子旋转

上述几种方法求出的因子称为初始因子。但初始因子有时不易解释，因此，应用中常常对负荷作正交变换，即旋转（rotate），以便能得到一个更简单的结构，便于因子的解释，其原理很象调节显微镜的焦点，以便看清观察物的细微之处。旋转后的因子称为旋转因子。最理想的是这样的负荷结构：每个变量只在一个因子上有较大的负荷，而在其余因子上的负荷比较小，至多是中等大小。

9.3.1 方差最大正交旋转

方差最大正交旋转（varimax orthogonal rotation）是 1958 年 Kaiser 提出的。其基本思想是使公共因子的相对负荷（l_{ij}/h_i^2）的方差之和达到最大，且保持原共性因子的正交性及公共方差总和不变。

从几何学的观点来看，正交变换就是保持原坐标轴的正交性，对坐标轴进行旋转。当 $k > 2$ 时，一般只能用迭代法求解。当 $k = 2$ 时，可以精确地求出正交变换 $\boldsymbol{T}$，这时，若顺时针旋转，则：

$$T = \begin{pmatrix} \cos\theta & \sin\theta \\ -\sin\theta & \cos\theta \end{pmatrix}$$

若逆时针旋转。

$$T = \begin{pmatrix} \cos\theta & -\sin\theta \\ \sin\theta & \cos\theta \end{pmatrix}$$

使：

$$L^* = LT \tag{9.23}$$

L^* 即为所求。

例 9.8 Lawley 和 Maxwell 对 220 名男生的 6 门课考试成绩(盖尔语,英语,历史,算术,代数,几何)的相关矩阵作了因子分析。这里,$n=220, m=6$。6 门课程及相关系数矩阵为：

$$\boldsymbol{R} = \begin{array}{c} \text{盖尔语} \quad \text{英语} \quad \text{历史} \quad \text{算术} \quad \text{代数} \quad \text{几何} \\ \begin{pmatrix} 1 & & & & & \\ 0.439 & 1 & & & & \\ 0.410 & 0.351 & 1 & & & \\ 0.288 & 0.354 & 0.164 & 1 & & \\ 0.329 & 0.320 & 0.190 & 0.595 & 1 & \\ 0.248 & 0.329 & 0.181 & 0.470 & 0.464 & 1 \end{pmatrix} \end{array}$$

该资料前两个因子的极大似然估计见表 9.5。其中,第一因子是综合大小因子,第二因子是文史类与数学类的一个对比。

表 9.5 例 9.8 资料的极大似然因子负荷估计

变量	因子负荷估计		共同度
	l_1	l_2	
盖尔语	0.5533	0.4286	0.4898
英 语	0.5682	0.2883	0.4059
历 史	0.3922	0.4500	0.3563
算 术	0.7404	−0.2728	0.6226
代 数	0.7239	−0.2113	0.5686
几 何	0.5954	−0.1317	0.3718
方 差	2.2095	0.6057	2.8150

作正交旋转,相应的正交变换矩阵为：

$$\boldsymbol{T} = \begin{pmatrix} 0.8399 & 0.5427 \\ -0.5427 & 0.8399 \end{pmatrix} = \begin{pmatrix} \cos32.87 & \sin32.87 \\ -\sin32.87 & \cos32.87 \end{pmatrix}$$

即原坐标轴顺时针转 32.78 度,见图 9.1。变换后,各变量的因子负荷见表 9.6 第 2、3 栏。

表 9.6   例 9.8 资料的极大似然因子负荷估计

变 量	正交旋转因子负荷		斜交旋转因子负荷	
	l_1'	l_2'	l_1''	l_2''
盖尔语	0.2321	0.6603	0.0393	0.8659
英 语	0.3207	0.5505	0.1373	0.6653
历 史	0.0852	0.5908	0.0031	1.0000
算 术	0.7700	0.1727	1.0000	0.0108
代 数	0.7227	0.2154	0.9474	0.0240
几 何	0.5715	0.2125	0.8864	0.0437
方 差	1.6054	1.2091	2.7037	2.1950

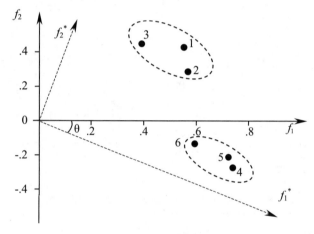

图 9.1   例 9.8 资料的方差最大正交旋转

旋转后的因子结构比较明确了，第一因子在算术、代数、几何上有较大的负荷，因此可称第一因子为**数学因子**；第二因子在盖尔语、英语、历史上有较大的负荷，因此可称第二因子为**文史因子**。

9.3.2   斜交旋转

为了使新因子的意义更明确，有时甚至不惜放弃公共因子间互不相关的要求，使新的因子对应的轴穿过因子图上聚集的点，从而使这些点在新因子轴上有较大的负荷，而在其它因子轴上的负荷几乎等于 0。这就是斜交旋转（oblique rotation）。斜交旋转是 Hendrickson 和 White（1964）年提出的。

例 9.9   对例 9.3 中主成分估计的因子作正交旋转和斜交旋转，并进行对比。

结果见表 9.7。正交旋转以后，尽管因子负荷发生了变化，但每个变量的特殊方差却没有变，意即旋转因子对原变量的贡献与一般因子相同；各因子的方差（即对各变量的贡献）发生了改变，但 3 因子对各变量之贡献的总和未变。

表 9.7   例 9.3 资料主成分因子的最大方差正交旋转

变量	因子负荷系数			特殊方差
	$l_1{}'$	$l_2{}'$	$l_3{}'$	
常 识 x_1	0.89568	0.19137	0.27268	0.08678
算 术 x_2	0.80223	0.57076	0.10037	0.02059
理 解 x_3	0.91478	0.06262	0.15644	0.13478
填 图 x_4	0.79290	0.24990	0.42922	0.12463
积 木 x_5	0.17238	0.94959	0.24346	0.00929
译 码 x_6	0.27348	0.23543	0.92575	0.01277
方 差	3.01582	1.38592	1.20942	5.61116

正交旋转以后的协方差结构已非常清晰,x_1,x_2,x_3,x_4 在第一因子上有较大负荷;x_5 在第二因子有较大负荷;x_6 在第三因子上有较大负荷。从而可认为第一因子反映的是**理解记忆能力**,第二因子反映的是**动手能力**,第三因子反映的**归纳演绎能力**。

再作斜交旋转,结果见表 9.8。由于斜交旋转没有正交性。各因子负荷发生了较大变化,出现了两极分化的现象,即原来大的负荷更大,原来小的负荷更小。3 因子对各变量之贡献的总和亦发生了改变。

表 9.8   例 9.3 资料主成分因子的斜交旋转

变量	因子负荷系数		
	$l_1{}''$	$l_2{}''$	$l_3{}''$
常 识	0.92429	-0.02206	0.08381
算 术	0.76825	0.45508	-0.15279
理 解	1.00370	-0.15253	-0.03067
填 图	0.75533	0.04049	0.27335
积 木	-0.08034	0.99554	0.08289
译 码	0.04313	0.05462	0.94896
方 差	3.03077	1.22695	1.01343

斜交旋转以后的协方差结构比正交旋转更清晰。各因子的解释同上。斜交旋转后的因子不正交,此时,因子 1 与因子 2 的相关为:0.46267;因子 1 与因子 3 的相关为:0.46316;因子 2 与因子 3 的相关为:0.40277。

9.4   因子得分

在因子分析中,虽然人们往往对因子模型的参数感兴趣,但公共因子的估计,即所谓因子得分(factor scores),有时也是需要的。因子得分可用于模型诊断,也可以用作下一步分析的原始资料。值得注意的是,因子得分的估计并不是通常意义下的参数估计,而是对不可观察的、抽象的、但有实际意义的随机变量的估计。

常用的因子得分算法有两种:即 Thomson(1951)法及 Bartlett(1938)法。因子得分的计算可用未旋转因子,亦可用旋转后的因子。

（1）Bartlett 的因子得分:

$$f_b = (L'\psi^{-1}L)^{-1}L'\psi^{-1}x \tag{9.24}$$

（2）Thomson 的因子得分:

$$f_t = (I + L'\psi^{-1}L)^{-1}L'\psi^{-1}x \tag{9.25}$$

Bartlett 因子得分是极大似然估计,也是加权最小二乘回归;Thomson 因子得分是由 Bayes 思想导出的,文献中也称为回归法。两个因子得分各有其优缺点,Bartlett 法得到的因子是无偏的,而回归方法得到的因子是有偏的;但 Bartlett 方法计算结果的误差较 Thomson 回归方法大。所以长期以来,哪一个估计更好一点,至今尚无定论。

例 9.10　对例 9.3 中主成分提取的、经方差最大正交旋转后的因子,计算因子得分。

因子负荷矩阵为:

$$L = \begin{bmatrix} 0.889 & 0.193 & 0.293 \\ 0.799 & 0.572 & 0.116 \\ 0.911 & 0.064 & 0.178 \\ 0.782 & 0.253 & 0.447 \\ 0.166 & 0.951 & 0.243 \\ 0.251 & 0.241 & 0.931 \end{bmatrix}$$

特殊方差矩阵为:

$$\Psi = \mathrm{diag}(0.087, 0.021, 0.135, 0.125, 0.009, 0.013)$$

从而 Bartlett 的因子得分计算式为:

$$f_1 = 0.244x_1 + 0.804x_2 + 0.176x_3 + 0.133x_4 - 0.547x_5 - 0.132x_6$$
$$f_2 = -0.070x_1 + 0.024x_2 - 0.055x_3 - 0.041x_4 + 1.128x_5 - 0.245x_6$$
$$f_3 = -0.020x_1 - 0.298x_2 - 0.026x_3 + 0.014x_4 - 0.109x_5 + 1.144x_6$$

Thomson 因子得分计算式为:

$$f_1 = 0.235x_1 + 0.785x_2 + 0.169x_3 + 0.128x_4 - 0.526x_5 - 0.122x_6$$
$$f_2 = -0.068x_1 + 0.031x_2 - 0.054x_3 - 0.040x_4 + 1.107x_5 - 0.236x_6$$
$$f_3 = -0.018x_1 - 0.288x_2 - 0.024x_3 + 0.014x_4 - 0.105x_5 + 1.122x_6$$

这里,$x_1, x_2, \cdots, x_6$ 为原变量的标准化变量。

有了因子得分就可以作进一步的分析。

9.5　因子分析的策略

因子分析总会遇到三个问题:其一,用什么方法提取因子;其二,每个因子的实际背景是什么;其三,需保留多少个因子。

因子分析没有定式,并常伴有主观性,因此有人说因子分析仍然保留着一种艺术的气息,犹如艺术家雕刻一块石头,并没有千篇一律的做法。但实际应用时还是有一些经验可以借鉴。

（1）先采用主成分因子提取法,当因子的意义不是十分明确时,采用方差极大正交旋转。同时用因子得分探查离群值。

（2）再用极大似然法重复上述步骤。如果出现 Heywood 现象，则让公因子方差等于1，求出极大似然解。

（3）比较上述两法所得到的因子分析解，主要分析：（a）因子负荷能否按同种方式分组；（b）两种方法所得的因子得分各为一个坐标轴作散点图，如果在一特定因子上两法所得因子负荷是一致的，则因子得分应密集在过原点的 45°线附近，否则因子得分将偏离45°线，如果这种情况发生，常说明因子数选多了。

（4）另选一个因子个数 m，重复上述（1）～（3），考察添加因子对解释的影响。

（5）若数据较多，可再从中随机抽取一部分（通常是 1/3 以上）作因子分析，比较这一部分以及全部数据得到的因子分析解，以考察解的稳定性。这一作法与其他多因素分析方法相同。

（6）估计残差矩阵。

因子分析中最大的困难莫过于对因子的解释，如果公因子得不到切合实际的解释，也就失去了因子分析的意义。

下面的例子是因子分析中的经典。

例 9.11（奥林匹克资料） Linden（1977）对二次大战以来的奥林匹克十项全能得分作了因子分析，共有 160 组数据，对每项运动得分施以标准化变换，每项运动标准化后的得分服从或近似服从正态分布。从 $n=160$ 组数据算出的样本相关矩阵如下，试对样本相关系数矩阵做主成分因子分析和极大似然因子分析。

$$
\begin{array}{ll}
\text{百\quad 米 } x_1 \\
\text{跳\quad 远 } x_2 \\
\text{铅\quad 球 } x_3 \\
\text{跳\quad 高 } x_4 \\
\text{4 0 0 米 } x_5 \\
\text{百米跨栏 } x_6 \\
\text{铁\quad 饼 } x_7 \\
\text{撑竿跳高 } x_8 \\
\text{标\quad 枪 } x_9 \\
\text{1 5 0 0 米 } x_{10}
\end{array}
\left(
\begin{array}{cccccccccc}
1 \\
0.59 & 1 \\
0.35 & 0.42 & 1 \\
0.34 & 0.51 & 0.38 & 1 \\
0.63 & 0.49 & 0.19 & 0.29 & 1 \\
0.40 & 0.52 & 0.36 & 0.46 & 0.34 & 1 \\
0.28 & 0.31 & 0.73 & 0.27 & 0.17 & 0.32 & 1 \\
0.20 & 0.36 & 0.24 & 0.39 & 0.23 & 0.33 & 0.24 & 1 \\
0.11 & 0.21 & 0.44 & 0.17 & 0.13 & 0.18 & 0.34 & 0.24 & 1 \\
-0.07 & 0.09 & -0.08 & 0.18 & 0.39 & 0.00 & -0.02 & 0.17 & 0.00 & 1
\end{array}
\right)
$$

（1）首先用主成分法提取因子

相关系数的前 4 个特征根分别为：3.7866，1.5173，1.1144 和 0.9134，解释了73.32% 的总样本方差，从主成分法的观点看，应取 $m=3$ 或 4。从后面的因子负荷的讨论可知，取 $m=4$ 较合适，各因子的意义较明确。应用主成分法算出的因子负荷，公因子方差，共同度等见表 9.9。

表 9.9　奥林匹克资料的因子分析（主成分法）

变　量	因子负荷的估计				共同度
	F_1	F_2	F_3	F_4	
百　米	0.6905	0.2170	−0.5203	0.2060	0.8370
跳　远	0.7885	0.1836	−0.1926	−0.09250	0.7012
铅　球	0.7019	−0.5346	0.0470	0.1753	0.8114

续表

变 量	因子负荷的估计				共同度
	F_1	F_2	F_3	F_4	
跳　高	0.6737	0.1340	0.1388	−0.3959	0.6478
400 米	0.6197	0.5511	−0.0838	0.4187	0.8701
百米跨栏	0.6869	0.0421	−0.1610	−0.3446	0.6183
铁　饼	0.6212	−0.5211	0.1095	0.2344	0.7244
撑竿跳高	0.5385	0.0870	0.4109	−0.4396	0.6596
标　枪	0.4341	−0.4390	0.3719	0.2345	0.5745
1500 米	0.1466	0.5961	0.6581	0.2787	0.8876
公因子方差	3.7866	1.5173	1.1144	0.9134	7.3317
累计贡献	0.3787	0.5304	0.6418	0.7332	

由表 9.9 可见,在主成分解中,除了 1500 米长跑以外,所有项目在 F_1 上都有较大的正载荷,这个因子可称为**一般运动能力**,但是其余因子不能很容易地给出解释,因子 F_2 似乎是对比跑和投掷能力(臂力);而因子 F_3 似乎是比较长跑耐力(1500 米)和短跑速度(100 米);因子 F_4 意义不明。

4 个因子的主成分解虽然有一些共同度比较小(特殊方差的估计比较大),如标枪、110 米跨栏等。这说明这些项目与其它项目比起来,需要运动员具备一些特殊素质。

现采用最大方差旋转,各因子的意义就非常明确了。结果见表 9.10。

结果表示,第一因子在 100 米、400 米及跳远上有较大负荷,在 110 米跨栏上有中等负荷,可称该因子为**短跑速度因子**;第二因子在铅球、铁饼、标枪上有较大的负荷,可称其为**爆发性臂力因子**;第三因子在跳高、撑杆跳高、110 米跨栏上有较大负荷,在跳远上有中等负荷,可称该因子为**爆发性腿力因子**;第四因子只在 1500 米长跑上有较大负荷,在 400 米上有中等负荷,可称其为**耐力因子**。

因子的解释符合专业结论,因此,对该资料的分析是成功的。再用极大似然法分析,看看是否有一致的结果。

表 9.10　奥林匹克资料的因子分析(主成分法提取因子,最大方差旋转)

变 量	因子负荷的旋转估计				共同度
	F_1	F_2	F_3	F_4	
百　米	0.88323	0.13584	0.15798	−0.11623	0.8370
跳　远	0.63042	0.19382	0.51585	−0.00737	0.7012
铅　球	0.24431	0.82450	0.22314	−0.14870	0.8114
跳　高	0.23826	0.15046	0.75003	0.07626	0.6478
400 米	0.79837	0.07399	0.10273	0.46543	0.8701
百米跨栏	0.40208	0.15299	0.63556	−0.17107	0.6183

续表

变　量	因子负荷的旋转估计				共同度
	F_1	F_2	F_3	F_4	
铁　饼	0.18590	0.81352	0.14723	−0.07955	0.7244
撑竿跳高	−0.03684	0.17602	0.76149	0.21764	0.6596
标　枪	−0.04689	0.73502	0.10950	0.14150	0.5745
1500 米	0.04770	−0.04078	0.11096	0.93347	0.8876
公因子方差	2.1334	2.0221	1.9437	1.2325	7.3317
累计贡献	0.2133	0.4156	0.6099	0.7332	

（2）极大似然法

在用极大似然法提取因子时，出现了 Heywood 现象，故将公因子方差大于 1 者以 1 代之，得极大似然解如表 9.11。

在极大似然解中，1500 米长跑是唯一在 F_1 上有较大负荷的变量，所以 F_1 可称为长跑耐力固子；因子 2 看上去主要是臂力因子（铅球和铁饼这两项在 F_2 上有较大负荷）；因为 100 米和 400 米短跑在 F_3 上负荷较大，于是，因子 3 主要是短跑速度；虽然 F_4 有点像是腿力，但总的来看，意义不很清楚。

表 9.11　奥林匹克资料的因子分析（极大似然法）

变　量	因子负荷的估计				共同度
	F_1	F_2	F_3	F_4	
百　米	−0.02737	0.35146	0.83007	−0.16883	0.8418
跳　远	0.14156	0.41441	0.59518	0.27437	0.6213
铅　球	0.04207	0.99911	0.00000	−0.00000	1.0000
跳　高	0.22688	0.37078	0.33643	0.44521	0.5003
400 米	0.41414	0.17273	0.67122	−0.13770	0.6708
百米跨栏	0.04401	0.35847	0.42534	0.38772	0.4617
铁　饼	0.06920	0.72773	0.03005	0.01910	0.5356
撑竿跳高	0.19974	0.23180	0.22911	0.39389	0.3013
标　枪	0.05379	0.43812	−0.00945	0.09767	0.2045
1500 米	0.99255	−0.12186	−0.00000	0.00000	1.0000
方　差	1.280202	2.379440	1.841370	0.636336	

作方差最大正交旋转，结果显示，第一因子为**爆发性臂力因子**，第二因子为**短跑速度因子**，第三因子为**爆发性腿力因子**，第四因子为**耐力因子**。各因子的意义与主成分解一致。

比较主成分解和极大似然解，结果基本上是一致的。

表 9.12　奥林匹克资料的因子分析（极大似然法，最大方差旋转）

变　量	因子负荷的估计				共同度
	F_1	F_2	F_3	F_4	
百　　米	0.16674	0.85713	0.24571	−0.13763	0.8418
跳　　远	0.23964	0.47660	0.58017	0.01106	0.6213
铅　　球	0.96593	0.15377	0.19974	−0.05856	1.0000
跳　　高	0.24212	0.17291	0.63168	0.11323	0.5003
400 米	0.05494	0.70933	0.23620	0.32996	0.6708
百米跨栏	0.20514	0.26116	0.58856	−0.07058	0.4617
铁　　饼	0.69685	0.13294	0.17970	−0.00948	0.5356
撑竿跳高	0.13707	0.07798	0.51273	0.11623	0.3013
标　　枪	0.41645	0.01864	0.17521	0.00206	0.2045
1500 米	−0.05505	0.05561	0.11329	0.99048	1.0000
方　　差	1.8028	1.6139	1.5768	1.1438	6.1373

（3）计算残差矩阵

主成分因子方差最大正交旋转解的残差矩阵为：

$$
\begin{pmatrix}
0 \\
-0.0755 & 0 \\
-0.0303 & -0.0100 & 0 \\
-0.0005 & -0.0557 & 0.0417 & 0 \\
-0.0473 & -0.0772 & -0.0198 & -0.0239 & 0 \\
-0.0962 & -0.0922 & -0.0316 & -0.1225 & 0.0220 & 0 \\
-0.0272 & -0.0414 & -0.0308 & -0.0011 & -0.0167 & 0.0136 & 0 \\
0.1136 & -0.0421 & -0.0337 & -0.2154 & 0.0669 & -0.1289 & 0.0089 & 0 \\
0.0507 & 0.0417 & -0.1580 & -0.0223 & 0.0359 & 0.0410 & -0.2541 & -0.0053 & 0 \\
-0.0156 & 0.0175 & 0.0560 & 0.0204 & -0.0909 & 0.0762 & 0.0622 & -0.1087 & -0.1120 & 0
\end{pmatrix}
$$

极大似然因子方差最大正交旋转解的残差矩阵为：

$$
\begin{pmatrix}
0 \\
0.0005 & 0 \\
0.0000 & 0.0000 & 0 \\
0.0118 & 0.0018 & 0.0000 & 0 \\
0.0002 & -0.0019 & 0.0000 & -0.0325 & 0 \\
-0.0124 & 0.0057 & 0.0000 & 0.0014 & 0.0278 & 0 \\
0.0044 & -0.0245 & 0.0000 & -0.0341 & -0.0019 & 0.0359 & 0 \\
0.0003 & -0.0088 & 0.0000 & 0.0063 & 0.0077 & -0.0121 & 0.0431 & 0 \\
-0.0182 & -0.0004 & 0.0000 & -0.0450 & 0.0518 & -0.0133 & 0.0159 & 0.0914 & 0 \\
0.0000 & 0.0000 & 0.0000 & 0.0000 & 0.0000 & 0.0000 & 0.0000 & 0.0000 & 0.0000 & 0
\end{pmatrix}
$$

从残差矩阵看，极大似然解要比主成分解好些。

进一步可以考察因子数取 3 或取 5 时的因子解是否比取 4 时更合理。略。

因子分析作为一种探索性分析，在医学研究，特别是卫生事业管理领域具有极大的吸引力。但因子分析有较大的主观性。这里介绍的几个例子都能较好地用少数几个因子对所研究的问题提供合理的解释。但是实际工作中,这样满意的例子实在不多。同时,也没有一个定量标准来判断因子分析的优劣。一般来说,如果研究者仔细考察了所得到的结果,并满意地解释了公因子的专业意义,那么这项研究就是可以认为是成功的。

9.6 因子分析的正确应用

因子分析的应用条件

(1)变量的分布   因子分析中,除极大似然法要求变量的分布是正态分布,其它方法没有限定变量的分布。

(2)变量间的关系   与主成分分析相似,因子分析是基于协方差矩阵或相关系数矩阵的,更多的因子分析是基于相关系数矩阵运算的。而这里所用的相关矩阵就是 Pearson 积差相关。因此,因子分析要求变量间的关系是线性相关的。如果变量的关系是非线性相关的,则 Pearson 积差相关就无法准确表达它们的关系,因而所作的分析及结论也就失去意义了。

(3)总体的同质性   由于因子分析是对变量间的协方差结构进行分析,因此,所研究的总体同质性要求比其它多元统计方法要高。其它多元统计方法,特别是多元回归模型,可以通过对协变量的分析,修正总体的同质性。但因子分析不能对协变量进行分析。例如,不同性别的资料是否可以放在一起作因子分析,这就取决于他们的协方差矩阵是否相等,如果协方差矩阵不等,则应该分别分析。

样本量

没有关于因子分析的样本量计算公式。有学者提出,因子分析所需样本量需达到变量数的 10～20 倍。有的学者认为,因子分析所需样本量至少在 100 以上(芝佑顺[日].1979.(曹亦薇 译,1999)153 页)。

事实上,因子分析及主成分分析是基于相关系数矩阵的,笔者认为,只要样本相关系数是稳定的、可靠的,则不必苛求太多的样本量。因子分析是否成功,关键是协方差结构的可解释性,当变量间的相关均较小时,即使扩大样本,也难以得到满意的结果。

因子数目的确定

一般认为,累积贡献达到 80% 以上即可。这一点与主成分数目的确定有些类似。但是因子分析中,特别是用极大似然法估计因子时,容易出现 Heywood 现象,此时的累积贡献就没有意义了。因此,因子数目的确定,取决于所选因子是否解释了每个变量,以及残差矩阵的大小。

当样本含量较大,变量的分布服从正态分布时,可以用 Bartlett 的方法确定因子数:

$$H_0 : \boldsymbol{\Sigma} = \hat{\boldsymbol{L}}\hat{\boldsymbol{L}}' + \hat{\boldsymbol{\Psi}} ; \qquad H_1 : \boldsymbol{\Sigma} \neq \hat{\boldsymbol{L}}\hat{\boldsymbol{L}}' + \hat{\boldsymbol{\Psi}}$$

$$[n - 1 - (2m + 4k + 5)/6] \ln \frac{|\hat{\boldsymbol{L}}\hat{\boldsymbol{L}}' + \hat{\boldsymbol{\Psi}}|}{|\boldsymbol{S}|} \sim \chi^2_{((m-k)^2 - m - k)/2}$$

$\boldsymbol{S}$ 为样本协方差矩阵。m 为变量数,k 为因子数。因自由度必须为正,故:

$$k < \frac{1}{2}(2m + 1 - \sqrt{8m + 1})$$

Bartlett 的检验实际上是通过比较协方差矩阵之估计值 $\hat{L}\hat{L}' + \hat{\Psi}$ 与原协方差矩阵 S，来检验含有 k 个公共因子的模型的适应性。当相对于样本含量 n 及变量数 m, k 较小时，H_0 常常被拒绝，这就要再增加公因子的数目。然而，当估计协方差矩阵与样本协方差矩阵很接近时，即便添加的因子很重要，Bartlett 检验也不可能提供附加信息。因此，在因子数目的选择上，更多的是依赖于具体问题而不仅仅是统计学。

10   确证性因子分析

第 9 章介绍的因子分析方法是研究多个能直接测量的且有一定相关性的观察指标是如何受少数几个因子所支配的一种多因素统计分析方法。这种因子通常是不能直接测量但有综合意义的指标,我们称之为潜在变量,或隐变量(latent variable)。由于在分析前,我们并不知道这种潜在的因子是否存在;如果存在,那么这种潜在的因子有多少个? 每个因子如何解释? 因此,其分析带有一定探索性,因而被称为探索性因子分析(exploratory factor analysis,EFA)。

当研究者根据专业理论知识或经验对潜在因子已有一定认识,从而提出观察指标与潜在因子间存在着某种假设的关系,希望通过现有资料验证这种假设是否成立,并评价观察指标与因子间是如何联系的,以及联系的程度有多大,这就是确证性因子分析或证实性因子分析(confirmatory factor analysis,CFA)。

10.1   显变量与潜变量

显变量(manifest variables)是指可以直接被测量的变量,也称为观察指标,或观测变量,例如年龄、性别、血压等。

潜变量(latent variables),又称潜在因子,是指理论上存在但不能直接测量的变量,例如智力、动机、能力等。潜变量往往是一个概念,无法直接测量,必须通过多个显变量从不同侧面来反映。

10.2   确证性因子分析

我们通过实例介绍确证性因子分析的基本步骤。

例 10.1 续例 9.8。Lawley 和 Maxwell 对 220 名男生的 6 门课考试成绩(盖尔语,英语,历史,算术,代数,几何)的相关矩阵作了因子分析。6 门课程及相关系数矩阵为:

$$
\begin{array}{cccccc}
\text{盖尔语} & \text{英语} & \text{历史} & \text{算术} & \text{代数} & \text{几何}
\end{array}
$$

$$
\boldsymbol{R} = \begin{bmatrix}
1 & & & & & \\
0.439 & 1 & & & & \\
0.410 & 0.351 & 1 & & & \\
0.288 & 0.354 & 0.164 & 1 & & \\
0.329 & 0.320 & 0.190 & 0.595 & 1 & \\
0.248 & 0.329 & 0.181 & 0.470 & 0.464 & 1
\end{bmatrix}
$$

如果想知道该资料中学生的 6 门课程的成绩受哪些因子控制时,可以采用前面介绍的探索性因子分析方法进行分析。如果可以提出假设 6 门课程的成绩受某几种因子的影响，则可以用确证性因子分析。

（1）提出假设。

确证性因子分析的第一步是提出假设。根据第 9 章的分析，该资料中 6 门课程的成绩受两个因子的支配，一个是"文史因子"，记为 ξ_1，一个是"数学因子"，记为 ξ_2。相应因子模型可表示为：

$$
\begin{aligned}
x_1 &= \lambda_{11}\xi_1 &&+ e_1 \\
x_2 &= \lambda_{21}\xi_1 &&+ e_2 \\
x_3 &= \lambda_{31}\xi_1 &&+ e_3 \\
x_4 &= &\lambda_{42}\xi_2 &+ e_4 \\
x_5 &= &\lambda_{52}\xi_2 &+ e_5 \\
x_6 &= &\lambda_{62}\xi_2 &+ e_6
\end{aligned}
$$

其中，e_i 为 x_i 的特殊因子，$\mathrm{Var}(e_i)=\delta_i$，$i=1,2,\cdots,6$。该因子模型在形式上与公式（9.1）很相像，只是 $x_1\sim x_3$ 在 ξ_2 上的载荷指定为 0，$x_4\sim x_6$ 在 ξ_1 上的载荷指定为 0。

在探索性因子分析中，因子间是正交的，即相互独立的。而在确证性因子分析中，因子间可以是相关的，假设 $\mathrm{Corr}(\xi_1,\xi_2)=\varphi$。则确证性因子模型可以用路径图（path diagram）表示（见图 10.1）。

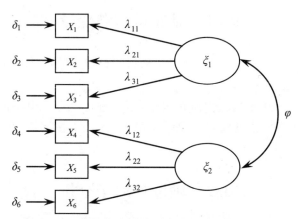

图 10.1　6 门课考试成绩假设的 2 因子模型路径图

因子模型路径图中，常用矩形表示显变量，而用椭圆表示潜变量，单向箭头表示一个变量对另一个变量的影响，双箭头表示变量间的协方差或者相关。

（2）估计因子模型

确证性因子模型一般用极大似然法估计，并固定 $\mathrm{Var}(\xi_1)=\mathrm{Var}(\xi_2)=1$。经极大似然估计得到：

$$
\begin{aligned}
x_1 &= 0.6867\xi_1 &&+ e_1 \\
x_2 &= 0.6724\xi_1 &&+ e_2 \\
x_3 &= 0.5326\xi_1 &&+ e_3 \\
x_4 &= &0.7665\xi_2 &+ e_4 \\
x_5 &= &0.7684\xi_2 &+ e_5 \\
x_6 &= &0.6159\xi_2 &+ e_6
\end{aligned}
$$

其中,$\text{corr}(\xi_1, \xi_2) = 0.5959$;$\delta_1 = \text{Var}(e_1) = 0.5284$,$\delta_1 = \text{Var}(e_1) = 0.5479$,$\delta_2 = \text{Var}(e_2) = 0.7164$,$\delta_3 = \text{Var}(e_3) = 0.4125$,$\delta_4 = \text{Var}(e_4) = 0.4096$,$\delta_5 = \text{Var}(e_5) = 0.6207$。用路径图表示如图 10.2。

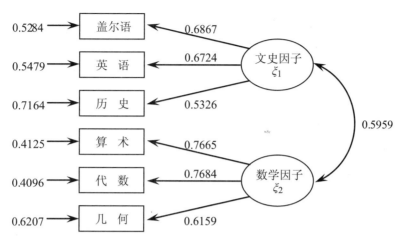

图 10.2　6 门课考试成绩确证性因子模型路径图及参数

因固定了 $\text{Var}(\xi_1)$ 和 $\text{Var}(\xi_2)$ 的取值为 1,这里给出的系数是标准载荷系数。标准载荷系数的平方(λ_{ij}^2)反映了潜变量对显变量的解释度,类似于因子分析中的共同度。并有如下关系:

$$\text{Var}(x_i) = \lambda_{ij}^2 + \delta_i$$

即:

$$显变量\ x\ 的方差\ =\ 共同度\ +\ 特殊方差$$

例如:

$$1 = \text{Var}(x_1) = 0.6867^2 + 0.5284$$

从应用角度来看,如果标准载荷系数平方 λ_{ij}^2 大于 0.5,即显变量的变异有 50% 以上可以由潜变量解释,则认为结果是满意的,也即标准载荷系数 λ_{ij} 要大于 0.7。从本因子模型的结果看,该因子模型的共同度不是很高,而特殊因子(δ_i)较大。

（3）模型的拟合优度

判断因子模型对原数据的拟合优度,首先看模型对原变量间方差－协方差结构或相关结构的拟合效果。根据因子模型估计的变量间相关关系矩阵为 $\mathbf{E}$:

x_1	1.0000					
x_2	0.4617	1.0000				
x_3	0.3658	0.3581	1.0000			
x_4	0.3142	0.3077	0.2437	1.0000		
x_5	0.3150	0.3084	0.2443	0.5890	1.0000	
x_6	0.2525	0.2472	0.1958	0.4721	0.4732	1.0000

与原相关系数矩阵的差值矩阵为:

x_1	0.0000	
x_2	−0.0227	0.0000

x_3	0.0442	-0.0071	0.0000		
x_4	-0.0262	0.0463	-0.0797	0.0000	
x_5	0.0140	0.0116	-0.0543	0.0060	0.0000
x_6	-0.0045	0.0818	-0.0148	-0.0021	-0.0092	0.0000

残差都较小，说明所建因子模型对原相关结构拟合尚可。

因子模型的拟合优度可用拟合优度指数（goodness-of-fit index，GFI），或自由度校正拟合优度指数（GFI adjusted for degrees of freedom，AGFI）来描述：

$$GFI = 1 - tr[(E^{-1}S - I)^2]/tr[(E^{-1}S)^2]$$
$$AGFI = 1 - [p(p+1)/2df](1 - GFI)$$
$$(10.1)$$

其中：S 是原数据的方差-协方差矩阵或相关系数矩阵，E 是相应的估计矩阵，p 是显变量个数，df 是模型的自由度。两者均表示估计的协方差矩阵（或相关矩阵）E 与原数据的协方差矩阵（或相关矩阵）S 的接近程度。GFI 和 $AGFI$ 越接近于 1，说明因子模型拟合越好。

本例，该因子模型的 $GFI = 0.9879$，$AGFI = 0.9491$，拟合优度接近于 1，说明因子模型拟合尚可。

因子模型的拟合优度也可以用似然比 χ^2 检验：

$$\chi^2 = (n-1)F_{ML}, \quad df = p(p+1)/2 - t \qquad (10.2)$$

其中：p 是变量数，t 是自由参数的个数，df 是模型的自由度。F_{ML} 是因子模型估计的矩阵 E 与原数据的 S 矩阵的接近程度的一个指标：

$$F_{ML} = tr(SE^{-1}) + \log|E| - \log|S| - p \qquad (10.3)$$

$|E|$，$|S|$ 分别为矩阵 E 与 S 的行列式，$tr(\cdot)$ 是矩阵的迹。F_{ML} 越小，说明 E 与 S 越接近，从而 χ^2 值越小。

本例：$F_{ML} = 0.0363$，似然比 $\chi^2 = 7.9896$，$df = 6$，$P = 0.2389$。

尽管从各指标看模型拟合效果较好，但该因子模型的特殊因子还较大，故还有未考虑到的重要因子，需进一步研究。

例 10.2 在一所高中收集了 500 名同一年级学生各方面的表现和问卷答案，以了解学生学习兴趣、智力、自信心等。X_1，X_2，X_3 是 3 个学习兴趣问题，X_4，X_5，X_6 是 3 个智力小测验得分，X_7，X_8，X_9 是 3 个自信题目得分。各指标相关系数矩阵如下：

x_1	1								
x_2	0.68	1							
x_3	0.60	0.58	1						
x_4	0.01	0.10	0.07	1					
x_5	0.12	0.04	0.06	0.29	1				
x_6	0.06	0.06	0.01	0.35	0.24	1			
x_7	0.09	0.13	0.10	0.05	0.03	0.07	1		
x_8	0.04	0.08	0.16	0.10	0.12	0.06	0.25	1	
x_9	0.06	0.09	0.02	0.02	0.09	0.16	0.29	0.36	1

若把兴趣、智力、自信做作为三个因子，试对该资料进行确证性因子分析。

因子模型如图 10.3。其中，$Var(\xi_1)$、$Var(\xi_2)$、$Var(\xi_3)$ 固定为 1。

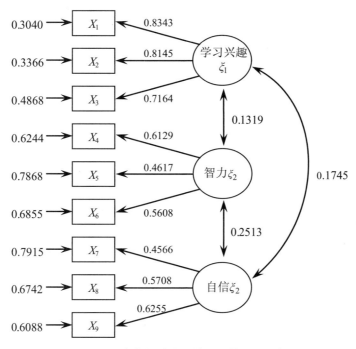

图 10.3 9 个指标的确证性因子模型图及参数

模型中 3 个因子间的相关系数为：$\text{Corr}(\xi_1, \xi_2) = 0.1319$，$\text{Corr}(\xi_1, \xi_3) = 0.1745$，$\text{Corr}(\xi_2, \xi_3) = 0.2513$。

因子模型估计的相关矩阵为：

x_1	1.0000							
x_2	0.6795	1.0000						
x_3	0.5977	0.5835	1.0000					
x_4	0.0674	0.0658	0.0579	1.0000				
x_5	0.0508	0.0496	0.0436	0.2830	1.0000			
x_6	0.0617	0.0602	0.0530	0.3437	0.2590	1.0000		
x_7	0.0665	0.0649	0.0571	0.0703	0.0530	0.0643	1.0000	
x_8	0.0831	0.0811	0.0713	0.0879	0.0662	0.0804	0.2606	1.0000
x_9	0.0910	0.0889	0.0782	0.0963	0.0726	0.0881	0.2856	0.3570	1.0000

与原相关矩阵的差值为：

x_1	0.0000					
x_2	0.0005	0.0000				
x_3	0.0023	-0.0035	0.0000			
x_4	-0.0574	0.0342	0.0121	0.0000		
x_5	0.0692	-0.0096	0.0164	0.0070	0.0000	
x_6	-0.0017	-0.0002	-0.0430	0.0063	-0.0190	0.0000
x_7	0.0235	0.0651	0.0429	-0.0203	-0.0230	0.0057	0.0000

x_8	-0.0431	-0.0011	0.0887	0.0121	0.0538	-0.0204	-0.0106	0.0000
x_9	-0.0310	0.0011	-0.0582	-0.0763	0.0174	0.0719	0.0044	0.0030	0.0000

该模型的 $GFI=0.9761$；$AGFI=0.9487$，尽管这两个指标接近 1，效果尚可，但是 $F_{ML}=0.1122$，$\chi^2=56.1099$，$df=21$；$P<0.0001$。且特殊方差还较大，因此，模型需进一步修正。

10.3 结构方程模型

结构方程模型（structural equation model，SEM）也称为潜变量结构模型，也是对协方差结构进行分析的模型。

在确证性因子模型中，主要研究潜变量与显变量的关系；而在结构方程模型中，通过结构参数可以用来描述显变量与显变量间、显变量与潜变量间，以及潜变量与潜变量间的关系。

10.3.1 外生潜变量和内生潜变量

如果潜变量相当于自变量 X 的作用，其变化能引起模型中的其它潜变量的变化，则称为潜在自变量（latent independent variables），或外生潜变量（exogenous latent variables），以希腊字母 ξ 表示。

如果潜变量相当于因变量 Y 的作用，随外生潜变量的变化而改变，则称为潜在因变量（latent dependent variables），或内生潜变量（endogenous latent variables），以希腊字母 η 表示。

10.3.2 结构方程模型中的两类子模型

在 SEM 中包括了两种子模型，一种称为因子模型，是指以确证性因子分析方法来确定和评估观察指标与潜变量之间关系的一种模型，由于构建因子模型的观察指标都是可测量的，因此，因子模型又称为测量模型（measurement model）。另一种子模型称为结构模型（structural model），用于表示潜变量与潜变量之间关系的模型。下面我们介绍 SEM 的两种子模型，并基于图 10.4 开展讨论。为叙述方便，以 ξ 表示外生潜变量，η 表示内生潜变量；X 表示外生潜变量 ξ 的观察指标，Y 表示内生潜变量 η 的观察指标。

（1）测量模型。由上述的基本概念可知，测量模型可以用以下回归方程的矩阵形式表示：

$$X = \boldsymbol{\Lambda}_X \xi + \delta \tag{10.4}$$

$$Y = \boldsymbol{\Lambda}_Y \eta + \varepsilon \tag{10.5}$$

其中 $\Lambda_X = \{\lambda_{X,ij}\}$ 是观察指标 X 在外生潜变量 ξ 上的 $q \times n$ 维因子载荷矩阵，$\Lambda_Y = \{\lambda_{Y,ij}\}$ 是观察指标 Y 在内生潜变量 η 上的 $p \times m$ 维因子载荷矩阵。

上式中假设 ε 与 ξ，η 以及 δ 是不相关的；δ 与 ξ，η 以及 ε 也是不相关的，且 $E(\xi)=0$，$E(\delta)=0$，$E(\eta)=0$，$E(\varepsilon)=0$。

在图 10.4 中，显变量用矩形表示，潜变量用椭圆表示，单向箭头表示一个变量对另一个变量的影响，双箭头表示变量间的协方差或者相关。实线表述测量模型，虚线表示结构模型。

一个完整路径图通常需要展示以下四个方面的内容:观察变量对潜变量的回归系数、潜变量之间的回归系数、与观察变量相关的测量误差、潜变量预测值的残差。

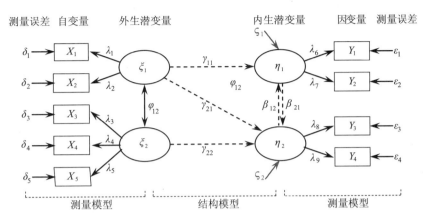

图 10.4   一个假设的结构方程的路径图

方程（10.4）可以用图 10.4 的左边部分表示,它是由观察指标 $X = (x_1, x_2, x_3, x_4, x_5)$、外生潜变量 $\xi(\xi_1, \xi_2)$ 和观察指标 X 的测量误差 $\delta(\delta_1, \delta_2, \delta_3, \delta_4, \delta_5)$ 构成的测量模型。

结合图 10.4 左边部分,方程（10.4）可以用一般的回归方程表示如下:

$$\begin{cases} x_1 = \lambda_1 \xi_1 + e_1 \\ x_2 = \lambda_2 \xi_1 + e_2 \\ x_3 = \lambda_3 \xi_2 + e_3 \\ x_4 = \lambda_4 \xi_2 + e_4 \\ x_5 = \lambda_5 \xi_2 + e_5 \end{cases} \tag{10.6}$$

观察指标 X 与外生潜变量 ξ 相联系的回归系数 $\Lambda_X = (\lambda_1, \lambda_2, \lambda_3, \lambda_4, \lambda_5)$,$\mathrm{var}(e_i) = \delta_i, i = 1, \cdots, 6$。两个外生潜变量 ξ_1, ξ_2 间的相互关系用方差协方差阵记作 Φ。这里的矩阵 Φ 中包含了表示 ξ_1 和 ξ_2 间相互关系的结构参数 ϕ_{12}。由于这里的两个潜变量 ξ_1, ξ_2 都在同一级别(阶)上,分别由几个观察指标与其建立回归方程,因此这里组成了一阶两因子的确证性因子分析的测量模型。一般来说,每一个潜变量至少要有两个或两个以上的观察指标描述。

而图 10.4 的右半部分表示内生潜变量 $\eta = (\eta_1, \eta_2)$ 与观察指标 $Y = (y_1, y_2, y_3, y_4)$ 间的关系,$\varepsilon = (\varepsilon_1, \varepsilon_2, \varepsilon_3, \varepsilon_4)$ 是测量误差。利用类似于上述的表达方法,用箭头表示它们之间的关系,观察指标 Y 与内生潜变量 η 相联系的结构参数(即回归系数)为 $\Lambda_y = (\lambda_6, \lambda_7, \lambda_8, \lambda_9)$,它们之间的关系可以用一般回归方程表示如下:

$$\begin{cases} y_1 = \lambda_6 \eta_1 + u_1 \\ y_2 = \lambda_7 \eta_1 + u_2 \\ y_3 = \lambda_8 \eta_2 + u_3 \\ y_4 = \lambda_9 \eta_2 + u_4 \end{cases} \tag{10.7}$$

$\mathrm{var}(u_i) = \varepsilon_i, i = 1, \cdots, 4$。方程（10.6）和（10.7）中的载荷系数 $\lambda_k (k = 1, 2, \cdots, 9)$ 是

指潜变量每改变一个单位时相应的观察指标期望改变的数量大小,亦即回归系数。这些系数也表示潜变量在观察指标上作用的效应大小。

(2)结构模型。反映潜变量与潜变量之间的关系,可以表示为:

$$\eta = B\eta + \Gamma\xi + \zeta \tag{10.8}$$

矩阵 B 和矩阵 Γ 为结构参数矩阵,也是回归系数矩阵,分别表示内生潜变量 η 对内生潜变量 η 的相互作用效果,和外生潜变量 ξ 对内生潜变量 η 的直接作用效果;ζ 表示内生潜变量的残差,ζ 间的协方差矩阵记作 Ψ。方程(10.8)中假设 $E(\eta) = 0$,$E(\xi) = 0$,$E(\zeta) = 0$,$I - B$ 是非奇异阵,ξ 与 ζ 不相关。

在图 10.4 中间部分,外生潜变量 ξ 与内生潜变量 η 之间的关系就是结构模型。用一般回归方程形式表示则有:

$$\begin{cases} \eta_1 = \beta_{12}\eta_2 + \gamma_{11}\xi_1 + v_1 \\ \eta_2 = \beta_{21}\eta_1 + \gamma_{21}\xi_1 + \gamma_{22}\xi_2 + v_2 \end{cases} \tag{10.9}$$

$\mathrm{Var}(v_i) = \zeta_i$,$i = 1, 2$。

可见,一个结构方程模型中包含了 8 组参数,见表 10.1。

表 10.1　结构方程模型中的参数及其意义

参　数	意　义
Λ_x	外生潜变量 ξ 与观察指标 X 相联系的结构参数,即 X 在 ξ 上的因子负荷
Λ_y	内生潜变量 η 与观察指标 Y 相联系的结构参数,即 Y 在 η 上的因子负荷
Φ	外生潜变量 ξ 之间的协方差矩阵
Ψ	内生潜变量 η 之间的协方差矩阵
δ	X 变量的测量误差
ε	Y 变量的测量误差
Θ_δ	变量 X 的测量误差 δ 之间的协方差矩阵
Θ_ε	变量 Y 的测量误差 ε 之间的协方差矩阵

10.3.3　结构方程模型的建模策略

首先,根据医学专业理论知识,描述和建立显变量、潜变量间可能存在的关系,特别是因果关系,确定重要的显变量以及可能的潜变量,从医学理论上去解释将要建立的假设模型;

第二步:提出假设,并用路径图形式描述显变量与潜变量之间关系、潜变量与潜变量之间的关系,同时用相应的方程式表达结构方程模型。建模时遵循"节俭原则"(principle of parsimony),用尽可能简单的模型,解释复杂的生命现象。

第三步:收集研究样本和有关数据;

第四步:用所收集的样本资料对结构方程模型进行参数估计;

第五步:对所估计的模型进行评价,包括参数估计值的合理性,模型的拟合优度等。

第六步:模型修正。当模型参数估计值出现异常,不能从专业上解释,或整体模型的拟合优度检验未达到预先的效果,可根据理论假设以及模型拟合结果修正模型或对某些参数的条件重新定义,例如固定某个参数的取值或放宽某些约束条件,再重新估计参数和评价新的模型拟合优度,直到模型达到可接受程度。

最后,对所建模型进行专业解释。

将结构方程模型常规的分析步骤总结成图 10.5 表示:

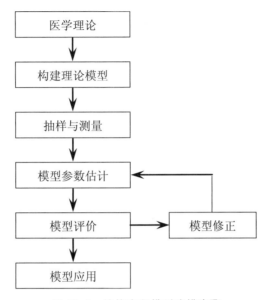

图 10.5　结构方程模型建模步骤

10.3.4　模型识别

当一个模型从理论上被证明模型中的每一个参数可能存在唯一的估计值时,这个模型就称为是可识别的。如果方程有唯一解,称模型为恰好识别(just-identified)。如果方程的解不唯一,称为不可识别(under-identified)。此时可以适当增加一些限制条件,使得解是唯一的。例如,在直线回归中,二维平面上经过均值点有无数条直线,我们增加了限制,使估计误差平方和最小,就得到了唯一的回归线。如果参数太多,无法获得确切的解,则称为过度识别(over-identified),此时需要放宽一些条件。

在 SEM 分析中,模型的建立是基于方差－协方差矩阵的,假设 SEM 中有 p 个内生观察指标、q 个外生观察指标,那么,由 $p+q$ 个观察指标所形成的方差－协方差矩阵中的元素个数为 $\frac{1}{2}(p+q)(p+q+1)$ 个。如果模型所要估计的参数总个数为 t,Bollen 提出一种模型可以识别的必要条件称为"t 规则"即:

$$t \leqslant \frac{(p+q)(p+q+1)}{2} \tag{10.10}$$

当上式不成立时,即需估计的参数个数不超过所有方差－协方差个数,可以判定模型是不可识别的。

在探索性因子分析(EFA)中,由于观察指标都作标准化处理使因子成为标准化变量,因此,EFA 中不需要指定测量单位问题。而在确证性因子分析(CFA)时,由于 CFA

模型的载荷系数是随潜变量（因子）的测量单位改变而改变的，要使 CFA 模型为可识别，就需要指定潜变量（因子）的测量单位。通常有两种方法：第一种方法称为固定载荷法，即将其中一个观察指标与因子 ξ_1 间的载荷系数固定为 1，其他变量设为参数；第二种方法称为固定方差法，即将因子的方差固定为 1。此时得到的解为标准化解，相应的参数估计值称为标准化系数，这样可以解决 CFA 模型识别问题。本章给出的解都是标准化解。

10.3.5　模型的参数估计

结构方程的参数估计是在模型构建和模型识别的基础上进行的，给定样本的方差一协方差矩阵（或相关系数矩阵）$\boldsymbol{S}$，根据假设的模型结构，求出参数向量 θ。要使估计的方差协方差矩阵 $\boldsymbol{E} = \Sigma(\theta)$ 接近 $\boldsymbol{S}$，也就是要 $\boldsymbol{S}$ 与 $\boldsymbol{E}$ 之差异构成的函数 $F(\boldsymbol{S}, \boldsymbol{E})$ 达到最小。常用极大似然函数法（maximum likelihood，ML）；一般最小二乘法（least squares，LS），广义最小二乘法（generalized least squares，GLS）和加权最小二乘法（weighted least squares，WLS）等。

记 $|\boldsymbol{A}|$ 分别为矩阵 $\boldsymbol{A}$ 的行列式，$tr(\boldsymbol{A})$ 是矩阵 $\boldsymbol{A}$ 的迹。则不同方法时 $F(\boldsymbol{S}, \boldsymbol{E})$ 的定义为：

（1）极大似然函数法

$$F_{ML}(\boldsymbol{S}, \boldsymbol{E}) = tr(\boldsymbol{S}\boldsymbol{E}^{-1}) + \log|\boldsymbol{E}| - \log|\boldsymbol{S}| - (p + q) \tag{10.11}$$

（2）一般最小二乘法

$$F_{LS}(\boldsymbol{S}, \boldsymbol{E}) = \frac{1}{2} tr[(\boldsymbol{S} - \boldsymbol{E})^2] \tag{10.12}$$

（3）广义最小二乘法

$$F_{GLS}(\boldsymbol{S}, \boldsymbol{E}) = \frac{1}{2} tr[(\boldsymbol{I} - \boldsymbol{E}\boldsymbol{S}^{-1})^2] \tag{10.13}$$

（4）加权最小二乘法

$$F_{WLS}(\boldsymbol{S}, \boldsymbol{E}) = \frac{1}{2} tr[(\boldsymbol{S} - \boldsymbol{E})\boldsymbol{W}^{-1})]^2 \tag{10.14}$$

当 $\boldsymbol{W} = \boldsymbol{I}$ 时，$F_{WLS} = F_{LS}$；当 $\boldsymbol{W} = \boldsymbol{S}$ 时，$F_{WLS} = F_{GLS}$；当 $\boldsymbol{W} = \boldsymbol{E}_{ML}$ 时，$F_{WLS} = F_{ML}$。这些指标都反映了 $\boldsymbol{S}$ 与 $\boldsymbol{E}$ 之差异，因此，越小越好。当 $F(\boldsymbol{S}, \boldsymbol{E})$ 达到最小时，相应的参数估计值即为所有求。

10.3.6　模型的拟合优度评价

与其他模型的拟合优度评价一样，结构方程模型的拟合优度也要求参数估计值合理且可解释、标准误不要太大、不要出现方差为负值等情况。此外，由于 SEM 的特殊性，需要从整体模型拟合优度和内在结构拟合优度两方面来评价。

（1）整体模型的拟合优度评价

常用拟合优度指数（GFI）、调整拟合优度指数（AGFI）。定义如式（10.1）：

（2）内在结构拟合优度评价

模型的内在结构拟合优度评价包括模型中的两类子模型，即测量模型和结构模型。

1）测量模型中的内在结构拟合优度评价。单个观察指标的信度（reliability of individual observed variable)是指观察指标是否足以反映对应的潜变量,每一个观察指标与其相应的潜变量间的系数及其统计学意义。测量模型中,各观察指标在潜变量上的因子负荷之平方最好要大于 0.5,也就是要求标准化系数达到 0.7 以上;或者,各显变量的特殊方差小于 0.5;

2)结构模型中的内在结构拟合优度评价。检验所有估计参数是否有统计学意义,且参数的正负与实际方向一致,大小合理。每个内生潜变量能够解释对其有影响的独立潜变量的变异大小;内生潜变量的特殊方差越小越好,最好小于 0.5。

10.3.7 模型的修正

对结构方程模型进行建模,一次就能得到理想的效果是很少见的,往往需要多次修正。模型修正就是基于先前所建模型的结果,根据专业理论重新微调模型,并对重新构建的模型进行参数估计和拟合优度评价,使重新构建的模型更符合观察资料。

结构方程模型的修正过程包括对测量模型的修正和对结构模型的修正。

对测量模型的修正主要有:添加或删除因子的载荷;添加或固定因子之间的协方差;添加或固定测量误差之间的协方差;

对结构模型的修正主要是:添加或减少内生潜变量;在内生潜变量不变的情况下,添加或减少外生潜变量;在路径图中添加或删除变量之间的路径;修正残差的协方差等。

修正的模型是否优于先前的模型,可借助似然比检验(likelihood ratio test,LR test)得到修正指数(modification index,MI)。MI 表示解除原先模型中的某一个参数的限制,模型的 χ^2 值降低的数值。MI 近似服从 χ^2 分布。建模遵循节俭原则,用尽可能少的参数构建模型。

例 10.3(续例 10.2)对所调查的 500 学生,同时还调查了如下信息:Y_1,Y_2,Y_3 分别是语文、英语、数学的成绩,Y_4,Y_5,Y_6 分别是同学、老师、父母对该生的课外活动表现的评分,Y_7,Y_8,Y_9 分别是同学、老师、父母对该生的服务热诚的评分。各指标相关系数矩阵如下:

y_1	1								
y_2	0.40	1							
y_3	0.29	0.20	1						
y_4	0.03	0.04	0.02	1					
y_5	0.03	0.12	0.04	0.55	1				
y_6	0.10	0.03	0.12	0.64	0.61	1			
y_7	0.15	0.16	0.07	0.25	0.25	0.16	1		
y_8	0.11	0.07	0.16	0.19	0.21	0.22	0.35	1	
y_9	0.17	0.09	0.05	0.21	0.23	0.18	0.39	0.48	1

X 与 Y 间的相关为:

	x_1	x_2	x_3	x_4	x_5	x_6	x_7	x_8	x_9
y_1	0.23	0.26	0.19	0.05	0.04	0.04	0.08	0.09	0.09

y_2	0.11	0.13	0.12	0.03	0.05	0.03	0.02	0.06	0.06
y_3	0.16	0.09	0.09	0.10	0.10	0.02	0.04	0.12	0.15
y_4	0.24	0.26	0.22	0.14	0.06	0.10	0.06	0.07	0.08
y_5	0.21	0.22	0.29	0.07	0.05	0.17	0.12	0.06	0.06
y_6	0.29	0.28	0.26	0.06	0.07	0.05	0.06	0.15	0.20
y_7	0.15	0.16	0.19	0.18	0.08	0.07	0.08	0.10	0.06
y_8	0.24	0.20	0.16	0.13	0.15	0.18	0.19	0.18	0.14
y_9	0.14	0.25	0.12	0.09	0.11	0.09	0.09	0.11	0.21

根据这些资料，构建因子模型，以便了解学生学习兴趣、智力、自信是如何影响学业、课外活动、服务热诚的。

首先构建如图 10.6 的结构方程模型（模型 A）。对应的结构方程为：

$$\eta_1 = 0.3291\xi_1 + 0.0543\xi_2 + 0.1674\xi_3 + v_1$$

$$\eta_2 = 0.3292\xi_1 + 0.0497\xi_2 + 0.0996\xi_3 - 0.0968\eta_1 + 0.2513\eta_3 + v_2 \quad （模型\ A）$$

$$\eta_3 = 0.2794\xi_1 + 0.2320\xi_2 + 0.2750\xi_3 + v_3$$

这里固定：$\mathrm{var}(\xi_1) = \mathrm{var}(\xi_2) = \mathrm{var}(\xi_3) = 1$。系数的检验结果见表 10.2。

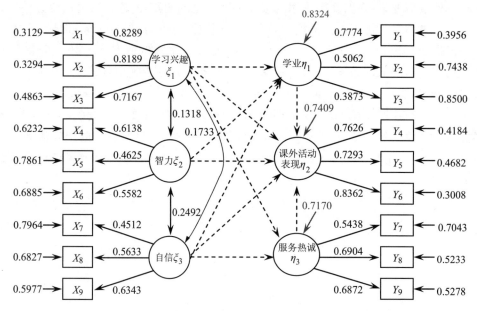

图 10.6　结构方程模型图及参数估计（模型 A）

表 10.2　结构模型（模型 A）的回归系数、标准回归系数及其检验结果

	回归系数	标准误	t	P	标准回归系数
θ_{11}	0.30830	0.05419	5.69526	<0.0001	0.3291
θ_{12}	0.06857	0.09283	0.73937	0.4654	0.0543
θ_{13}	0.25245	0.10815	2.33673	0.0263	0.1674

续表

	回归系数	标准误	t	P	标准回归系数
θ_{21}	0.29220	0.05132	5.69941	<0.0001	0.3292
θ_{22}	0.05944	0.08020	0.74195	0.4639	0.0497
θ_{23}	0.14227	0.09947	1.43170	0.1626	0.0996
θ_{24}	−0.09169	0.05970	−1.53743	0.1347	−0.0968
θ_{25}	0.32501	0.08871	3.66765	0.0009	0.2513
θ_{31}	0.19171	0.03869	4.96015	<0.0001	0.2794
θ_{32}	0.21454	0.06518	3.29462	0.0025	0.2320
θ_{33}	0.30373	0.07671	3.96322	0.0004	0.2750

其中 θ_{12}，θ_{22}，θ_{23} 和 θ_{24} 无统计学意义。从模型中逐个剔除这些参数，得到模型 B。重新估计后，所有参数均有统计学意义。模型 B 的结构方程为（见图 10.7）：

$$\eta_1 = 0.3292\xi_1 + 0.1856\xi_3 + v_1$$
$$\eta_2 = 0.2960\xi_1 + 0.3048\eta_3 + v_2 \qquad \text{（模型 B）}$$
$$\eta_3 = 0.2757\xi_1 + 0.2316\xi_2 + 0.2862\xi_3 + v_3$$

再根据拟合结果和专业知识进一步优化模型，得到模型 C。重新估计后，所有参数均有统计学意义。

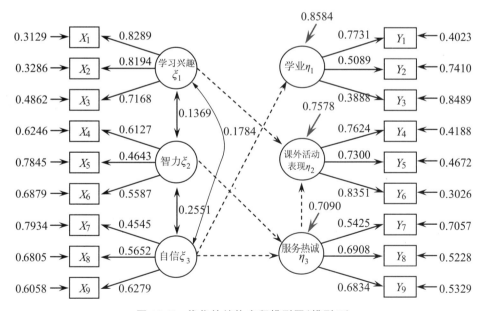

图 10.7 优化的结构方程模型图（模型 B）

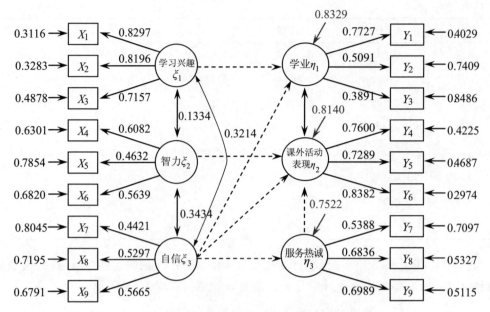

图 10.8 优化的结构方程模型图(模型 C)

表 10.3 3 个结构模型的标准化系数及拟合优度比较

	统计量	模型 A	模型 B	模型 C
结构模型系数	θ_{11}	0.3291	0.3292	0.2972
	θ_{12}	0.0543	—	
	θ_{13}	0.1674	0.1856	0.2009
	θ_{21}	0.3292	0.2960	
	θ_{22}	0.0497	—	—
	θ_{23}	0.0996	—	0.1933
	θ_{24}	−0.0968	—	—
	θ_{25}	0.2513	0.3048	0.3011
	θ_{31}	0.2794	0.2757	—
	θ_{32}	0.2320	0.2316	—
	θ_{33}	0.2750	0.2862	0.4978
外生潜变量的方差	ε_1	1.0	1.0	1.0
	ε_2	1.0	1.0	1.0
	ε_3	1.0	1.0	1.0
外生潜变量间相关系数	φ_{12}	0.1318	0.1369	0.1334
	φ_{13}	0.1733	0.1784	0.3214
	φ_{23}	0.2490	0.2551	0.3434

续表

统计量	模型 A	模型 B	模型 C
拟合优度指标			
GFI	0.9455	0.9446	0.9313
$AGFI$	0.9211	0.9224	0.9052
$SRMSR$	0.0372	0.0384	0.0660
AIC	376.1332	373.0963	436.1865
F_{ML}	0.5413	0.5513	0.6857
χ^2_{ML}(df)	270.1332(118)	275.0963(122)	342.1865(124)
MI(df)		4.9631(4)	72.0533(6)
与模型 A 似然比检验　P	—	0.2911	<0.0001

模型 C 的结构方程为(见图 10.8)。

$$\eta_1 = 0.2972\xi_1 + 0.2009\xi_3 + \upsilon_1$$
$$\eta_2 = 0.1933\xi_3 + 0.3011\eta_1 + \upsilon_2 \qquad (\text{模型 C})$$
$$\eta_3 = 0.4978\xi_3 + \upsilon_3$$

3 个模型结构方程的估计及拟合优度结果比较见表 10.3。

比较来看,模型 A 与模型 B 拟合优度接近,但是模型 B 相对简约。模型 C 虽然更简约,但是效果不如模型 A 和 B。

3 个模型中最后选择模型 B,其拟合优度尚可,相应的系数估计也没有出现异常情况,具有可解释性。模型 B 的因子负荷系数及特殊因子方差见表 10.4。

表 10.4　模型 B 的因子负荷系数及特殊方差

显变量	对应的潜变量	因子负荷系数 λ_{ij}	特殊方差 δ_{ij}
X_1		0.8289	0.31289
X_2	学习兴趣, ξ_1	0.8194	0.32861
X_3		0.7168	0.48617
X_4		0.6127	0.62456
X_5	智力, ξ_2	0.4643	0.78446
X_6		0.5587	0.68785
X_7		0.4545	0.79343
X_8	自信心, ξ_3	0.5652	0.68054
X_9		0.6279	0.60576
Y_1		0.7731	0.40227
Y_2	学业, η_1	0.5089	0.74099
Y_3		0.3888	0.84886

续表

显变量	对应的潜变量	因子负荷系数 λ_{ij}	特殊方差 δ_{ij}
Y_4		0.7624	0.41882
Y_5	课外活动表现，η_2	0.7300	0.46717
Y_6		0.8351	0.30255
Y_7		0.5425	0.70572
Y_8	服务热诚，η_3	0.6908	0.52283
Y_9		0.6834	0.53293

结果表明，对这批学生来说，影响学业的并不是智力高低，而是学习兴趣和自信心；影响课外活动表现的除了学习兴趣外，还有服务热诚；自信心可以影响学业，影响服务热诚，并通过服务热诚影响课外活动表现。

从结果看，部分因子负荷系数接近或大于 0.7，但有一部分较小，相应的特殊方差超过了 0.5。例如，智力不能很好解释 $X_4 - X_6$ 的结果；自信心也不能很好解释 $X_7 - X_9$ 的结果，说明显变量仅用目前的潜变量解释还不够；此外，内生潜变量的特殊因子方差较大（学业、课外活动表现、服务热诚的特殊因子方差分别为 0.8384，0.7548，0.7090），说明外生潜变量对内生潜变量的解释力度尚显不足。因此还需要深入研究。

10.4 确证性因子分析的正确应用

本章介绍的确证性因子分析和结构方程模型既可以研究显变量，又可以研究潜变量；既可以研究变量间的直接关系，又可以研究变量间的间接关系，其强大的优势注定了其广泛的应用性。然而，由于模型本身理论的复杂性限制了其应用推广。实际应用中，常常面临很多问题，例如：模型的构建、评价、修正等，需要研究者对所研究的问题（特别是对观察指标间、观察指标与潜变量之间的关系）要有较为深刻的理解，对模型理论有一定的认识，并将专业知识融会贯通到统计模型中，不断积累应用经验来解决。

模型的估计与识别

参数估计结果常常是与模型识别问题结合起来考虑的。有的学者建议将所收集的样本随机分成几个子样本，分别用同一个构建的模型形式估计参数，或用不同的初始值运行同一个构建模型形式的程序，如果所估计的参数值结果很接近，则模型是可识别的；

当所建模型出现如下结果时，模型是不可接受的：(1)参数估计值的标准误很大；(2)方差出现负值（Heywood 现象）；(3)标准化载荷系数大于 1 或很接近于 1 等。这些情况出现时模型是不可识别的。导致这些现象的原因可能有：模型构建错误、样本过小或某潜变量中包含的观察变量太少。此时，首先根据专业理论重新审视所构造的模型，特别是潜变量的定义在专业上的可解释性、因果关系路径等。其次考虑：优化模型（尤其是简化）、固定某些参数的取值、增大样本量等。

关于应用条件问题

确证性因子分析和结构方程模型都是基于数据的方差－协方差矩阵进行的，因此，其应用条件与因子分析类似。从应用角度讲,如果样本能使得方差－协方差矩阵稳定,就认为满足条件了,虽然有些分析(例如极大似然估计、广义最小二乘估计)希望资料是多元正态分布的,但是,有研究表明确证性因子分析和结构方程模型对分布不是很敏感,具有稳健性。但是,资料中如有离群值或异常值,则对方差－协方差矩阵或相关系数的影响较大,在分析前,需要进行数据清理。

这里介绍的确证性因子模型和结构方程模型都是假设变量间的关系是线性的,但是实际工作中存在大量的非线性关系。因此,非线性关系结构方程模型的研究和理论的完善,也是统计学工作者关注的问题。由于相对复杂,因此实际应用时可以采用适当的变量变换,将非线性问题线性化,再进行分析。

对于等级资料或定性资料,可以采用其他相关系数(例如等级相关系数、列联相关系数等)描述变量间的关系,从而进一步进行确证性因子分析和结构方程模型分析。

关于样本量,有学者提出,应用确证性因子分析和结构方程模型分析时,样本量应该是变量数的 $10\sim20$ 倍。但不能一概而论。笔者认为,样本量应能保证方差－协方差矩阵或相关关系矩阵稳定。因此,当变量间相关关系都比较小时,所需样本量要大一些。当需要进行交叉验证时,要考虑扩大样本量。

关于模型的解释

因子模型或结构方程模型的应用研究中普遍存在着这样一种现象,研究者仅仅根据理论模型与实际数据的拟合指数判断理论模型是否正确,这种观点是片面的,不够严谨。诚然,如果理论模型与实际数据的拟合效果不好或很差,可以认为所提出的理论模型不能解释实际资料中所蕴含的变量间原有的关系,即数据否定了模型。但是反过来,如果理论模型与实际数据的拟合效果很好,只能说所提出的理论模型并不抵触实际资料中变量间的关系,即数据不排斥模型,但不能断定模型就是正确的,更不能说证明了某一理论。

11 典型相关

研究两个变量间的线性相关关系用 Pearson 相关;研究一个变量 y 与一组变量 $X = (x_1, \cdots, x_p)$ 间的线性相关关系可用多重相关或复相关、偏相关系数等;而研究两组变量间的线性相关性,则要用典型相关分析(canonical correlation analysis, CCA)。

典型相关是 1936 年 H. Hotelling 在 Biometrika 上首次提出的用于研究两组变量间关系的一种多元分析方法。典型相关系数是较为理想的、能简单、完整地描述两组变量间关系的指标。例如,研究儿童遗传和营养状况与生长发育指标之间的关系;研究体型指标与运动能力指标之间的关系;研究居民的生活环境与健康状况的关系;研究父母的体型与子女体型的关系等。

11.1 典型相关

在医学研究中常需要分析一组 p 个指标与另一组 q 个指标的相关关系,用两两指标间的简单相关分析,可得到 pq 个简单相关系数,这些相关系数大小不等,难以综合表达两组变量间的关系。一个有效的方法是类似主成分分析,考虑每组变量的线性组合,从这两组线性组合中找出最相关的组合变量,通过少数几个综合变量来反映两组变量间的相关关系,这样可以抓住它们的主要关系,简单明了。这就是典型相关分析的基本思想。

就像简单相关与简单回归、多重相关与多重回归的自然联系一样,若存在典型相关,则亦可进一步考虑由一组变量推算另一组变量的典型回归问题。

11.1.1 典型相关变量的定义

设有一组 X 变量 $(X_1, X_2, \cdots, X_p)$ 和一组 Y 变量 $(Y_1, Y_2, \cdots, Y_q)$。将 $(X_1, X_2, \cdots, X_p)$ 的相关矩阵记为 R_{XX},$(Y_1, Y_2, \cdots, Y_q)$ 的相关矩阵记为 R_{YY},将 $(X_1, X_2, \cdots, X_p)$ 与 $(Y_1, Y_2, \cdots, Y_q)$ 的相关矩阵记为 R_{XY}。则一组 X 变量 $(X_1, X_2, \cdots, X_p)$ 和一组 Y 变量 $(Y_1, Y_2, \cdots, Y_q)$ 的相关可表示为:

$$R = \begin{pmatrix} R_{XX} & R_{YX} \\ R_{XY} & R_{YY} \end{pmatrix} \tag{11.1}$$

(1)将所有变量标准化。记标准化后的变量为 $x_1, x_2, \cdots, x_p$ 和 $y_1, y_2, \cdots, y_q$。

(2)寻找第一对典型相关变量。寻找恰当的组合系数 $(a_{11}, a_{12}, \cdots, a_{1p})$ 和 $(b_{11}, b_{12}, \cdots, b_{1q})$,使得

$$\begin{aligned} U_1 &= a_{11}x_1 + a_{12}x_2 + \cdots + a_{1p}x_p \\ V_1 &= b_{11}y_1 + b_{12}y_2 + \cdots + b_{1q}y_q \end{aligned} \tag{11.2}$$

之间的相关系数

$$r_{C,1} = \text{Corr}(U_1, V_1) \tag{11.3}$$

达到最大,则 U_1 和 V_1 称为第一对典型变量(canonical variables);$(a_{11}, a_{12}, \cdots, a_{1p})$ 和 $(b_{11}, b_{12}, \cdots, b_{1q})$ 称为第一对典型系数(canonical coefficients);$\mathrm{Corr}(U_1, V_1)$ 称为第一典型相关系数。以 $p=3, q=2$ 为例,示意两组变量的典型相关关系如图 11.1。

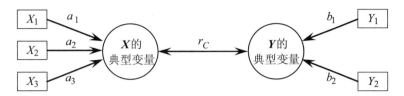

图 11.1　3 个 X 变量与 2 个 Y 变量的典型相关关系

由于线性变换不改变变量间的相关关系,因此,满足上述条件的系数有无穷多个。为了使 $(a_{11}, a_{12}, \cdots, a_{1p})$ 和 $(b_{11}, b_{12}, \cdots, b_{1q})$ 具有唯一性,可限定

$$a_1' R_{XX} a_1 = 1, \qquad b_1' R_{YY} b_1 = 1 \tag{11.4}$$

这里,行向量 $a' = (a_{11}, a_{12}, \cdots, a_{1p})$,$b' = (b_{11}, b_{12}, \cdots, b_{1q})$。因此,上述过程就是在 $a_1' R_{XX} a_1 = 1$,$b_1' R_{YY} b_1 = 1$ 的限制条件下,寻求第一对向量 a_1 和 b_1,使得 $r_{C,1} = \mathrm{Corr}(U_1, V_1)$ 达到最大。

(3)寻找第二对典型变量。寻找第二套恰当的组合系数 $(a_{21}, a_{22}, \cdots, a_{2p})$ 和 $(b_{21}, b_{22}, \cdots, b_{2q})$,使得

$$
\begin{aligned}
U_2 &= a_{21} x_1 + a_{22} x_2 + \cdots + a_{2p} x_p \\
V_2 &= b_{21} y_1 + b_{22} y_2 + \cdots + b_{2q} y_q
\end{aligned} \tag{11.5}
$$

满足:(i) U_2 与 U_1、V_1 不相关,(ii) V_2 与 U_1、V_1 不相关,(iii) 在 $a_2' R_{XX} a_2 = 1$,$b_2' R_{YY} b_2 = 1$ 的条件下,使 U_2、V_2 之间的相关系数

$$r_{C,2} = \mathrm{Corr}(U_2, V_2) \tag{11.6}$$

达到最大,U_2 和 V_2 称为第二对典型变量,$r_{C,2}$ 则称为第二典型相关系数;

(4)同理,寻找第三对、第四对⋯⋯典型变量。更一般地,U_k, V_k 分别为 $x_1, x_2, \cdots, x_p$ 和 $y_1, y_2, \cdots, y_q$ 的线性组合,与前面的典型变量 $U_1, V_1, U_2, V_2, \cdots, U_{k-1}, V_{k-1}$ 均不相关,且在 $a_k' R_{XX} a_k = 1$,$b_k' R_{YY} b_k = 1$ 的条件下使

$$r_{C,k} = \mathrm{Corr}(U_k, V_k) \tag{11.7}$$

达到最大。这样,最多可以找到 m 对非 0 典型变量,这里 $m \leqslant \min(p, q)$。显然有

$$r_{C,1} \geqslant r_{C,2} \geqslant \cdots \geqslant r_{C,m} > 0 \tag{11.8}$$

11.1.2　典型相关系数和典型系数的计算

实际计算时,首先计算 $(X_1, X_2, \cdots, X_p, Y_1, Y_2, \cdots, Y_q)$ 的相关矩阵(11.1)。问题归结为对矩阵:

$$
\begin{aligned}
M_1 &= R_{XX}^{-1} R_{XY} R_{YY}^{-1} R_{YX} \\
M_2 &= R_{YY}^{-1} R_{YX} R_{XX}^{-1} R_{XY}
\end{aligned} \tag{11.9}
$$

求特征根和特征向量,M_1 和 M_2 有相同的非零特征根 $\lambda_1^2, \lambda_2^2, \cdots, \lambda_m^2$ 和特征向量。第 k 个典型相关系数 $r_{C,k}$ 可由第 k 个特征值 λ_k 根据下式求出:

$$r_{C,k} = \sqrt{\lambda_k^2}, \quad k = 1, 2, \cdots, m$$

其近似标准误为

$$SE(r_{C,k}) = \frac{1 - r_{C,k}^2}{\sqrt{n-1}}$$

而每一个特征向量就是对应的典型系数。

由典型相关系数的定义可知,典型相关系数大于等于 0 而小于等于 1。因为典型相关系数最充分地表达两组变量间的线性相关,故第 1 对典型相关系数较两组变量间任一个简单相关系数之绝对值都大,即

$$r_{C,1} \geqslant \max\{|\operatorname{corr}(x_i, y_j)|\} \quad (i=1,\cdots,p;\ j=1,\cdots,q)$$

例 11.1 今测得 167 名中学男生的体型指标:身高(Height, cm)、体重(Weight, kg)、坐高(sHeight, cm)和胸围(Chest, cm),以及肺功能指标:第 1 秒用力肺活量(FEV$_1$),用力肺活量(FVC),最大通气量(MVV),用力呼气 25%、50% 和 75% 肺活量时的平均流量(FEF$_{25}$、FEF$_{50}$ 和 FEF$_{75}$)。试对体型指标和肺功能指标进行典型相关分析。

表 11.1　167 名中学男生的体型指标以及肺功能指标

| 编号 | 体型指标 | | | | 肺功能指标 | | | | | |
	身高	体重	坐高	胸围	FEV$_1$	FVC	MVV	FEF$_{25}$	FEF$_{50}$	FEF$_{75}$
1	154	49	81	78	2.42	2.59	85.25	5.77	3.92	1.75
2	144	33	76	73	2.08	2.31	100.39	4.76	2.95	1.36
3	142	37	75	71	2.13	2.21	70.44	4.63	3.17	1.71
…	…	…	…	…	…	…	…	…	…	…
…	…	…	…	…	…	…	…	…	…	…
167	146	35	75	66.5	2.52	2.79	98.78	4.92	2.68	1.32

资料来源:协和医科大学韩少梅教授提供。

根据 4 个体型变量和 6 个肺活量变量之间的散点图阵(省略)可知,可认为各指标间的关系均是线性的。

两组指标各变量之间的相关系数矩阵如下:

$$R_{XX} = \begin{bmatrix} 1.0000 & & & \\ 0.8270 & 1.0000 & & \\ 0.9306 & 0.7952 & 1.0000 & \\ 0.7018 & 0.9031 & 0.6997 & 1.0000 \end{bmatrix} \begin{matrix} 身高 \\ 体重 \\ 坐高 \\ 胸围 \end{matrix}$$

$$R_{YY} = \begin{bmatrix} 1.0000 & & & & & \\ 0.9804 & 1.0000 & & & & \\ 0.8444 & 0.8212 & 1.0000 & & & \\ 0.8295 & 0.7742 & 0.8129 & 1.0000 & & \\ 0.8348 & 0.7510 & 0.7701 & 0.8758 & 1.0000 & \\ 0.7620 & 0.6589 & 0.6859 & 0.7342 & 0.9041 & 1.0000 \end{bmatrix} \begin{matrix} FEV1 \\ FVC \\ MVV \\ FEF25 \\ FEF50 \\ FEF75 \end{matrix}$$

$$R_{XY} = \begin{array}{cccccc} FEV1 & FVC & MVV & FEF25 & FEF50 & FEF75 \\ \left(\begin{array}{cccccc} 0.8852 & 0.8749 & 0.7851 & 0.7481 & 0.7460 & 0.6912 \\ 0.7942 & 0.8159 & 0.6777 & 0.6945 & 0.6282 & 0.4831 \\ 0.8879 & 0.8799 & 0.7926 & 0.7604 & 0.7448 & 0.6889 \\ 0.7133 & 0.7356 & 0.6082 & 0.6438 & 0.5642 & 0.4223 \end{array}\right) & & & & & \begin{array}{c} 身高 \\ 体重 \\ 坐高 \\ 胸围 \end{array} \end{array}$$

可见,体型指标间有较高的相关性;肺功能指标间也有较高的相关性;而两组指标间两两相关系数基本上都在 0.6 之上。为了综合说明两组指标间的关系,现进行典型相关分析。结果如下:

计算 $M_1 = R_{XX}^{-1} R_{XY} R_{YY}^{-1} R_{YX}$ 的特征根和特征向量,得 4 个非 0 特征根,见表 11.2。根据特征根得到 4 个典型相关系数,分别为:0.9161,0.4678,0.1039 和 0.0357。由于这里体型指标有个($p=4$),肺活量指标有个($q=6$),故本例最多只有 4 对典型相关变量。

表 11.2 体型指标与肺功能指标的典型相关分析结果

k	特征值,λ_k	典型相关系数,$r_{C,k}$	标准误,$SE(r_{C,k})$
1	5.2236	0.9161	0.0125
2	0.2801	0.4678	0.0606
3	0.0109	0.1039	0.0768
4	0.0013	0.0357	0.0775

相应的特征向量见表 11.3。

表 11.3 体型指标与肺功能指标的标准典型系数

变量		第 1 对	第 2 对	第 3 对	第 4 对
体型变量		U_1	U_2	U_3	U_4
	身高	0.3549	−1.3564	−1.4286	−2.2917
	体重	0.0792	1.7340	−1.7714	1.6983
	坐高	0.4901	−0.2544	1.6726	2.1489
	胸围	0.1339	0.0417	1.6515	−1.7252
肺功能变量		V_1	V_2	V_3	V_4
	FEV1	0.0298	−1.1435	−3.2295	−2.8309
	FVC	0.7370	1.5048	1.9492	2.7053
	MVV	0.0915	−0.5541	−0.1126	1.1405
	FEF25	0.1427	0.5566	2.3301	−0.4127
	FEF50	−0.0405	1.1312	−2.0412	−1.2330
	FEF75	0.1006	−1.7220	1.4506	0.6779

根据典型系数可以得到第一组典型相关变量为:

$$U_1 = 0.3549 x_1 + 0.0792 x_2 + 0.4901 x_3 + 0.1339 x_4$$

$$V_1 = 0.0298 y_1 + 0.7370 y_2 + 0.0915 y_3 + 0.1427 y_4 - 0.0405 y_5 + 0.1006 y_6$$

这里,$x_1 \sim x_4$,$y_1 \sim y_6$ 分别是体型指标和肺功能指标的标准化变量。第一典型相关系数为 0.9161。两组变量间的典型相关关系可以集中表示为:

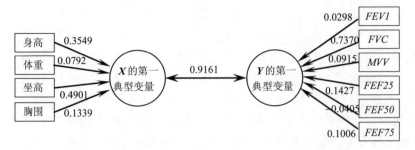

图 11.2 体型指标与肺功能指标的第一对典型变量关系

可见，典型变量 U_1 是体型指标的一个综合变量，V_1 是肺活量指标的一个综合变量。

第二组典型相关变量为：

$$U_2 = -1.3564\,x_1 + 1.7340\,x_2 - 0.2544\,x_3 + 0.0417\,x_4$$

$$V_2 = -1.1435\,y_1 + 1.5048\,y_2 - 0.5541\,y_3 + 0.5566\,y_4 + 1.1312\,y_5 - 1.7220\,y_6$$

第二典型相关系数为 0.4678。其关系可以表示为：

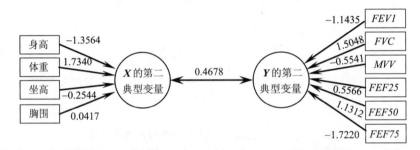

图 11.3 体型指标与肺功能指标的第二对典型变量关系

可见，典型变量 U_2 是体重 x_2、胸围 x_4 与身高 x_1、坐高 x_3 的一个对比，V_2 是 FEV_1、MVV、FEF_{75} 与 FVC、FEF_{25}、FEF_{50} 的一个对比。

11.1.3 典型相关系数的检验

典型相关系数的检验常采用 Bartlett 的 χ^2 检验或 Rao 的 F 检验，是序贯进行的。

（1）Bartlett 的 χ^2 检验

由于 $\lambda_1 \geqslant \lambda_2 \geqslant \cdots \geqslant \lambda_m > 0$，Bartlett（1941）提出对 $\lambda_1, \lambda_2, \cdots, \lambda_m$ 进行序贯检验，称为 Bartlett 检验。即先检验：$H_{10}: \lambda_1 = \lambda_2 = \cdots = \lambda_m = 0$；若不拒绝，则可推断为所有 λ 均为 0，检验结束；若拒绝 H_{10}，则可推断 λ_1 有统计学意义。再检验：$H_{20}: \lambda_2 = \lambda_3 = \cdots = \lambda_m = 0$；若不拒绝，则可推断为 λ_2 及后续所有 λ 均为 0，检验结束；若拒绝 H_{20}，则可推断 λ_2 有统计学意义。如此，直到不拒绝 H_0，并推断当前及后面的 λ 均为 0，或最后一个检验结束。

相应的假设和统计量为：

$H_{10}: \lambda_1 = \lambda_2 = \cdots = \lambda_m = 0$；

$H_{11}: \lambda_1 \neq 0$；

$\alpha = 0.05$。

$$\Lambda_0 = (1-\lambda_1^2)(1-\lambda_2^2)\cdots(1-\lambda_m^2)$$

$$Q_0 = -[N-1-(p+q+1)/2]\ln\Lambda_0 \sim \chi_{pq}^2$$

若 $Q_0 < \chi_{pq}^2$，则不拒绝 H_{10}，停止后面的检验，推断所有典型相关系数均为 0；若 $Q_0 \geqslant \chi_{pq}^2$，可推断 λ_1 有统计学意义。再检验假设：

$H_{20}: \lambda_2 = \cdots = \lambda_m = 0$；

$H_{21}: \lambda_2 \neq 0$；

$\alpha = 0.05$。

$$\Lambda_1 = (1-\lambda_2^2)(1-\lambda_3^2)\cdots(1-\lambda_m^2)$$

$$Q_1 = -[N-2-(p+q+1)/2]\ln\Lambda_1 \sim \chi_{(p-1)(q-1)}^2$$

若 $Q_1 < \chi_{(p-1)(q-1)}^2$，则不拒绝 H_{10}，停止后面的检验，推断 $\lambda_2 = \cdots = \lambda_m = 0$；若 $Q_0 \geqslant \chi_{(p-1)(q-1)}^2$，可推断 λ_2 有统计学意义。以此类推。

更一般的，对于任意 l $(l \leqslant m)$，检验

$H_{l0}: \lambda_l = \cdots = \lambda_m = 0$；

$H_{l1}: \lambda_l \neq 0$；

$\alpha = 0.05$。

$$\Lambda_{l-1} = (1-\lambda_l^2)(1-\lambda_{l+1}^2)\cdots(1-\lambda_m^2)$$

$$Q_{l-1} = -[N-l-(p+q+1)/2]\ln\Lambda_{l-1} \sim \chi_{(p-l+1)(q-l+1)}^2$$

若 $Q_{l-1} < \chi_{(p-l+1)(q-l+1)}^2$，则不拒绝 H_{l0}，停止下面的检验，推断 $\lambda_l = \cdots = \lambda_m = 0$；否则推断 λ_l 有统计学意义。如此重复。直到不拒绝 H_0，停止后面的检验，或最后一个检验结束。

这里，Λ_{l-1} 称为 Wilks' 统计量 $(l = 1, 2, \cdots, m)$。Q 统计量在大样本时近似 χ^2 分布。

(2)Rao 的 F 检验

Rao 的 F 检验(1973)也是基于 Wilks' 统计量。

$$F = \frac{\nu_2}{\nu_1} \frac{1 - \Lambda_{l-1}^{1/m_l}}{\Lambda_{l-1}^{1/m_l}} \sim F(\nu_1, \nu_2)$$

$$\nu_1 = (p-l+1)(q-l+1)$$

$$\nu_2 = m_l[n-(p+q+3)/2] - [(p-l+1)(q-l+1)-2]/2$$

这里，$m_l = \sqrt{\dfrac{(p-l+1)^2(q-l+1)^2 - 4}{(p-l+1)^2 + (q-l+1)^2 - 5}}$，$l = 1, 2, \cdots, m$。

SAS 和 Stata 中给出的都是 Rao 的 F 检验结果，因为，Rao 的 F 检验比 Bartlett 检验近似程度更好，特别是小样本时。

例 11.1 资料的典型相关系数序贯 F 检验见表 11.4。

表 11.4 典型相关系数的序贯 F 检验

k	r_C	似然比	F	ν_1	ν_2	P
1	0.9161	0.1240	18.73	24	548.92	<.0001
2	0.4678	0.7718	2.86	15	436.57	0.0003
3	0.1039	0.9879	0.24	8	318	0.9826
4	0.0357	0.9987	0.07	3	160	0.9768

11.2 典型结构分析

11.2.1 原变量与典型变量的相关

典型相关系数是两组变量间线性相关程度的综合测量和评价。进一步要问典型变量与原变量的关系如何？事实上，典型变量与原变量关系的密切程度与原变量间的相关程度及典型系数有关，原变量与对方典型变量的相关系数就等于该变量与自方典型变量的相关系数与典型相关系数的乘积，用数学公式表达就是

$$\text{Corr}(X_i, V_j) = r_{C,j}\text{Corr}(X_i, U_j)$$
$$\text{Corr}(Y_i, U_j) = r_{C,j}\text{Corr}(Y_i, V_j)$$

原变量与典型变量的相关系数，称为原变量在典型变量上的负荷。表 11.5 左上角和右下角的两块反映了原变量与自己的典型变量间关系，为适当解释典型变量的意义提供依据；右上角和左下角反映了原变量与对方的典型变量间关系，为利用对方的典型变量来预测原变量（回归）提供依据。

表 11.5 原变量与典型变量的相关系数

原变量	X 的典型变量				Y 的典型变量			
	U_1	U_2	U_3	U_4	V_1	V_2	V_3	V_4
身高	0.9705	−0.1300	−0.1780	−0.0982	0.8891	−0.0608	−0.0185	−0.0035
体重	0.8833	0.4476	−0.1313	−0.0463	0.8093	0.2094	−0.0136	−0.0017
坐高	0.9770	−0.1087	0.0901	0.1595	0.8951	−0.0509	0.0094	0.0057
胸围	0.7974	0.4778	0.2194	−0.2961	0.7305	0.2235	0.0228	−0.0106
FEV1	0.9077	−0.0198	−0.0082	−0.0025	0.9908	−0.0423	−0.0794	−0.0707
FVC	0.9049	0.0349	−0.0086	0.0024	0.9877	0.0745	−0.0825	0.0677
MVV	0.8022	−0.0662	0.0081	0.0054	0.8756	−0.1415	0.0784	0.1517
FEF25	0.7794	0.0229	0.0360	−0.0115	0.8507	0.0490	0.3463	−0.3215
FEF50	0.7551	−0.0886	−0.0008	−0.0155	0.8242	−0.1894	−0.0079	−0.4349
FEF75	0.6778	−0.2576	0.0065	−0.0119	0.7398	−0.5506	0.0621	−0.3322

可以看出，因典型变量 U_1 是体型指标的一个综合变量，与身高 x_1、体重 x_2、坐高 x_3 和胸围 x_4 高度相关；典型变量 U_2 是体重 x_2、胸围 x_4 与身高 x_1、坐高 x_3 的一个对比，与体重 x_2、胸围 x_4 正相关，而与身高 x_1、坐高 x_3 负相关。V_1 是肺活量指标的一个综合变量，与各变量正相关；V_2 与用力呼气 75%（FEF_{75}）、50%（FEF_{50}）、MVV 等负相关。

由于 U_3 与 V_3 以及 U_4 与 V_4 的典型相关系数没有统计学意义，故此处不考虑它们的专业解释。

11.2.2 原变量与对方典型变量的关系

表 11.5 的右上角矩阵表示 X 变量与 $V_1, V_2, \cdots$ 等的相关系数。若作 x_i 关于 V_1，

V_2,…等的多重回归,确定系数将是相应的相关系数之平方和,例如:

$$x_1 \sim V_1 \qquad R^2 = (0.8891)^2 = 0.7905$$
$$x_1 \sim V_1, V_2 \qquad R^2 = (0.8891)^2 + (-0.0608)^2 = 0.7942$$
$$x_1 \sim V_1, V_2, V_3 \qquad R^2 = (0.8891)^2 + (-0.0608)^2 + (-0.0185)^2 = 0.7945$$

等。左下角的矩阵也类似,它是 Y 变量与 U_1,U_2,…等的相关系数。若作 y_j 关于 U_1,U_2,…等的多重回归,确定系数也是相应的相关系数之平方和。表 11.6 给出了用前 m 个对方典型变量来解释原变量时的确定系数。

表 11.6 用对方典型变量解释原变量的确定系数

	V_1	V_1, V_2	V_1, V_2, V_3	V_1, V_2, V_3, V_4
身高	0.7905	0.7942	0.7945	0.7945
体重	0.6549	0.6987	0.6989	0.6989
坐高	0.8012	0.8038	0.8039	0.8039
胸围	0.5337	0.5837	0.5842	0.5843
	U_1	U_1, U_2	U_1, U_2, U_3	U_1, U_2, U_3, U_4
FEV1	0.8239	0.8243	0.8244	0.8244
FVC	0.8188	0.8200	0.8201	0.8201
MVV	0.6436	0.6479	0.6480	0.6480
FEF25	0.6075	0.6080	0.6093	0.6094
FEF50	0.5702	0.5780	0.5780	0.5782
FEF75	0.4594	0.5257	0.5258	0.5259

11.2.3 原变量方差的分解

与因子分析中方差不增不减的性质一样,在典型相关分析中,如果典型变量的数目与原变量数目相同,则方差亦不变。例如,上述实例中原变量 $x_1, \cdots, x_4$ 的数目和典型变量 $U_1, \cdots, U_4$ 的数目相等,故

$$\mathrm{Var}(U_1) + \mathrm{Var}(U_2) + \mathrm{Var}(U_3) + \mathrm{Var}(U_4) = \mathrm{Var}(x_1) + \mathrm{Var}(x_2) + \mathrm{Var}(x_3) + \mathrm{Var}(x_4) = 4$$

但是,当典型变量的数目少于原变量的数目时,方差将有所减少。例如,上述实例中典型变量 $V_1, \cdots, V_4$ 的数目少于变量 $y_1, y_2, \cdots, y_6$ 的数目,故

$$\mathrm{Var}(V_1) + \cdots + \mathrm{Var}(V_4) < \mathrm{Var}(y_1) + \mathrm{Var}(y_2) + \cdots + \mathrm{Var}(y_6) = 6$$

典型变量所解释信息的百分比定义为该典型变量的方差与相应原变量总方差之比。表 11.7 给出了原变量的方差被自己的典型变量和对方的典型变量所解释的百分比。这就是冗余度分析(redundancy analysis)。其中被自己的典型变量所解释的百分比就是 $\mathrm{Var}(U_i)/p$ 或 $\mathrm{Var}(V_j)/q$,被对方典型变量所解释的百分比则等于被自己典型变量所解释的百分比与典型相关系数平方的乘积。不难看出,$V_1, V_2, \cdots, V_4$ 并没有完全概括 Y 变量的全部信息,而 $U_1, U_2, \cdots, U_4$ 却概括了 X 变量的全部信息,而 $V_1, V_2, \cdots, V_4$ 中仅蕴含 Y 变量信息的 81.67%。

表 11.7　原变量的方差被典型变量解释的百分比

| 典型变量编号 | X_1, X_2, X_3, X_4 | | | | |
| | 被 U_1, U_2, U_3, U_4 解释 | | 典型相关系数平方 | 被 V_1, V_2, V_3, V_4 解释 | |
	百分比	累积百分比		百分比	累积百分比
1	0.8365	0.8365	0.8393	0.7021	0.7021
2	0.1163	0.9528	0.2188	0.0254	0.7276
3	0.0264	0.9793	0.0108	0.0003	0.7278
4	0.0207	1.0000	0.0013	0.0000	0.7279

| 典型变量编号 | $Y_1, Y_2, Y_3, Y_4, Y_5, Y_6$ | | | | |
| | 被 V_1, V_2, V_3, V_4 解释 | | 典型相关系数平方 | 被 U_1, U_2, U_3, U_4 解释 | |
	百分比	累积百分比		百分比	累积百分比
1	0.7667	0.7667	0.8393	0.6435	0.6435
2	0.0202	0.7868	0.2188	0.0044	0.6479
3	0.0064	0.7932	0.0108	0.0001	0.6480
4	0.0235	0.8167	0.0013	0.0000	0.6480

11.2.4　典型变量的旋转与校正典型相关系数

与因子分析中的情形类似，若上述 $U_1, U_2, \cdots, V_1, V_2, \cdots$ 等的实际意义不明确，可以类似于因子分析，适当牺牲关于 $\mathrm{Corr}(U_1, V_1), \mathrm{Corr}(U_2, V_2)\cdots$ 等最大的要求，通过正交旋转使新的 $U_1', U_2', \cdots, V_1', V_2', \cdots$ 等意义进一步明确，于是新的相关系数 $\mathrm{Corr}(U_1', V_1')$，$\mathrm{Corr}(U_2', V_2')$ 等便称为校正的典型相关系数（adjusted canonical correlation）。上述实例中校正的第一和第二典型相关系数分别为 0.9120 和 0.4388。

11.3　广义相关系数

11.3.1　广义相关系数的定义

称 $\boldsymbol{M}_1 = \boldsymbol{R}_{XX}^{-1}\boldsymbol{R}_{XY}\boldsymbol{R}_{YY}^{-1}\boldsymbol{R}_{YX}$ 或 $\boldsymbol{M}_2 = \boldsymbol{R}_{YY}^{-1}\boldsymbol{R}_{YX}\boldsymbol{R}_{XX}^{-1}\boldsymbol{R}_{XY}$ 是随机向量 X 与随机向量 Y 的线性关联阵。$m = \mathrm{rk}(\boldsymbol{X}, \boldsymbol{Y})$ 的相关秩，其全部非 0 特征根为：$\lambda_1, \lambda_1, \cdots, \lambda_m$，则下列定义均可以做为随机向量 X 与随机向量 Y 的广义相关系数。

(1) $\rho_{XY}^{(1)} = \sqrt[m]{\lambda_1\lambda_2\cdots\lambda_m}$，几何平均数

(2) $\rho_{XY}^{(2)} = \dfrac{1}{m}\left(\sum\limits_{i=1}^{m}\lambda_1\right)$，算术平均数

(3) $\rho_{XY}^{(3)} = \max\limits_{1\leqslant i\leqslant m}\{\lambda_i\}$，最大值

(4) $\rho_{XY}^{(4)} = \min\limits_{1\leqslant i\leqslant m}\{\lambda_i\}$，最小值

(5) $\rho_{XY}^{(5)} = \dfrac{1}{m}\left(\sum\limits_{i=1}^{m}\dfrac{1}{\lambda_1}\right)^{-1}$，调和平均数

如果 $m=0$，则 $\rho_{XY}^{(i)}=0,i=1,\cdots,5$。

下列命题对 5 个广义相关系数 $\rho_{XY}^{(i)}$ 都成立。

(1)对称性，即 $\rho_{XY}=\rho_{YX}$。

(2) $0 \leqslant \rho_{XY} \leqslant 1$。

(3) $\rho_{XY}=0$ 等价于 $\boldsymbol{R}_{XY}=0$。

(4) 如果 $\boldsymbol{R}_{XY} \neq 0$，且 $\boldsymbol{Y}=a\boldsymbol{X}$，即 $\boldsymbol{Y}$ 是 $\boldsymbol{X}$ 的线性组合，则 $\rho_{XY}=1$。

读者可自行证明。

11.3.2　广义相关系数的检验

广义相关系数的检验常用 4 种方法，即 Wilks's Λ(Wilks's Lambda)，Pillai 的迹（Pillai's Trace），Hotelling-Lawley 的迹（Hotelling-Lawley Trace）以及 Roy 的最大根（Roy's Greatest Root）。

记：

$$k=\max(p,q)，\quad s=\min(p,q)，\quad m \text{ 为非 0 特征根的个数;}$$

$$v=n-q-1，\quad N=(v-p-1)/2，\quad M=(|p-q|-1)/2$$

(1)Wilks's Λ

$$\Lambda=\prod_{i=1}^{m}(1-r_i^2)$$

$$F=\frac{1-\Lambda^{1/t}}{\Lambda^{1/t}}\frac{wt-2u}{pq} \sim F_{(pq,\,wt-2u)}$$

这里，

$$w=v-(p-q+1)/2，\quad u=(pq-2)/4$$

$$t=\begin{cases}\sqrt{(p^2q^2-4)/(p^2+q^2-5)}，& \text{当 } p^2+q^2-5>0 \\ 1，& \text{否则}\end{cases}$$

当 $s=\min(p,q) \leqslant 2$ 时，F 为精确分布。

(2)Pillai 的迹

$$V=\sum_{i=1}^{m}r_i^2$$

$$F=\frac{V}{s-V}\frac{2n+s+1}{2M+s+1} \sim F_{[s\times(2M+s+1),\,s\times(2N+s+1)]}$$

(3)Hotelling-Lawley 的迹

$$U=\sum_{i=1}^{m}\frac{r_i^2}{1-r_i^2}$$

当 $N>0$ 时，

$$F=\frac{U}{c}\frac{4+(pq+2)/(b-1)}{pq} \sim F_{(pq,\,4+(pq+2)/(b-1))}$$

这里，$b=\dfrac{(p+2N)(q+2N)}{2(2N+1)(N-1)}$，$c=\dfrac{2+(pq+2)/(b-1)}{2n}$。

当 $N \leqslant 0$ 时，

$$F = \frac{2(sN+1)U}{s^2(2M+s+1)} \sim F_{(s(2M+s+1),\, 2(sN+1))}$$

（4）Roy 的最大特征根

$$\theta = \max_{i=1,\cdots m}(r_i^2) = r_1^2$$

$$F = \frac{\theta(v-k+q)}{k} \sim F_{(k,\, v-k+q)}$$

表 11.8   体型指标与肺功能指标典型相关系数的检验

检验方法	统计量	F	ν_1	ν_2	P
Wilks' Lambda	0.1240	18.73	24	548.92	$<.0001$
Pillai's Trace	1.0702	9.74	24	640	$<.0001$
Hotelling-Lawley Trace	5.5159	35.82	24	362.5	$<.0001$
Roy's Greatest Root	5.2236	139.30	6	160	$<.0001$

例 11.2   一个 X 变量与一个 Y 变量之间的典型相关等于 X 变量与 Y 变量的 Pearson 相关系数的绝对值。

此时，$p=1$，$q=1$，因此典型变量的个数 $=1$；$\boldsymbol{R}_{XX}=1$，$\boldsymbol{R}_{YY}=1$，$\boldsymbol{R}_{XY}=r$；

$$\boldsymbol{M} = \boldsymbol{R}_{XX}^{-1}\boldsymbol{R}_{XY}\boldsymbol{R}_{YY}^{-1}\boldsymbol{R}_{YX} = r^2$$

因此，其特征根为 r^2。故典型相关系数为：$r_C = \sqrt{r^2} = |r|$。

例 11.3   一组 $\boldsymbol{X}=(X_1,X_2,\cdots X_m)$ 变量与一个 Y 变量之间的典型相关等于 $\boldsymbol{X}$ 变量与 Y 变量的多重复相关系数。

此时，$p=m$，$q=1$，因此典型变量的个数 $=\min(m,1)=1$；$\boldsymbol{R}_{YY}=1$；

$$\boldsymbol{M}_2 = \boldsymbol{R}_{YY}^{-1}\boldsymbol{R}_{YX}\boldsymbol{R}_{XX}^{-1}\boldsymbol{R}_{XY} = \boldsymbol{R}_{YX}\boldsymbol{R}_{XX}^{-1}\boldsymbol{R}_{XY}$$

因此，其最大特征根为 R^2，此处 R^2 为 $\boldsymbol{X}$ 和 Y 之间的决定系数。故典型相关系数为：$r_C = \sqrt{R^2} = R$。

例 11.4   给定 $\boldsymbol{X}=(X_1,X_2)$ 与 $\boldsymbol{Y}=(Y_1,Y_2)$ 的如下相关矩阵：

$$\boldsymbol{R}_{XX} = \begin{pmatrix} 1 & \alpha \\ \alpha & 1 \end{pmatrix}, \quad \boldsymbol{R}_{YY} = \begin{pmatrix} 1 & \gamma \\ \gamma & 1 \end{pmatrix}, \quad \boldsymbol{R}_{XY} = \begin{pmatrix} \beta & \beta \\ \beta & \beta \end{pmatrix} = \beta \boldsymbol{1}\boldsymbol{1}'$$

$$(|\alpha|<1,\ |\gamma|<1)$$

求 $\boldsymbol{X}$ 与 $\boldsymbol{Y}$ 的典型相关系数。

当 $|\alpha|<1$，$|\gamma|<1$ 时，

$$\boldsymbol{R}_{XX}^{-1} = \frac{1}{1-\alpha^2}\begin{pmatrix} 1 & -\alpha \\ -\alpha & 1 \end{pmatrix}, \quad \boldsymbol{R}_{YY}^{-1} = \frac{1}{1-\gamma^2}\begin{pmatrix} 1 & -\gamma \\ -\gamma & 1 \end{pmatrix}$$

因此：

$$\boldsymbol{R}_{XX}^{-1}\boldsymbol{R}_{XY} = \frac{1}{(1-\alpha^2)}\begin{pmatrix} 1 & -\alpha \\ -\alpha & 1 \end{pmatrix}\begin{pmatrix} \beta & \beta \\ \beta & \beta \end{pmatrix} = \frac{\beta}{(1+\alpha)}\boldsymbol{1}\boldsymbol{1}'$$

同理

$$\boldsymbol{R}_{YY}^{-1}\boldsymbol{R}_{YX} = \frac{\beta}{(1+\gamma)}\boldsymbol{1}\boldsymbol{1}'$$

从而

$$M_1 = R_{XX}^{-1}R_{XY}R_{YY}^{-1}R_{YX} = [2\beta^2/(1+\alpha)(1+\gamma)]\mathbf{1}\mathbf{1}'$$

由于矩阵 $\mathbf{1}\mathbf{1}'$ 的特征根是 2 和 0，故 M_1 的唯一非 0 特征根为：

$$\lambda_1^2 = 4\beta^2/(1+\alpha)(1+\gamma)$$

故 $X = (X_1, X_2)$ 与 $Y = (Y_1, Y_2)$ 的唯一典型相关系数为：

$$r_{C1} = \sqrt{\lambda_1^2} = \sqrt{4\beta^2/(1+\alpha)(1+\gamma)}$$

当 $|\alpha| < 1$，$|\gamma| < 1$ 时，$0 < (1+\alpha)(1+\lambda) < 4$，故：

$$r_{C1} = \sqrt{4\beta^2/(1+\alpha)(1+\gamma)} > |\beta|$$

可见，X 与 Y 的典型相关大于 (X_1, X_2) 与 (Y_1, Y_2) 的两两相关。这一性质可以推广到任意 $p, q(p>1$ 或 $q>1)$ 的情形。

11.4 典型相关的正确应用

典型相关的应用条件

（1）典型相关的计算是基于原变量间相关系数矩阵进行的，因此，毫无疑问，应用的要求与线性相关分析的要求一致，即：原变量间的关系需是线性的，原始数据中无异常点的干扰。如果不满足这些条件，则所得结果不能反映两组变量间的关系，即使是在大样本情况下。如果变量间的关系是非线性的，则可考虑进行适当的变量变换。

（2）线性相关分析还要求原资料服从正态分布，本章一些统计推断也是基于这一前提条件而导出的。但是，应用中可以不拘泥于此，尤其是在样本量较大时，可以不考虑资料的正态性。

典型相关的算法

典型相关的计算可以基于原变量的相关系数矩阵，也可以基于方差－协方差矩阵。由相关系数矩阵计算所得典型变量称为"标准化"典型变量，而由方差－协方差矩阵出发计算所得为原始典型变量。两种做法所得结果不同，应用时需注意。大部分应用工作者喜欢从相关系数矩阵出发求得标准化典型变量，我们也推荐基于相关系数矩阵进行典型相关分析。但是，有些文献中"标准化"三字常常省略，阅读时需注意。

不同教材、软件中对典型相关分析的算法或表达方法不尽相同。在有些教材中用 $M_1 = R_{XX}^{-1}R_{XY}R_{YY}^{-1}R_{YX}$ 的特征根直接用 λ 来表示，而我们这里用的是 λ^2。有些教材从 $R_{XX}^{-1/2}R_{XY}R_{YY}^{-1/2}R_{YX}$ 矩阵出发计算特征根和典型相关系数。SAS 软件中 CANCORR 的特征根是基于矩阵 $R_{XX}^{-1}R_{XY}R_{YY}^{-1}$ 计算的，因此，所得特征根与典型相关系数的关系为：

$$\lambda_{SAS} = \frac{r_C^2}{1-r_C^2}$$

阅读或应用时需加以注意。

典型相关系数的导出

设 $X \sim N_p(\boldsymbol{\mu}_X, \boldsymbol{\Sigma}_{XX})$，$Y \sim N_q(\boldsymbol{\mu}_Y, \boldsymbol{\Sigma}_{YY})$，而

$$\begin{bmatrix} X \\ Y \end{bmatrix} \sim N_{p+q}\left(\begin{bmatrix} \boldsymbol{\mu}_X \\ \boldsymbol{\mu}_Y \end{bmatrix}, \boldsymbol{\Sigma} \right), \quad \boldsymbol{\Sigma} = \begin{bmatrix} \boldsymbol{\Sigma}_{XX} & \boldsymbol{\Sigma}_{XY} \\ \boldsymbol{\Sigma}_{YX} & \boldsymbol{\Sigma}_{YY} \end{bmatrix}$$

若将 X 与 Y 的分量各组成一个线性组合，即

$$u = a_1 x_1 + a_1 x_2 + \cdots + a_p x_p = \boldsymbol{a}^T \boldsymbol{X}$$
$$v = b_1 y_1 + b_1 y_2 + \cdots + b_p y_p = \boldsymbol{b}^T \boldsymbol{Y}$$

u 与 v 的分差、协方差分别为：

$$D(u) = \boldsymbol{a}^T \boldsymbol{\Sigma}_{XX} \boldsymbol{a}, \ D(v) = \boldsymbol{b}^T \boldsymbol{\Sigma}_{YY} \boldsymbol{b}, \ \mathrm{Cov}(u,v) = \boldsymbol{a}^T \boldsymbol{\Sigma}_{XY} \boldsymbol{b} = \boldsymbol{b}^T \boldsymbol{\Sigma}_{YX} \boldsymbol{a}$$

则，u 与 v 的相关系数为：

$$\rho = \frac{\boldsymbol{a}^T \boldsymbol{\Sigma}_{XY} \boldsymbol{b}}{\sqrt{(\boldsymbol{a}^T \boldsymbol{\Sigma}_{XX} \boldsymbol{a})(\boldsymbol{b}^T \boldsymbol{\Sigma}_{YY} \boldsymbol{b})}}$$

显然，不同的 $\boldsymbol{a}$，$\boldsymbol{b}$ 导致相关系数不同。选择什么样的 $\boldsymbol{a}$，$\boldsymbol{b}$ 使得相关系数最大？

首先，$\boldsymbol{a}$，$\boldsymbol{b}$ 是向量，为使求解方便，加上如下约束条件：

$$\boldsymbol{a}^T \boldsymbol{\Sigma}_{XX} \boldsymbol{a} = 1, \quad \boldsymbol{b}^T \boldsymbol{\Sigma}_{YY} \boldsymbol{b} = 1$$

这样做并不影响 $\boldsymbol{a}$，$\boldsymbol{b}$ 是向量的本质。此时：

$$\begin{cases} \boldsymbol{a}^T \boldsymbol{\Sigma}_{XX} \boldsymbol{a} = 1 \\ \boldsymbol{b}^T \boldsymbol{\Sigma}_{YY} \boldsymbol{b} = 1 \\ \rho = \boldsymbol{a}^T \boldsymbol{\Sigma}_{XY} \boldsymbol{b} \ \text{达到} \ \max \end{cases}$$

因此，上述问题归结为如下条件极值问题：

$$\rho = \boldsymbol{a}^T \boldsymbol{\Sigma}_{XY} \boldsymbol{b}$$

为求解，引入 Lagrarge 乘数 $\lambda_1/2$，$\lambda_2/2$，构造如下目标函数：

$$f(\boldsymbol{a},\boldsymbol{b}) = \boldsymbol{a}^T \boldsymbol{\Sigma}_{XY} \boldsymbol{b} - \frac{\lambda_1}{2}(\boldsymbol{a}^T \boldsymbol{\Sigma}_{XX} \boldsymbol{a} - 1) - \frac{\lambda_2}{2}(\boldsymbol{b}^T \boldsymbol{\Sigma}_{YY} \boldsymbol{b} - 1)$$

则，$\boldsymbol{a}$，$\boldsymbol{b}$ 应满足条件：

$$\begin{cases} \dfrac{\partial f(\boldsymbol{a},\boldsymbol{b})}{\partial \boldsymbol{a}} = \boldsymbol{\Sigma}_{XY} \boldsymbol{b} - \lambda_1 \boldsymbol{\Sigma}_{XX} \boldsymbol{a} = 0 \\ \dfrac{\partial f(\boldsymbol{a},\boldsymbol{b})}{\partial \boldsymbol{b}} = \boldsymbol{\Sigma}_{YX} \boldsymbol{a} - \lambda_2 \boldsymbol{\Sigma}_{YY} \boldsymbol{b} = 0 \end{cases}$$

将上述方程两侧分别左乘 $\boldsymbol{a}^T$，$\boldsymbol{b}^T$，则

$$\lambda_1 = \lambda_2 = \rho = \lambda$$

不妨设 $q \leqslant p$，$\boldsymbol{\Sigma}_{XX}$，$\boldsymbol{\Sigma}_{YY}$ 可逆，则

$$\boldsymbol{b} = \frac{1}{\lambda} \boldsymbol{\Sigma}_{YY}^{-1} \boldsymbol{\Sigma}_{XY} \boldsymbol{a}$$

代入方程第一式，用 $\boldsymbol{\Sigma}_{XX}^{-1}$ 左乘等式两边，得到：

$$(\boldsymbol{\Sigma}_{XX}^{-1} \boldsymbol{\Sigma}_{XY} \boldsymbol{\Sigma}_{YY}^{-1} \boldsymbol{\Sigma}_{YX} - \lambda^2 \boldsymbol{I}) \boldsymbol{a} = 0$$

同理得到：

$$(\boldsymbol{\Sigma}_{YY}^{-1} \boldsymbol{\Sigma}_{YX} \boldsymbol{\Sigma}_{XX}^{-1} \boldsymbol{\Sigma}_{XY} - \lambda^2 \boldsymbol{I}) \boldsymbol{b} = 0$$

其中，$\boldsymbol{I}$ 是单位矩阵。λ^2 是矩阵 $\boldsymbol{M}_1 = \boldsymbol{\Sigma}_{XX}^{-1} \boldsymbol{\Sigma}_{XY} \boldsymbol{\Sigma}_{YY}^{-1} \boldsymbol{\Sigma}_{YX}$ 和 $\boldsymbol{M}_2 = \boldsymbol{\Sigma}_{YY}^{-1} \boldsymbol{\Sigma}_{YX} \boldsymbol{\Sigma}_{XX}^{-1} \boldsymbol{\Sigma}_{XY}$ 的特征根；而 $\boldsymbol{a}$，$\boldsymbol{b}$ 是对应的特征向量。并且，$\boldsymbol{M}_1$ 与 $\boldsymbol{M}_2$ 有相同的非零特征根，非零特征根的数目等于它们的秩次 k（$k = \mathrm{rank}(\boldsymbol{M}_1) = \mathrm{rank}(\boldsymbol{M}_2)$）。

如果将这里的方差－协方差矩阵换成相关系数矩阵，则所得特征向量为标准化特征向量。

12 对应分析

对应分析(correspondence analysis),又称相应分析,由法国数学家 JP. Beozecri 在 1970 年首次提出。主要用于二维数据阵中行因素与列因素间的关系分析,属于探索性分析。传统的因子分析只能对数据阵单独进行 R-型(列因素)或 Q-型(行因素)因子分析(factor analysis),而不能同时对行因素和列因素进行分析。这就将行因素与列因素隔裂开来了,从而遗漏了许多有用的信息。事实上,有时行因素与列因素是不可分割的。比如在研究不同地区,不同种类的出生缺陷发生率时,我们既关心不同种类出生缺陷间的关系,不同地区间的关系,又想了解出生缺陷与地区间的关系。此时需要对出生缺陷(列因素)和地区(行因素)同时进行因子分析,对应分析揭示了内在联系。

在对应分析被提出之初,该法并未引起学界的关注。直到 1974 年 MO. Hill 在 Applied Statistics 杂志上以《对应分析———一种被忽视的多元分析方法》为题,再度介绍了该法及其优点之后才引起人们的兴趣。对应分析在医学上的应用也是成功的,如 Hill (1982)对 5387 名中学生眼睛和头发的颜色的分析;Greenacre (1984)对 Israeli 成年人关注的社会问题的分析;Greenacre (1984)对止痛药的分类问题的分析;Micciolo 等(1985)用于复发性酒精胰腺炎手术的危险因素的分析;Leclerc 等(1988)用于医务人员的职业特点与健康状况关系的分析等等,均取得较好的效果。

12.1 对应分析基本思想

对应分析的基本思想是对数据阵进行适当的变换,使变换后数据的行与列是相对应的,从而可以同时对行和对列进行分析,以发现行因素、列因素间的关系。

设有 $n \times m$ 的数据阵 $\mathbf{X} = \{x_{ij}\}$,行列分别表示两个不同因素的 n 个水平和 m 个水平。首先定义分布轮廓的概念。

各行在列变量上的分布(构成比)称为该行的分布轮廓(profile)或形象,即第 i 行的分布轮廓为:

$$\left(\frac{x_{i1}}{x_{i.}}, \quad \frac{x_{i2}}{x_{i.}}, \quad \cdots, \quad \frac{x_{im}}{x_{i.}} \right), \quad i = 1, 2, \cdots, n$$

其和为 1(或 100%)。其中,$x_{i.}$ 为第 i 行的合计。

对应地,第 j 列的分布轮廓为:

$$\left(\frac{x_{1j}}{x_{.j}}, \quad \frac{x_{2j}}{x_{.j}}, \quad \cdots, \quad \frac{x_{nj}}{x_{.j}} \right), \quad j = 1, 2, \cdots, m$$

其和亦为 1(或 100%)。其中,$x_{.j}$ 为第 j 列的合计。

对应分析之目的是从数据阵中概括出行、列因素的最基本的分布特征,使之反映数据阵的主要信息,寻找行、列因素间的关系。为了能同时对行和对列进行分析,首先对数据阵进行如下变换：

$$z_{ij} = \frac{x_{ij}}{\sqrt{x_i.\ x_{.j}}} \quad (i=1,2,\cdots,n;\quad j=1,2,\cdots,m) \tag{12.1}$$

再对变换后的数据阵 Z 进行 R 型和 Q 型因子分析。进行 R 型因子分析是从矩阵 $\boldsymbol{A}_{m\times m} = \boldsymbol{Z'Z}$ 出发，求其特征根和特征向量；进行 Q 型因子分析是从矩阵 $\boldsymbol{B}_{n\times n} = \boldsymbol{ZZ'}$ 出发，求其特征根和特征向量。

由线性代数知识可知，由于矩阵 $\boldsymbol{Z'Z}$ 和 $\boldsymbol{ZZ'}$ 具有相同的非零特征根，且对同一特征根 λ，如果Φ是 $\boldsymbol{A}_{m\times m} = \boldsymbol{Z'Z}$ 的特征向量，则 $\Psi = \boldsymbol{Z}\Phi$ 是 $\boldsymbol{B}_{n\times n} = \boldsymbol{ZZ'}$ 的特征向量。$\boldsymbol{A}_{m\times m}$ 与 $\boldsymbol{B}_{n\times n}$ 的这种对应关系，使得变换后的数据对行与对列是对等的，从而可以将行因素和列因素相提并论。

将矩阵 $\boldsymbol{A}_{m\times m}$ 的第 1 因子和第 2 因子绘在因子负荷图上，可以进行 R 型因子分析；将矩阵 $\boldsymbol{B}_{n\times n}$ 的第 1 因子和第 2 因子绘在因子负荷图上可以进行 Q 型因子分析。又由于 $\boldsymbol{A}_{m\times m}$ 与 $\boldsymbol{B}_{n\times n}$ 的特征根相同，故对应的因子贡献率亦相同，因而可以将两者对应起来进行分析，即将 $\boldsymbol{A}_{m\times m}$ 的第 1 因子和第 2 因子及 $\boldsymbol{B}_{n\times n}$ 的第 1 因子和第 2 因子绘在同一坐标轴上，则可揭示行因素的不同水平及列因素的不同水平间的关系。

可见，变换是对应分析的关键所在，而其余的分析与因子分析类似，而在因子的解释上，对应分析既可以对行因素及列因素单独进行分析，又可以同时进行分析。这是对应分析的优点。

12.2　对应分析的计算

下面先从一个构想的例子来说明对应分析的计算步骤及结果的解释。

例 12.1　构想的例子：这个例子包含了 5 行 4 列，数据见表 12.1。

表 12.1　构想的数据

	y_1	y_2	y_3	y_4	合计
x_1	50	20	20	10	100
x_2	100	40	40	20	200
x_3	30	60	60	150	300
x_4	100	100	100	100	400
x_5	140	110	110	140	500
合计	420	330	330	420	1500

其行轮廓和列轮廓分别为：

行轮廓(%)：

x_1	50.0	20.0	20.0	10.0
x_2	50.0	20.0	20.0	10.0
x_3	10.0	20.0	20.0	50.0
x_4	25.0	25.0	25.0	25.0
x_5	28.0	22.0	22.0	28.0

列轮廓（%）：

y_1	y_2	y_3	y_4
11.9	6.1	6.1	2.4
23.8	12.1	12.1	4.8
7.1	18.2	18.2	35.7
23.8	30.3	30.3	23.8
33.3	33.3	33.3	33.3

从行轮廓来看，x_1 与 x_2 的构成相同，且在 y_1 上的取值最大；x_3 则在 y_4 上的取值最大；x_4 在 y_1,y_2,y_3,y_4 上的构成是均匀的，但相对其他行变量 x_4 在 y_2,y_3 上的取值比在 y_1,y_4 要大一些；x_5 的构成等于合计的构成，即等于总平均。

从列轮廓来看，y_2 与 y_3 构成相同，其余则不同；y_1,y_2,y_3 在 x_5 上的取值最大，而 y_4 则是在 x_3 上最大。

计算步骤：

(1)按式(12.1)作变换，求 $\boldsymbol{Z} = \{z_{ij}\}$；

(2)计算 $\boldsymbol{A}_{m \times m} = \boldsymbol{Z}'\boldsymbol{Z}$ 得：

$$\boldsymbol{A}_{m \times m} = \boldsymbol{Z}'\boldsymbol{Z} = \begin{pmatrix} 0.3386 & 0.2466 & 0.2466 & 0.2243 \\ 0.2466 & 0.2218 & 0.2218 & 0.2466 \\ 0.2466 & 0.2218 & 0.2218 & 0.2466 \\ 0.2243 & 0.2466 & 0.2466 & 0.3386 \end{pmatrix} \tag{12.2}$$

(3)求 $\boldsymbol{A}_{m \times m} = \boldsymbol{Z}'\boldsymbol{Z}$ 的特征根及单位化特征向量：

$\boldsymbol{Z}'\boldsymbol{Z}$ 的非 0 特征根个数最多为"行数"和"列数"中最小者。且必有一个特征根为 1，但其对应的特征向量为 $(1,1,1,1)'$，该向量对各变量的表达是平等的，这对因子的解释毫无帮助，称之为平凡因子，故不加考虑。因此，$\boldsymbol{Z}'\boldsymbol{Z}$ 的非平凡特征根的个数最多为 min（行数－1，列数－1）。

本例两个非平凡特征根为：

$$\lambda_1 = 0.1143, \quad \lambda_2 = 0.0065$$

贡献率分别为 94.62% 和 5.38%。对应于这两个特征根的单位化特征向量为：

$$\boldsymbol{\Phi}_1 = \begin{pmatrix} -0.7071 \\ 0.0000 \\ 0.0000 \\ 0.7071 \end{pmatrix}, \quad \boldsymbol{\Phi}_2 = \begin{pmatrix} -0.4690 \\ 0.5291 \\ 0.5291 \\ -0.4690 \end{pmatrix}$$

(4)按式(12.3)求因子负荷，结果见表 12.2 第 2,3 栏。

$$F_{ij} = \Phi_{ij} \sqrt{\lambda} \sqrt{\frac{x_{ij}}{x_{\cdot j}}} \quad (j = 1,2; \; i = 1,2,\cdots,5) \tag{12.3}$$

(5)求 $\boldsymbol{Z}\boldsymbol{Z}'$ 的特征根并将其单位化，得：

$$\boldsymbol{\Psi}_1 = \begin{pmatrix} -0.4082 \\ -0.5773 \\ 0.7071 \\ 0.0000 \\ 0.0000 \end{pmatrix}, \quad \boldsymbol{\Psi}_2 = \begin{pmatrix} -0.2582 \\ -0.3651 \\ -0.4472 \\ 0.7746 \\ 0.0000 \end{pmatrix}$$

（6）按式（12.4）求 $\boldsymbol{B}_{m\times m}=\boldsymbol{Z}\,\boldsymbol{Z}'$ 的因子负荷，结果见表12.2第5,6栏。

$$F_{ij}'=\Psi_{ij}\sqrt{\lambda}\ \sqrt{\dfrac{x_{ij}}{x_{\cdot j}}}\quad (j=1,2；\ i=1,2,\cdots,5)\qquad(12.4)$$

表 12.2　构想例子的因子负荷（坐标）

行因素	因子负荷		列因素	因子负荷	
	F_1	F_2		F_1	F_2
y_1	-0.4517	-0.0714	x_1	-0.5345	-0.0806
y_2	0.0000	0.0909	x_2	-0.5345	-0.0806
y_3	0.0000	0.0909	x_3	0.5345	-0.0806
y_4	0.4517	-0.0714	x_4	0.0000	0.1209
			x_5	0.0000	0.0000

将行、列因素的 F_1,F_2 同时绘在 OF_1F_2 平面坐标上，得图12.1。行列因素间的关系在因子负荷图上一目了然。

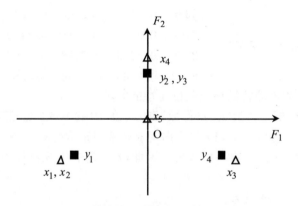

图 12.1　模拟例子的对应分析因子负荷图

由此可见：

（1）轮廓相近的两水平在因子负荷图上的点相近，当两个轮廓完全相同时，两点合为一点。如，x_1,x_2 的行轮廓相同，故两点合为一点；y_2,y_3 的列轮廓相同，故两点合为一点。

（2）行（列）轮廓在列（行）因素某水平上取值最大，则对应的两点在因子负荷图上是相近的。如，x_3 在 y_4 上取值最大，故 x_3 最接近 y_4；x_4 在 y_2,y_3 上取值比其他行变量大，故 x_4 最接近 y_2、y_3；x_1,x_2 的构成在 y_1 上取值最大，故 x_1,x_2 最接近 y_1。

（3）轮廓相反（构成比相反）的两点在因子负荷图上相隔较远，其所在的位置将视具体情况而定。如，x_1 与 x_3 在 y_1,y_4 上的取值正好相反，因此两者相隔较远，而同时 x_1 与 x_3 在 y_2,y_3 上取值相同，因此，x_1 与 x_3 正好关于 Oy_2,Oy_3 构成一镜面映射。

（4）坐标轴的原点对应于行轮廓或列轮廓的平均水平。如，x_5 的轮廓等于平均水平，故 x_5 在坐标原点。由此可见，轮廓相同的行（或列）在对应分析中提供了相同的信息，当合并这些行（或列）时不改变分析的结果。事实上，将两个性质相同的事物合并在一起，看成一个事物不会损失信息;而将同一事物分成两个一样的事物亦不会获得更多的信息。综上分析,x_1,x_2 与 y_1 密切,x_4 又与 y_2,y_3 密切,而 x_3 与 y_4 密切,并将其视为三类,x_5 为一平均水平,成为单独一类。

例 12.2　眼睛的颜色与头发的颜色之关系研究　表 12.3 包含了从苏格兰北部的 Caithness 郡的 5387 名小学生眼睛的颜色与头发的颜色,目的是探讨眼睛的颜色与头发的颜色之间的对应关系。这是一个 4×5 列联表,Fisher 在 1940 年首次介绍列联表资料的典型分析时就是用的这份资料。

表 12.3　5387 名小学生眼睛的颜色与头发的颜色

眼睛的颜色	头发的颜色					合计
	金色	红色	棕色	深色	黑色	
深色	98	48	403	681	85	1315
棕色	343	84	909	412	26	1774
蓝色	326	38	241	110	3	718
浅色	688	116	584	188	4	1580
合计	1455	286	2137	1391	118	5387

资料来源:Michael J. Greenacre. Theory and Applications of Correspondence Analysis. Academic Press. 1984, 256－259

首先对原列联表数据进行变换:

$$z_{ij} = \frac{x_{ij} - x_{i.} x_{.j} / x_{..}}{\sqrt{x_{i.} x_{.j} / x_{..}}} \qquad (i=1,2,\cdots,R;\quad j=1,2,\cdots,C) \qquad (12.5)$$

其中,$x_{i.}$ 表示第 i 行的合计,$x_{.j}$ 表示第 j 列的合计,$x_{..}$ 表示总合计。在学习列联表的 χ^2 检验时,我们知道 x_{ij} 就是观察频数,$x_{i.} x_{.j} / x_{..}$ 就是假定行因素与列因素互相独立时的理论频数,z_{ij} 相当于

$$标准化残差 = \frac{观察频数 - 理论频数}{\sqrt{理论频数}}$$

本例数据变换结果见表 12.4。

表 12.4　表 12.3 资料的变换值 Z

眼睛的颜色	头发的颜色				
	金色	红色	棕色	深色	黑色
深色	−13.6444	−2.6129	−5.1964	18.5325	10.4736
棕色	−6.2167	−1.0496	7.736	−2.1505	−2.0624
蓝色	9.4828	−0.022	−2.5982	−5.5341	−3.2074
浅色	12.6462	3.5083	−1.7101	−10.892	−5.2038

利用变换后的 R 行 C 列数据阵 **Z**,计算每两行的"相关系数",可得一个"相关系数矩阵"**A**;再计算每两列的"相关系数",可得另一个 R 行 C 列的"相关系数矩阵"**B**。可以证

明，A 和 B 有相同的非零特征根，但特征向量不同。本例可以有三个非零特征根，0.1992，0.03009 和 0.0008595，其贡献率分别为 86.56%，13.07%，0.37%。

基于 A 作一次因子分析，得到行因素各类别的因子负荷。基于 B 再作一次因子分析，得到列因素各类别的因子负荷。本例取 2 个因子，计算结果见表 12.5。

表 12.5　眼睛的颜色（行因素）与头发的颜色（列因素）的因子负荷

眼睛的颜色	第 1 因子	第 2 因子	头发的颜色	第 1 因子	第 2 因子
深色（Dark）	−0.70274	0.13391	金色（Fair）	0.54400	0.17384
棕色（Medium）	−0.03361	−0.24500	红色（Red）	0.23326	0.04828
蓝色（Blue）	0.40030	0.16541	棕色（Medium）	0.04202	−0.20830
浅色（Light）	0.44071	0.08846	深色（Dark）	−0.58871	0.10395
			黑色（Black）	−1.09439	0.28644

以上是对应分析的计算部分，它们有什么用？主要就是显现出行因素与列因素各类别间的对应关系。

（1）最优对应。按因子负荷之比值由小到大，分别重排行列中各类别的顺序。本例中，眼睛的颜色（行因素）次序不变，头发的颜色（列因素）却应重排为深色，黑色，棕色，红色，金色。从而得到表 12.3 的最优对应。

表 12.6　列联表 12.3 的最优对应

眼睛的颜色	头发的颜色					
	深色	黑色	棕色	红色	金色	合计
深色	681	85	403	48	98	1315
棕色	412	26	909	84	343	1774
蓝色	110	3	241	38	326	718
浅色	188	4	584	116	688	1580
合计	1391	118	2137	286	1455	5387

表 12.6 最充分地反映了眼睛的颜色和头发的颜色之间的相关性，即眼睛由深色到浅色，相对应地头发由深色到金色。

（2）因子负荷图。类似于因子分析的因子负荷图，以第一因子和第二因子为横轴与纵轴，以因子负荷为坐标值，在直角坐标系中，分别标出行因素的各类别与列因素的各类别的位置，从而可以看出，行因素与列因素类别之间的对应关系。图 12.2 给出了本例的因子负荷图，其中圆点表示眼睛颜色（行因素）的各类别，方点表示头发颜色（列因素）的各类别。不难看出，头发的深色和黑色与眼睛的深色相对应；头发的金色和红色与眼睛的蓝色和浅色相对应，头发的棕色和眼睛的棕色相对应。

例 12.3　表 12.7 资料是全国 2004—2008 年 10 种肿瘤城乡的死亡率（1/10 万）。试用对应分析法分析肿瘤的城乡分布和时间趋势。

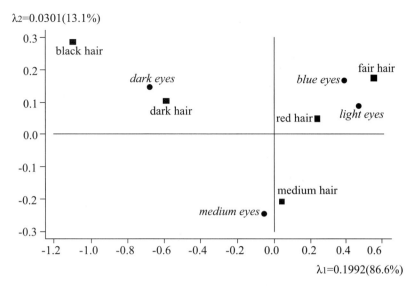

图 12.2 5387 名小学生眼睛颜色与头发颜色的对应分析因子负荷

表 12.7 全国 2004~2008 年疾病监测系统主要恶性肿瘤死亡率情况（1／10 万）*

癌症类型	2004 年		2005 年		2006 年		2007 年		2008 年	
	城市	农村	城市	农村	城市	农村	城市	农村	城市	农村
鼻咽癌	1.58	1.37	1.62	1.41	1.61	1.12	1.69	1.37	1.53	1.40
食管癌	10.98	17.73	10.97	16.97	9.94	14.18	10.19	15.51	9.71	15.08
胃癌	23.51	26.10	22.44	25.08	17.23	19.65	19.77	22.00	18.55	21.77
肠和肛门癌	9.83	6.04	10.19	6.18	10.96	5.36	11.69	6.02	10.82	6.59
肝癌	24.65	27.35	25.23	26.52	21.24	21.46	23.28	24.22	22.98	26.89
肺癌	39.80	25.31	42.14	26.11	40.35	22.52	43.65	25.85	41.24	29.14
乳腺癌	3.75	2.30	4.21	2.40	3.94	2.06	4.53	2.50	4.06	2.60
宫颈癌	1.35	1.39	1.45	1.41	1.05	1.21	1.37	1.47	1.32	1.29
膀胱癌	1.92	1.10	2.05	1.15	1.93	0.92	2.00	1.06	2.05	1.00
白血病	4.03	3.70	4.32	3.66	3.72	3.34	4.35	3.33	3.88	3.55

* 王明月等，中国 2004－2008 年恶性肿瘤城乡死亡率分析，中国公共卫生，2013, 29(7)：第 1038－1040 页．

表 12.8 惯性和卡方值的分解

奇异值	主惯性	卡方值	贡献率	累计贡献率
0.17255	0.02977	33.4786	96.99	96.99
0.02302	0.00053	0.5959	1.73	98.72
0.01520	0.00023	0.2596	0.75	99.47
0.00894	0.00008	0.0898	0.26	99.73
0.00611	0.00004	0.0420	0.12	99.85

续表

奇异值	主惯性	卡方值	贡献率	累计贡献率
0.00476	0.00002	0.0255	0.07	99.92
0.00404	0.00002	0.0183	0.05	99.98
0.00262	0.00001	0.0077	0.02	100.00
0.00064	0.00000	0.0005	0.00	100.00
合计	0.03070	34.5179	100.00	

表 12.9　疾病分类（行因素）与年份、城乡（列因素）的因子负荷

癌症类型	因子 1	因子 2	城乡（年份）	因子 1	因子 2
鼻咽癌	−0.0362	0.0181	城（2004）	−0.0929	−0.0456
食管癌	0.2730	0.0390	乡（2004）	0.2304	−0.0118
胃癌	0.1350	−0.0389	城（2005）	−0.1237	−0.0261
肠和肛门癌	−0.2268	0.0208	乡（2005）	0.2004	−0.0085
肝癌	0.0988	0.0053	城（2006）	−0.1984	0.0332
肺癌	−0.1774	0.0014	乡（2006）	0.1761	0.0164
乳腺癌	−0.2130	0.0040	城（2007）	−0.1939	0.0093
宫颈癌	0.0810	−0.0084	乡（2007）	0.1618	0.0115
膀胱癌	−0.2459	−0.0350	城（2008）	−0.1848	0.0096
白血病	−0.0104	0.0008	乡（2008）	0.1200	0.0218

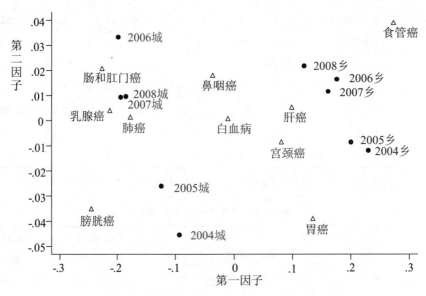

图 12.3　全国 2004—2008 年 10 种肿瘤城乡分布的对应分析

本研究共有 9 个因子，注意到第 1 因子的贡献率达到 96.99%、第 2 因子贡献率为 1.73%，两者的累计贡献率达到 98.72%，可以解释数据的绝大部分变异。因此，我们选

取因子1和因子2计算其因子负荷。表12.9分别展示了行变量(癌症类型)和列变量(年份/城乡)在因子1和因子2上的因子负荷。

首先观察列变量(城乡/年份)的因子负荷,第一因子中,城市第1因子负荷均小于0,而农村地区第1因子负荷均大于0,表现为城乡的一个对比,提示城市地区肿瘤死亡率的分布模式与农村不同;第二因子中,2004和年2005年的因子负荷均小于0,而2006-2008年的因子负荷均大于0,表现为年份上的一个对比,提示城乡地区癌症死亡率的分布情况随时间推移发生改变。

观察列变量(癌症类型)的因子负荷分布情况。疾病类型按照因子负荷聚集趋势大致分为3大类,第1大类为肠和肛门癌、乳腺癌、肺癌、膀胱癌;第2大类为食管癌、肝癌、胃癌;第3大类为宫颈癌、鼻咽癌、白血病。第1大类的肿瘤在因子负荷图中的位置与城市地区对应的点相近,说明这些肿瘤在城市死亡率高于农村;第2大类点的位置与农村地区对应的点相近,这些肿瘤在农村死亡率高于城市;而第3大类在平均水平附近,城市死亡率与农村接近,对变异贡献较小。该现象提示,城乡肿瘤死亡率模式不同。同时值得注意,肺癌、乳腺癌、肠和肛门癌数据点与城市2007、2008年份的数据点接近,有随年份增加之趋势,而胃癌有下降趋势。

12.3 对应分析与典型相关分析的关系

对应分析与典型分析有相通之处,事实上,对应分析可以转化为典型相关分析。例如,将例12.2的$R \times C$列联表资料重新整理一下,用不同的哑变量分别表示行因素和列因素,将其转换成具有$R+C$个变量的数据阵,其中,前R列表示行因素(X变量),后C列表示列因素(Y变量)。原来列联表中第i行第j列的频数n_{ij}转化后为:第i个X变量取值为1,且第j个Y变量取值为1,其余变量为0的个体数n_{ij}。例如,$n_{11}=98$,则变换后的数据中,$X_1=1$,$Y_1=1$,其余变量等于0,相应的频数为98;又如$n_{23}=909$,则变换后的数据中,$X_2=1$,$Y_3=1$,其余变量等于0,相应的频数为909。转化后的数据具有$R \times C$行,每一行的频数为对应的列联表中的频数。转化后的数据格式见表12.10。

表 12.10 例 12.2 资料的典型相关分析形式

| 编号 | 眼睛的颜色 | | | | 头发的颜色 | | | | | 频数 |
	Dark X_1	Medium X_2	Blue X_3	Light X_4	Fair Y_1	Red Y_2	Medium Y_3	Dark Y_4	Black Y_5	f
1.	1	0	0	0	1	0	0	0	0	98
2.	0	1	0	0	1	0	0	0	0	343
3.	0	0	1	0	1	0	0	0	0	326
4.	0	0	0	1	1	0	0	0	0	688
5.	1	0	0	0	0	1	0	0	0	48
6.	0	1	0	0	0	1	0	0	0	84
7.	0	0	1	0	0	1	0	0	0	38
8.	0	0	0	1	0	1	0	0	0	116

续表

| 编号 | 眼睛的颜色 | | | | 头发的颜色 | | | | | 频数 |
	Dark X_1	Medium X_2	Blue X_3	Light X_4	Fair Y_1	Red Y_2	Medium Y_3	Dark Y_4	Black Y_5	f
9.	1	0	0	0	0	0	1	0	0	403
10.	0	1	0	0	0	0	1	0	0	909
11.	0	0	1	0	0	0	1	0	0	241
12.	0	0	0	1	0	0	1	0	0	584
13.	1	0	0	0	0	0	0	1	0	681
14.	0	1	0	0	0	0	0	1	0	412
15.	0	0	1	0	0	0	0	1	0	110
16.	0	0	0	1	0	0	0	1	0	188
17.	1	0	0	0	0	0	0	0	1	85
18.	0	1	0	0	0	0	0	0	1	26
19.	0	0	1	0	0	0	0	0	1	3
20.	0	0	0	1	0	0	0	0	1	4

对新的格式的资料进行典型相关分析。得 3 个典型系数分别为 0.446368、0.173455 和 0.029317；对应的典型相关系数为 0.199245、0.030087 和 0.000859。可见，对应分析中的因子就是典型相关分析中的因子。这样，我们可以把对应分析的问题化为典型相关分析的问题来处理。所不同的是，典型相关分析侧重在求典型变量和典型相关系数，而对应分析侧重在列联表结构的解释。

12.4 对应分析的正确应用

对应分析的应用条件

对应分析最早用于处理列联表资料，即数据是正整数（如例 12.1 和例 12.2），现也用于处理非整数资料（如例 12.3）。一般要求数据不小于 0。若有数据小于 0，则所有数据加上一适当的常数即可。用于表达行列因子的对应关系。

由于对应分析是对行轮廓、列轮廓进行分析，则应用上需要行轮廓和列轮廓的分布相对稳定。若列联表中某行或某列的合计数很小（例如，每个单元平均频数小于 1），分布不稳定，则对结果会有较大影响。应用时，可以考虑与类别相似的行或列合并，如果合并缺乏理论基础或专业上难以解释，则考虑剔除该行或列。

这里讨论的是二维列联表，或二维数据阵。对于高维列联表可以用多重对应分析（multiple correspondence analysis）。事实上，例 12.3 也是一个三维列联表。无论是二维列联表还是高维列联表，对应分析的核心思想是通过降维分析，将高维数据向低维空间投影，从而揭示变量间的关联性。

数据的变换

对应分析的关键是对数据阵进行变换，本章采用了两种变换，（12.1）是基于原点的变换,(12.5)是基于重心的变换。用(12.1)式变换所得结果,必有一个特征根为1,称为平凡因子;用(12.5)变换所得结果没有平凡因子,而多了一个0特征根。两种变换除1和0以外的特征根相同,对应的特征向量也一样。

对应分析的应用

(1)排序用第一因子按因子负荷对行因素和列因素进行排序,并依次对行和列重排,则可得到列联表的最优列联表示。

(2)对应分析是因子分析的自然推广,在对因子的解释上,既可以对行因素及列因素单独进行解释,又可以同时进行分析。对应分析方法被普遍认为是探索性数据分析的内容,因此,读者只要能够会用数据画出描述性的点图,并能够理解图中包含的信息即可。

(3)与因子分析一样,对应分析未要求对特征根进行假设检验。由于对应分析大都基于前两个因子进行的,这就要求前两个因子的累计贡献率要大一些,一般要求达到80%。

(4)列联表的 χ^2 检验可以检验行变量和列变量间的关系以及关联程度,但是,不能明确是怎么样的关系,与对应分析结合使用可以揭示更多的内在联系。

13 聚类分析

聚类分析(cluster analysis)是研究"物以类聚"的一种方法,在国内曾有人称它为群分析、点群分析、簇分析等。人类认识世界往往首先将被认识的对象进行分类,因此,分类学便成了人类认识世界的基础科学。在古老的分类学中,人们主要靠经验和专业知识实现分类。随着生产技术和科学的发展,人类对自然的认识不断深入,分类也越来越细,要求亦越来越高,以至有时光凭经验和专业知识还不能进行确切的分类。于是,数学这个有用的工具逐渐被引进到分类学中,形成了数值分类学(numerical taxonomy)。后来,随着多元分析的引进,从数值分类学中逐渐地分离出了聚类分析这个分支。与多元分析中其他方法相比,聚类分析的方法是很粗糙的,理论尚不完善。甚至有人说它不属于统计分析的范畴,因为聚类分析的很多内容未涉及统计推断。但其思维朴素,在应用上取得了很大的成功。因此,聚类分析与回归分析、判别分析一起被称为多元分析的三大方法。

13.1 聚类的目的与方法

在生产和科学活动中,人们面临的问题往往是比较复杂的,如果能把相似或相近的东西归成类,处理起来就大为方便,所以聚类分析的目的就是把相似的东西归成类。

聚类分析最早用于生物学分类,生物学家根据各种生物的特征,将它们归属于不同的界、门、纲、目、科、属、种之中。但最近已把它用到自然科学和社会科学的各个领域。例如,解剖学上根据骨骼的形状、大小等特征,可采用聚类分析方法将从猿到人划分为几个不同的进化阶段;卫生部门根据医疗水平、工作效率等众多指标,将若干医院分为几个等级;又如,根据每个人的全口牙列的形状及特征,将其分为若干类型,以便制成预制牙列,方便装配假牙,就像预制的服装、鞋、帽的各种型号等。

在聚类分析中,不同类型的变量的处理方式是大不一样的。总的来讲,提供给计量资料的方法较多,对分类资料和等级资料的处理方法不多。根据实际的需要,聚类分析有两种类型,一是对样品聚类(称为 Q-型聚类),一是对变量聚类(称为 R-型聚类)。

什么是类(cluster)? 由于客观世界的复杂性,欲给类下一个确切的定义很困难。不同的研究对象,不同的研究目的,其类的定义不同。类的一个不严格的定义是:相似物体的集合称作类。

聚类分析的内容非常多,给人们提供了丰富多彩的方法。这些方法大致可归纳为:

(1)系统聚类法。首先,将 n 个样品看成 n 类(一类包含且只包含一个样品),然后将性质最接近的两类合并为一个新类,得到 $n-1$ 类,再从中找出最接近的两类加以合并变成了 $n-2$ 类,如此下去,最后将所有的样品合为一类。将上述聚类过程画成一张图(称为聚类图)再决定分多少类,每类各有哪些样品。

（2）分解法。其过程正好与系统聚类相反,首先所有的样品均在一类,然后用某种最优准则将它分成两类。再用同样准则将这两类各自试图分裂为两类,从中选一个使目标函数较好者,这样由两类变成了三类,如此下去,一直分裂到每类只有一个样品为止(或用其他停止规则),将上述分裂过程画成图,根据分裂图决定分多少类,各类有哪些样品。

（3）加入法。假设已存在一个分类系统,现有新样品若干,将样品依次输入,每输入一个样品,就将它放到已有的聚类图中,当新样品全部输入后,即得到聚类图。

（4）动态聚类法。开始将 n 个样品粗糙地分成若干类,然后依据某种最优准则(如使分类函数尽可能小)逐次进行调整,直至不能调整为止。此法的基本思想与计算数学中的迭代法非常类似。

（5）有序样品的聚类。n 个样品按某种原因(时间、固有顺序、地理位置等)排成次序,聚成的类要求是:相邻的样品才能在一类。

（6）条件系统聚类。类似于系统聚类,只是在聚类时受到某种条件的限制,在满足条件的类中,寻求性质最接近的两类合并成新的类。有序样品的聚类问题是这种聚类的特例。

（7）有重叠的类。上述 6 种方法所获得的类,类与类之间没有重叠,若允许有重叠,所用的方法叫做"clumping techniques"。

（8）预报。将聚类的方法用于预报,它可弥补回归或判别在某些场合下的不足。

（9）模糊聚类。将模糊数学用到聚类分析中产生的方法。

（10）运筹方法。设法将聚类问题化成线性规划、动态规划、整数规划等模型,然后用运筹中现成的软件去计算。

本章介绍聚类分析的一些常用方法,更详细的讨论可参阅方开泰和潘恩沛(1982)的专著。

13.2　系统聚类法

系统聚类法(hierarchical clustering method)是聚类分析诸方法中使用最多者。它包含下列步骤:

（1）构造 n 个类,每个类包含且只包含一个样品。

（2）计算 n 个样品两两间的距离(见 1.2 节),构成距离矩阵,记作 D_0。

（3）合并距离最近的两类为一新类。

（4）计算新类与当前各类的距离。若类的个数等于 1,转到步骤(5),否则回到步骤(3)。

（5）画聚类图。

（6）决定类的个数,及各类包含的样品数,并对类作出归纳和解释。

正如样品之间的距离可以有不同的定义方法一样,类与类之间的距离也有各种定义。例如,可以定义类与类之间的距离为两类之间最近样品的距离,或者定义为两类之间最远样品的距离,也可以定义为两类重心之间的距离,等等。类与类之间用不同的方法定义距离,就产生了不同的系统聚类方法。本节介绍常用的八种系统聚类方法,即最短距离法、最长距离法、中间距离法、重心法、类平均法、可变类平均法、可变法、离差平方和法。

系统聚类分析尽管方法很多,但归类的步骤基本上是一样的,所不同的仅是类与类之间的距离有不同的定义方法,从而得到不同的计算距离的公式。这些公式在形式上不大一样,但最后可将它们统一为一个公式,对上机计算带来很大的方便,详见 13.2.9 节。

以下用 S 表示样品,G 表示类;用 d 表示样品间距离,D 表示类与类之间的距离。

13.2.1 最短距离法

定义类与类之间的距离为两类间最邻近的两样品之距离,称为最短距离法(nearest neighbor),又称简单联接(single linkage)。

最短距离法是类与类之间距离的一种定义,它等于两类中最邻近的两样品间的距离。如下图 13.1 所示,类 G1 与类 G2 间的最短距离是 $D_{12}=d_{24}$。

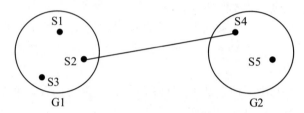

图 13.1　两类间最短距离示意

现在通过一个简单的例子,来说明系统聚类的步骤。

例 13.1　6 个不同民族的标化死亡率与出生时的期望寿命如表 13.1。

我们的目的是:根据各民族标化死亡率与出生时的期望寿命两个指标,将 6 个民族进行分类。并探讨(1)分成几类,(2)哪几个民族为同一类。

表 13.1　6 个不同民族的标化死亡率与出生时的期望寿命

民族	原始数据		标准化数据	
	标化死亡率(‰)	出生时期望寿命(岁)	标化死亡率	出生时期望寿命
满　　族	5.80	70.59	−1.59	1.44
朝 鲜 族	7.44	67.14	−0.62	0.73
蒙 古 族	8.11	65.48	−0.22	0.38
维吾尔族	10.21	58.88	1.03	−0.99
藏　　族	9.51	59.24	0.61	−0.91
哈萨克族	9.81	60.47	0.79	−0.66
均　　数	8.4800	63.6333	0.00	0.00
标　准　差	1.6866	4.8167	1.00	1.00

首先计算各民族之间的距离。因两指标的方差相差较大,为消除不同量纲的影响,将数据进行标化:

$$x_i = \frac{X_i - \bar{X}}{s_i}$$

用标准化资料计算民族之间的欧氏距离。见表 13.2。

表 13.2　各民族之间的欧氏距离(标准化资料) D。

	满族 G1＝{S1}	朝鲜族 G2＝{S2}	蒙古族 G3＝{S3}	维吾尔族 G4＝{S4}	藏族 G5＝{S5}	哈萨克族 G6＝{S6}
满　　族 G1＝{S1}	0					
朝 鲜 族 G2＝{S2}	1.208	0				
蒙 古 族 G3＝{S3}	1.732	0.526	0			
维吾尔族 G4＝{S4}	3.570	2.374	1.851	0		
藏　　族 G5＝{S5}	3.224	2.048	1.539	0.422	0	
哈萨克族 G6＝{S6}	3.173	1.973	1.448	0.406	0.311	0

先将每个样品(民族)视为独立的一类,然后将最近的两类聚为一类。

在所有距离中,G5 与 G6 的距离最近,故先将 G5 与 G6 聚为一类,记为新的一类 G7 ＝{S5,S6}。聚类距离为 0.311。

计算新类与其他类的距离,按公式:

$$D_{i7}=\min(D_{i5},D_{i6}),　(i=1,2,3,4)$$

如,G1 与新类 G7 的距离为 $D_{17}=\min\{D_{15},D_{16}\}=\min\{3.224,3.173\}=3.173$。余类同。结果见表 13.3。

表 13.3　D_1

	G1＝{S1}	G2＝{S2}	G3＝{S3}	G4＝{S4}	G7＝{S5,S6}
G1＝{S1}	0				
G2＝{S2}	1.208	0			
G3＝{S3}	1.732	0.526	0		
G4＝{S4}	3.570	2.374	1.851	0	
G7＝{S5,S6}	3.173	1.973	1.448	0.406	0

重复上述步骤,在所有距离中,G4 与 G7 的距离最近,故将 G4 与 G7 聚为一类,记为新的一类 G8＝{G4,G7}＝{S4,S5,S6}。聚类距离为 0.406。计算新类与其他类的距离。结果如表 13.4。

表 13.4　D_2

	G1＝{S1}	G2＝{S2}	G3＝{S3}	G8＝{S4,S5,S6}
G1＝{S1}	0			
G2＝{S2}	1.208	0		
G3＝{S3}	1.732	0.526	0	
G8＝{S4,S5,S6}	3.173	1.973	1.448	0

在所有距离中,G2 与 G3 的距离最近,故将 G2 与 G3 聚为一类,记为新的一类 G9＝{G2,G3}＝{S2,S3}。聚类距离为 0.526。计算新类与其他各类的距离。结果如表 13.5。

表 13.5 D_3

	G1＝{S1}	G9＝{S2,S3}	G8＝{S4,S5,S6}
G1＝{S1}	0		
G9＝{S2,S3}	1.208	0	
G8＝{S4,S5,S6}	3.173	1.448	0

在所有距离中，G1 与 G9 的距离最近，故将 G1 与 G9 聚为一类，记为新的一类 G10＝{G1，G9}＝{S1,S2,S3}。聚类距离为 1.208。计算新类与其他各类的距离。结果如表 13.6。

表 13.6 D_4

	G10＝{S1,S2,S3}	G8＝{ S4,S5,S6}
G10＝{S1,S2,S3 }	0	
G8＝{ S4,S5,S6}	1.448	0

最后将 G8 与 G10 聚为一类。聚类距离为 1.448。

将以上聚类过程可用聚类图表示，称为谱系聚类图。图中横线的长度是并类时的类间距离。

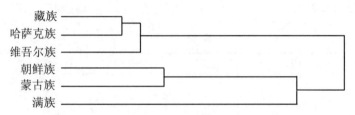

图 13.2   例 13.1 资料的谱系聚类（最短距离法）

从图上看，6 个民族按标化死亡率与出生时的期望寿命两个指标，可以分为 2 类。

第一类：藏族、哈萨克族、维吾尔族；

第二类：朝鲜族、蒙古族、满族。

从地理位置上来看，第一类属于西南，第二类属于北方。

13.2.2   最长距离法

最长距离法（furthest neighbor method）又称完全关联法（complete linkage）。最长距离法与最短距离法的聚类步骤相同，只是在计算类与类间的距离时与最短距离法不同。在最长距离法中，类与类的距离定义为两类中最远点的距离。如图 13.3 所示，类 G1 与类 G2 间的最长距离是 $D_{12}＝d_{35}$。

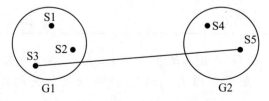

图 13.3   两类间最长距离的示意

以例 13.1 资料为例。

先将每个样品(民族)视为独立的一类,然后将最近的两类聚为一类。

在所有距离中,G5 与 G6 的距离最近,故先将 G5 与 G6 聚为一类,记为新的一类 G7 ={S5,S6}。聚类距离为 0.311。

计算新类与其他类的距离,按公式:

$$D_{i7} = \max(D_{i5}, D_{i6}), \quad i = 1,2,3,4$$

如,G1 与新类 G7 的距离为 $D_{17} = \max\{D_{15}, D_{16}\} = \max\{3.224, 3.173\} = 3.224$。余类同。结果如表 13.7。

表 13.7 D_1

	G1={S1}	G2={S2}	G3={S3}	G4={S4}	G7={S5,S6}
G1={S1}	0				
G2={S2}	1.208	0			
G3={S3}	1.732	0.526	0		
G4={S4}	3.570	2.374	1.851	0	
G7={S5,S6}	3.224	2.048	1.539	0.422	0

重复上述步骤,在所有距离中,G4 与 G7 的距离最近,故将 G4 与 G7 聚为一类,记为新的一类 G8={G4,G7}={S4,S5,S6}。聚类距离为 0.422。计算新类与其他类的距离。结果如表 13.8。

表 13.8 D_2

	G1={S1}	G2={S2}	G3={S3}	G8={S4,S5,S6}
G1={S1}	0			
G2={S2}	1.208	0		
G3={S3}	1.732	0.526	0	
G8={S4,S5,S6}	3.570	2.374	1.851	0

在所有距离中,G2 与 G3 的距离最近,故将 G2 与 G3 聚为一类,记为新的一类 G9={G2,G3}={S2,S3}。聚类距离为 0.526。计算新类与其他类的距离。结果如表 13.9。

表 13.9 D_3

	G1={S1}	G9={S2,S3}	G8={S4,S5,S6}
G1={S1}	0		
G9={S2,S3}	1.732	0	
G8={S4,S5,S6}	3.570	2.374	0

在所有距离中,G1 与 G9 的距离最近,故将 G1 与 G9 聚为一类,记为新的一类 G10 ={G1,G9}={S1,S2,S3}。聚类距离为 1.732。计算新类与其他类的距离。结果如表 13.10。

表 13.10 D_4

	G10＝{S1,S2,S3}	G8＝{S4,S5,S6}
G10＝{S1,S2,S3}	0	
G8＝{S4,S5,S6}	3.570	0

最后将 G8 与 G10 聚为一类。聚类距离为 3.570。

将以上聚类过程用聚类图表示如图 13.4。

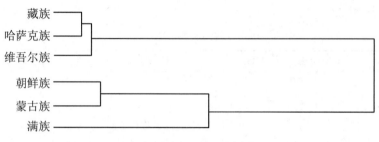

图 13.4 例 13.1 资料的谱系聚类（最长距离法）

从图上看,6 个民族按标化死亡率与出生时的期望寿命两个指标,可以分为 2 类,

第一类:藏族,哈萨克族和维吾尔族;

第二类:朝鲜族,蒙古族和满族。

分类与最短距离法结果一致。

13.2.3 中间距离法

从常理来看,最长距离法夸大了类间的距离,而最短距离法过小地估计了类间距离。中间距离法既不采用最长距离,也不采用最短距离,而是采用介于两者间的距离,故称为中间距离(median method)。

如果类 G2 与类 G3 聚为新的一类 ,记为 G4,现要计算 G1 与 G4 的距离。中间距离法定义 G1 与 G4 之间的距离为:

$$D_{14}^2 = \frac{1}{2}(D_{12}^2 + D_{13}^2) + \beta D_{23}^2 \tag{13.1}$$

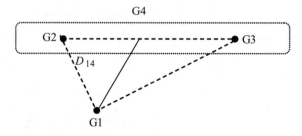

图 13.5 两类间中间距离的示意

由中间距离的定义可知,中间距离与 β 有关。如果 $\beta = -\frac{1}{4}$,则由初等几何知,D_{14} 就是上述三角形 $\Delta G_1 G_2 G_3$ 的中线。

13.2.4 可变距离法

如果在中间距离法的新类距离递推公式中令前两项也依赖于 β，即：

$$D_{14}^2 = \frac{1-\beta}{2}(D_{12}^2 + D_{13}^2) + \beta D_{23}^2 \tag{13.2}$$

这就是可变距离，β 一般取 $-1 \sim 0$ 之间。

13.2.5 重心法

从物理的观点来看，一个类用它的重心（类中各样品的均值）做代表比较合理，类与类之间的距离就用各自重心间的距离来表示。如下图，类 G1 与类 G2 间的距离就是点 C_1 与 C_2 间的距离。其中，C1 的坐标就是 S1，S2，S3 的坐标之平均，C2 的坐标就是 S4 与 S5 的坐标之平均。这种方法称为重心法（centroid method）。

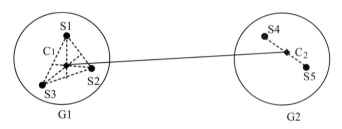

图 13.6　两类间重心法距离的示意

13.2.6 类平均法

重心法虽然有代表性，但并未充分利用各样品的性质，因此有人提出类平均法（average method）。所谓类平均法，就是定义类与类之间的距离平方为两类中各样品间距离平方之平均。如下图中类 G1 与类 G2 间的类平均距离为：

$$D_{12}^2 = \frac{1}{6}(d_{14}^2 + d_{15}^2 + d_{24}^2 + d_{25}^2 + d_{34}^2 + d_{35}^2) \tag{13.3}$$

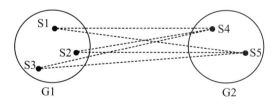

图 13.7　两类间类平均距离的示意

新类与其他类的距离可以用递推的方法计算。如果类 G2 与类 G3 聚为新的一类，记为 G4，现要计算 G1 与 G4 的距离。则可以根据 G1 与 G2、G3 之间的距离导出 G1 与新类 G4 之间的距离：

$$D_{14}^2 = \frac{n_2}{n_4}D_{12}^2 + \frac{n_3}{n_4}D_{13}^2 \tag{13.4}$$

类平均法又称组内平均关联法（average linkage between groups method）。实践表

明,类平均法是系统聚类中比较好的方法之一。

也有人定义类平均距离就等于两类中各样品间距离之平均,即:

$$D_{12} = \frac{1}{6}(d_{14} + d_{15} + d_{24} + d_{25} + d_{34} + d_{35}) \tag{13.5}$$

但 SAS 及 SPSS 等统计软件中常用前者。

13.2.7 可变类平均法

由于类平均法递推公式中没有反映相合并的两新类 G2 与 G3 之间的距离 D_{23},所以有人提出用可变类平均法。其两类之间距离的定义同类平均法,只是任一类与新类的距离递推公式有所不同。

如果类 G2 与类 G3 聚为新的一类,记为 G4,现要计算 G1 与 G4 的距离。则可以根据 G1、G2、G3 三者之间的距离导出 G1 与新类 G4 之间的距离:

$$D_{14}^2 = \frac{n_1}{n_4}(1-\beta)D_{12}^2 + \frac{n_2}{n_4}(1-\beta)D_{13}^2 + \beta D_{23}^2 \tag{13.6}$$

其中 β 是可变的,且 $\beta < 1$。SAS 软件中预置 $\beta = -0.25$。

13.2.8 Ward 最小方差法

该法是由 Ward 提出的,故文献中称之为 Ward 法(Ward′s method),或 Ward 最小方差法(Ward′s minimum variance method)。它的基本思想来源于方差分析。它认为,如果分类正确,则同类间的离差平方和应当较小,而类与类间的离差平方和应当较大。具体做法是,先将 n 个样品各自成一类,然后每次缩小一类,每缩小一类离差平方和就要增大,选择使离差平方和增加最小的两类合并,直到所有的样品归为一类为止。

对例 13.1 资料用上述 8 种系统聚类方法的聚类结果如图 13.8。分两类时结论相同。

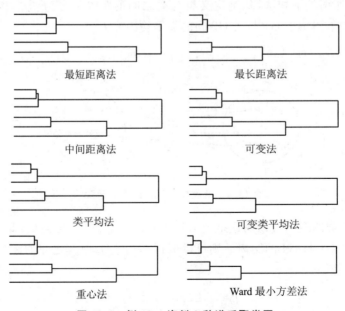

图 13.8 例 13.1 资料 8 种谱系聚类图

13.2.9　八种系统聚类方法的统一

上面介绍了八种系统聚类方法，这些方法聚类的步骤是完全一样的，所不同的是类与类之间的距离的定义不同。实际计算时常用递推公式计算类与类之间的距离。聚类方法不同，递推公式就不同。

例如：G_p 与 G_q 聚为新的一类，记为 G_r，欲计算任一类 G_k 到新类 G_r 的距离。则对最短距离法递推公式为：

$$D_{kr} = \min\{D_{kp}, D_{kq}\}$$

对最长距离法递推公式为：

$$D_{kr} = \max\{D_{kp}, D_{kq}\}$$

对中间距离法递推公式为：

$$D_{kr}^2 = \frac{1}{2}(D_{kp}^2 + D_{kq}^2) + \beta D_{pq}^2$$

对类平均法递推公式为：

$$D_{kr}^2 = \frac{n_p}{n_r}D_{kp}^2 + \frac{n_q}{n_r}D_{kq}^2$$

等。这些公式在 1969 年由 Wishart 统一起来。当样品间距离采用欧氏距离时，八种方法有统一形式的递推公式：

$$D_{kr}^2 = \alpha_p D_{kp}^2 + \alpha_q D_{kq}^2 + \beta D_{pq}^2 + \gamma |D_{kp}^2 - D_{kq}^2| \tag{13.7}$$

如果样品间的距离不采用欧氏距离时，除重心法、中间距离法、离差平方和法之外，统一形式的递推公式仍成立。上式中参数 α_p、α_q、β、γ 对不同方法有不同的取值。

表 13.11 列出了八种系统聚类方法各参数的取值。八种方法公式的统一，对于编制程序提供了极大的方便。

表 13.11　8 种系统聚类法递推公式的参数

方法	α_p	α_q	β	γ
最短距离法	$1/2$	$1/2$	0	$-1/2$
最长距离法	$1/2$	$1/2$	0	$1/2$
中间距离法	$1/2$	$1/2$	$-1/4 \leqslant \beta \leqslant 0$	0
重心法	n_p/n_r	n_q/n_r	$-\alpha_p \alpha_q$	0
类平均法	n_p/n_r	n_q/n_r	0	0
可变类平均法	$(1-\beta)n_p/n_r$	$(1-\beta)n_q/n_r$	<1	0
可变法	$(1-\beta)/2$	$(1-\beta)/2$	<1	0
离差平方和法	$(n_k+n_p)/(n_k+n_r)$	$(n_k+n_q)/(n_k+n_r)$	$-n_k/(n_k+n_r)$	0

对指标进行分类时，常用的是相似系数，统一记为 c_{ij}（如夹角余弦，相关系数等）。用相似系数时总是找最大者并类。有时也可将相似系数转化为距离，以维持距离越小关系越密切的含义，例如可取：

$$d_{ij} = 1 - |c_{ij}| \tag{13.8}$$

或

$$d_{ij}^2 = 1 - c_{ij}^2 \tag{13.9}$$

作为距离的定义。这样就可以用递推公式了。

例 **13.2**（指标的系统聚类）　在我国制定服装标准时，测量了 3454 名成年女子的 14 个部位的数据，得相关系数矩阵如下，试对变量进行聚类分析。

	上体长	手臂长	胸围	颈围	总肩宽	前胸宽	后背宽	前腰节高	后腰节高	总体高	身高	下体长	腰围	臀围
上 体 长	1.000													
手 臂 长	0.366	1.000												
胸　　围	0.242	0.233	1.000											
颈　　围	0.280	0.194	0.590	1.000										
总 肩 宽	0.360	0.324	0.476	0.435	1.000									
前 胸 宽	0.282	0.263	0.483	0.470	0.452	1.000								
后 背 宽	0.245	0.265	0.540	0.478	0.535	0.663	1.000							
前腰节高	0.448	0.345	0.452	0.404	0.431	0.322	0.266	1.000						
后腰节高	0.486	0.367	0.365	0.357	0.429	0.283	0.287	0.820	1.000					
总 体 高	0.648	0.662	0.216	0.316	0.429	0.283	0.263	0.527	0.547	1.000				
身　　高	0.679	0.681	0.243	0.313	0.430	0.302	0.294	0.520	0.558	0.957	1.000			
下 体 长	0.486	0.636	0.174	0.243	0.375	0.290	0.255	0.403	0.417	0.857	0.852	1.000		
腰　　围	0.133	0.153	0.732	0.477	0.339	0.392	0.446	0.266	0.241	0.054	0.099	0.055	1.000	
臀　　围	0.376	0.252	0.676	0.581	0.441	0.447	0.440	0.424	0.372	0.363	0.376	0.321	0.627	1.000

资料来源：张尧庭，方开泰（1982）.多元统计分析引论.北京：科学出版社.116页。

这里我们采用距离的方法，将相关系数转换为距离，即定义：

$$d_{ij} = 1 - |r_{ij}|$$

得距离矩阵如下：

	上体长	手臂长	胸围	颈围	总肩宽	前胸宽	后背宽	前腰节高	后腰节高	总体高	身高	下体长	腰围	臀围
上 体 长	0.000													
手 臂 长	0.634	0.000												
胸　　围	0.758	0.767	0.000											
颈　　围	0.720	0.806	0.410	0.000										
总 肩 宽	0.640	0.676	0.524	0.565	0.000									
前 胸 宽	0.718	0.737	0.517	0.530	0.548	0.000								
后 背 宽	0.755	0.735	0.460	0.522	0.465	0.337	0.000							
前腰节高	0.552	0.655	0.548	0.596	0.569	0.678	0.734	0.000						
后腰节高	0.514	0.633	0.635	0.643	0.571	0.717	0.713	0.180	0.000					
总 体 高	0.352	0.338	0.784	0.684	0.571	0.717	0.737	0.473	0.453	0.000				
身　　高	0.321	0.319	0.757	0.687	0.570	0.698	0.706	0.480	0.442	0.043	0.000			
下 体 长	0.514	0.364	0.826	0.757	0.625	0.710	0.745	0.597	0.583	0.143	0.148	0.000		
腰　　围	0.867	0.847	0.268	0.523	0.661	0.608	0.554	0.734	0.759	0.946	0.901	0.945	0.000	
臀　　围	0.624	0.748	0.324	0.419	0.559	0.553	0.560	0.576	0.628	0.637	0.624	0.679	0.373	0.000

类与类之间的距离用类平均法。SAS 运算的聚类过程如下：

Average Linkage Cluster Analysis

Root－Mean－Square Distance Between Observations　＝ 0.616678

Number of Clusters	—Clusters Joined—	Cluster	Frequency of New Cluster	Normalized RMS Distance	Tie
13	OB10	OB11	2	0.069682	
12	CL13	OB12	3	0.235818	
11	OB8	OB9	2	0.291690	
10	OB3	OB13	2	0.434294	
9	OB6	OB7	2	0.546109	
8	OB2	CL12	4	0.552320	
7	CL10	OB14	3	0.566139	
6	CL7	OB4	4	0.735018	
5	OB1	CL8	5	0.765718	
4	OB5	CL9	3	0.823534	
3	CL5	CL11	7	0.880100	
2	CL6	CL4	7	0.896352	
1	CL3	CL2	14	1.160983	

　　结果中给出了每一步相聚的样品(OB)或类(CL)，其中 RMS 表示所有距离(上述距离矩阵中，下三角矩阵之元素)平方之均数的平方根值，即：

$$RMS = \sqrt{\frac{2}{m(m-1)}\sum_{i<j} d_{ij}^2} \tag{13.10}$$

本例为 $RMS＝0.616678$。标准距离(normalized RMS distance)表示两类合并时的距离与 RMS 之比。如第一次合并时，因所有距离中身高与总体高的距离最小，为 0.043，故将两类合并，合并的距离为 0.043，此时标准距离为 0.043/0.616678＝0.069728。之所以要除以 RMS，是为了画茎叶图方便。图 13.9 是 SAS 输出的茎叶图。

　　茎叶图不如谱系聚类图直观，将聚类过程画成谱系聚类图 13.10。横线条的长度表示聚类的距离。而相关系数正好与之对应。

　　从谱系聚类图看，可以将 14 个部位分为 4 类，第一类是长度指标：身高、总体高、上体长，下体长、手臂长；第二类是围度指标：腰围、胸围、臀围、颈围；第三类是宽度指标：前胸宽、后背宽、总肩宽；第四类为前后径指标：前腰节高、后腰节高。

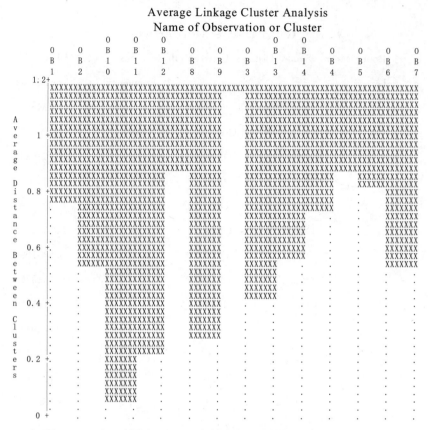

图 13.9　3454 名成年女子 14 个部位的系统聚类茎叶图（类平均法）

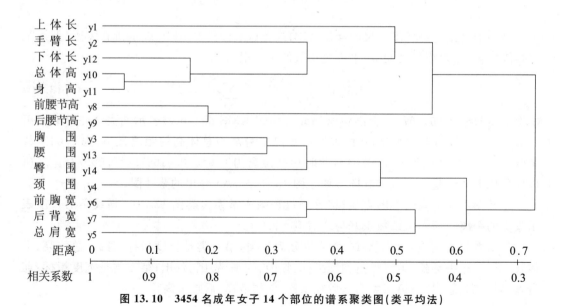

图 13.10　3454 名成年女子 14 个部位的谱系聚类图（类平均法）

13.3 动态聚类

用系统聚类法聚类时,如果聚类对象很多,则计算量会很大,且作出的聚类图也十分复杂,不便于分析。计算数学中迭代法的思想启发我们,能否先给出一个粗糙的初始分类,然后用某种原则进行修改,直至分类比较合理为止。采用这种思想产生的聚类法叫做动态聚类法或逐步聚类法,也称快速聚类法。

动态聚类的基本原理是:先按某种原则选出一些凝聚点(cluster seeds),把每个凝聚点作为今后聚类的核心。接着把其余的样品按就近原则向凝聚点凝聚(即归在同一类),这样就得到一个初始分类方案。然后对此方案进行修改,直到分类比较合理,不必再继续修改为止。其过程大体可示意如图 13.11。

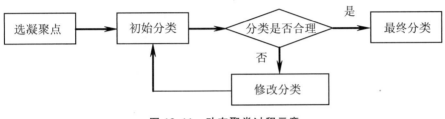

图 13.11 动态聚类过程示意

框图的每一部分均有很多种方法,这些方法按框图进行组合就会得到各种动态聚类法。

为了得到初始分类,必须先选择一些凝聚点,让样品按某种原则向凝聚点凝聚。凝聚点是一些有代表性的点,以它们为基础进行初始分类。凝聚点可以人为地选择,也可根据某种标准来确定。常用的方法有下列几种:

(1)经验选择。如果对所研究的实际问题已有一定了解,分多少类也大体心中有数,这时就可选一些有代表性的样品作为凝聚点。例如要对 100 所医院按各项质量指标进行聚类,初步打算聚成优、中、差三类,则可从中选三所比较典型的医院作为三类的凝聚点(代表)。

(2)人为地把样品按某种标准分为若干类,计算每一类均值,然后以这些均值为凝聚点。例如将 100 所医院粗略地先分成优、中、差三类,求出各类各指标的均值,以此作为凝聚点。

(3)密度法。这是比较客观的方法。先人为地规定两个正数 d_1 和 $d_2(d_2 > d_1)$。d_1 和 d_2 均不能太大也不能太小,必须取得适当。接着以每个样品为中心,d_1 作为半径,想象成一个圆,凡距离 $\leqslant d_1$ 的样品数(即落入圆内或圆周上的样品)就称为该样品的密度。把每个样品的密度都求出后,按密度大小依次考察各样品是否可作为凝聚点。以密度最大的样品作为第 I 凝聚点;考察密度次大的样品,如果它与第 I 凝聚点的距离大于 d_2,就可作为第 II 凝聚点,否则考察下一个密度次大的样品,直至找到第 II 凝聚点。再考察下一个密度次大的样品,如果它与第 I、II 凝聚点的距离都大于 d_2,就可作为第 III 凝聚点。这样一直进行下去,直至所有样品都考察一遍为止。此时就选定了若干个初始凝聚点。

实际应用时,多取 $d_2 = 2d_1$。选定凝聚点后,按就近原则进行初始分类。然后用这些类的均值代替初始凝聚点,对初始分类进行修改,这个替代过程一直进行下去,直至分类没有变化为止。

例 13.3 对下列 12 个样品用逐步聚类法进行聚类。

表 13.12　12 个样品的原始数据

样品号	指标		
	X_1	X_2	X_3
S_1	5	7	10
S_2	7	1	5
S_3	3	2	14
S_4	6	5	2
S_5	6	6	9
S_6	7	7	7
S_7	8	1	4
S_8	20	7	9
S_9	19	8	12
S_{10}	7	4	4
S_{11}	4	5	13
S_{12}	6	5	7

资料来源:史秉璋,杨琦. 医用多元分析. 人民卫生出版社. 1990:171

以绝对值距离作为聚类统计量,各样品间的绝对值距离如表 13.13。

表 13.13　12 个样品间的绝对值距离

样本号	样本号										
	1	2	3	4	5	6	7	8	9	10	11
2	13										
3	11	14									
4	11	8	18								
5	3	10	12	8							
6	5	8	16	8	4						
7	15	2	16	8	12	10					
8	16	23	27	23	15	15	23				
9	17	26	24	26	18	18	26	5			
10	11	4	16	4	8	6	4	21	24		
11	6	15	5	13	7	11	17	22	19	13	
12	6	7	13	5	3	3	9	18	21	5	8

(1)先求各样品的密度。规定 $d_1=4,d_2=2d_1=8$ (经尝试得到)。

对于 S_1，只有 S_5 与它的距离为 $3(<d_1)$，故其密度为1；对于 S_2，因它与 S_7，S_{10} 的距离皆 $\leqslant d_1$，故其密度为2。依次可得各样品密度，列于表13.14。注意：d_1 的大小如选择不当，就会使各样品的密度都相等或均为0而无法区别密度大小。有时须经多次尝试才能找到适当的 d_1。

表 13.14　各样品的密度（$d_1=4$）

样品	S_1	S_2	S_3	S_4	S_5	S_6	S_7	S_8	S_9	S_{10}	S_{11}	S_{12}
密度	1	2	0	1	3	2	2	0	0	3	0	2

按密度大小重新排列，密度相等时，按其自然编号，见表13.17。

表 13.15　按密度大小排列后的结果

样品	S_5	S_{10}	S_2	S_6	S_7	S_{12}	S_1	S_4	S_3	S_8	S_9	S_{11}
密度	3	3	2	2	2	2	1	1	0	0	0	0

（2）选凝聚点。按表13.15的样品排列次序依次考察。

S_5 密度最大，作为第 I 凝聚。

S_{10} 与 S_5 间的距离为8，不满足 $>d_2$，故 S_{10} 不能作为第 II 凝聚点。

S_2 与 S_5 间的距离为10，满足 $>d_2$，故 S_2 可作为第 II 凝聚点。

S_6 与 S_5 的距离为4，不能作为新的凝聚点。

S_7 与 S_2 的距离为2，不能作为新的凝聚点

S_{12} 与 S_5 的距离为3，不能作为新的凝聚点。

S_1 与 S_5 的距离为3，不能作为新的凝聚点。

S_4 与 S_5 的距离为8，不能作为新的凝聚点。

S_3 与 S_5 的距离为12，S_3 与 S_2 的距离为14，均 $>d_2$，故 S_3 可作为第 III 凝聚点。

S_8 与 S_5 的距离为15，S_8 与 S_2 的距离为23，S_8 与 S_3 的距离为27，均 $>d_2$，故 S_8 可作为第 IV 凝聚点。

S_9 与 S_8 的距离为5，小于 d_2，不能作为新的凝聚点。

S_{11} 与 S_3 的距离为5，小于 d_2，不能作为新的凝聚点。

经一轮考察，结果选得4个凝聚点：

第 I 凝聚点 S_5，重心为(6,6,9)

第 II 凝聚点 S_2，重心为(7,1,5)

第 III 凝聚点 S_3，重心为(3,2,14)

第 IV 凝聚点 S_8，重心为(20,7,9)

以上选凝聚点的过程可归纳成表13.16。

（3）初始分类。将四个凝聚点作为四类的核心，然后分类。分类通常按就近原则，即该样品离哪个凝聚点最近，就分入哪一类。

按样品的原编号依次考察。S_1 与 S_5 的距离最近（为3），归入第 I 类。S_2，S_3 本身就是凝聚点，当然分别为第 II，III 类。S_4 与 S_2 的距离为8，与 S_5 的距离也为8，暂不归类。

表 13.16　凝聚点的确定

样品号	离凝聚点的距离				凝聚点
	I	II	III	IV	
5					I
10	8				
2	10				II
6	4	8			
7	12	2			
12	3	7			
1	3	13			
4	8	8			
3	12	14			III
8	15	23	27		IV
9	18	26	24	5	
11	7	15	5	22	

　　S_5 是第 I 类。S_6 与 S_5 最近,故归入第 I 类,等等。对各样品逐个考察后,初始分类结果见表 13.17。初始分类结果为:

　　第 I 类包括(S_1, S_5, S_6, S_{12}),重心为(6, 6.25, 8.25)
　　第 II 类包括(S_2, S_7, S_{10}),　重心为(7.33, 2, 4.33)
　　第 III 类包括(S_3, S_{11}),　　重心为(3.5, 3.5, 13.5)
　　第 IV 类包括(S_8, S_9),　　　重心为(19.5, 7.5, 10.5)
　　S_4 暂不归类。

表 13.17　初始分类

样品号	离凝聚点的距离				归属类别
	I	II	III	IV	
1	3	13	11	16	I
2	10	0	14	23	II
3	12	14	0	27	III
4	8	8	18	23	—
5	0	10	12	15	I
6	4	8	16	15	I
7	12	2	16	23	II
8	15	23	27	0	IV
9	18	26	24	5	IV
10	8	4	16	21	II
11	7	15	5	22	III
12	3	7	13	18	I

（4）修改分类。初始分类不一定妥当，为此要再作考察和修改,修改时有两种方法,即按批修改法和逐个修改法。

1)按批修改法。对各样品依次计算与各类重心的距离,然后按最近距离原则判断所应归入的类别,如所分类别与初始类别相同,就不必调整。第一轮的修改结果见表 13.18。

表 13.18 第一轮修改结果（按批修改法）

样品号	与各类重心距离				归属类别	原类别
	I	II	III	IV		
1	3.5	13.0	8.5	15.5	I	I
2	9.5	2.0	14.5	24.5	II	II
3	13.0	14.0	2.5	25.5	III	III
4	7.5	6.7	15.5	24.5	II	—
5	1.0	10.0	9.5	16.5	I	I
6	3.0	8.0	13.5	16.5	I	I
7	11.5	2.0	16.5	24.5	II	II
8	15.5	22.3	24.5	2.5	IV	IV
9	18.5	25.3	21.5	2.5	IV	IV
10	7.5	2.7	13.5	22.5	II	II
11	8.0	15.0	2.5	20.5	III	III
12	2.5	7.0	10.5	19.5	I	I

第一轮修改结果,除 S_4 原未归类,现归入第 II 类外,其余各样品的归类均无变化,故得新分类为:

第 I 类（S_1, S_5, S_6, S_{12}）, 重心为（ 6,6.25,8.25）

第 II 类（S_2, S_4, S_7, S_{10}）, 重心为（ 7,2.75,3.75）

第 III 类（S_3, S_{11}）, 重心为（3.5,3.5,13.5）

第 IV 类（S_8, S_9）, 重心为（19.5,7.5,10.5）

再作第二轮修改,结果见表 13.19。

表 13.19 第二轮修改结果（按批修改法）

样品号	与各类重心距离				归属类别	第一轮分类结果
	I	II	III	IV		
1	3.5	12.5	8.5	15.5	I	I
2	9.5	3.0	14.5	24.5	II	II
3	13.0	15.0	2.5	25.5	III	III
4	7.5	5.0	15.5	24.5	II	II
5	1.0	9.5	9.5	16.5	I	I
6	3.0	7.5	13.5	16.5	I	I
7	11.5	3.0	16.5	24.5	II	II

续表

样品号	与各类重心距离				归属类别	第一轮分类结果
	I	II	III	IV		
8	15.5	5.0	24.5	2.5	IV	IV
9	18.5	5.0	21.5	2.5	IV	IV
10	7.5	1.5	13.5	22.5	II	II
11	8.0	14.5	2.5	20.5	III	III
12	2.5	6.5	10.5	19.5	I	I

本轮修改结果与上一轮完全一致,故修改完毕。上一轮结束时的分类方案即为最终方案。

以上所得聚类方案与系统聚类法所得结果有很多类似之处,但也不完全相同。可见采用不同方法,可从不同角度获得更多认识。

2）逐个修改法。按批修改法在对初始分类进行修改时,是在每轮结束后才计算修改后各类的新重心。逐个修改法则不然,只要在考察过程中一旦发现样品的归类有变化,就立即对所涉及到的类计算新重心。

本例在第一轮修改对各样品考察时,S_1,S_2,S_3 的归类均无变化,故不需修改,也不必计算新重心。但 S_4 原未归类,现却归入第 II 类,因此第 II 类的样品就多了一个,重心也相应地变成 $(7,2.75,3.75)$。接着再往下对 S_5,S_6,…等继续考察。详见表 13.20。

表 13.20 逐个修改法的第一轮

样品	与各类重心的距离				原分类	现分类	修改何类重心	各类重心			
	I	II	III	IV				I	II	III	IV
1	3.5	13	8.5	15.5	I	I	×	$\begin{pmatrix}6\\6.25\\8.25\end{pmatrix}$	$\begin{pmatrix}7.33\\2\\4.33\end{pmatrix}$	$\begin{pmatrix}3.5\\3.5\\13.5\end{pmatrix}$	$\begin{pmatrix}19.5\\7.5\\10.5\end{pmatrix}$
2	9.5	2	14.5	24.5	II	II	×				
3	13	14	2.5	25.5	III	III	×				
4	7.5	6.7	15.5	24.5	—	II	II	$\begin{pmatrix}7\\2.75\\3.75\end{pmatrix}$			
5	1	9.5	9.5	16.5	I	I	×				
6	3	7.5	13.5	16.5	I	I	×				
7	11.5	3	16.5	24.5	II	II	×				
8	15.5	22.5	24.5	2.5	IV	IV	×				
9	18.5	25.5	21.5	2.5	IV	IV	×				
10	7.5	1.5	13.5	22.5	II	II	×				
11	8	14.5	2.5	20.5	III	III	×				
12	2.5	6.5	10.5	19.5	I	I	×				

结果与按批修改法相同。当修改的轮次较多时,逐个修改法达到最终分类所需的轮次有可能比前者少。

13.4 有序样品的聚类

系统聚类中所讨论的对样品的聚类,不考虑它们之间的排列顺序,即样品是无序的。但在有些问题中,当样品有序时,就不能打乱原有次序来分类,而只能按原有次序将样品截成几段,同类样品次序相互衔接。例如,为了研究儿童的生长发育规律,可以根据某些能反映生长发育特征的指标,将儿童的生长发育分成几个不同阶段(即年龄组)进行聚类,此时年龄次序不能打乱,这就是对有序样品的聚类。

如 5 个有序样品 S_1, S_2, S_3, S_4, S_5 要分成二类,一切可能的分法有 4 种,即:

S_1		S_2	S_3	S_4	S_5
S_1	S_2		S_3	S_4	S_5
S_1	S_2	S_3		S_4	S_5
S_1	S_2	S_3	S_4		S_5

这四种分法中,哪一种最优呢? 这就需要确定一个标准,按此标准找出最优分割,相应的方法称为最优分割法。

一般地,当 n 个有序样品要分成 k 类时,一切可能的分法有 C_{n-1}^{k-1} 种,这是因为 n 个有序样品共有 $n-1$ 个间隔,分成二类就相当于在这 $n-1$ 个间隔中的某一处插上一根棍子,这种插法共有 C_{n-1}^1 种。如分成三类,就是在 $n-1$ 个间隔中某两处分别各插上一根棍子,故有 C_{n-1}^2 种分法。当分成 k 类时,就是插上 $k-1$ 根棍子,故有 C_{n-1}^{k-1} 种分法。

对于 n 个有序样品,可用递推算法,依次求得分成二类,三类,$\cdots$,k 类的最优分割,然后根据所得的全部分割方案,分析判断应分成几类,以及分割的办法。

为了求出最优分割,必须定义类的直径和目标函数。

(1)类的直径 $D(i,j),(i<j)$。 类直径有多种定义方法。如 S_i 到 S_j 为一类,其间有 $j-i+1$ 个样品,则类直径 $D(i,j)$ 可以定义为 $j-i+1$ 个样品观察值的离均差平方和,也可以定义为 S_i 到 S_j 的距离。

(2)最小分类目标函数 $e[P(n,k)]$。 如果 n 个样品要分成 k 类,分类方案可有很多种,每种分类方案都可求出误差函数,即目标函数 $t[P(n,k)]$。

目标函数一般定义为类直径之和。例如 9 个有序样品要分成三类,分类方案之一是:

| S_1 | S_2 | | S_3 | S_4 | S_5 | | S_6 | S_7 | S_8 | S_9 |

则该方案的目标函数为

$$t[P(9,3)] = D(1,2) + D(3,5) + D(6,9)$$

又如另一分类方案是

| S_1 | S_2 | S_3 | | S_4 | S_5 | S_6 | S_7 | | S_8 | S_9 |

这三类直径之和就是该分类方案的目标函数:

$$t[P(9,3)] = D(1,3) + D(4,7) + D(8,9)$$

不同的分类方案所求得的目标函数不同。显然,目标函数越小,这个分类方案就越合理。使目标函数最小的分割即为最优分割。故须寻求能使 $t[P(9,3)]$ 最小的分类目标函数 $e[P(9,3)]$ 及分类方案。通常可用下列递推公式来进行。

先求只分二类（即 $k=2$）的最小分类目标函数：

$$e[P(n,2)] = \min_{1 \leqslant j \leqslant n-1} [D(1,j) + D(j+1,n)] \tag{13.11}$$

然后在此基础上按下式再求分成 k 类的最小目标函数。

$$e[P(n,k)] = \min_{k \leqslant j \leqslant n-1} \{e[P(j,k-1)] + D(j+1,n)\} \tag{13.12}$$

列出 n 个样品分成二类、三类、…、n 类的最优分割，作出适当的分类。

例 13.4 为了提高年轻一代的体质，必须定期检查儿童的体格发育情况。童年是一生中发育的重要阶段，发育情况与遗传因素有一定的关系，但与社会条件、气候、地理、营养、疾病等后天因素的关系更密切。由于儿童期的不同年龄阶段有其各自的生理特点，故须把儿童期再划分为不同生长发育阶段来进行研究。某单位对某地从出生到 7 足岁止的 1253 名男性儿童测量了体重，身高，坐高，胸围 4 项指标，欲根据这些指标的增长速率来划分成几个适当的阶段。资料如表 13.21。

本例可按各指标的增长值来聚类，也可按增长速率来聚类。如按前者，须先将各指标值标准化，然后将 4 项指标的标化值作为聚类的依据；如按后者，则须先求出各指标的逐月平均增长率，依此作为聚类依据。现按后者进行。

表 13.21　某地 1253 名男孩的 4 项指标均数

编号	年龄组	例数	身高(cm)	体重(kg)	坐高(cm)	胸围(cm)
S_0	出生时	29	51.03	3.34	33.28	32.83
S_1	1 月～	29	56.66	5.02	37.03	36.71
S_2	2 月～	18	59.76	5.99	39.69	38.62
S_3	3 月～	25	61.90	6.58	40.53	39.84
S_4	4 月～	70	64.42	7.17	41.91	41.00
S_5	6 月～	46	67.20	7.97	43.60	41.88
S_6	8 月～	30	70.00	8.25	44.98	42.02
S_7	10 月～	23	72.30	8.59	46.30	42.90
S_8	12 月～	37	74.87	9.01	47.37	44.06
S_9	15 月～	41	77.20	9.66	48.78	44.76
S_{10}	18 月～	72	80.44	10.28	50.11	45.81
S_{11}	2 岁～	110	84.22	11.37	51.77	47.53
S_{12}	2.5 岁～	51	87.26	12.25	52.21	48.40
S_{13}	3 岁～	60	90.71	13.15	53.41	49.83
S_{14}	3.5 岁～	43	93.51	13.90	54.21	50.33
S_{15}	4 岁～	98	97.66	14.87	56.03	51.36
S_{16}	4.5 岁～	60	100.81	15.62	57.17	51.87
S_{17}	5 岁～	142	102.99	16.11	57.90	52.47
S_{18}	5.5 岁～	73	106.21	17.13	59.85	53.42
S_{19}	6～7 岁	196	110.62	18.17	61.03	54.51

资料来源：史秉璋，杨琦．医用多元分析．人民卫生出版社．1990：206 页。

由于各组间距不一，四个指标的观察单位不尽相同，故须按下式计算逐月平均增长率。

$$S_i \text{ 组指标 } X_j \text{ 的逐月平均增长率} = \sqrt[m]{\frac{X_{i,j}}{X_{i-1,j}}} - 1$$

式中，$X_{i-1,j}$ 为上一年龄组的 X_j 的值，m 为 S_i 所包含的月份数。以身高为例，S_6 的组距为 2，即 $m=2$，而 $X_{i-1,j}=67.20cm$，$X_{i,j}=70.00cm$。故该组的身高逐月增长率为：

$$\sqrt[2]{(70.00/67.20)}-1=2.06\%$$

各指标的逐月平均增长率(%)列于表 13.22。

表 13.22　4 项指标的逐月平均增长率(%)

编号	年龄组	身高	体重	坐高	胸围
S_0	出生时	—	—	—	—
S_1	1 月～	11.03	50.30	11.27	11.81
S_2	2 月～	5.47	19.30	7.18	5.20
S_3	3 月～	3.58	9.85	2.11	3.14
S_4	4 月～	2.01	4.17	1.58	1.47
S_5	6 月～	2.13	5.65	2.11	1.04
S_6	8 月～	2.06	1.74	1.57	0.17
S_7	10 月～	1.63	2.04	1.46	1.04
S_8	12 月～	1.17	1.60	0.76	0.89
S_9	15 月～	1.03	2.34	0.98	0.53
S_{10}	18 月～	0.69	1.33	0.58	0.48
S_{11}	2 岁～	0.77	1.40	0.42	0.52
S_{12}	2.5 岁～	0.59	1.25	0.14	0.30
S_{13}	3 岁～	0.65	1.19	0.38	0.49
S_{14}	3.5 岁～	0.51	0.93	0.25	0.16
S_{15}	4 岁～	0.73	1.13	0.55	0.35
S_{16}	4.5 岁～	0.53	0.82	0.34	0.16
S_{17}	5 岁～	0.36	0.52	0.21	0.19
S_{18}	5.5 岁～	0.52	1.03	0.55	0.30
S_{19}	6～7 岁	0.34	0.49	0.16	0.18

计算所有可能的类的直径。

这里定义 S_i 到 S_j 的$(1\leqslant i < j\leqslant 19)$类直径 $D(i,j)$ 就是 S_i 到 S_j 这 $j+i-1$ 个样品测得值的离均差平方和。如 $S_1\sim S_3$ 的类直径计算如下：

首先计算该 3 个阶段$(S_1\sim S_3)$的 4 个指标的均数。

$$\frac{11.03+5.47+3.58}{3}=6.6933，\qquad \frac{50.30+19.30+9.85}{3}=26.4833$$

$$\frac{11.27+7.18+2.11}{3}=6.8533，\qquad \frac{11.81+5.20+3.14}{3}=6.7167$$

再计算各指标的离均差平方和之和，即：

$$
\begin{aligned}
D(1,3) &= \left[(11.03-6.6933)^2+(5.47-6.6933)^2+(3.58-6.6933)^2\right]\\
&\quad +\left[(50.30-26.4833)^2+(19.30-26.4833)^2+(9.85-26.4833)^2\right]\\
&\quad +\left[(11.27-6.8533)^2+(7.18-6.8533)^2+(2.11-6.8533)^2\right]\\
&\quad +\left[(11.81-6.7167)^2+(5.20-6.7167)^2+(3.14-6.7167)^2\right]\\
&=1008.6454
\end{aligned}
$$

$D(1,3)$就是类 S_1 到 S_3 的直径。余雷同。结果见表 13.23。

表 13.23 一切可能类的直径（离均差平方和）D(i,j)

	1	2	3	4	5	6	7	8	9	10	11	12	13	14	15	16	17	18	19
1	0																		
2	526.1669	0																	
3	1008.6454	61.4115	0																
4	1440.0109	148.9272	18.8986	0															
5	1660.0173	178.5233	21.5401	1.3353	0														
6	1907.6815	238.3964	41.4386	8.8699	8.1708	0													
7	2075.3776	273.9865	51.0029	11.5597	10.3633	0.5219	0												
8	2216.1224	306.6628	61.0271	15.3262	13.2908	1.3159	0.4589	0											
9	2313.7444	326.0095	65.7135	16.5786	14.0901	1.8830	0.8678	0.3726	0										
10	2411.5865	350.2911	74.1163	20.2927	16.8733	2.9862	1.7203	0.8491	0.6491	0									
11	2490.7843	369.3718	80.4365	23.0035	18.8229	3.7355	2.2276	1.0758	0.8672	0.0192	0								
12	2561.6896	387.6466	87.1135	26.2653	21.2668	4.9467	3.1483	1.6118	1.2915	0.1542	0.0908	0							
13	2620.6180	402.1334	92.0904	28.4651	22.8075	5.5478	3.5480	1.8089	1.4435	0.1714	0.1145	0.0504	0						
14	2676.4847	417.1632	97.9193	31.3960	24.9740	6.6354	4.4214	2.3805	1.8917	0.3780	0.2860	0.1515	0.1065	0					
15	2720.2080	427.5305	101.3262	32.7656	25.8523	6.9054	4.6102	2.4803	1.9684	0.4245	0.3484	0.2330	0.1620	0.1073	0				
16	2763.7645	439.2555	105.8960	35.0487	27.5130	7.7307	5.2776	2.9332	2.3260	0.6100	0.5031	0.3358	0.2462	0.1505	0.1082	0			
17	2806.4040	451.7640	111.2969	38.0581	29.8289	9.0730	6.3987	3.7800	3.0438	1.0733	0.9070	0.6523	0.5233	0.3579	0.3344	0.0683	0		
18	2837.3313	459.1721	113.8059	39.1066	30.5037	9.3256	6.5675	3.8725	3.1052	1.1144	0.9550	0.7057	0.5703	0.4258	0.3953	0.2193	0.2067	0	
19	2872.1810	469.5223	118.3385	41.6743	32.4819	10.5028	7.5467	4.6165	3.7334	1.5352	1.3186	0.9964	0.8283	0.6292	0.5992	0.3325	0.3026	0.2452	0

表 13.24 最小目标函数 e[P(n,k)]

	分 2 类	分 3 类	分 4 类	分 5 类	分 6 类	分 7 类	分 8 类	分 9 类	分 10 类	分 11 类	分 12 类	分 13 类	分 14 类	分 15 类	分 16 类	分 17 类	分 18 类
S_3	61.411 (1)																
S_4	148.927 (1)	18.899 (2)															
S_5	178.523 (1)	21.540 (2)	1.335 (3)														
S_6	238.396 (1)	41.439 (2)	8.870 (3)	1.335 (5)													
S_7	273.987 (1)	51.003 (2)	11.560 (3)	1.857 (5)	0.522 (5)												
S_8	306.663 (1)	61.027 (2)	15.326 (3)	2.651 (5)	1.316 (5)	0.459 (6)											
S_9	326.009 (1)	65.714 (2)	16.579 (3)	3.218 (5)	1.883 (5)	0.868 (6)	0.373 (7)										
S_{10}	350.291 (1)	74.116 (2)	20.293 (3)	4.321 (5)	2.706 (7)	1.371 (7)	0.849 (7)	0.373 (9)									
S_{11}	369.372 (1)	80.437 (2)	23.003 (3)	5.071 (5)	2.933 (7)	1.598 (7)	0.887 (9)	0.392 (9)	0.019 (9)								
S_{12}	387.647 (1)	87.114 (2)	26.265 (3)	6.282 (5)	3.372 (9)	2.037 (9)	1.022 (9)	0.527 (9)	0.154 (9)	0.019 (11)							
S_{13}	402.133 (1)	89.877 (3)	27.088 (3)	6.883 (5)	3.390 (9)	2.054 (9)	1.039 (9)	0.544 (9)	0.171 (9)	0.070 (11)	0.019 (12)						
S_{14}	417.163 (1)	92.807 (3)	28.175 (5)	7.971 (5)	3.596 (9)	2.261 (9)	1.246 (9)	0.751 (9)	0.378 (9)	0.171 (11)	0.070 (11)	0.019 (13)					
S_{15}	427.530 (1)	94.177 (3)	28.445 (5)	8.241 (5)	3.643 (9)	2.307 (9)	1.292 (9)	0.797 (9)	0.424 (9)	0.252 (11)	0.171 (14)	0.070 (14)	0.019 (14)				
S_{16}	439.255 (1)	96.460 (3)	29.271 (5)	9.066 (5)	3.828 (9)	2.493 (9)	1.478 (9)	0.983 (9)	0.610 (9)	0.322 (11)	0.220 (13)	0.170 (13)	0.070 (15)	0.019 (15)			
S_{17}	451.764 (1)	99.470 (3)	30.613 (5)	10.408 (5)	4.292 (9)	2.956 (9)	1.941 (9)	1.361 (15)	0.865 (15)	0.493 (15)	0.321 (15)	0.220 (16)	0.138 (15)	0.070 (15)	0.019 (16)		
S_{18}	459.172 (1)	100.518 (3)	30.866 (5)	10.661 (5)	4.333 (9)	2.997 (9)	1.982 (9)	1.465 (13)	0.970 (13)	0.597 (15)	0.472 (15)	0.321 (17)	0.220 (17)	0.138 (17)	0.070 (17)	0.019 (17)	
S_{19}	469.522 (1)	103.086 (3)	32.043 (5)	11.838 (5)	4.753 (9)	3.418 (9)	2.403 (9)	1.625 (15)	1.130 (15)	0.757 (15)	0.585 (15)	0.472 (18)	0.321 (18)	0.220 (18)	0.138 (18)	0.070 (18)	0.019 (18)

计算目标函数。首先计算将 19 个时间分为两个阶段的最小目标函数，即分别算出所有可能的分法（共 18 种）的两类的类直径之和，其中最小者就是最小目标函数。所有可能的分法见表 13.25。

表 13.25　将 $S_1 \sim S_{19}$ 分为两类所有可能的分法及目标函数

编号	可能的分法		类直径		类直径之和
	第一类	第二类	第一类	第二类	（目标函数）
1	S_1	$S_2 \sim S_{19}$	0	469.5223	**469.5223**
2	$S_1 \sim S_2$	$S_3 \sim S_{19}$	526.1669	118.3385	644.5054
3	$S_1 \sim S_3$	$S_4 \sim S_{19}$	1008.6454	41.6743	1050.3197
4	$S_1 \sim S_4$	$S_5 \sim S_{19}$	1440.0109	32.4819	1472.4928
5	$S_1 \sim S_5$	$S_6 \sim S_{19}$	1660.0173	10.5028	1670.5201
6	$S_1 \sim S_6$	$S_7 \sim S_{19}$	1907.6815	7.5467	1915.2282
7	$S_1 \sim S_7$	$S_8 \sim S_{19}$	2075.3776	4.6165	2079.9941
8	$S_1 \sim S_8$	$S_9 \sim S_{19}$	2216.1224	3.7334	2219.8558
9	$S_1 \sim S_9$	$S_{10} \sim S_{19}$	2313.7444	1.5352	2315.2796
10	$S_1 \sim S_{10}$	$S_{11} \sim S_{19}$	2411.5865	1.3186	2412.9051
11	$S_1 \sim S_{11}$	$S_{12} \sim S_{19}$	2490.7843	0.9964	2491.7807
12	$S_1 \sim S_{12}$	$S_{13} \sim S_{19}$	2561.6896	0.8283	2562.5179
13	$S_1 \sim S_{13}$	$S_{14} \sim S_{19}$	2620.6180	0.6292	2621.2472
14	$S_1 \sim S_{14}$	$S_{15} \sim S_{19}$	2676.4847	0.5992	2677.0839
15	$S_1 \sim S_{15}$	$S_{16} \sim S_{19}$	2720.2080	0.3325	2720.5405
16	$S_1 \sim S_{16}$	$S_{17} \sim S_{19}$	2763.7645	0.3026	2764.0671
17	$S_1 \sim S_{17}$	$S_{18} \sim S_{19}$	2806.4040	0.2452	2806.6492
18	$S_1 \sim S_{18}$	S_{19}	2837.3313	0	2837.3313

由表 13.25 易见，类直径之和最小的分类是：S_1 为第一类，$S_2 \sim S_{19}$ 为第二类，此即为最优分割，相应的最小目标函数为 469.5223。这就是在表 9.24 最小目标函数表中第 1 列第 19 行表示的结果 469.522。469.522 下面括号中的数字 1 表示 S_1 后为分割点。

用数学表达式表示为：

$$e[P(19,2)] = \min_{1 \leqslant j \leqslant 18}[D(1,j) + D(j+1,19)]$$

$$= \min\{[D(1,1)+D(2,19)], [D(1,2)+D(3,19)], [D(1,3)+D(4,19)]\cdots,$$
$$[D(1,18)+D(19,19)]\}$$

$$= \min\{0+469.5223, 526.1669+118.3385, 1008.6454+41.6743,\cdots, 2837.3313+0\}$$

$$= 469.5223$$

为了得到分成 $k(k>2)$ 类的最优分割及相应的目标函数，需用迭代算法。因此，除要算出 19 个时间分为两类的目标函数外，还要算出任意前 m 个时间点 $S_1 \sim S_m$ 分为两类的最优分割及最小目标函数。即分别考虑前 $S_1 \sim S_2$ 分为两类，前 $S_1 \sim S_3$ 分为两类，前 $S_1 \sim S_4$ 分为两类，……，前 $S_1 \sim S_{19}$ 分为两类的最优分割及最小目标函数。例如，欲将前 $S_1 \sim S_5$ 分为两类，则最小目标函数为：

$$e[P(5,2)] = \min_{1 \leqslant j \leqslant 4}[D(1,j) + D(j+1,5)]$$

$=\min\{ [D(1,1)+D(2,5)], [D(1,2)+D(3,5)], [D(1,3)+D(4,5)] [D(1,4)+D(5,5)] \}$

$=\min\{ 0+178.5233, 526.1669+21.5401, 1008.6454+1.3353, 1440.0109+0 \}$

$=178.5233$

该最小值是在 $j=1$ 时达到的,故将 $S_1 \sim S_5$ 分为两类,则最优分割为:S_1 为第一类,$S_2 \sim S_4$ 为第二类。余雷同。结果见表 9.24 第一列。

有了分两类的最小目标函数,就可以求分三类的最小目标函数。具体作法是:先将其分为两类,然后再将前面一类分为两类(已得到最优分割),这样就是三类。如,$S_1 \sim S_5$ 欲分为三类,则分为两类的分法有:

$$\{S_1, S_2\}, \{S_3, S_4, S_5\}$$

$$\{S_1, S_2, S_3\}, \{S_4, S_5\}$$

$$\{S_1, S_2, S_3, S_4\}, \{S_5\}$$

相应的目标函数为两类的直径之和。再将前面一类分为二类,因为已经知道:$\{S_1, S_2\}$ 的最优分割为:$\{S_1\}, \{S_2\}$;$\{S_1, S_2, S_3\}$ 的最优分割为:$\{S_1\}, \{S_2, S_3\}$;$\{S_1, S_2, S_3, S_4\}$ 的最优分割为:$\{S_1\}, \{S_2, S_3, S_4\}$。因此,只要比较一下"第三类的直径+前两类的最小目标函数"。从而将 $S_1 \sim S_5$ 分为三类的最小目标函数为:

$$e[P(5,3)] = \min_{2 \leqslant j \leqslant 4} \{e[P(j,2)]+D(j+1,5)\}$$

$$=\min\{e[P(2,2)]+D(3,5), \quad e[P(3,2)]+D(4,5), \quad e[P(4,2)]+D(5,5)\}$$

$$=\min\{ 0+21.5401, 61.411+1.3353, 148.927+0 \}$$

$$=21.5401$$

且该最小值恰好是在 $j=2$ 时达到,故最优分割为:S_1, S_2 为前两类,$S_3 \sim S_5$ 为第三类。最小目标函数为 21.5401。结果见表 9.24 中 S_5 行第 3 列。

又如 $S_1 \sim S_{19}$ 欲分为三类,则:

$$e[P(19,3)] = \min_{2 \leqslant j \leqslant 18} \{e[P(j,2)]+D(j+1,19)\}$$

$$=\min\{e[P(2,2)]+D(3,19), e[P(3,2)]+D(4,19), e[P(4,2)]+D(5,19), \cdots, e[P(18,2)]$$
$$+D(19,19)\}$$

$$=\min\{ 0+118.3385, 61.411+41.6743, 148.927+32.4819, \cdots, 459.172+0 \}$$

$$=103.086$$

且该最小函数恰好是在 $j=3$ 时达到,故最优分割为:S_1, S_2, S_3 为前两类,$S_4 \sim S_{19}$ 为第三类;而 $S_1 \sim S_3$ 分为两类的最优分割为第一类为 S_1,第二类为 $S_2 \sim S_3$。因此,$S_1 \sim S_{19}$ 欲分为三类,则第一类为 S_1,第二类为 $S_2 \sim S_3$,第三类为 $S_4 \sim S_{19}$。此时的最小目标函数为 103.086。结果见表 9.24 中 S_{19} 行第 3 列。

有了分三类的最小目标函数,就可以求出分四类的最小目标函数。余雷同。

所有分类的最小目标函数的结果列于表 13.24。从该表上可以得到任意分割的分割点和最小目标函数。查该表是从最后一类往前递推的。

例如,$S_1 \sim S_{19}$ 欲分为 6 类,先查 S_{19} 行第 6 列,得:4.753,说明,$S_1 \sim S_9$ 分为前五类,$S_{10} \sim S_{19}$ 为第六类;再将 $S_1 \sim S_9$ 分为五类,查 S_9 行第 5 列,得:3.218,说明,$S_1 \sim S_5$ 分为前四类,$S_6 \sim S_9$ 为第五类;再将 $S_1 \sim S_5$ 分为四类,查 S_5 行第 4 列,得:1.335,说明,$S_1 \sim S_3$ 分为前三类,$S_4 \sim S_5$ 为第四类。从而,将 $S_1 \sim S_{19}$ 分为六类的最优分割为:$\{S_1\}, \{S_2\}, \{S_3\}, \{S_4,$

$S_5\}$, $\{S_6 \sim S_9\}$, $\{S_{10} \sim S_{19}\}$，最小目标函数为 4.753。

分为一～十类的最优分割及目标函数见表 13.26。其中，分割点是前一个类的终点。

表 13.26　分为 1～10 类的最优分割及最小目标函数

分类数	目标函数	分　　割　　点							
1	2870.0000								
2	469.5223	1							
3	103.0858	1	3						
4	32.0429	1	2	5					
5	11.8381	1	2	3	5				
6	4.7535	1	2	3	5	9			
7	3.4182	1	2	3	4	5	9		
8	2.4029	1	2	3	4	5	6	9	
9	1.6249	1	2	3	4	5	6	9	15
10	1.1297	1	2	3	4	5	6	7	9	15

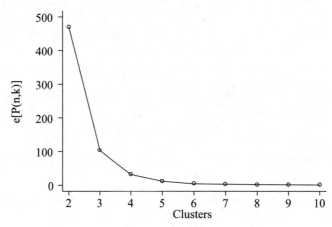

图 13.12　不同分类数时最小目标函数

从最小目标函数来看，分为 5 类较为合适，因为再细分时，最小目标函数并没有多大的变化，减少不多。此时的最优分割为：

$$S_1 \mid S_2 \mid S_3 \mid S_4 \quad S_5 \mid S_6 \quad S_7 \quad S_8 \quad S_9 \quad S_{10} \quad S_{11} \quad S_{12} \quad S_{13} \quad S_{14} \quad S_{15} \quad S_{16} \quad S_{17} \quad S_{18} \quad S_{19}$$

综上分析，将 0～7 岁的儿童分为 5 个生长发育阶段较为合适，其中，第一阶段为：出生后 2 月内；第二阶段为 2～3 月内；第三阶段为 3～4 月内；第四阶段为 4～8 月内；第五阶段为：8 月以后。

上面讨论的结果只是从统计学角度提供了一个参考依据，最后究竟分为几类为宜，如何分割较好，须根据专业知识来确定。

13.5　条件系统聚类

上节讨论的有序样品的聚类实际上是一种带有约束条件的聚类,即只有相邻的类才有可能相聚。带约束的聚类也可以借助系统聚类的思维方法进行,只是在聚类时受一定的条件限制,由此导出的方法称为条件系统聚类(conditional hierarchical clustering)。

条件系统聚类的基本思想是:先视各样品自成一类,计算样品间距离 $D = D(i,j)$。Δ 是聚类的条件,不访设其取值为"真"或"否"。只有当条件 $\Delta(A, B)$ 为"真"时,类 A 和类 B 才有可能聚成新的类,即聚类受到条件 Δ 的约束。D 与 Δ 共同构成了聚类的基础。在条件 Δ 为"真"的类中寻找最小距离,并将其聚成新的一类;计算新类与其他各类之距离;并定义或计算新类与其他各类相聚的条件。再在新的条件下寻找最小距离,循环往复,直至聚成预定的 k 类为止。此即条件系统聚类。

传统的数据预处理法,样品间距离的定义,类间距离的定义均可沿用,不赘。

不难发现,有序样品的聚类是这种聚类的特例,其聚类条件是:只有前后两样品才能聚成一类。此外,圆周上样品的聚类亦是这种聚类的特例,它除了样品有序外,首尾两样品亦可聚类,这样也就无首尾之分了。

例 13.5(地区分类)　选取北京,天津,河北,山西,内蒙,辽宁,吉林,黑龙江共 8 个省、市、自治区,对 1987 年 10 月到 1988 年 9 月监测的男婴神经管缺陷(NTD)资料进行聚类分析,聚类的条件是相邻地区才能聚类。

表 13.27　8 省、市、自治区的男婴 NTD 率(1/万)

地　区	北京	天津	河北	山西	内蒙	辽宁	吉林	黑龙江
NTD 率	18.5	20.9	47.8	68.5	22.3	19.3	39.7	28.5

本资料由中国出生缺陷监测中心提供。

这是一个二维有序数据的聚类问题。首先根据各地区的地域是否相邻定义条件矩阵。相邻的两地区满足聚类条件(记为 1),不相邻的两地区聚类条件不满足(记为 0)。得聚类条件矩阵如下:

		(1)北京	(2)天津	(3)河北	(4)山西	(5)内蒙	(6)辽宁	(7)吉林
(2)	天　津	1						
(3)	河　北	1	1					
(4)	山　西	0	0	1				
(5)	内　蒙	0	0	1	1			
(6)	辽　宁	0	0	1	0	1		
(7)	吉　林	0	0	0	0	1	1	
(8)	黑龙江	0	0	0	0	0	1	1

计算各样品间绝对值距离矩阵:

		(1)北京	(2)天津	(3)河北	(4)山西	(5)内蒙	(6)辽宁	(7)吉林
(2)	天 津	2.4						
(3)	河 北	29.3	26.9					
(4)	山 西	50.0	47.6	20.7				
(5)	内 蒙	3.8	1.4	25.5	46.2			
(6)	辽 宁	0.8	1.6	28.5	49.2	3.0		
(7)	吉 林	21.2	18.8	8.1	28.8	17.4	20.4	
(8)	黑龙江	10.0	7.6	19.3	40.0	6.2	9.2	11.2

条件矩阵与距离矩阵是对应的。有时为方便计算,常将他们合二为一,称为条件距离矩阵:

		(1)北京	(2)天津	(3)河北	(4)山西	(5)内蒙	(6)辽宁	(7)吉林
(2)	天 津	<u>2.4</u>						
(3)	河 北	<u>29.3</u>	<u>26.9</u>					
(4)	山 西	50.0	47.6	<u>20.7</u>				
(5)	内 蒙	<u>3.8</u>	<u>1.4</u>	<u>25.5</u>	<u>46.2</u>			
(6)	辽 宁	<u>0.8</u>	<u>1.6</u>	<u>28.5</u>	49.2	<u>3.0</u>		
(7)	吉 林	21.2	18.8	8.1	28.8	<u>17.4</u>	<u>20.4</u>	
(8)	黑龙江	10.0	7.6	19.3	40.0	<u>6.2</u>	9.2	<u>11.2</u>

其中,满足条件者其距离用下划线标出。条件系统聚类是在满足条件的距离中寻找最小者。

首次聚类时,距离阵中 $D(1,6)=0.8$ 最小,但北京(1)与辽宁(6)在地理上不相邻,暂不能聚成一类。在满足聚类条件的各类中,最小距离为 $D(1,2)=2.4$,故将北京(1)与天津(2)聚成一类,设为第(9)类。按重心法计算第(9)类与其他各类之距离,得距离矩阵如下:

		(9)北京+天津	(3)河北	(4)山西	(5)内蒙	(6)辽宁	(7)吉林
(3)	河 北	<u>26.9</u>					
(4)	山 西	47.6	<u>20.7</u>				
(5)	内 蒙	<u>1.4</u>	<u>25.5</u>	<u>46.2</u>			
(6)	辽 宁	<u>0.8</u>	<u>28.5</u>	49.2	<u>3.0</u>		
(7)	吉 林	18.8	8.1	28.8	<u>17.4</u>	<u>20.4</u>	
(8)	黑龙江	7.6	19.3	40.0	<u>6.2</u>	9.2	<u>11.2</u>

此时,新的类与其他各类相聚的条件发生了改变。因此,需重新定义或计算第(9)类与其他各类相聚的聚类条件。

在满足条件的各类中,最小距离为 $D(5,6)=3.0$,故将内蒙(5)与辽宁(6)聚成一类,设为第(10)类。黑龙江(8)与辽宁(6)是不相邻的,但内蒙(5)与辽宁(6)聚成一类后,由于内蒙(5)与黑龙江(8)相邻,故黑龙江(8)就与第10类(内蒙+辽宁)相邻。按重心法计算第(10)类与其他各类之距离,及新的聚类条件矩阵。余类同。聚类过程如图 13.13 和表 13.28 所示(这里谱系图的线段长短不表示聚类距离)。

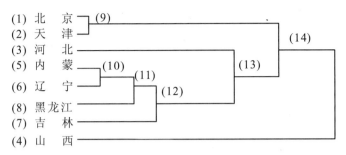

图 13.13 带约束的聚类分析结果示意图

从结果我们不难看到,带约束条件的聚类有其特殊性,主要表现在聚类距离不具有单调性,即第 i 次聚类时的聚类距离可能比第 $i-1$ 次或前几次的聚类距离小。附图只是一个聚类过程的示意,但这并不影响对结果的分析,所得结论主要依据聚类的步骤。

本例如分为三类,则第一类:北京,天津;第二类:河北,内蒙,辽宁,吉林,黑龙江;第三类:山西。如分为四类,则第一类:北京,天津;第二类:内蒙,辽宁,吉林,黑龙江;第三类:山西;第四类:河北。

表 13.28 8 省、市、自治区男婴 NTD 率(1/万)聚类过程

类别	相聚的两类	地 区	NTD 率(1/万)	聚类距离(绝对值)
(9)	(1)+(2)	北京+天津	19.7	2.40
(10)	(5)+(6)	内蒙+辽宁	20.8	3.00
(11)	(8)+(10)	内蒙+辽宁+黑龙江	23.4	6.95
(12)	(7)+(11)	内蒙+辽宁+吉林+黑龙江	28.4	14.29
(13)	(3)+(12)	内蒙+辽宁+吉林+黑龙江+河北	31.5	16.14
(14)	(4)+(13)	内蒙+辽宁+吉林+黑龙江+河北+北京+天津	8.1	5.59
(15)	(9)+(14)	内蒙+辽宁+吉林+黑龙江+河北+北京+天津+山西	33.2	34.79

显见,这种分类,每类中各地区在地理上是相连接的,满足聚类的条件。

带约束的聚类分析沿用了传统系统聚类的基本原理、方法,以及关于样品间距离的定义、类间距离的定义等,只是在聚类时受到某种条件的限制。正因为如此,系统聚类中的某些性质在此已不再成立。如系统聚类中,最短距离法,最长距离法,类平均法等有聚类距离的单调性,但在带约束的聚类分析中,这一性质不再成立。但这并不影响对结果的分析。

通常所用的(一维)有序样品的聚类是带约束聚类的一个特例。

例 13.6 对例 13.4 中表 13.22 资料用条件系统聚类法进行分析。

一维有序样品的聚类条件矩阵为:

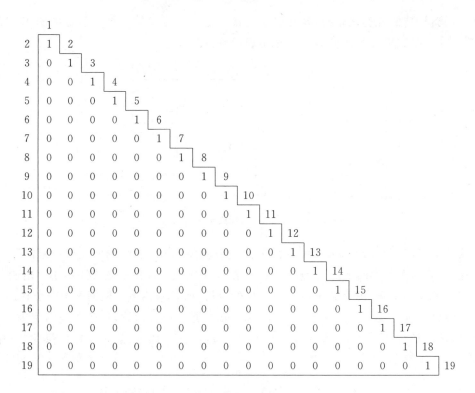

样品间距离用欧氏距离，

（1）类间距离用最短距离，分为 6 类的结果：

$$\{S_1\},\{S_2\},\{S_3\},\{S_4,S_5\},\{S_6,S_7\},\{S_8\sim S_{19}\}$$

（2）类间距离用最长距离，分为 6 类的结果：

$$\{S_1\},\{S_2\},\{S_3\},\{S_4,S_5\},\{S_6,S_7,S_8\},\{S_9\sim S_{19}\}$$

　　方向数据、圆周上的样品、周期数据等的聚类亦是这种聚类的特例。方开泰（1982）曾用数论的方法讨论过这个问题，这里提供的方法显然更直观、更简单，为医学、生物学研究提供了必要的分层分类手段。有关这方面更详细的讨论见方开泰、潘恩沛（1982）的专著和陈峰（1996，1999b）的文章。

13.6　聚类分析的正确应用

分类准则

　　要对事物进行分类，必须先有分类准则。不同准则下的分类结果是不同的。例如，对某高校在校大学生进行分类，可以按性别分类，可以按年龄分类，可以按年级分类，可以按专业分类，可以按生源分类，等。不同的分类准则所得结果当然不同，很难说谁比谁更合理。因此，在不同准则下，比较聚类结果的优劣是没有意义的。

系统聚类方法的比较

　　本章介绍了 8 种系统聚类方法，且 8 种聚类可以用通式表达。但各种聚类方法的结果是不完全相同的。最短距离法适用于条形的类甚至 S 形的类；最长距离法、重心法、类平均法、Ward 法适用于椭球形的类；对于类的大小和离散程度不同的椭球类，重心法更适宜。Ward 法倾向于寻找每一类中具有大致相同样品个数的类;类平均法则倾向于寻找等方差的类。

系统聚类中、最短距离法、最长距离法,类平均法、Ward 法、可变距离法、可变类平均法有聚类距离的单调性,但重心法和中间距离法不具有单调性。带约束的系统聚类分析也不具有单调性。

最短距离法和重心法所得聚类距离较小,最长距离法和 Ward 法所得聚类距离较大,而类平均法比较适中,故很多教材推荐该法。

如果定义一种损失函数,比如定义为类的直径之和,则最短距离法的解是最优的,而系统聚类的其他方法不具有最优化性质(方开泰,1989)。

总的来说,类平均法可作为首选,其次是 Ward 法和最短距离法,而最长距离法建议少用。

样品聚类与指标聚类

样品聚类常基于样品间的距离,而指标聚类常基于指标间的相关。本章介绍的聚类方法均是针对样品的聚类。事实上,将相关系数转化后,这些方法也适用于指标的聚类,特别是系统聚类方法。

有一些专门用于指标聚类的方法,如 SAS 中介绍的变量分割聚类方法。该法是基于类的主成分进行分割,类的选择是使得每一类的第一主成分所解释的方差最大。笔者将其称为类成分法。

类成分法可用于多指标的综合评价中,对分好的类,每类选择一个代表性指标,从而达到精选指标的目的。

14　判别分析

判别分析(discriminant analysis)是判别样品所属类型的一种统计方法,其应用之广可与回归分析媲美。

在生产、科研和日常生活中经常需要根据观测到的数据资料,对所研究的对象进行分类。例如在经济学中,根据人均国民收入、人均工农业产值、人均消费水平等多种指标来判定一个国家的经济发展程度所属等级;在农林害虫预报中,根据以往的虫情、多种气象因子来判别一个月后的虫情是大发生、中发生或正常;在体育运动中,判别某游泳运动员的"苗子"是适合练蛙泳、仰泳、还是自由泳等;在医疗诊断中,根据某人多种检验指标(如体温、血压、白血球等)来判别此人是某病患者还是非患者。所谓计算机模拟专家辅助诊断就属于判别分析。总之,在实际问题中需要判别的问题几乎到处可见。

判别分析与聚类分析不同。聚类分析属于无师分类(unsupervised classification),又称无监督的分类,即每个样品属于哪一类事先不知道。事实上,对于聚类分析来说,一批给定样品应该分为几类,每个样品属于哪一类事先并不知道,需要通过聚类分析来给予确定。而判别分析属于有师分类(supervised classification),又称有监督的分类,即样品属于哪几类,每个样品属于哪一类事先是明确的。在已知研究对象分成若干类型(或组别),并已取得各种类型的一批已知样品的观测数据的基础上,根据某准则建立判别式,然后对未知类型的新样品进行判别分类。正因为如此,判别分析和聚类分析往往联合起来使用。例如判别分析是要求先知道各类总体情况才能判断新样品的归类,当总体分类不清楚时,可先用聚类分析对原来的一批样品进行分类,然后再用判别分析建立判别式以对新样品进行判别。

判别分析内容很丰富,方法很多。按判别的组数来区分,有两类判别和多类判别;按区分不同总体所用的数学模型来分,有线性判别和非线性判别;按判别时处理变量的方法不同,有逐步判别和序贯判别等。判别分析可以从不同角度提出问题,因此又有不同的判别准则,如距离最小准则、Fisher 准则、平均损失最小准则、最小平方准则、最大似然准则、最大概率准则等等,按判别准则的不同又提出多种判别方法。本章介绍几种常用的判别方法即距离判别法、Bayes 判别法、Fisher 判别法和逐步判别法等。

14.1　距离判别

距离判别的基本思想是最朴实的。首先根据已知分类的数据,分别计算各类的重心,即各类各指标的均值。判别准则是就近归类,即对任给的一次观测,若它与第 k 类的重心之距离最近,就认为它来自第 k 类。因此,距离判别法又称为最邻近方法(nearest neighbor method)。距离判别法对各类总体的分布无特定要求,适用于任意分布的资料。

14.1.1 两个总体的距离判别

设有两个总体(或称两类)G_1、G_2,从第一个总体中抽取 n_1 个样品,从第二个总体中抽取 n_2 个样品,每个样品测量 m 个指标 $x_1,x_2,\cdots,x_m$。所得数据集称为训练样本(training data set 或 calibration data set)。

今任取一个样品 X,实测指标值 $X=(x_1,x_2,\cdots,x_m)$,问该样品应判归为哪一类?

首先计算样品 X 到 G_1、G_2 两类的距离,分别记为 $D(X,G_1)$ 和 $D(X,G_2)$,按距离最近准则判别归类,即:样品距哪一个类最近就判为哪一类;如样品到两个类的距离相同,则暂不归类。判别准则(discriminant criteria)可写成:

$$X \in G_1, \qquad \text{如果 } D(X,G_1) < D(X,G_2),$$
$$X \in G_2, \qquad \text{如果 } D(X,G_1) > D(X,G_2),$$
$$X \text{ 待判}, \qquad \text{如果 } D(X,G_1) = D(X,G_2)。$$

符号"$\in$"表示"属于"。

距离 D 的定义很多,在第 1 章介绍了 7 种距离,都可以酌情选用。考虑到判别分析中常涉及多变量的问题,且各变量间可能有相关,故多用马氏(Mahalanobis)距离。用 $d_i(k)$ 表示第 i 个样品到第 k 类的马氏距离,则:

$$d_i(k)=(\boldsymbol{X}_i-\bar{\boldsymbol{X}}_k)'V_w^{-1}(\boldsymbol{X}_i-\bar{\boldsymbol{X}}_k) \tag{14.1}$$

其中 $\boldsymbol{X}_i$ 表示第 i 个样品的取值;$\bar{\boldsymbol{X}}_k$ 表示第 k 类的重心;$\boldsymbol{V}_w$ 是两类协方差矩阵 $\boldsymbol{V}_1$ 和 $\boldsymbol{V}_2$ 的(加权)合并协方差矩阵,即:

$$\boldsymbol{V}_w = \frac{(n_1-1)\boldsymbol{V}_1+(n_2-1)\boldsymbol{V}_2}{n_1+n_2-2} \tag{14.2}$$

$\boldsymbol{V}_w^{-1}$ 是其逆矩阵。

例 14.1 今从 1995 年世界各国人文发展指数的排序中,选取发达国家和发展中国家各 5 个,观察两个重要指标:x_1:出生时预期寿命(岁),x_2:成人识字率(%)。以此样本为训练样本建立判别模型,并对四个待判国家进行判别分析。

(1)计算各类均向量和协方差矩阵,及合并协方差矩阵。

均向量　　　　　　　　协方差矩阵

第一类:

$$x_1 \quad \begin{pmatrix} 75.88 \\ 94.12 \end{pmatrix} \quad \boldsymbol{V}_1 = \begin{pmatrix} 9.0570 & 14.0055 \\ 14.0055 & 86.0570 \end{pmatrix}$$

第二类:

$$x_1 \quad \begin{pmatrix} 70.44 \\ 91.74 \end{pmatrix} \quad \boldsymbol{V}_2 = \begin{pmatrix} 21.7030 & 29.4205 \\ 29.4205 & 47.1680 \end{pmatrix}$$

合并协方差矩阵:

$$x_1 \\ x_2 \quad \boldsymbol{V}_w = \begin{pmatrix} 15.3800 & 21.7130 \\ 21.7130 & 66.6125 \end{pmatrix}$$

合并协方差矩阵之逆:

$$x_1 \\ x_2 \quad \boldsymbol{V}_w^{-1} = \begin{pmatrix} 0.120447 & -0.039261 \\ -0.039261 & 0.027810 \end{pmatrix}$$

表 14.1　14 个国家的出生时预期寿命和成人识字率

类别	序号	国家名称	出生时预期寿命（岁）	成人识字率（%）
第一类 （发达国家）	1	美国	76.0	99.0
	2	日本	79.5	99.0
	3	瑞士	78.0	99.0
	4	阿根廷	72.1	95.9
	5	阿联酋	73.8	77.7
第二类 （发展中国家）	6	保加利亚	71.2	93.0
	7	古巴	75.3	94.9
	8	巴拉圭	70.0	91.2
	9	格鲁吉亚	72.8	99.0
	10	南非	62.9	80.6
待判样品	11	中国	68.5	79.3
	12	罗马尼亚	69.9	96.9
	13	希腊	77.6	93.8
	14	哥伦比亚	69.3	90.3

资料来源：于秀林，任雪松．多元统计分析．中国统计出版社．1999,108 页。

（2）判别归类：根据（14.1），各样品到第一类和第二类的距离分别为：

$$d_i(1) = (x_1 - 75.88,\ x_2 - 94.12) \begin{pmatrix} 0.120447 & -0.039261 \\ -0.039261 & 0.027810 \end{pmatrix} \begin{pmatrix} x_1 - 75.88 \\ x_2 - 94.12 \end{pmatrix}$$

$$d_i(2) = (x_1 - 70.44,\ x_2 - 91.74) \begin{pmatrix} 0.120447 & -0.039261 \\ -0.039261 & 0.027810 \end{pmatrix} \begin{pmatrix} x_1 - 70.44 \\ x_2 - 91.74 \end{pmatrix}$$

算得各样品到各类的距离见表 14.2。

表 14.2　14 个国家的原分类与判别归类

序号	类别	国家名称	$d(1)$	$d(2)$	W	判别各类
1.	第一类 （发达国家）	美国	0.6180	2.0196	−0.7008	1
2.		日本	0.8535	6.1877	−2.6671	1
3.		瑞士	0.3913	4.0400	−1.8244	1
4.		阿根廷	2.3374	0.2709	1.0332	2
5.		阿联酋	5.3372	10.5459	−2.6043	1
6.	第二类 （发展中国家）	保加利亚	2.2614	0.0385	1.1114	2
7.		古巴	0.0930	1.9167	−0.9119	1
8.		巴拉圭	3.0533	0.0128	1.5203	2
9.		格鲁吉亚	2.9851	0.7913	1.0969	2
10.		南非	11.5965	3.7033	3.9466	2
11.	待判样品	中国	4.0799	2.8619	0.6090	2
12.		罗马尼亚	5.8275	0.9944	2.4166	2
13.		希腊	0.4024	5.1346	−2.3661	1
14.		哥伦比亚	3.6470	0.0853	1.7809	2

根据表 14.2,按邻近原则判别归类,分类结果见表 14.3。10 个样品中,有 2 个国家错判。一是将属于发达国家的阿根廷错判为发展中国家,二是将属于发展中国家的古巴错判为发达国家。错判(misclassified)率为 20%。错判率是衡量判别效果的一个重要指标。这是对训练样本(已知类别)判别归类,目的是考察两类的判别效果。称为组内回代。

表 14.3 例 14.1 资料的原分类与距离判别分类

原分类	判别分类		合计
	1	2	
1	4	1	5
2	1	4	5
合计	5	5	10

(3)对待判样品进行分类。4 个国家中,希腊判为第一类,中国、罗马尼亚、哥伦比亚属于第二类。本步是对待判样品(未知类别)进行判别归类,目的是判定各样品的归属。

(4)判别函数。为应用方便,实际作判别分析时都给出一个判别式。记 W 为样品距两类重心距离之差:

$$W = d_i(1) - d_i(2)$$

W 称为判别函数,判别准则为:$W < 0$ 时判为第 1 类;$W > 0$ 时判为第 2 类;$W = 0$ 时暂不归类。判别函数加上判别准则构成完整的判别分析。

对马氏距离有:

$$W = d(1) - d(2) = (\bar{\pmb{X}} - \bar{\pmb{X}}_1)' V_w^{-1} (\bar{\pmb{X}} - \bar{\pmb{X}}_1) - (\pmb{X} - \bar{\pmb{X}}_2)' V_w^{-1} (\pmb{X} - \bar{\pmb{X}}_2)$$
$$= 2(\pmb{X} - \bar{\pmb{X}}_C)' V^{-1} (\bar{\pmb{X}}_2 - \bar{\pmb{X}}_1) \qquad (14.3)$$

其中,$\bar{\pmb{X}}_C = (\bar{\pmb{X}}_1 + \bar{\pmb{X}}_2)/2$。有时将前面的系数 2 省掉。

例 14.1 的判别函数为:

$$W = (x_1 - 73.16, \ x_2 - 92.93) \begin{pmatrix} 0.120477 & -0.039261 \\ -0.039261 & 0.027810 \end{pmatrix} \begin{pmatrix} -5.44 \\ -2.38 \end{pmatrix}$$

展开后得:$W = 27.4034 - 0.5618 x_1 + 0.1474 x_2$

结果见表 14.2 第 6 栏。因此,对任一样品,只要将其取值代入上式,依据判别准则,即可作出判别,而不必再计算马氏距离。

特别地,对 $m = 1$ 的单变量情形,若两个总体分别来自方差相等的两正态总体 $N(\mu_1, \sigma^2)$,$N(\mu_2, \sigma^2)$,则判别函数为:

$$W = (X - \mu_C) \frac{1}{\sigma^2} (\mu_1 - \mu_2), \quad \mu_C = \frac{\mu_1 + \mu_2}{2} \qquad (14.4)$$

不妨设 $\mu_1 < \mu_2$,这时 W 的符号取决于 $X > \mu_C$ 或 $X < \mu_C$。当 $X < \mu_C$ 时,判 $X \in G_1$;当 $X > \mu_C$ 时,判 $X \in G_2$。其思维是很朴素的。从图 14.1 可知,用这个判别法有时也会错判。如 X 来自 G_2,但落在 D_1,被错判为 G_1,其错判概率记为 $P(1|2)$;反之,如 X 来自 G_1,但落在 D_2,被错判为 G_2,其错判概率记为 $P(2|1)$。显然

$$P(1 \mid 2) = P(2 \mid 1) = 1 - \boldsymbol{\Phi}(\frac{\mu_1 - \mu_2}{2\sigma})$$

若两个类分别来自方差不相等的两正态总体 $N(\mu_1, \sigma_1^2), N(\mu_2, \sigma_2^2)$，则判别函数为：

$$W = \frac{\sigma_1 + \sigma_2}{\sigma_1 \sigma_2}(X - \mu_C), \quad \mu_C = \frac{\sigma_2 \mu_1 + \sigma_1 \mu_2}{\sigma_1 \sigma_2} \tag{14.5}$$

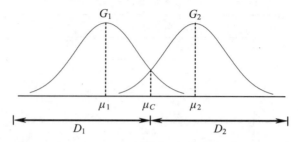

图 14.1　两个一元正态总体判别分析示意（方差相等）

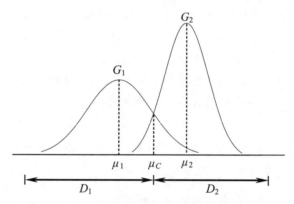

图 14.2　两个一元正态总体判别分析示意（方差不相等）

判别准则同前。此时，错判概率分别为：

$$P(2 \mid 1) = \frac{1}{2} - \frac{1}{2}\Phi(\frac{\mu_C - \mu_1}{\sigma_1}), \quad P(1 \mid 2) = \frac{1}{2} - \frac{1}{2}\Phi(\frac{\mu_2 - \mu_C}{\sigma_2}) \tag{14.6}$$

应用判别分析的基础是假设两组样本来自不同总体，即对所观察的指标来说，两个总体是不同的。判别效果的优劣在相当程度上依赖于所考虑的总体的分离程度，两总体离得越远，就越有可能建立有效的判别方法。反之，当两总体靠得很近，则无论何种方法，错判概率都会很大，这时判别分析是没有意义的。应用中虽无法得知两类总体是否相同，但可以通过比较两组样本差别是否有统计学意义，来判断两类总体是否相同。对单变量的判别用 t 检验，对多变量的判别用 Hotelling T^2 检验（见第 3 章）。

在应用距离法进行判别分析时，还存在一个问题，就是各类的协方差矩阵是否达到齐性。上例中所用距离和判别函数都是假设两类的协方差矩阵相同时导出的。在各类的协方差矩阵不相同时，情况就有所不同了。如图 14.3 所示，类 G_1 的方差大，而类 G_2 的方差小。尽管点 A 到类 G_1 的距离比到类 G_2 的距离长，但点 A 更象来自于类 G_1。

如协方差矩阵不相等，样品到各类间的马氏距离公式中合并协方差矩阵用各自的协

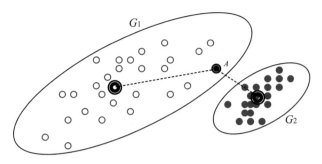

图 14.3 方差不齐时的两类距离示意

方差矩阵代替。判别函数中的合并协方差矩阵也用各自的协方差矩阵代替。即：

$$d_i(k) = (\boldsymbol{X}_i - \bar{\boldsymbol{X}}_k)' V_k^{-1} (\boldsymbol{X}_i - \bar{\boldsymbol{X}}_k) \tag{14.7}$$

$$W = d(1) - d(2) = (\boldsymbol{X} - \bar{\boldsymbol{X}}_1)' V_1^{-1} (\boldsymbol{X} - \bar{\boldsymbol{X}}_1) - (\boldsymbol{X} - \bar{\boldsymbol{X}}_2)' V_2^{-1} (\boldsymbol{X} - \bar{\boldsymbol{X}}_2) \tag{14.8}$$

判别准则同前。

下面的资料是两类协方差矩阵差异有统计学意义的情形。

例 14.2（胃癌的鉴别） 为帮助临床判别诊断，某医院调查了 140 例病人的 5 项生化指标，其中 46 名经临床确诊为胃癌，94 名非胃癌患者（包括萎缩性胃炎患者）。5 项指标分别为：水试验（x_1），兰色试验（x_2），血清铜兰蛋白含量（x_3），吲哚乙酸（x_4）和中性硫化物测定（x_5）。试根据此资料建立胃癌的判别诊断方法。

表 14.4 94 名非胃癌患者及 46 名胃癌患者 5 项指标观察值

第一类（非胃癌患者）												第二类（胃癌患者）					
编号	x_1	x_2	x_3	x_4	x_5	编号	x_1	x_2	x_3	x_4	x_5	编号	x_1	x_2	x_3	x_4	x_5
1	0.0	100	175	0.190	0.180	48	0.0	130	310	0.180	0.090	95	2.0	112	150	0.110	0.090
2	1.0	100	205	0.140	0.380	49	0.0	125	160	0.190	0.145	96	2.0	150	260	0.500	0.230
3	0.0	100	130	0.250	0.140	50	0.0	105	190	0.165	0.165	97	4.0	160	250	0.270	0.350
4	0.0	115	250	0.120	0.600	51	1.0	130	175	0.270	0.160	98	2.0	150	220	0.600	0.390
5	0.0	115	205	0.290	0.155	52	0.0	140	240	0.190	0.300	99	4.0	130	180	0.600	0.310
6	0.0	105	175	0.240	0.430	53	0.0	125	220	0.060	0.060	100	3.0	135	175	0.270	0.050
7	0.0	125	230	0.130	0.370	54	0.0	100	165	0.200	0.100	101	4.0	160	200	0.600	0.400
8	0.0	105	155	0.600	0.330	55	0.0	110	170	0.130	1.000	102	4.0	165	230	0.240	0.210
9	3.0	180	350	0.190	0.150	56	0.0	90	210	0.130	0.140	103	4.0	170	280	0.600	0.420
10	0.0	125	180	0.370	0.600	57	0.0	95	155	0.350	0.210	104	1.0	125	190	0.600	0.600
11	0.0	105	130	0.070	0.080	58	0.0	105	195	0.200	0.250	105	2.0	100	190	0.600	0.150
12	0.0	105	150	0.140	0.110	59	0.0	100	150	0.220	0.500	106	4.0	190	120	0.600	0.600
13	0.0	110	200	0.080	0.100	60	0.0	110	200	0.160	0.230	107	4.0	180	265	0.400	0.600
14	0.0	120	210	0.120	0.360	61	0.0	115	140	0.600	0.280	108	2.0	120	200	0.340	0.380
15	0.0	110	180	0.240	0.600	62	4.0	160	180	0.310	0.380	109	2.0	150	180	0.320	0.500
16	0.0	100	185	0.180	0.370	63	0.0	130	120	0.600	0.600	110	2.0	190	300	0.250	0.600

续表

第一类（非胃癌患者）						第一类（非胃癌患者）						第二类（胃癌患者）					
编号	x_1	x_2	x_3	x_4	x_5	编号	x_1	x_2	x_3	x_4	x_5	编号	x_1	x_2	x_3	x_4	x_5
17	0.0	130	150	0.230	0.160	64	0.0	250	215	0.420	0.600	111	3.0	170	280	0.360	0.600
18	0.0	140	195	0.500	0.170	65	0.0	100	210	0.500	0.500	112	4.0	160	140	0.500	0.600
19	4.0	170	200	0.600	0.600	66	0.5	140	220	0.400	0.600	113	2.0	140	195	0.270	0.120
20	0.0	100	145	0.080	0.140	67	1.0	170	310	0.290	0.500	114	4.0	200	460	0.210	0.500
21	0.0	100	260	0.150	0.310	68	0.0	85	135	0.150	0.080	115	3.0	150	210	0.230	0.120
22	0.0	105	140	0.600	0.370	69	0.0	205	200	0.350	0.600	116	3.5	140	240	0.300	0.170
23	0.0	105	120	0.220	0.190	70	0.0	160	195	0.600	0.300	117	4.0	290	250	0.600	1.000
24	0.0	100	170	0.180	0.090	71	0.0	125	165	0.240	0.090	118	2.5	135	200	0.140	0.250
25	0.0	110	170	0.180	0.250	72	0.0	110	145	0.270	0.260	119	4.0	240	320	0.330	0.175
26	0.0	115	205	0.125	0.010	73	0.0	120	195	0.090	0.110	120	4.0	190	176	0.500	0.090
27	0.0	110	175	0.400	0.600	74	0.0	125	205	0.110	0.110	121	4.0	195	265	0.450	0.330
28	0.0	130	155	0.320	0.130	75	0.0	80	130	0.080	0.050	122	4.0	200	285	0.600	0.600
29	0.0	110	160	0.055	0.130	76	0.0	100	160	0.180	0.320	123	3.0	195	240	0.340	0.090
30	0.5	115	230	0.270	0.340	77	0.0	125	125	0.040	0.060	124	4.0	105	150	0.340	0.280
31	0.0	130	200	0.190	0.290	78	0.0	115	150	0.250	0.160	125	0.5	160	220	0.300	0.600
32	0.0	90	190	0.210	0.120	79	0.0	100	140	0.120	0.110	126	2.0	200	280	0.215	0.360
33	0.0	90	165	0.190	0.040	80	0.0	100	120	0.150	0.090	127	3.0	150	120	0.300	0.495
34	0.0	105	170	0.500	0.190	81	0.0	80	155	0.170	0.140	128	1.0	180	260	0.290	0.600
35	0.0	90	135	0.360	0.130	82	0.0	105	280	0.130	0.220	129	4.0	130	210	0.450	0.180
36	4.0	180	380	0.450	0.360	83	0.0	100	210	0.190	1.000	130	2.0	90	130	0.600	0.240
37	0.0	125	230	0.210	0.120	84	1.0	90	170	0.400	0.240	131	2.0	165	290	0.310	0.600
38	1.0	150	290	0.600	0.100	85	0.0	125	170	0.370	0.270	132	3.0	120	330	0.600	1.000
39	0.0	110	190	0.120	0.040	86	0.0	110	210	0.110	0.080	133	3.0	120	160	0.340	0.350
40	0.0	110	145	0.390	0.600	87	0.0	135	150	0.080	0.400	134	0.0	200	330	0.600	0.190
41	0.0	95	200	0.160	0.120	88	3.0	135	180	0.150	0.150	135	3.0	200	255	0.600	0.470
42	0.0	140	200	0.220	0.230	89	2.0	140	295	0.190	0.400	136	4.0	160	210	0.090	0.600
43	0.0	125	190	0.110	0.210	90	0.0	135	250	0.220	0.600	137	4.0	150	220	0.400	0.600
44	0.0	195	190	0.100	0.110	91	0.0	90	145	0.100	0.080	138	3.0	145	290	0.350	1.000
45	0.0	105	230	0.210	0.400	92	0.0	125	160	0.190	0.080	139	3.0	200	370	1.000	0.600
46	0.0	100	140	0.190	0.210	93	0.0	90	125	0.220	0.050	140	4.0	125	195	0.600	1.000
47	0.0	140	320	0.330	0.200	94	0.0	130	185	0.270	0.120						

资料来源：董大钧.SAS统计分析软件应用指南.电子工业出版社.1993,150～151

（1）分别算得各组各指标的均数，标准差，协方差矩阵。有时为简化运算，可将指标标准化。采用马氏距离时，从原始数据计算和从标化数据计算所得结果相同。

表 14.5　例 14.2 资料各组各指标的均数、标准差

变　量	第一组		第二组	
	均数	标准差	均数	标准差
x_1	0.2766	0.8570	2.9674	1.0924
x_2	119.2021	27.8079	160.6957	37.9566
x_3	189.7340	51.2078	231.9783	68.2660
x_4	0.2424	0.1460	0.4155	0.1807
x_5	0.2648	0.2032	0.4280	0.2553
样本含量	94		46	

第一组组内协方差：

$$\boldsymbol{V}_1 = \begin{pmatrix} 0.7345 & 10.0359 & 17.8701 & 0.0277 & 0.0218 \\ 10.0359 & 773.2810 & 666.9900 & 1.1853 & 1.4472 \\ 17.8701 & 666.9900 & 2622.2400 & 0.3197 & 1.6704 \\ 0.0277 & 1.1853 & 0.3197 & 0.0213 & 0.0098 \\ 0.0218 & 1.4472 & 1.6704 & 0.0098 & 0.0413 \end{pmatrix}$$

第二组组内协方差：

$$\boldsymbol{V}_1 = \begin{pmatrix} 1.1934 & 8.1454 & -1.3563 & 0.0142 & 0.0293 \\ 8.1454 & 1440.7100 & 1352.9300 & 0.8294 & 2.0818 \\ -1.3563 & 1352.9300 & 4660.2400 & 1.1197 & 4.4209 \\ 0.0142 & 0.8294 & 1.1197 & 0.0327 & 0.0124 \\ 0.0293 & 2.0818 & 4.4209 & 0.0124 & 0.0652 \end{pmatrix}$$

(2)两组协方差矩阵的齐性检验(见 3.3 节)：

$$\chi^2 = 35.734588, \qquad \nu = 15, \qquad P = 0.0019$$

可见,两类的协方差矩阵差异有统计学意义。

(3)用各自的协方差矩阵计算各样品到各类的马氏距离,并按最邻近原则分类。

如第 1 样品各指标的取值为 $\boldsymbol{X}_1 = (0, 100, 175, 0.19, 0.18)$,则该样品到第 1 类和第 2 类的距离分别为：

$$d_1(1) = (\boldsymbol{X}_1 - \bar{\boldsymbol{X}}_1)' V_1^{-1} (\boldsymbol{X}_1 - \bar{\boldsymbol{X}}_1) = 0.5512$$

$$d_1(2) = (\boldsymbol{X}_1 - \bar{\boldsymbol{X}}_2)' V_2^{-1} (\boldsymbol{X}_1 - \bar{\boldsymbol{X}}_2) = 9.5896$$

显然,第 1 号样品距第 1 类近,故判为第 1 类。余雷同。判别分类结果如表 14.6。

表 14.6　例 14.2 资料的原分类与距离判别分类

原分类	判别分类		合计
	1	2	
1	86	8	94
2	3	43	46
合计	89	51	140

从表 14.6 可知,原第 1 类中 94 个样品仍判为第一类者有 86 名,错判为第 2 类者有 8 名,分别为:9,19,36,38,62,64,88 和 89 号,第 1 类错判率为 8/94＝8.51％;原第 2 类中 46 个样品仍判为第 2 类者有 43 名,错判为第 1 类者有 3 名,分别是:104,125 和 128 号,第 2 类错判率为 3/46＝6.52％;总错判率为 11/140＝7.86％,判别准确率为 129/140＝92.14％。

14.1.2 多个总体的距离判别

多类判别是两类判别的推广,基本思想相同,仍按最邻近原则判别。

设有 K 个类 G_1、G_2,$\cdots$,G_K,从每个类中抽取 n_k 个样品构成训练样本。$\bar{X}_k$ 为第 k 类的重心,V_k^{-1} 为第 k 类协方差矩阵之逆($k=1,2,\cdots,K$),V_W^{-1} 为合并协方差矩阵之逆。

当各类协方差矩阵相等时,距离判别函数为:

$$W_{jk} = \frac{1}{2}\left[D^2(X,G_j)-D^2(X,G_k)\right] = \left[X-\frac{1}{2}(\bar{X}_j+\bar{X}_k)\right]V_W^{-1}(\bar{X}_j-\bar{X}_k)$$

$$(14.9)$$

$$j,k=1,2,\cdots,K$$

相应的判别准则为:

$$X \in G_k, \quad \text{如果 } W_{jk}>0,\text{对所有 } k \neq j;$$

$$X \text{ 待判}, \quad \text{如果对某个 } k,W_{jk}=0。$$

当各类协方差矩阵不等时,距离判别函数为:

$$W_{jk} = \frac{1}{2}\left[D^2(X,G_j)-D^2(X,G_k)\right]$$

$$= (X-\bar{X}_j)'V_j^{-1}(X-\bar{X}_j)-(X-\bar{X}_k)'V_k^{-1}(X-\bar{X}_k) \quad j,k=1,2,\cdots,K \quad (14.10)$$

判别准则相同。

例 14.3 Fisher 于 1936 年发表的 Iris 数据已被广泛地作为判别分析的例子。他测量了某种植物的萼片长、宽和花斑长、宽,以毫米为单位。样本取自三个品种,每个品种取 50 个样品。结果见表 14.7。

(1)首先计算三类的均向量和协方差矩阵。

均向量　　　　　　　　　协方差矩阵

第一类:

$$
\begin{array}{c}
x_1 \\
x_2 \\
x_3 \\
x_4
\end{array}
\begin{bmatrix}
50.06 \\
34.28 \\
14.62 \\
2.46
\end{bmatrix}
\begin{bmatrix}
12.42489796 & 9.92163265 & 1.63551020 & 1.03306122 \\
9.92163265 & 14.36897959 & 1.16979592 & 0.92979592 \\
1.63551020 & 1.16979592 & 3.01591837 & 0.60693878 \\
1.03306122 & 0.92979592 & 0.60693878 & 1.11061224
\end{bmatrix}
$$

第二类:

$$
\begin{array}{c}
x_1 \\
x_2 \\
x_3 \\
x_4
\end{array}
\begin{bmatrix}
59.36 \\
27.70 \\
42.60 \\
13.26
\end{bmatrix}
\begin{bmatrix}
26.64326531 & 8.51836735 & 18.28979592 & 5.57795918 \\
8.51836735 & 9.84693878 & 8.26530612 & 4.12040816 \\
18.28979592 & 8.26530612 & 22.08163265 & 7.31020408 \\
5.57795918 & 4.12040816 & 7.31020408 & 3.91061224
\end{bmatrix}
$$

第三类：

$$
\begin{matrix}
x_1 \\
x_2 \\
x_3 \\
x_4
\end{matrix}
\begin{pmatrix}
65.88 \\
29.74 \\
55.52 \\
20.26
\end{pmatrix}
\begin{pmatrix}
40.43428571 & 9.37632653 & 30.32897959 & 4.90938776 \\
9.37632653 & 10.40040816 & 7.13795918 & 4.76285714 \\
30.32897959 & 7.13795918 & 30.45877551 & 4.88244898 \\
4.90938776 & 4.76285714 & 4.88244898 & 7.54326531
\end{pmatrix}
$$

合并协方差矩阵：

$$
\boldsymbol{V}_W =
\begin{pmatrix}
26.50081633 & 9.27210884 & 16.75142857 & 3.84013605 \\
9.27210884 & 11.53877551 & 5.52435374 & 3.27102041 \\
16.75142857 & 5.52435374 & 18.51877551 & 4.26653061 \\
3.84013605 & 3.27102041 & 4.26653061 & 4.18816327
\end{pmatrix}
$$

表 14.7　某种植物三个品种的萼片长、宽和花斑长、宽测量值

编号	第一类				编号	第二类				编号	第三类			
	x_1	x_2	x_3	x_4		x_1	x_2	x_3	x_4		x_1	x_2	x_3	x_4
1	51	35	14	3	51	56	27	42	13	101	63	25	50	19
2	52	41	15	1	52	70	32	47	14	102	69	31	54	21
3	50	34	15	2	53	51	25	30	11	103	76	30	66	21
4	50	35	16	6	54	64	29	43	13	104	69	31	51	23
5	46	32	14	2	55	69	31	49	15	105	67	31	56	24
6	57	38	17	3	56	49	24	33	10	106	60	30	48	18
7	52	35	15	2	57	64	32	45	15	107	64	28	56	22
8	47	32	13	2	58	58	27	41	10	108	61	30	49	18
9	54	39	17	4	59	56	29	36	13	109	72	30	58	16
10	53	37	15	2	60	58	26	40	12	110	73	29	63	18
11	48	34	19	2	61	57	26	35	10	111	68	32	59	23
12	43	30	11	1	62	62	29	43	13	112	65	30	58	22
13	55	42	14	2	63	67	31	47	15	113	69	32	57	23
14	50	35	13	3	64	60	22	40	10	114	63	34	56	24
15	45	23	13	3	65	67	30	50	17	115	58	27	51	19
16	55	35	13	2	66	58	27	39	12	116	64	28	56	21
17	50	36	14	2	67	55	24	37	10	117	57	25	50	20
18	52	34	14	2	68	50	20	35	10	118	67	33	57	21
19	50	33	14	2	69	65	28	46	15	119	63	29	56	18
20	51	34	15	2	70	52	27	39	14	120	58	28	51	24
21	46	36	10	2	71	50	23	33	10	121	74	28	61	19
22	49	31	15	2	72	55	26	44	12	122	58	27	51	19
23	51	35	14	2	73	55	23	40	13	123	63	33	60	25
24	44	32	13	2	74	67	31	44	14	124	64	32	53	23
25	51	33	17	5	75	63	25	49	15	125	67	25	58	18

续表

编号	第一类				编号	第二类				编号	第三类			
	x_1	x_2	x_3	x_4		x_1	x_2	x_3	x_4		x_1	x_2	x_3	x_4
26	46	31	15	2	76	61	28	40	13	126	72	32	60	18
27	54	34	15	4	77	56	30	45	15	127	64	27	53	19
28	54	37	15	2	78	56	30	41	13	128	65	30	55	18
29	46	34	14	3	79	57	29	42	13	129	59	30	51	18
30	48	30	14	1	80	59	32	48	18	130	60	22	50	15
31	51	37	15	4	81	61	29	47	14	131	68	30	55	21
32	49	30	14	2	82	61	28	47	12	132	71	30	59	21
33	57	44	15	4	83	56	25	39	11	133	65	30	52	20
34	44	29	14	2	84	60	27	51	16	134	67	30	52	23
35	47	32	16	2	85	62	22	45	15	135	77	30	61	23
36	50	34	16	4	86	63	33	47	16	136	77	26	69	23
37	58	40	12	2	87	57	28	45	13	137	56	28	49	20
38	50	32	12	2	88	55	24	38	11	138	61	26	56	14
39	49	31	15	1	89	57	30	42	12	139	62	28	48	18
40	48	34	16	2	90	63	23	44	13	140	63	27	49	18
41	54	34	17	2	91	59	30	42	15	141	72	36	61	25
42	51	38	15	3	92	61	30	46	14	142	49	25	45	17
43	51	38	19	4	93	66	30	44	14	143	79	38	64	20
44	54	39	13	4	94	57	28	41	13	144	77	28	67	20
45	48	30	14	3	95	60	34	45	16	145	63	28	51	15
46	44	30	13	2	96	55	25	40	13	146	64	31	55	18
47	50	30	16	2	97	66	29	46	13	147	77	38	67	22
48	49	36	14	1	98	60	29	45	15	148	65	32	51	20
49	51	38	16	2	99	68	28	48	14	149	67	33	57	25
50	48	31	16	2	100	54	30	45	15	150	62	34	54	23

资料来源:高惠璇等.SAS 系统 SAS/STAT 软件使用手册.中国统计出版社.1997,607 页。

（2）三类的协方差矩阵的齐性检验（见 3.3 节）。

$$\chi^2 = 140.943050, \quad \nu = 20, \quad P < 0.0001$$

说明三类的协方差矩阵不相等。

（3）三类间的马氏距离及均向量的假设检验（见 3.2 节）。

相比较的两类	D^2	F	P
一与二	89.86419	500.1889	0.0000
一与三	179.38471	1098.2737	0.0000
二与三	17.20107	105.3127	0.0000

说明三类是可分的。

（4）判别函数。若按相等协方差矩阵处理，得判别函数为：

$$W_{12} = -13.4559 + 0.7846x_1 + 1.6515x_2 - 2.1642x_3 - 2.3833x_4$$

$$W_{13} = 18.0599 + 1.1098x_1 + 1.9903x_2 - 2.9197x_3 - 3.8478x_4$$

$$W_{23} = 31.5157 + 0.3252x_1 + 0.3387x_2 - 0.7555x_3 - 1.4645x_4$$

同时，$W_{21} = -W_{12}$，$W_{31} = -W_{13}$，$W_{32} = -W_{23}$。

若按不等协方差矩阵处理，则计算马氏距离比计算判别函数更方便。按最邻近原则归类。

（5）组内回代。本例两种处理方法所得结果一致，见表 14.8。

表 14.8　例 14.3 资料的原分类与距离判别分类

原分类	判别分类			合计
	1	2	3	
1	50	0	0	50
2	0	48	2	50
3	0	1	49	50
合计	50	49	51	150

其中，与原分类不一致的样品有：80,84 和 145 号。

14.2　Bayes 判别

在一般情况下，我们对所研究的总体不会一无所知，或多或少总有一些认识，这个认识称为先验的(prior)。英国统计学家 Savage. L. J. 曾考虑这样一个例子，一位常饮奶茶的妇女声称，她能辨别先倒进杯子里的是牛奶还是茶。对此做了十次试验，她都正确地说了出来。假如被测试者是在猜测，每次成功的概率为 0.5，那么 10 次都说对的概率为 $2^{-10} = 0.0009766$。这是一个很小的概率，在一次试验中可以认为是不可能发生的。所以，"每次成功的概率为 0.5"的假设应被拒绝，被测试者说正确的概率要比 0.5 大得多。这就不是猜测，而是她的经验帮了她的忙。可见"经验"在推断中是不可忽视的。这里的经验就是一种先验信息。Bayes 学派认为，一个事件的概率可以是人们根据经验对该事件发生的可能性所给出的个人信念。这样给出的概率常称为先验概率或事前概率(prior probabilities)，也称主观(subject, personal, psychological)概率。例如，一位脑外科大夫要对某病人动手术，他认为成功的概率是 90%，这是他根据手术的难易程度和自己的手术经验对"手术成功"所提供的把握程度。

Bayes 判别法的基本思想是在判别分析时考虑先验概率，并利用 Bayes 公式导出后验概率(posterior probability)，即各个样品属于每一类的概率。判别准则是按后验概率大小归类。

设有 K 个总体，$G_1, G_2, \cdots, G_K$，它们的先验概率分别为：$q_1, q_2, \cdots, q_K$（$q_k > 0$，$\sum q_k = 1$）。各总体的密度函数分别为 $f_1(x), f_2(x), \cdots, f_K(x)$。则根据 Bayes 公式可

导出样品 $\boldsymbol{X}$ 属于第 k 类的后验概率 $P(k\,|\,\boldsymbol{X})$：

$$P(k\mid\boldsymbol{X})=\frac{q_kf_k(\boldsymbol{X})}{\displaystyle\sum_{i=1}^{K}q_if_i(\boldsymbol{X})}\ ,\quad k=1,2,\cdots,K \tag{14.11}$$

对某样品 $\boldsymbol{X}$ 来说，属于各类的后验概率之和为 1，即

$$P(1\mid\boldsymbol{X})+P(2\mid\boldsymbol{X})+\cdots+P(K\mid\boldsymbol{X})=1$$

如果属于第 g 类的后验概率最大，则判样品 $\boldsymbol{X}$ 属于第 g 类。后验概率既反映了过去提供的经验，又反映了样本提供的信息。

由上可见，Bayes 判别法依赖于总体的分布。对 m 维正态分布，其分布密度为：

$$f_k(\boldsymbol{X})=(2\pi)^{-p/2}\,|\boldsymbol{V}_k|^{-1/2}\exp\left\{-\frac{1}{2}(\boldsymbol{X}-\boldsymbol{\mu}_k)'\boldsymbol{V}_k^{-1}(\boldsymbol{X}-\boldsymbol{\mu}_k)\right\}$$

其中，$\boldsymbol{\mu}_k$ 和 $\boldsymbol{V}_k$ 分别是第 k 个总体的均向量和协方差矩阵。由于(14.11)式 $P(k|\boldsymbol{X})$ 中的分母对所有类是相同的，故 $P(k|\boldsymbol{X})$ 最大等价于 $q_kf_k(\boldsymbol{X})$ 最大。对 $q_kf_k(\boldsymbol{X})$ 取对数，并去掉一些与 k 无关的项得：

$$Z^2(k\mid\boldsymbol{X})=\ln q_k-\frac{1}{2}\ln|\boldsymbol{V}_k|-\frac{1}{2}(\boldsymbol{X}-\boldsymbol{\mu}_k)'\boldsymbol{V}_k^{-1}(\boldsymbol{X}-\boldsymbol{\mu}_k) \tag{14.12}$$

或：

$$Z^2(k\mid\boldsymbol{X})=\ln q_k-\frac{1}{2}\ln|\boldsymbol{V}_k|-\frac{1}{2}\boldsymbol{\mu}_k\boldsymbol{V}_k^{-1}\boldsymbol{\mu}_k-\frac{1}{2}\boldsymbol{X}'\boldsymbol{V}_k^{-1}\boldsymbol{X}+\boldsymbol{X}'\boldsymbol{V}_k^{-1}\boldsymbol{\mu}_k \tag{14.13}$$

通常称 $D^2(k\mid\boldsymbol{X})=-2Z^2(k\mid\boldsymbol{X})$ 为广义平方距离。则 Bayes 判别问题就化为计算 $Z^2(k\mid\boldsymbol{X})$，并按 $Z^2(k\mid\boldsymbol{X})$ 最大值判别归类。该判别函数中待判变量值为二次型，故称为二次判别函数(quadratic discriminant function)。上式中前三项为常数项。

如进一步假设，各类总体协方差矩阵相等，则上式等价于：

$$Y(k\mid\boldsymbol{X})=\ln q_k-\frac{1}{2}\boldsymbol{\mu}_k\boldsymbol{V}^{-1}\boldsymbol{\mu}_k+\boldsymbol{X}'\boldsymbol{V}^{-1}\boldsymbol{\mu}_k \tag{14.14}$$

则 Bayes 判别进一步简化为计算 $Y(k|\boldsymbol{X})$，并按最大值判别归类。该判别函数中待判变量值为线性型，称为线性判别函数(linear discriminant function)。上式中前两项为常数项。

Bayes 判别中除用判别函数归类外，还可以计算后验概率，即某样品属于各类的概率大小。

$$P(k\mid\boldsymbol{X})=\frac{\exp[Z^2(X,k)]}{\displaystyle\sum_{j=1}^{K}\exp[Z^2(X,j)]} \tag{14.15}$$

例 14.4 对例 14.3 资料用 Bayes 法进行判别分析。其中，先验概率取为相等。

因为各类协方差矩阵不相同，故用公式(14.13)计算 $Z^2(k\mid\boldsymbol{X})$：

$$Z^2(1\mid\boldsymbol{X})=-122.9249-\frac{1}{2}\boldsymbol{X}\boldsymbol{V}_1^{-1}\boldsymbol{X}+\boldsymbol{X}'\boldsymbol{V}_1^{-1}\boldsymbol{\mu}_1$$

$$Z^2(2\mid\boldsymbol{X})=-77.6476-\frac{1}{2}\boldsymbol{X}'\boldsymbol{V}_2^{-1}\boldsymbol{X}+\boldsymbol{X}'\boldsymbol{V}_2^{-1}\boldsymbol{\mu}_2$$

$$Z^2(3\mid\boldsymbol{X})=-76.9194-\frac{1}{2}\boldsymbol{X}'\boldsymbol{V}_3^{-1}\boldsymbol{X}+\boldsymbol{X}'\boldsymbol{V}_3^{-1}\boldsymbol{\mu}_3$$

例如,80 号样品,$X_{80} = (59, 32, 48, 18)$,有:

$$Z^2(1 \mid \boldsymbol{X}) = -245.15317, \quad Z^2(2 \mid \boldsymbol{X}) = -9.1290963, \quad Z^2(3 \mid \boldsymbol{X}) = -8.4476758$$

因 $Z^2(3 \mid X)$ 最大,故将 80 号样品判为第 3 类。余雷同。分类结果见表 14.9。

表 14.9　例 14.3 资料的原分类与 Bayes 判别分类

原分类	判别分类			合计
	1	2	3	
1	50	0	0	50
2	0	48	2	50
3	0	1	49	50
合计	50	49	51	150

其中,与原分类不一致的样品有:80,84 和 145 号。与距离判别结果一致。

后验概率的计算,例如第 80 号样品,

$$P(1 \mid \boldsymbol{X}_{80}) = \frac{e^{-245.15317}}{e^{-245.15317} + e^{-9.1290963} + e^{-8.4476758}} = 0.0000$$

$$P(2 \mid \boldsymbol{X}_{80}) = \frac{e^{-9.1290963}}{e^{-245.15317} + e^{-9.1290963} + e^{-8.4476758}} = 0.3359$$

$$P(3 \mid \boldsymbol{X}_{80}) = \frac{e^{-8.4476758}}{e^{-245.15317} + e^{-9.1290963} + e^{-8.4476758}} = 0.6641$$

可见,判 80 号样品属于第 3 类的后验概率最大,为 0.6641。

Bayes 判别法优于距离判别法之处是它考虑了先验概率,然而,令人头疼的事也是先验概率。在实际应用中,要确定先验概率是很困难的事。

一般来说,在现场调查中,先验概率常取为各类型疾病的患病率;在医院的门诊诊断中,先验概率常取各种类型疾病的就诊比例;也有人将样本的各类样本含量之构成比作为先验概率的估计。在无法确定时,取各类的先验概率相等,当然此时,Bayes 判别失去了其优越性。

14.3　Fisher 判别

Fisher 判别准则的基本思想是投影,即把 K 类的 m 维数据投影(变换)到某一个方向,使得变换后的数据,同类别的点"尽可能聚在一起",不同类别的点"尽可能分离",以此达到分类的目的。

图 14.4 所示是两类判别的问题。从 X 的方向看过去,G_1 与 G_2 在 X 轴上的投影交叉很多,难以区分两类;从 Y 的方向看过去,亦然。但如果从 L 方向看过去,则两类就基本分开了。你可以从任何方向看过去,以判断两类的交叉情况,使两类交叉情况最少的方向就是我们要寻找的投影方向。G_1 和 G_2 在该方向上的投影就是原数据的一个线性组合。

如何找到这个方向,如何衡量类与类之间尽可能地分开呢?Fisher 判别借用了方差

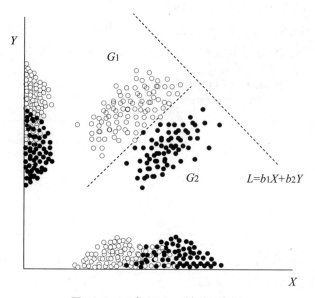

图 14.4 两类 *Fisher* 判别示意图

分析的思想，设从 K 个总体分别取得 K 组 m 维观察值为 $x_{ijk}(i=1,2,\cdots,n;j=1,2,\cdots,m;k=1,2,\cdots,K)$。令 a 为 m 维空间的任一向量，则上述数据在以 a 为法线方向的投影为：$y_{ik}=\sum_{j=1}^{m}a_{j}x_{ijk}$，它正好组成一元方差分析的数据。不难求得其组间离均差平方和 SSB 与组内离均差平方和 SSE。要使 K 组 y 值之间尽可能分开，则：

$$F=\frac{SSB/(K-1)}{SSE/(n-K)}=\frac{(n-K)a^{'}Ba}{(K-1)a^{'}Wa} \tag{14.16}$$

应充分地大。或：

$$\Delta(a)=\frac{a^{'}Ba}{a^{'}Wa} \tag{14.17}$$

应充分地大。它等价于选择一投影方向 a，使：

$$(B-\lambda W)a=0 \tag{14.18}$$

即 a 为 $|B-\lambda W|=0$ 的最大特征根所对应的特征向量。其中，B 与 W 分别为原始数据的组间离差阵和组内离差阵。

有些问题中，仅用一个特征向量建立判别函数不能很好地区分各个总体，这时可取次大的特征根对应的特征向量，建立第二个判别函数；如还不够，可建立第三个判别函数，依次类推。线性判别函数的个数的确定类似于主成分个数的确定，主要取决于判别效果的好坏。当然，取所有的特征向量（指非 0 特征根所对应的特征向量），将包含原变量的全部判别能力。可以证明，$|B-\lambda W|=0$ 的非 0 特征根的个数 $L\leqslant\min(K-1,m)$，即不超过类别数减 $1(K-1)$ 和变量数 (m) 两者中较小者，且所有非 0 特征根均为正数。

取对应于非 0 特征根的特征向量，得到 L 个变换式：

$$\begin{cases}y_{1}=l_{11}x_{1}+l_{12}x_{2}+\cdots+l_{1m}x_{m}\\ \cdots\\ y_{L}=l_{L1}x_{1}+l_{L2}x_{2}+\cdots+l_{Lm}x_{m}\end{cases} \tag{14.19}$$

变换值(判别函数值)$y_1,y_2,\cdots,y_L$ 就是原数据在不同方向上的投影。其中 L 为非 0 特征根的个数。这时相当于将 m 维空间的数据投影到 L 维空间,即将原来 m 个变量综合成 L 个新变量。

各类之变换值的交叉程度是不一样的。其中,各类的 y_1 交叉最少,即分离程度最大,或说判别能力最强;y_2 次之。余类推。各判别函数的综合判别能力,可以用对应的特征值占各特征值总和之比值表示:

$$P_l=\frac{\lambda_l}{\sum\lambda}, \qquad l=1,2,\cdots,L \qquad (14.20)$$

由于各特征向量是正交的,故各变换值之间是相互独立的,因此,各判别函数的判别能力是可加的。根据判别能力的大小,可对判别函数的个数作出选择。所取判别函数的个数不妨仍记为 L。各变量的判别能力是各特征向量对应的分量之平方和除以 L。

在建立了变换式后,原 m 个变量可通过变换,提取成 L 个综合指标,我们在 L 维空间上讨论这 L 个综合指标的判别分类。Fisher 判别本身并未给出最合适的分类方法,在实际工作中一般采用距离判别。即对 L 个综合指标按最邻近准则进行距离判别。

例 14.5(Fisher 两类判别) 对例 14.2 资料进行 Fisher 判别。

(1)计算组间离差阵 $\boldsymbol{B}$ 和组内离差阵 $\boldsymbol{W}$。

$$\text{总离差阵:}\boldsymbol{T}=\begin{pmatrix} 345.6339 & & & & \\ 4748.1964 & 189923.2214 & & & \\ 5111.6787 & 177050.1286 & 508697.1714 & & \\ 17.6011 & 369.4536 & 306.0364 & 4.3778 & \\ 16.9046 & 437.4247 & 567.2221 & 2.3413 & 7.5947 \end{pmatrix}$$

$$\text{组内离差阵:}\boldsymbol{W}=\begin{pmatrix} 122.0096 & & & & \\ 1299.7882 & 136746.8987 & & & \\ 1600.8823 & 122911.7488 & 453579.3293 & & \\ 3.2111 & 147.5521 & 80.1204 & 3.4518 & \\ 3.3412 & 228.2706 & 354.2841 & 1.4685 & 6.7720 \end{pmatrix}$$

$$\text{组间离差阵:}\boldsymbol{B}=\boldsymbol{T}-\boldsymbol{W}=\begin{pmatrix} 223.6243 & & & & \\ 3448.4083 & 53176.3227 & & & \\ 3510.7963 & 54138.3797 & 55117.8421 & & \\ 14.3900 & 221.9014 & 225.9160 & 0.9260 & \\ 13.5633 & 209.1540 & 212.9380 & 0.8728 & 0.8227 \end{pmatrix}$$

(2)求 $|\boldsymbol{B}-\lambda\boldsymbol{W}|=0$ 的特征根和特征向量。

本例有一个非 0 特征根为:$\lambda=1.9596$。相应的特征向量为:

$$(0.9560, 0.003734, -0.0004818, 1.1754, 0.2967)$$

(3)变换式。根据特征向量,得变换式:

$$y=0.9560x_1+0.003734x_2-0.0004818x_3+1.1754x_4+0.2967x_5$$

分别算得两类的 y 值之均数:$\bar{y}_1=0.9816$,$\bar{y}_2=3.9406$。其加权平均为:

$$\bar{y}_C=\frac{n_1\bar{y}_1+n_2\bar{y}_2}{n_1+n_2}=1.9538$$

（4）判别准则。Fisher 判别本身并没有提供判别准则，但两类的 Fisher 判别实际上是将多变量变换到一个变量，故其判别可依据距离判别准则（见图 14.1 和图 14.2）：

当 $y < \bar{y}_c$ 时，判为 1 类（因 $\bar{y}_1 < \bar{y}_2$）；

当 $y > \bar{y}_c$ 时，判为 2 类；

当 $y = \bar{y}_c$ 时，暂不归类。

（5）组内回代。根据上述准则，对训练样本进行回代，结果如下见表 14.10。

表 14.10　例 14.2 资料的原分类与 Fisher 判别分类

原分类	判别分类		合计
	1	2	
1	87	7	94
2	2	44	46
合计	89	51	140

从表 14.10 可知，原第 1 类中 94 个样品仍判为第 1 类者有 87，错判为第 2 类者有 7 名，分别为：9,19,36,38,62,88 和 89 号，第 1 类错判率为 7/94＝7.45％；原第 2 类中 46 个样品仍判为第 2 类者有 44 名，错判为第 1 类者有 2 名，分别是：125 和 134 号，第 2 类错判率为 2/46＝4.35％；总错判率为 9/140＝6.43％，判别准确率为 131/140＝93.57％。

对多类情形，采用距离判别时需要计算各样本到各类重心之距离，由于变换后的指标 y_j 间是相互独立的，故点 X 到第 k 类的距离可用式（14.21）计算。如果考虑各变换值的贡献，可用加权距离（式 14.22）。

$$D(X,k) = \sum_{j=1}^{L} (y_{ij} - \bar{y}_j(k))^2 \tag{14.21}$$

$$D(X,k) = \sum_{j=1}^{L} \lambda_j (y_{ij} - \bar{y}_j(k))^2 \tag{14.22}$$

这里 $\bar{y}_j(k)$ 是第 j 个综合指标第 k 类的平均，权重是就是对应的特征根。

例 14.6（Fisher 多类判别）　对例 14.3 资料进行 Fisher 判别。

两个非 0 特征根分别为：$\lambda_1 = 32.1919$，$\lambda_2 = 0.2854$。第一特征根的比例为 99.12％。变换式为：

$$y_1 = -0.4270x_1 - 0.5212x_2 + 0.9473x_3 + 0.5752x_4$$
$$y_2 = 0.0124x_1 + 0.7353x_2 - 0.4010x_3 + 0.5810x_4$$

对根据 x_1, x_2, x_3, x_4 的判别就转化为根据 y_1, y_2 的判别。分别计算样品点到各类重心的加权距离：

$$D(X,1) = 32.1919(y_1 - 23.97784)^2 + 0.2854(y_2 - 21.39347)^2$$
$$D(X,2) = 32.1919(y_1 - 8.198172)^2 + 0.2854(y_2 - 11.72533)^2$$
$$D(X,3) = 32.1919(y_1 - 20.61640)^2 + 0.2854(y_2 - 12.19227)^2$$

按最邻近原则判别归类，结果见表 14.11。

表 14.11　例 14.3 资料的原分类与 Fisher 判别分类

原分类	判别分类			合计
	1	2	3	
1	50	0	0	50
2	0	48	2	50
3	0	0	50	50
合计	50	48	52	150

其中,与原分类不一致的样品有:75 和 84 号。

14.4　逐步判别

从第四章的多元回归分析可知,回归方程中的自变量并非越多越好,作用不大的变量进入方程后,不但无益,反而有害,即估计的精度不但不能提高,反而降低了。在判别分析中也有类似情况,变量在判别式中的作用一般来说是不相同的,有些起重要作用,有些可能作用低微,如果将判别能力不强的变量保留在判别式中,同样是有害无益的,不但增加了计算量,而且削弱判别函数的判别效果。因此,我们希望在建立判别函数时,既不要遗漏判别能力强的变量,又要把判别能力弱的变量剔除。逐步判别分析(stepwise discriminant analysis)是达到这一目的的重要方法。它与逐步回归分析一样,可以从很多变量中筛选出重要作用的变量来建立判别函数,使所得函数的判别效果"最优"。

14.4.1　基本思想

逐步判别与逐步回归的基本思想类似,都是采用"有进有出"算法逐步引入变量。每引入一个"重要"变量,都要对已进入判别函数的变量进行考察,如果有的变量因新变量的引入而变得"不重要"了,应及时逐一将其从判别函数中剔除,直到判别函数中所有的变量均"重要",再考虑引入新变量。当判别函数中所有变量都重要,而函数外变量均"不重要"时,剔选变量的过程结束。这里的"重要"与"不重要"可以是对变量的假设检验,如果检验结果有统计学意义则认为"重要",否则认为"不重要";也可以用变量的"贡献"表示,如变量的"贡献"大于某界值则认为"重要",否则认为"不重要"。

14.4.2　计算步骤

设有 K 类,M 个变量。

(1)准备工作

1)计算各类各变量的均数及总均数;

2)计算类内离差阵 W 和总离差阵 T,分别记为 $W^{(0)}$ 和 $T^{(0)}$。这两个矩阵是逐步运算的基础。

3)确定一个剔选变量的检验水准 P。一般取两个水准 $P_进$ 和 $P_出$。且 $0 \leqslant P_进 < P_出 \leqslant 1$,以免计算时出现死循环。或确定两个 F 界值,且取 $F_进 > F_出 \geqslant 0$。如果取 $P_进 = 1$ 或 $F_进 = 0$,则全部变量将被逐一引入方程。

（2）逐步剔选变量

$W^{(0)}$ 和 $T^{(0)}$ 是逐步运算的基础，每引入或剔除一个变量。均要对上一步得到的两个矩阵作消去变换。不失一般性，假设已经进行到第 $(g+1)$ 步，类内离差阵 W 和总离差阵 T 经 g 步后记为 $W^{(g)}$ 和 $T^{(g)}$。本步要考察变量 X_r 能否引入（或剔除）。以 (r,r) 为主元对矩阵 $W^{(g)}$ 和 $T^{(g)}$ 同时作消去变换：

$$w_{ij}^{(g+1)} = \begin{cases} 1/w_{rr}^{(g)}, & i=r, j=r \\ w_{rj}^{(g)}/w_{rr}^{(g)}, & i=r, j\neq r \\ -w_{ir}^{(g)}/w_{rr}^{(g)}, & i\neq r, j=r \\ w_{ij}^{(g)} - w_{ir}^{(g)}w_{rj}^{(g)}/w_{rr}^{(g)}, & i\neq r, j\neq r \end{cases} \tag{14.23}$$

$$t_{ij}^{(g+1)} = \begin{cases} 1/t_{rr}^{(g)}, & i=r, j=r \\ t_{rj}^{(g)}/t_{rr}^{(g)}, & i=r, j\neq r \\ -t_{ir}^{(g)}/t_{rr}^{(g)}, & i\neq r, j=r \\ t_{ij}^{(g)} - t_{ir}^{(g)}t_{rj}^{(g)}/t_{rr}^{(g)}, & i\neq r, j\neq r \end{cases} \tag{14.24}$$

其中，$w_{ij}^{(g)}$ 是矩阵 $W^{(g)}$ 的第 i 行 j 列元素；$t_{ij}^{(g)}$ 是矩阵 $T^{(g)}$ 的第 i 行 j 列元素。

考察某变量是否能被引入或剔除，是根据该变量的判别能力来确定的。变量的判别能力由统计量 U 来衡量。U 越大，则判别能力越弱；反之，U 越小，则判别能力越强。

设第 $(g+1)$ 步方程中已经有 m 个变量，现在要考察已引入的变量 X_r 是否要剔除，按下式计算 U_r：

$$U_r^{(g+1)} = t_{rr}^{(g)}/w_{rr}^{(g)} \tag{14.25}$$

该变量的判别能力是否有统计学意义，可用 F 检验：

$$F = \frac{1-U_r}{U_r} \frac{N-K-(m-1)}{K-1}, \quad \nu_1 = K-1, \quad \nu_2 = N-K-(m-1) \tag{14.26}$$

如果相应的 P 值大于事先确定的界值，则该变量被剔除；否则，不能剔除该变量。

设第 $(g+1)$ 步方程中已经有 m 个变量，现在要考察判别函数外变量 X_r 是否能引入，按下式计算 U_r：

$$U_r^{(g+1)} = w_{rr}^{(g)}/t_{rr}^{(g)} \tag{14.27}$$

相应的 F 统计量为：

$$F = \frac{1-U_r}{U_r} \frac{N-K-m}{K-1}, \quad \nu_1 = K-1, \quad \nu_2 = N-K-m \tag{14.28}$$

如果相应的 P 值小于事先确定的界值，则该变量被引入判别函数；否则，不能引入。

至于每一步所得判别函数的判别能力，则可用 Wilks 统计量 Λ（见第 3 章）来衡量：

$$\Lambda = \frac{|W^{(g+1)}|}{|T^{(g+1)}|} \tag{14.29}$$

其中，$W^{(g+1)}$ 和 $T^{(g+1)}$ 是本步所得 W 和 T 矩阵，$|W^{(g+1)}|$ 和 $|T^{(g+1)}|$ 是其行列式。Λ 越小，表明该函数在 K 类之间的判别能力越强；反之，Λ 越大，判别能力越弱。

无论本步是引入变量还是剔除变量，Λ 都可以按下式递推：

$$\Lambda_{(g)} = \Lambda_{(g-1)} \frac{w_{rr}^{(g)}}{t_{rr}^{(g)}} \tag{14.30}$$

Λ 的检验用 χ^2 检验：

$$\chi^2 = -(N-1-\frac{m+K}{2})\ln\boldsymbol{\Lambda}, \quad \nu=m(K-1) \tag{14.31}$$

（3）计算判别系数，建立判别函数

变量剔选结束后，将要建立判别函数。各类判别函数之系数可用下式计算：

$$C_i(k) = (N-K)\sum_{j=1}^{m} w_{ij}^{(L)}\bar{X}_j(k), \quad i=1,\cdots,m \tag{14.32}$$

其中，$w_{ij}^{(L)}$ 是最后一次消去变换后得到的 $\boldsymbol{W}$ 矩阵中元素；$C_i(k)$ 是第 k 类判别函数中变量 X_i 的判别系数；m 为保留的变量数。

用矩阵表示为：

$$\begin{bmatrix} C_1(k) \\ C_2(k) \\ \vdots \\ C_m(k) \end{bmatrix} = (N-K)\begin{bmatrix} w_{11}^{(L)} & w_{12}^{(L)} & \cdots & w_{1m}^{(L)} \\ w_{21}^{(L)} & w_{22}^{(L)} & \cdots & w_{2m}^{(L)} \\ \vdots & \vdots & \ddots & \vdots \\ w_{m1}^{(L)} & w_{m2}^{(L)} & \cdots & w_{mm}^{(L)} \end{bmatrix}\begin{bmatrix} \bar{X}_1(k) \\ \bar{X}_2(k) \\ \vdots \\ \bar{X}_m(k) \end{bmatrix} \tag{14.33}$$

再求常数项 $C_0(k)$：

$$C_0(k) = -\frac{1}{2}\sum_{i=1}^{m} C_i(k)\bar{X}_i(k) \tag{14.34}$$

据此可得到判别函数。

（4）比较每两类间的判别能力

求出判别函数后，此判别函数的判别能力及其统计学意义已在第（2）步算得。此 Wilks 统计量 Λ 值衡量该函数在 K 类间的总的判别能力，但它在每两类间的判别能力未必相等。如要进一步弄清该函数在每两类间（比如 A 类和 B 类）的判别能力，则用 Mahalanobis 距离衡量：

$$D_{AB}^2 = \sum_i [C_i(A)-C_i(B)][\bar{X}_i(A)-\bar{X}_i(B)] \tag{14.35}$$

这里 i 为已引入的变量号，其假设检验可用 F 检验：

$$F_{AB} = \frac{(N-K-m+1)n_A n_B}{m(N-K)(n_A+n_B)}D_{AB}^2, \quad \nu_1=K-1, \nu_2=N-K-m+1 \tag{14.36}$$

（5）判别归类

将各训练样品的有关变量值代入判别函数，求出各类的 Y 值，或后验概率，根据 Y 值最大或后验概率最大进行判别归类。

例 14.7 设有 17 个训练样品，各测得 4 个指标，可分为 3 类。其原始观察值如表 14.11。试用逐步法筛选一些有效指标建立判别函数。

本例，类别数 $K=3$，指标数 $M=4$，$n_1=7$，$n_2=4$，$n_3=6$，$N=17$。

各类事前概率不知，又缺乏大样本资料，只能以本例的小样本构成比近似地估计，有

$$q(A_1)=7/17, \quad q(A_2)=4/17, \quad q(A_3)=6/17$$

（1）准备工作

①确定剔选变量的界值。不必拘泥于常用的检验水准，比如取 $P=0.2$。

表 14.11   17 个训练样品的原始数据

实际类别	样品编号	X₁	X₂	X₃	X₄
	1	6.0	−11.5	19	90
	2	−4.0	−15.0	13	54
	3	0.0	−23.0	5	−35
A1	4	−100.0	−21.4	7	−15
	5	−5.0	−18.5	15	18
	6	10.0	−18.0	14	50
	7	−8.0	−14.0	16	56
	8	90.2	−17.0	17	3
A2	9	0.0	−14.0	20	35
	10	−100.0	−21.5	15	−40
	11	13.0	−17.2	18	2
	12	−11.0	−18.5	25	−36
	13	0.5	−11.5	19	37
	14	−10.0	−19.0	21	−42
A3	15	20.0	−22.0	8	−20
	16	0.6	−13.0	26	21
	17	−40.0	−20.0	22	−50

资料来源：史秉璋，杨琦编著《医用多元分析》，人民卫生出版社，1990，133

②计算各类别、各指标的均数及总均数。

表 14.12   例 14.7 资料各类别各指标的均数及总均数

类别	X₁	X₂	X₃	X₄
A1	−14.4286	−17.3429	12.7143	31.1429
A2	0.8000	−17.4250	17.5000	0.0000
A3	−6.6500	−17.3333	20.1667	−15.0000
总均数	−8.1000	−17.3588	16.4706	7.5294

③计算类内离差矩阵和总离差矩阵。

表 14.13 $W^{(0)}$ 矩阵和 $T^{(0)}$ 矩阵

	变量	X₁	X₂	X₃	X₄
	X₁	29042.46929	900.98143	419.29286	11076.62857
$W^{(0)}$	X₂	900.98143	215.43798	193.69762	1974.84286
	X₃	419.29286	193.69762	373.26190	1435.28571
	X₄	11076.62857	1974.84286	1435.28571	20894.85714

续表

	变量	X_1	X_2	X_3	X_4
$T^{(0)}$	X_1	29652.28000	898.14000	654.50000	9566.50000
	X_2	898.14000	215.46118	193.57059	1976.02941
	X_3	654.50000	193.57059	558.23529	283.76471
	X_4	9566.50000	1976.02941	283.76471	28070.23529

（2）剔选变量

第一步：$g=0, m=0$

其中，g 为已进行的步数，m 为已入选的变量数。

①计算函数外变量的 U 值：

$$U_1 = w_{11}^{(0)}/t_{11}^{(0)} = 29042.46929/29652.2800 = 0.979435$$

$$U_2 = w_{22}^{(0)}/t_{22}^{(0)} = 215.443798/215.46118 = 0.999892$$

$$U_3 = w_{33}^{(0)}/t_{33}^{(0)} = 373.26190/558.23529 = 0.668646$$

$$U_4 = w_{44}^{(0)}/t_{44}^{(0)} = 20894.85714/28070.23529 = 0.744378$$

因 U_3 最小，对其作 F 检验，得：

$$F = \frac{1-U_3}{U_3} \frac{N-K-0}{K-1} = \frac{1-0.668646}{0.668646} \frac{17-3-0}{3-1} = 3.4689$$

$$\nu_1 = 3-1 = 2, \quad \nu_2 = 17-3-0 = 14, \quad P = 0.0598$$

故 X_3 可以引入判别函数。

②判别函数的 Wilks 统计量

$$\Lambda_{(1)} = U_3 = 0.668646$$

作 χ^2 检验：

$$\chi^2 = -\left(17-1-\frac{1+3}{2}\right)\ln(0.668646) = 5.635, \quad \nu = 2, \quad P = 0.0598$$

说明，判别函数的判别能力还不强。

这里 Wilks 统计量 Λ 的 χ^2 检验结果与 X_3 的判别效果的 F 检验结果是等价的，因为此时判别函数中只有一个变量。故 X_3 的判别效果也就是判别函数的判别效果。

③以（3,3）为主元分别对 $W^{(0)}$ 和 $T^{(0)}$ 矩阵作消去变换，得 $W^{(1)}$ 和 $T^{(1)}$ 矩阵。

表 14.14　$W^{(1)}$ 矩阵和 $T^{(1)}$ 矩阵

	变量	X_1	X_2	X_3	X_4
$W^{(1)}$	X_1	28571.468750	683.396912	-1.123321	9464.342773
	X_2	683.396912	114.922043	-0.518932	1230.026855
	X_3	1.123321	0.518932	0.002679	3.845251
	X_4	9464.342773	1230.026855	-3.845251	15375.823242
$T^{(1)}$	X_1	28884.914063	671.189209	-1.172445	9233.801758
	X_2	671.189209	148.339706	-0.346754	1877.632690
	X_3	1.172445	0.346754	0.001791	0.508325
	X_4	9233.801758	1877.632690	-0.508325	27925.990234

第二步：$g=1, m=1$

①计算函数外其余三个变量的 U 值，

$$U_1 = w_{11}^{(1)}/t_{11}^{(1)} = 28571.468750/2884.914063 = 0.989148$$

$$U_2 = w_{22}^{(1)}/t_{22}^{(1)} = 114.922043/148.339706 = 0.774722$$

$$U_4 = w_{44}^{(1)}/t_{44}^{(1)} = 15375.823242/27925.990234 = 0.550592$$

因 U_4 最小，对其作 F 检验，得：

$$F = \frac{1-U_4}{U_4} \frac{N-K-1}{K-1} = \frac{1-0.550592}{0.550592} \frac{17-3-1}{3-1} = 5.305$$

$$\nu_1 = 3-1 = 2, \quad \nu_2 = 17-3-1 = 13, \quad P = 0.0207$$

故 X_4 可以引入判别函数。

②此时判别函数中已有 2 个变量 X_3 和 X_4，其 Wilks 统计量为

$$\Lambda_{(2)} = \Lambda_{(1)} \frac{w_{44}^{(1)}}{t_{44}^{(1)}} = 0.668646 \frac{15375.823242}{27925.990234} = 0.36815$$

再作 χ^2 检验：

$$\chi^2 = -\left(17-1-\frac{2+3}{2}\right)\ln(0.36815) = 13.49, \quad \nu = 4, \quad P = 0.0091$$

说明，此时的判别函数已有相当的判别能力了。

③以 $(4,4)$ 为主元分别对 $W^{(1)}$ 和 $T^{(1)}$ 矩阵作消去变换，得 $W^{(2)}$ 和 $T^{(2)}$ 矩阵。

表 14.15　$W^{(2)}$ 矩阵和 $T^{(2)}$ 矩阵

	变量	X_1	X_2	X_3	X_4
$W^{(2)}$	X_1	22745.843750	-73.726501	1.243562	-0.615534
	X_2	-73.726501	16.523014	-0.211322	-0.079997
	X_3	-1.243562	0.211322	0.003641	-0.000250
	X_4	0.615534	0.079997	-0.000250	0.000065
$T^{(2)}$	X_1	25831.732422	50.345047	-1.004366	-0.330653
	X_2	50.345047	22.095140	-0.312577	-0.067236
	X_3	1.004366	0.312577	0.001801	-0.000018
	X_4	0.330653	0.067236	-0.000018	0.000036

第三步：$g=2, m=2$

①首先考虑已引入的变量是否要剔除。计算 X_3 和 X_4 的 U 值，

$$U_3 = t_{33}^{(2)}/w_{33}^{(2)} = 0.001801/0.003641 = 0.49458$$

$$U_4 = t_{44}^{(1)}/w_{44}^{(1)} = 0.000036/0.000065 = 0.55077$$

其中，U_4 最大，因 X_4 刚被引入函数，故不会被剔除。

再考虑函数外其余两个变量能否被引入，计算 U 值，

$$U_1 = w_{11}^{(2)}/t_{11}^{(2)} = 22745.843750/25831.732422 = 0.880539$$

$$U_2 = w_{22}^{(2)}/t_{22}^{(2)} = 16.523014/22.095140 = 0.747812$$

因 U_2 最小，对其作 F 检验，得：

$$F = \frac{1-U_2}{U_2} \frac{N-K-2}{K-1} = \frac{1-0.747812}{0.747812} \frac{17-3-2}{3-1} = 2.023$$

$$\nu_1 = 3 - 1 = 2, \quad \nu_2 = 17 - 3 - 2 = 12, \quad P = 0.1749$$

故 X_2 可以引入判别函数。

②此时判别函数中已有 3 个变量 X_2、X_3 和 X_4，其 Wilks 统计量为

$$\Lambda_{(3)} = \Lambda_{(2)} \frac{w_{22}^{(2)}}{t_{22}^{(2)}} = 0.36815 \frac{16.523014}{22.095140} = 0.27531$$

再作 χ^2 检验：

$$\chi^2 = -\left(17 - 1 - \frac{3+3}{2}\right)\ln(0.27531) = 16.77, \quad \nu = 6, \quad P = 0.0102$$

可见，增加 X_2 后判别函数的判别能力并没有得到改善。

③以 $(2,2)$ 为主元分别对 $W^{(2)}$ 和 $T^{(2)}$ 矩阵作消去变换，得 $W^{(3)}$ 和 $T^{(3)}$ 矩阵。

表 14.16　$W^{(3)}$ 矩阵和 $T^{(3)}$ 矩阵

	变量	X_1	X_2	X_3	X_4
$W^{(3)}$	X_1	22416.873047	4.462049	0.300634	-0.972487
	X_2	-4.462049	0.060522	-0.012790	-0.004842
	X_3	-0.300634	-0.012790	0.006343	0.000773
	X_4	0.972487	-0.004842	0.000773	0.000452
$T^{(3)}$	X_1	25717.017578	-2.278558	-0.292142	-0.177451
	X_2	2.278558	0.045259	-0.014147	-0.003043
	X_3	0.292142	-0.014147	0.006223	0.000933
	X_4	0.177451	-0.003043	0.000933	0.000240

第四步：$g = 3, m = 3$

②首先考虑已引入的 3 个变量 X_2、X_3、X_4 是否要剔除。计算他们的 U 值，

$$U_2 = t_{22}^{(3)} / w_{22}^{(3)} = 0.045259 / 0.060522 = 0.74781$$

$$U_3 = t_{33}^{(3)} / w_{33}^{(3)} = 0.006223 / 0.006343 = 0.98096$$

$$U_4 = t_{44}^{(3)} / w_{44}^{(3)} = 0.000240 / 0.000452 = 0.53139$$

其中，U_3 最大，对 X_3 作 F 检验：

$$F = \frac{1 - 0.98096}{0.98096} \frac{17 - 3 - (3-1)}{3 - 1} = 0.1165$$

$$\nu_1 = 3 - 1 = 2, \quad \nu_2 = 17 - 3 - 2 = 12, \quad P = 0.3592$$

故剔除 X_3。

②此时判别函数中还有 2 个变量 X_2 和 X_4，其 Wilks 统计量为

$$\Lambda_{(4)} = \Lambda_{(3)} \frac{w_{33}^{(3)}}{t_{33}^{(3)}} = 0.27531 \frac{0.006343}{0.006223} = 0.28062$$

作 χ^2 检验：

$$\chi^2 = -\left(17 - 1 - \frac{2+3}{2}\right)\ln(0.28062) = 17.15, \quad \nu = 4, \quad P = 0.0018$$

表明判别函数比第二步有较大提高。

③以 $(3,3)$ 为主元分别对 $W^{(3)}$ 和 $T^{(3)}$ 矩阵作消去变换，得 $W^{(4)}$ 和 $T^{(4)}$ 矩阵。

表 14.17 $W^{(4)}$ 矩阵和 $T^{(4)}$ 矩阵

	变量	X_1	X_2	X_3	X_4
$W^{(4)}$	X_1	22431.121094	5.068183	-47.392918	-1.009124
	X_2	-5.068183	0.034736	2.016187	-0.003283
	X_3	-47.392918	-2.016187	157.643402	0.121866
	X_4	1.009124	-0.003283	-0.121866	0.000358
$T^{(4)}$	X_1	25730.732422	-2.942732	46.948559	-0.133650
	X_2	2.942732	0.013096	2.273467	-0.000922
	X_3	46.948559	-2.273467	160.704773	0.149934
	X_4	0.133650	-0.000922	-0.149934	0.000101

第五步：$g=4, m=2$

①首先对判别函数中的 2 个变量 X_2 和 X_4 计算其 U 值，考察是否要剔除。

$$U_2 = t_{22}^{(4)}/w_{22}^{(4)} = 0.013096/0.034736 = 0.37703$$

$$U_4 = t_{44}^{(4)}/w_{44}^{(4)} = 0.000101/0.000358 = 0.28065$$

其中，U_2 最大，对 X_2 作 F 检验：

$$F = \frac{1-0.37703}{0.37703} \frac{17-3-(2-1)}{3-1} = 10.74$$

$$\nu_1 = 3-1 = 2, \quad \nu_2 = 17-3-1 = 13, \quad P = 0.0018$$

故不能剔除 X_2。

②再考虑函数外 2 个变量能否被引入，计算 U 值，

$$U_1 = w_{11}^{(4)}/t_{11}^{(4)} = 22431.121094/25730.732422 = 0.87176$$

$$U_3 = w_{33}^{(4)}/t_{33}^{(4)} = 157.613402/160.704773 = 0.98095$$

其中 U_1 最小，对其作 F 检验，得：

$$F = \frac{1-U_1}{U_1} \frac{N-K-2}{K-1} = \frac{1-0.87176}{0.87176} \frac{17-3-2}{3-1} = 0.8826$$

$$\nu_1 = 3-1 = 2, \quad \nu_2 = 17-3-2 = 12, \quad \textbf{\textit{P}} = 0.4389$$

故 X_1 不能被引入判别函数。

至此，函数中的变量不能被剔除，函数外变量不能被引入，剔选变量的工作结束。结果归纳于表 14.18。最后，判别函数中包含两个变量 X_2 和 X_4。

表 14.18 例 14.7 资料的逐步判别过程主要结果

步数	一	二	三	四	五
剔选变量	$+X_3$	$+X_4$	$+X_2$	$-X_3$	结束
F 值	3.469	5.305	2.023	0.117	
P 值	0.0598	0.0207	0.1749	0.3592	
函数内变量数	1	2	3	2	
函数内变量	X_3	X_3, X_4	X_2, X_3, X_4	X_2, X_4	
Λ	0.66865	0.36815	0.27531	0.28062	
χ^2	5.365	13.49	16.77	17.15	
P	0.0598	0.0091	0.0106	0.0018	

（3）计算判别系数，建立判别函数。

$$\binom{C_2(A_1)}{C_4(A_1)} = (17-3)\begin{pmatrix} w_{22}^{(4)} & w_{24}^{(4)} \\ w_{42}^{(4)} & w_{44}^{(4)} \end{pmatrix}\binom{\bar{X}_2(A_1)}{\bar{X}_4(A_1)}$$

$$= 14 \times \begin{pmatrix} 0.034736 & -0.003283 \\ -0.003283 & 0.034736 \end{pmatrix}\binom{-17.3429}{31.1429}$$

$$= \binom{-9.8652}{0.9533}$$

即　　　$C_2(A_1) = -9.86516, C_4(A_1) = 0.95326$

$$C_0(A_1) = -\frac{1}{2}\left[C_2(A_1)\bar{X}_2(A_1) + C_4(A_1)\bar{X}_4(A_1)\right] = -100.38859$$

同理可得：

$$C_2(A_2) = -8.47373, \quad C_4(A_2) = 0.80088, \quad C_0(A_2) = -73.82738$$
$$C_2(A_3) = -7.73973, \quad C_4(A_3) = 0.72146, \quad C_0(A_3) = -61.66673$$

故得判别函数：

$$\begin{cases} Y(A_1) = -100.3886 - 9.8652X_2 + 0.9533X_4 + \ln\dfrac{7}{17} \\[2mm] Y(A_2) = -73.8274 - 8.4737X_2 + 0.8009X_4 + \ln\dfrac{4}{17} \\[2mm] Y(A_3) = -61.6667 - 7.7397X_2 + 0.7215X_4 + \ln\dfrac{6}{17} \end{cases}$$

（4）判别效果

1）三类间的总判别效果已在剔选变量的过程中得知。

2）每两类间的判别效果，可通过计算马氏距离，并作假设检验。

$$D^2(A_1, A_2) = 4.6311, \quad F = 5.47, \quad \nu_1 = 2, \quad \nu_2 = 13, \quad P = 0.0189$$
$$D^2(A_1, A_3) = 10.7161, \quad F = 6.70, \quad \nu_1 = 2, \quad \nu_2 = 13, \quad P = 0.0101$$
$$D^2(A_2, A_3) = 1.2586, \quad F = 3.81, \quad \nu_1 = 2, \quad \nu_2 = 13, \quad P = 0.0499$$

可见，此判别函数对每两类之间的判别能力依次为：A_1，A_3 间最易区别，A_1，A_2 间次之，A_2，A_3 间最差。

（5）回代考核及后验概率

表 14.19　例 14.7 资料指标判别的回代结果和判别归类

实际类别	编号	回代值			后验概率			判别归类
		Y_1	Y_2	Y_3	A1	A2	A3	
	1	97.971	94.254	91.233	0.97513	0.02371	0.00116	A1
	2	98.180	95.080	92.348	0.95424	0.04297	0.00280	A1
	3	92.258	91.589	90.052	0.61636	0.31574	0.06790	A1
A1	4	95.540	94.049	92.099	0.79536	0.17916	0.02548	A1
	5	98.390	95.905	93.463	0.91690	0.07645	0.00665	A1
	6	123.963	117.297	112.681	0.99871	0.00127	0.00001	A1
	7	90.222	88.208	86.052	0.87038	0.11618	0.01345	A1

续表

实际类别	编号	回代值			后验概率			判别归类
		Y_1	Y_2	Y_3	A1	A2	A3	
A2	8	69.292	71.181	71.031	0.07517	0.49704	0.42779	A2
	9	70.202	71.389	70.900	0.15911	0.52121	0.31968	A2
	10	72.694	74.874	74.835	0.05446	0.48195	0.46359	A2
	11	70.312	72.075	71.858	0.08680	0.50604	0.40715	A2
A3	12	46.911	52.657	54.502	0.00044	0.13633	0.86323	A3
	13	47.446	51.807	52.994	0.00298	0.23303	0.76399	A3
	14	46.124	52.088	54.043	0.00032	0.12397	0.87571	A3
	15	96.692	95.129	93.135	0.80780	0.16917	0.02304	A1
	16	46.991	51.703	53.059	0.00184	0.20439	0.79377	A3
	17	48.363	54.155	56.011	0.00041	0.13509	0.86449	A3

可见,除 15 号样品被错判为第一类,其余均判断正确。

与逐步回归一样,逐步判别所得之结果并不一定是真正的最优解,而是局部最优解。设用逐步判别法选择了 r 个指标,相应的 Wilks 统计量为 $\Lambda_{(r)}$。如果考察在全部 m 个变量中选取 r 个变量的所有情况,并计算它们的 Wilks 统计量,则最小的不一定是 $\Lambda_{(r)}$。但大量的实践证明,局部最优解在大部分情况下很接近真正的最优解。

14.5 Bayes 公式法和极大似然法

前几节介绍的判别方法一般适用于数值变量(计量)资料,本节介绍适用于分类资料的判别方法——Bayes 公式法(Bayes formula)及极大似然法(maximum likelihood)。

14.5.1 Bayes 公式法

Bayes 公式法是以概率论中 Bayes 条件概率公式为基础导出的判别法。Warner HR 等在 1961 年首先把它成功地应用于鉴别先天性心脏病。他们利用 50 个症候,鉴别 33 种先天性心脏病,借用电子计算机运算,共试验 36 例,结果由计算机得出的判别结果与三位有经验的心脏病专家通过生理学研究和外科检查的诊断结论一致。本法与 14.2 中 Bayes 判别之原理相同,但算法不同。

设有 K 种疾病组成的"疾病集":

$$D = \{D_1, D_2, \cdots, D_K\}$$

其中,K 种疾病是"互斥的"(即同一个病人只患其中一种疾病,不会同时患其中两种或以上的疾病)。每种疾病均可能具有 W 种症候 $S = \{S_1, S_2, \cdots, S_w\}$,它们也是相互独立的。每种症候又有几种不同的表现。某一患者的症候表现集就是 W 种症候的不同取值。

设已知每种疾病发生的事前概率为:

$$P[D_1], P[D_2], \cdots, P[D_K]$$

在每种疾病发生的条件下,各种症候的具体表现所组成的症候表现集 S 出现的概率分别记为：
$$P[S|D_1], P[S|D_2], \cdots, P[S|D_K]$$

设一个具体的症候表现集 $S = \{S_{1,i1}, S_{2,i2}, \cdots, S_{w,iw}\}$，则根据独立事件的概率乘法公式，该症候表现集关于各种疾病的概率为：

$$L_1 = P[S|D_1] = P[S_{1,i1}|D_1] \times P[S_{2,i2}|D_1] \times \cdots \times P[S_{w,iw}|D_1]$$
$$L_2 = P[S|D_2] = P[S_{1,i1}|D_2] \times P[S_{2,i2}|D_2] \times \cdots \times P[S_{w,iw}|D_2]$$
$$\cdots$$
$$L_K = P[S|D_K] = P[S_{1,i1}|D_K] \times P[S_{2,i2}|D_K] \times \cdots \times P[S_{w,iw}|D_K]$$

$$(14.37)$$

L_i 又称为似然函数，表示，在各种疾病的情况下出现该症候表现集的可能性或概率。

根据 Bayes 条件概率公式，导出各种疾病的后验概率为：

$$P[D_i \mid S] = \frac{P[D_i]P[S \mid D_i]}{\sum_{j=1}^{K} P[D_j]P[S \mid D_j]}, \quad i = 1, 2, \cdots, K \qquad (14.38)$$

各 $P[D_i|S]$ 之和为 1。表示在症候表现集 S 的情况下，出现各种疾病的可能性或概率。根据 $P[D_i|S]$ 的大小判断该患者所患疾病。如果 K 个条件概率中 $P[D_M|S]$ 最大，则意味着对该症候表现集，患疾病 D_M 的可能性最大。D_M 就是最大似然诊断。

例 14.8 周怀梧等研究急性肠梗阻的鉴别诊断，在对单纯性肠梗阻（D_1）和绞窄性肠梗阻（D_2）中作出鉴别时，根据医生的临床经验，确定考虑 17 个征候（$S_1, S_2, \cdots, S_{17}$）。选取浙江医科大学附属一、二院急性肠梗阻住院病例 546 例（腹股沟疝、外伤所致肠梗阻，腹部手术未愈而继发肠梗阻，入院诊断疑为肠套叠或肠扭转但未施行手术而缓解出院者除外），其中单纯性 264 例，绞窄性 282 例。全部绞窄性病例均经手术确诊。而在单纯性病例中，采用手术疗法 89 例，其余 175 例均为采用中西医结合非手术疗法治愈或好转出院。对 546 例住院病例入院当天的 17 种征候加以统计，结果见表 14.20。

表 14.20 546 例肠梗阻原始资料（频数）

症候	症候的表现		单纯性 D_1		绞窄性 D_2	
			例数	小计	例数	小计
发病（S_1）	急	（S_{11}）	69	263	174	282
	缓	（S_{12}）	194		108	
腹痛性质（S_2）	阵发性	（S_{21}）	180	240	144	273
	持续性	（S_{22}）	60		129	
腹痛强度（S_3）	剧	（S_{31}）	83	258	169	279
	非剧	（S_{32}）	175		110	
初始呕吐（S_4）	有	（S_{41}）	151	224	197	255
	无	（S_{42}）	73		58	
腹涨（S_5）	有	（S_{51}）	173	238	208	264
	无	（S_{52}）	65		56	
既往开腹史（S_6）	有	（S_{61}）	181	264	134	282
	无	（S_{62}）	83		148	

续表

症候	症候的表现		单纯性 D_1		绞窄性 D_2	
			例数	小计	例数	小计
肠鸣音(S_7)	亢进	(S_{71})	131		98	
	不亢进	(S_{72})	56	213	44	239
	减弱或消失	(S_{73})	26		97	
腹部压痛(S_8)	重或中	(S_{81})	85	229	181	259
	轻或弱	(S_{82})	144		78	
肌紧张(S_9)	有	(S_{91})	35	190	98	194
	无	(S_{92})	155		96	
反跳痛(S_{10})	有	($S_{10,1}$)	38	131	98	185
	无	($S_{10,2}$)	93		87	
腹部肿块(S_{11})	有	($S_{11,1}$)	20	129	45	130
	无	($S_{11,2}$)	109		85	
脉搏(次/min(S_{12}))	<85	($S_{12,1}$)	115	177	75	177
	85~	($S_{12,2}$)	44		58	
	105~	($S_{12,3}$)	18		44	
血压(kPa)(S_{13})	<12	($S_{13,1}$)	5	157	25	230
	12~	($S_{13,2}$)	103		147	
	16~	($S_{13,3}$)	49		58	
体温(℃)(S_{14})	<37	($S_{14,1}$)	95	217	45	120
	37~	($S_{14,2}$)	122		75	
白细胞总数(S_{15})(×10⁹/L)	<9	($S_{15,1}$)	118	171	64	165
	9~	($S_{15,2}$)	37		48	
	13~	($S_{15,3}$)	16		53	
中性粒细胞(S_{16})	<0.65	($S_{16,1}$)	26	166	8	161
	0.65~	($S_{16,2}$)	133		121	
	0.90~	($S_{16,3}$)	7		32	
肠内液平面(S_{17})	有	($S_{17,1}$)	80	103	74	89
	无	($S_{17,2}$)	23		15	

资料来源:周怀梧,孙伟民主编.临床计量医学.上海科学技术出版社.1999,4~6 页。

首先对 17 个征候的原始资料利用 χ^2 法进行筛选,结果剔除 3 个征候,即腹胀(S_5),体温(S_{14})和肠内液平面(S_{17})。

分别算出另外 14 个鉴别诊断价值较大的征候具体表现的条件概率,见表 14.21。

表 14.21　546 例肠梗阻条件概率与诊断指数

条件概率	诊断指数		症候		症候的表现	
			单纯性 D_1	绞窄性 D_2	单纯性 D_1	绞窄性 D_2
			$P(S_{ij}\mid D_1)$	$P(S_{ij}\mid D_2)$	$I_{ij}(1)$	$I_{ij}(2)$
发病(S_1)	急	(S_{11})	0.2624	0.6170	4	8
	缓	(S_{12})	0.7376	0.3830	9	6
腹痛性质(S_2)	阵发性	(S_{21})	0.7500	0.5275	9	7
	持续性	(S_{22})	0.2500	0.4725	4	7
腹痛强度(S_3)	剧	(S_{31})	0.3217	0.6057	5	8
	非剧	(S_{32})	0.6783	0.3943	8	6
初始呕吐(S_4)	有	(S_{41})	0.6741	0.7725	8	9
	无	(S_{42})	0.3259	0.2275	5	4
既往开腹史(S_6)	有	(S_{61})	0.6856	0.4752	8	7
	无	(S_{62})	0.3144	0.5248	5	7
肠鸣音(S_7)	亢进	(S_{71})	0.6150	0.4100	8	6
	不亢进	(S_{72})	0.2629	0.1841	4	3
	减弱或消失	(S_{73})	0.1221	0.4059	1	6
腹部压痛(S_8)	重或中	(S_{81})	0.3712	0.6988	6	8
	轻或弱	(S_{82})	0.6288	0.3012	8	5
肌紧张(S_9)	有	(S_{91})	0.1842	0.5052	3	7
	无	(S_{92})	0.8158	0.4948	9	7
反跳痛(S_{10})	有	($S_{10.1}$)	0.2901	0.5297	5	7
	无	($S_{10.2}$)	0.7099	0.4703	9	7
腹部肿块(S_{11})	有	($S_{11.1}$)	0.1550	0.3462	2	5
	无	($S_{11.2}$)	0.8450	0.6538	9	8
脉搏(次/min)(S_{12})	<85	($S_{12.1}$)	0.6497	0.4237	8	6
	85～	($S_{12.2}$)	0.2486	0.3277	4	5
	105～	($S_{12.3}$)	0.1017	0.2486	0	4
血压(kPa)(S_{13})	<12	($S_{13.1}$)	0.0318	0.1087	−5	0
	12～	($S_{13.2}$)	0.6561	0.6391	8	8
	16～	($S_{13.3}$)	0.3121	0.2522	5	4
白细胞总数(S_{15}) (×10⁹/L)	<9	($S_{15.1}$)	0.6901	0.3879	8	6
	9～	($S_{15.2}$)	0.2164	0.2909	3	5
	13～	($S_{15.3}$)	0.0935	0.3212	0	5
中性粒细胞(S_{16})	<0.65	($S_{16.1}$)	0.1566	0.0497	2	−3
	0.65～	($S_{16.2}$)	0.8012	0.7516	9	9
	0.90～	($S_{16.3}$)	0.0422	0.1987	−4	3

两型肠梗阻的事前概率分别为：

$$P[D_1] = \frac{264}{546} = 0.4835, \quad P[D_2] = \frac{282}{546} = 0.5165$$

则可利用 Bayes 条件概率公式对病人进行判别诊断。

例如，某病人，住院当天零时左右开始腹痛，疼痛限于脐周，为阵发性，尚可忍受。下午九时许，呕吐一次。既往无开腹手术史。血压 14.7/10.7kPa(110/80mmHg)，脉搏 70 次/min，腹肌尚软，脐左下有轻度压痛，反跳痛不明显，未扣及肿块，肠鸣音不亢进。白细胞 10×10^9/L，中性粒细胞 80%。欲判断该患者属于单纯性的还是绞窄性的。

该病人表现出的症候表现集为：

$$\{S_{12}, S_{21}, S_{32}, S_{42}, S_{62}, S_{72}, S_{82}, S_{92}, S_{10.2}, S_{11.2}, S_{12.1}, S_{13.2}, S_{15.2}, S_{16.2}\}$$

将表 14.20 中相应的条件概率相乘，可得：

$$P[S \mid D_1] = 0.7376 \times 0.7500 \times 0.6783 \times \cdots \times 0.8012 = 2.2988 \times 10^{-4}$$

$$P[S \mid D_2] = 0.3830 \times 0.5275 \times 0.3943 \times \cdots \times 0.7516 = 4.7505 \times 10^{-6}$$

分别乘以事前概率，有：

$$P[D_1] \times P[S \mid D_1] = 1.1115 \times 10^{-4}$$

$$P[D_2] \times P[S \mid D_2] = 2.4534 \times 10^{-6}$$

进一步可以算出后验概率：

$$P[D_1 \mid S] = \frac{P[D_1]P[S \mid D_1]}{\sum\limits_{j=1}^{2} P[D_j]P[S \mid D_j]} = \frac{1.1115 \times 10^{-4}}{1.1115 \times 10^{-4} + 2.4535 \times 10^{-6}} = 0.9784$$

$$P[D_2 \mid S] = \frac{P[D_2]P[S \mid D_2]}{\sum\limits_{j=1}^{2} P[D_j]P[S \mid D_j]} = \frac{2.4535 \times 10^{-6}}{1.1115 \times 10^{-4} + 2.4535 \times 10^{-6}} = 0.0216$$

即该患者属于单纯性肠梗阻的概率为 0.9784，而属于绞窄性肠梗阻的概率只有 0.0216。故诊断为单纯性肠梗阻(D_1)，这与该病人最后诊断相符。

14.5.2　极大似然法及其简便算法

在 Bayes 公式法中，判别结果是依据后验概率 $P[D_j \mid S]$ 的大小，而决定后验概率大小的值主要是事前概率 $P[D_i]$ 与条件概率 $P[S \mid D_i]$ 之乘积。如果假设事前概率相等，即：

$$P[D_i] = \frac{1}{K}, \qquad i = 1, 2, \cdots, K$$

则条件概率 $P[S \mid D_i]$ 的大小与后验概率 $P[D_i \mid S]$ 的大小是一致的。因此可以根据条件概率 $P[S \mid D_i]$ 来判别。为计算方便，对各概率取对数，并记为 $\ln L_i$：

$$\ln L_1 = \ln P[S \mid D_1] = \ln P[S_{1,i_1} \mid D_1] + \ln P[S_{2,i_2} \mid D_1] + \cdots + \ln P[S_{w,i_w} \mid D_1]$$

$$\ln L_2 = \ln P[S \mid D_2] = \ln P[S_{1,i_1} \mid D_2] + \ln P[S_{2,i_2} \mid D_2] + \cdots + \ln P[S_{w,i_w} \mid D_2]$$

$$\cdots\cdots$$

$$\ln L_K = \ln P[S \mid D_K] = \ln P[S_{1,i_1} \mid D_K] + \ln P[S_{2,i_2} \mid D_K] + \cdots + \ln P[S_{w,i_w} \mid D_K]$$

$$(14.39)$$

$\ln L_i$ 称为对数似然函数。

当症候集较多时,无论是(14.37)还是(14.39),其计算均是较复杂的。因此为了方便临床上使用,常将计算简化。

若 $P[S_{i,j}|D_k]$ 近似取两位小数,最小值设为 0.01,则取以 10 为底的常用对数有:

$$-2 \leqslant \lg[S_{i,j}|D_k] \leqslant 0$$
$$-1 \leqslant \lg[S_{i,j}|D_k] + 1 \leqslant 1$$
$$-10 \leqslant \{\lg[S_{i,j}|D_k] + 1\} \times 10 \leqslant 10$$

我们称:

$$I_{ij}(k) = \{\lg[S_{i,ij}|D_k] + 1\} \times 10 \qquad (14.40)$$

为症候表现 $S_{i,ij}$ 对疾病 D_k 的诊断指数(indices of diagnosis)。

根据四舍五入原则,保留诊断指数的整数部分,则可把概率换算成诊断指数。如表 14.22。

表 14.22 症候表现的概率及其诊断指数

概率	诊断指数	概率	诊断指数	概率	诊断指数
$0\sim$	-10	0.045	-3	0.224	4
0.011	-9	0.056	-2	0.282	5
0.014	-8	0.071	-1	0.355	6
0.018	-7	0.089	0	0.447	7
0.022	-6	0.112	1	0.562	8
0.028	-5	0.141	2	0.708	9
0.035	-4	0.178	3	0.891	10

这样就将概率的乘法运算简化为整数的加法,从而方便了临床上的应用。

例如,对上述患者,两型肠梗阻的诊断指数分别为:

$$I(1) = 9+9+8+5+5+4+8+9+9+9+8+8+3+9 = 103$$
$$I(2) = 6+7+6+4+7+3+5+7+7+8+6+8+5+9 = 88$$

$I(1)$ 大,诊断结果一致。

14.6 判别分析的正确应用

其它方法

(1)logistic 回归判别法

对两类判别问题,记第 1 类 $y=0$,第 2 类 $y=1$,则根据观察指标可以建立 y 关于自变量 $x_1, x_2, \cdots, x_m$ 的 logistic 回归方程,并根据估计概率进行判别归类,如果估计概率小于 0.5,则判为第 1 类;如果估计概率大于 0.5,则判为第 2 类;等于 0.5 时,暂不归类。

例如,对例 14.2 资料建立 logistic 回归方程:

$$\text{logit} P = 4.2625x_1 + 1.0148x_2 + 0.9957x_3 + 38.5105x_4 + 3.6553x_5$$

得概率的估计公式:

$$\hat{P} = \frac{e^{4.2625x_1 + 1.0148x_2 + 0.9957x_3 + 38.5105x_4 + 3.6553x_5}}{1 + e^{4.2625x_1 + 1.0148x_2 + 0.9957x_3 + 38.5105x_4 + 3.6553x_5}}$$

根据上述判别准则得判别结果如表 14.23。

表 14.23　例 14.2 资料的原分类与 logistic 回归判别分类

原分类	判别分类		合计
	1	2	
1	89	5	94
2	6	40	46
合计	95	45	140

对多类判别,则建立多类结果的 logistic 回归(见式 5.23),并根据观察指标用(5.24)估计属于各类的概率,按概率的大小进行判别归类。

例如,对例 14.3 资料建立多类结果的 logistic 回归方程为:

$$\text{logit}P_{2/1} = 7.2612 - 0.8597x_1 - 0.6183x_2 + 1.6822x_3 + 1.7885x_4$$

$$\text{logit}P_{3/1} = -35.3767 - 1.1062x_1 - 1.2864x_2 + 2.6251x_3 + 3.6171x_4$$

得属于各类的估计概率:

$$P[y=1 \mid \boldsymbol{X}] = \frac{1}{1 + e^{7.2612-0.8597x_1-0.6183x_2+1.6822x_3+1.7885x_4} + e^{-35.3767-1.1062x_1-1.2864x_2+2.6251x_3+3.6171x_4}}$$

$$P[y=2 \mid \boldsymbol{X}] = \frac{e^{7.2612-0.8597x_1-0.6183x_2+1.6822x_3+1.7885x_4}}{1 + e^{7.2612-0.8597x_1-0.6183x_2+1.6822x_3+1.7885x_4} + e^{-35.3767-1.1062x_1-1.2864x_2+2.6251x_3+3.6171x_4}}$$

$$P[y=3 \mid \boldsymbol{X}] = \frac{e^{-35.3767-1.1062x_1-1.2864x_2+2.6251x_3+3.6171x_4}}{1 + e^{7.2612-0.8597x_1-0.6183x_2+1.6822x_3+1.7885x_4} + e^{-35.3767-1.1062x_1-1.2864x_2+2.6251x_3+3.6171x_4}}$$

分别计算各样品属于各类之概率,并根据概率大小判别归类。判别结果,除 84 和 145 号样品错判,其余与原分类结果相同。

(2)训练迭代法

本法是模拟人的思维过程的一种方法,利用训练样本逐步修正判别函数中的判别系数,直至稳定为止。本法适用于观察指标为分类变量或等级不多的等级变量资料。有兴趣的读者可以参阅史秉璋和杨琦(1990)的著作,或方积乾(1976)的文章。

判别函数中分界点的选取

分界点的选取对判别结果有较大影响,如选取不当,则可使一个好的判别函数变得毫无分类价值。分界点的取法取决于不同的出发点。

前面曾给出的分界点为总平均或加权平均。也可以人为地从经验或问题的实际背景出发指定 y_0 值;或把 $n_1 + n_2$ 个 $y(x)$ 值从小到大排队,适当地取其中一点作分界点 y_0;或者,取一个区间 (c_1, c_2),此处 $c_2 > c_1$,然后规定大于 c_2 者判为第二类,小于 c_1 者判为第一类,界于 c_1 与 c_2 之间者待判。

从数学上来讨论,还有平均错判率最小法,即使 $E = q_1 P(2|1) + q_2 P(1|2)$ 达到最小值的解;或最小最大错判率法,即使两个错判概率 $P(2|1)$ 与 $P(1|2)$ 中最大的一个尽可能地小。它们都是从不同的出发点确定分界点。

判别法则的评价

无论用哪一种判别方法去判断样品的归属问题,均不可能永远作出正确的判断,一

般总会发生错判,用错判概率的大小来衡量判别效果是很自然的想法,那么如何来计算错判的概率呢? 比如只有两个总体 G_1,G_2,要计算错判概率 $P(2|1)$ 和 $P(1|2)$ 就需要知道总体的分布以及判别函数的分布,从数学上是可以对它们进行讨论的,但实用起来总是不太方便。

实际应用中,衡量判别效果常用两种方法。其一是对原样本(训练样本)进行判别,称为组内回代;其二是对原样本以外的其它样本(考核样本,test data set)进行判别,称为组外考核。考核样本也必需有明确的分类。只有当组内回代和组外考核的效果均较好时,才说明判别效果好。但往往是组内回代效果较好,而组外考核效果较差,有时会很差。因为类的重心、合并协方差矩阵均是基于原训练样本计算的。

有时不容易立即找到考核样本,要检验判别效果,可用交叉验证法(cross validate)。将原样本一分为二,一部分(比如 85%)作为训练样本,另一部分(15%)作为考核样本。如果组内回代和组外考核效果均较好,则将其合并,导出最终的判别函数。该法需要有较多的样品。

刀切法(jackknife),又称弃一法,是交叉验证法中的一种。该法的基本思想是,预留一个样品作为考核样品,用其余的 $n-1$ 个样品建立判别函数,对考核样品进行判别归类。这样,从第 1 个样品到最后一个样品,共建立 n 个判别函数,每一个样品均充当一次考核样品,得到 n 个样本的交叉验证判别,由此判断判别效果。

对例 14.2 资料用交叉验证法结果如表 14.24。

表 14.24 例 14.2 资料的原分类与交叉验证(距离判别)分类

原分类	判别分类		合计
	1	2	
1	84	10	94
2	3	43	46
合计	87	53	140

其中,原第 1 类中 94 个样品仍判为第一类者有 84 名,错判为第 2 类者有 10 名,分别为:9,19,36,38,44,62,64,69,88 和 89 号,第 1 类错判率为 10/94=10.64%;原第 2 类中 46 个样品仍判为第一类者有 43 名,错判为第 1 类者有 3 名,分别是:104,125 和 128 号,第 2 类错判率为 3/46=6.52%;总错判率为 13/140=9.29%,判别准确率为 127/140=90.71%,尚可。

刀切法的缺点是计算量比较大,要建立 n 个判别函数。不过在计算机日益发展的时代,已有编制的专门程序,如 SAS,计算起来还是方便的,且能取得较好效果。

各判别法的比较

距离判别法与 Fisher 判别法未对总体的分布提出什么特定的要求,而 Bayes 判别法要求总体分布明确。

在正态等协差阵的条件下,Bayes 线性判别函数(在不考虑先验概率的影响)等价于距离判别准则,此时 Bayes 线性判别法与距离判别法是等价的。

不加权的 Fisher 判别法等价于距离判别法,因此在等协差阵条件下,Bayes 线性判别法、Fisher 线性判别法与距离判别法三者是等价的。

当 k 个总体的均值向量共线性程度较高时，Fisher 判别法可用较少的判别函数进行判别。

距离判别法与 Fisher 判别法的不足是它们未考虑各总体出现的概率大小，也给不出预报的后验概率及错判率的估计，以及错判之后造成的损失。而这些不足恰是 Bayes 判别法的优点。但值得指出的是，如果给定的先验概率不符合客观实际时，Bayes 判别法也可能会导致错误的结论。

理论上可以说明 Bayes 线性判别函数在总体非正态时也适用，只不过丧失正态性后，Bayes 判别法具有的平均错判率最小的性质就不一定存在了。

对两类判别问题，记第 1 类 $y = n_1/(n_1 + n_2)$，第 2 类 $y = -n_2/(n_1 + n_2)$，（其中，n_1，n_2 为各类样本含量，之所以这样定义，是为了使 y 的总均数为 0。再根据观察指标可以建立 y 关于自变量 $x_1, x_2, \cdots, x_m$ 的多元线性回归方程，并计算 y 的估计值。如果估计值大于 0，则判为第 1 类；如果估计值小于 0，则判为第 2 类；等于 0 时，暂不归类。则所得结果与 Fisher 判别等价。对多类结果亦可证明，Fisher 判别与多重回归是等价的。有兴趣的读者可以参考张尧庭的著作。

一般来说，判别分析的结果总会有错，特别是当各类很接近时，无论用什么方法都很难得到满意效果。因此，在应用判别分析前，应对各类（多组的）均向量作多元方差分析。虽然类间差异有统计学意义，并不等于判别效果好，但若类间差异无统计学意义，则判别效果肯定好不了。

附录 A   极大似然方法

极大似然方法是统计学中最为重要且应用最广泛的方法之一。该方法最早由德国数学家 Gauss 于 1821 年提出,但未受到重视。1922 年 R. A. Fisher 再次提出了极大似然的思想并讨论了它的性质,才使之得到广泛的研究和应用。

A.1   极大似然估计

统计学中概率密度函数 $f(x,\theta)$ 扮演了十分重要的角色。当参数 θ 已知时,$f(x,\theta)$ 显示随着随机变量 x 的取值不同概率密度如何而变化;反过来,当样本 x 给定后,可以考虑对不同的参数 θ,概率密度如何变化。前者常用来计算概率,后者常用来估计总体。

例如,设随机变量 x 服从二项分布 $B(n,\pi)$,其中参数为 $\pi = 0.2$,当 $n = 5$,$x = 2$ 时,概率密度为:$C_5^2(0.2)^2(1-0.2)^3 = 0.2048$;当 $x = 1$ 时,概率密度为:$C_5^1(0.2)^1(1-0.2)^4 = 0.4096$。

反过来,已知 5 次试验中 2 次成功,问 $\pi = 0.3$ 的可能性大还是 $\pi = 0.8$ 的可能性大? 显然 $\pi = 0.3$ 的可能性大,因为 $P = (x = 2 \mid \pi = 0.3) = C_5^2(0.3)^2(1-0.3)^3 = 0.3087$,而 $P = (x = 2 \mid \pi = 0.8) = C_5^2(0.8)^2(1-0.8)^3 = 0.0512$。这里算出的概率 0.3087 不是"$x = 2$ 时,$\pi = 0.3$ 的概率",而是"$\pi = 0.3$ 时,$x = 2$ 的概率"。同理,0.0512 是"$\pi = 0.8$ 时,$x = 2$ 的概率"。因为前者大,故我们判断 $\pi = 0.3$ 的可能性大。

同理,如果重复试验 4 次,每次 $n = 5$,成功次数分别为 1,1,2,2,问 $\pi = 0.3$ 的可能性大还是 $\pi = 0.8$ 的可能性大? 可以据此分别计算 $\pi = 0.3$ 和 $\pi = 0.8$ 时出现现有样本的概率。根据独立事件的概率乘法原理,得:

$$L_{(\pi = 0.3)} = \left[P(x = 1 \mid \pi = 0.3)\right]^2 \left[P(x = 2 \mid \pi = 0.3)\right]^2 = 0.0124$$
$$L_{(\pi = 0.8)} = \left[P(x = 1 \mid \pi = 0.8)\right]^2 \left[P(x = 2 \mid \pi = 0.8)\right]^2 = 1.074 \times 10^{-7}$$

故判断 $\pi = 0.3$。这里的 $L_{(\pi = 0.3)}$ 和 $L_{(\pi = 0.8)}$ 称为似然(likelihood),它是参数 π 的函数,不同的参数得到不同的 L 值,故 L 又称为似然函数(likelihood function)。

进一步问,对上述结果,参数 π 最可能是多少? 根据上述思想,也即估计一个参数 π,使似然函数 L 达到最大。因此,我们定义,使似然函数达到最大的参数估计值,就称为极大似然估计(maximum likelihood estimation,MLE)。即:

$$L = \left[C_5^1 \pi^1 (1-\pi)^4\right]^2 \left[C_5^2 \pi^2 (1-\pi)^3\right]^2 = \left[C_5^1 C_5^2\right]^2 \pi^6 (1-\pi)^{14} \text{ 达到最大}$$

取似然函数的对数,得:

$$\ln L = \log\left[C_5^1 C_5^2\right]^2 + 6\ln\pi + 14\ln(1-\pi)$$

因对数变化是严格单调上升的,故 L 的最大值对应于 $\ln L$ 的最大值。因此要求 L 的最大值,只要求 $\ln L$ 的最大值即可。

对 $\ln L$ 求参数 π 的导数,并令其等于 0,有:

$$\frac{d\ln L}{d\pi} = \frac{6}{\pi} - \frac{14}{1-\pi} = 0$$

解得:$\pi = 0.3$。此即为参数 π 的极大似然估计。

似然函数 L 中 $\left[C_5^1 C_5^2\right]^2$ 是常数项,与参数无关,因此在估计参数时可以去掉,而 $\pi^6(1-\pi)^{14}$ 称为

似然函数的核（kernel）。

A.1.1　极大似然估计的定义

设总体 X 的密度函数为 $f(x, \theta_1, \theta_2, \cdots, \theta_m)$，其中 $\theta_1, \theta_2, \cdots, \theta_m$ 为未知参数，$x_1, x_2, \cdots, x_n$ 为总体 X 的一个样本。称

$$L(\theta_1, \theta_2, \cdots, \theta_m) = \prod_{i=1}^{n} f(x_i; \theta_1, \theta_2, \cdots, \theta_m)$$

为 $\theta_1, \theta_2, \cdots, \theta_m$ 的似然函数。若有 $\hat{\theta}_1, \hat{\theta}_2, \cdots, \hat{\theta}_m$ 使得下式成立：

$$L(\hat{\theta}_1, \hat{\theta}_2, \cdots, \hat{\theta}_m) = \max\{L(\theta_1, \theta_2, \cdots, \theta_m)\}$$

则称 $\hat{\theta}_1, \hat{\theta}_2, \cdots, \hat{\theta}_m$ 为参数 $\theta_1, \theta_2, \cdots, \theta_m$ 的极大似然估计。

对似然函数求 θ_j 的导数，并令其等于 0，

$$\left. \frac{\partial \ln L(\theta_1, \theta_2, \cdots \theta_m)}{\partial \theta_j} \right|_{\theta_j = \hat{\theta}_j} = 0, \qquad j = 1, 2, \cdots, m$$

称之为似然方程（likelihood equation）。由似然方程解得参数 $\theta_1, \theta_2, \cdots, \theta_m$ 的极大似然估计值。

例 A.1　设随机变量服从正态分布 $N(\mu, \sigma^2)$，求参数 μ, σ^2 的极大似然估计。

设 $x_1, x_2, \cdots, x_n$ 为总体的一个样本，得似然函数为：

$$L(\mu, \sigma^2) = \prod_{i=1}^{n} \left[\frac{1}{\sqrt{2\pi}\sigma} e^{-\frac{(x_i - \mu)^2}{2\sigma^2}} \right] = \frac{1}{(\sqrt{2\pi}\sigma)^n} e^{-\frac{1}{2\sigma^2}\sum_{i=1}^{n}(x_i - \mu)^2}$$

对数似然函数为：

$$\ln L(\mu, \sigma^2) = -n \ln \sqrt{2\pi} - n \ln \sigma - \frac{1}{2\sigma^2} \sum_{i=1}^{n} (x_i - \mu)^2$$

求导，得似然方程：

$$\begin{cases} \dfrac{\partial \ln L(\mu, \sigma)}{\partial \mu} = \dfrac{1}{\sigma^2} \sum_{i=1}^{n} (x_i - \mu) = 0 \\[2mm] \dfrac{\partial \ln L(\mu, \sigma)}{\partial \sigma} = -\dfrac{n}{\sigma} + \dfrac{1}{\sigma^3} \sum_{i=1}^{n} (x_i - \mu)^2 = 0 \end{cases}$$

解得：

$$\hat{\mu} = \frac{1}{n} \sum_{i=1}^{n} x_i, \qquad \hat{\sigma}^2 = \frac{1}{n} \sum_{i=1}^{n} (x_i - \hat{\mu})^2$$

可见，正态分布中参数 μ, σ^2 的极大似然估计就是样本均数和方差（注意这里方差的分母为 n 而不是 $n-1$）。

例 A.2　设随机变量服从 Poisson 分布 $P(\lambda)$，求参数 λ 的极大似然估计。

设 $x_1, x_2, \cdots, x_n$ 为总体的一个样本，得似然函数为：

$$L(\lambda) = \prod_{i=1}^{n} \left[\frac{\lambda^{x_i}}{x_i!} e^{-\lambda} \right] = e^{-n\lambda} \frac{\lambda^{\left(\sum\limits_{i=1}^{n} x_i\right)}}{\prod\limits_{i=1}^{n} (x_i!)}$$

取对数，得：

$$\ln L = -n\lambda + \left(\sum_{i=1}^{n} x_i \right) \ln \lambda - \ln \left[\prod_{i=1}^{n} (x_i!) \right]$$

得似然方程为：

$$\frac{\partial L(\lambda)}{\partial \lambda} = -n + \frac{1}{\lambda} \sum_{i=1}^{n} x_i = 0$$

解得：

$$\hat{\lambda} = \frac{1}{n} \sum_{i=1}^{n} x_i$$

可见，Poisson 分布中参数 λ 的极大似然估计为样本均数。

A.1.2 极大似然估计的性质

极大似然估计有很多优良的性质。其中最重要的有三条：

(1)对指数分布簇中的分布，其极大似然估计是唯一的。

(2)如果 $\hat{\theta}$ 是参数 θ 的极大似然估计，则 $g(\hat{\theta})$ 是 $g(\theta)$ 的极大似然估计，这一性质称为不变性（invariance property）。

(3)各参数的渐近方差－协方差矩阵是：

$$(I)^{-1} = \left[-\frac{\partial^2 \ln L}{\partial \beta_j \partial \beta_k} \right]^{-1} \bigg|_{(\beta_j, \beta_k) = (\hat{\beta})_j, \hat{\beta}_k)} \qquad j, k = 0, 1, \cdots, m$$

I 称为信息矩阵。

正因为有上述性质，特别是第(2)条性质，极大似然估计成为统计学中最受关注的方法之一。

A.1.3 Newton－Raphson 迭代

极大似然估计不总是有显式表达，因此，需要用迭代法求解。最常用的是 Newton－Raphson 迭代法。其迭代公式为：

$$\beta^{(t+1)} = \beta^{(t)} + \left[I^{(t)} \right]^{-1} S^{(t)}$$

其中，$\beta^{(t)}$ 和 $\beta^{(t+1)}$ 分别表示第 t 步和第 $t+1$ 步得到的迭代值；$I^{(t)}$ 表示第 t 步得到的信息矩阵；

$$S^{(t)} = \left(\frac{\partial \ln L}{\partial \beta_0}, \frac{\partial \ln L}{\partial \beta_1}, \cdots, \frac{\partial \ln L}{\partial \beta_m} \right)' \bigg|_{(\beta_0, \beta_1 \cdots \beta_m) = (\beta_0^{(t)}, \beta_1^{(t)} \cdots \beta_m^{(t)})}$$

当前后两次的迭代值之差均小于事先规定的值（比如 10^{-5}）时，则停止迭代。

A.2 似然比检验

似然比检验（likelihood ratio test）是建立在似然函数基础上的一种假设检验方法，是统计学中重要的检验方法之一。尤其在广义线性模型中有着广泛应用。

首先考虑单参数情形。设随机变量的分布密度函数为 $f(X, \theta)$，$x_1, x_2, \cdots, x_n$ 为总体的一个样本。考虑简单原假设：

$$H_0: \theta = \theta_0, \quad H_1: \theta \neq \theta_0$$

若 $\hat{\theta}$ 是参数 θ 的极大似然估计值，$\prod_{i=1}^{n} f(x_i, \hat{\theta})$ 是 $\theta = \hat{\theta}$ 时的似然函数，$\prod_{i=1}^{n} f(x_i, \theta_0)$ 是 $\theta = \theta_0$ 时的似然函数。该检验问题的似然比统计量为：

$$\lambda(X) = \frac{\prod_{i=1}^{n} f(x_i, \hat{\theta})}{\prod_{i=1}^{n} f(x_i, \theta_0)}$$

在原假设 H_0 成立时，当样本含量 n 较大，$2\ln\lambda(X)$ 近似服从自由度为 1 的 χ^2 分布。这是单参数的似然比检验。

考虑多参数的似然比检验，设随机变量的分布密度函数为 $f(X; \theta_1, \theta_2, \cdots, \theta_k)$，$x_1, x_2, \cdots, x_n$ 为总体的一个样本。检验假设：

$$H_0 : (\theta_{r+1} , \theta_{r+2} , \cdots , \theta_k) = (\theta_{r+1}{}' , \theta_{r+2}{}' , \cdots , \theta_k{}')$$

$$H_1 : (\theta_{r+1} , \theta_{r+2} , \cdots , \theta_k) \neq (\theta_{r+1}{}' , \theta_{r+2}{}' , \cdots , \theta_k{}')$$

若 $(\hat{\theta}_{r+1} , \hat{\theta}_{r+2} , \cdots , \hat{\theta}_k)$ 是参数集 $(\theta_{r+1} , \theta_{r+2} , \cdots , \theta_k)$ 的一个估计,该检验问题的似然比统计量为:

$$\lambda(X) = \frac{\prod\limits_{i=1}^{n} f(x_i ; \hat{\theta}_{r+1} , \hat{\theta}_{r+2} , \cdots , \hat{\theta}_k)}{\prod\limits_{i=1}^{n} f(x_i , \theta_{r+1}{}' , \theta_{r+2}{}' , \cdots , \theta_k{}')}$$

则在原假设 H_0 成立时,当样本含量 n 较大,$2\ln\lambda(X)$ 近似服从自由度为 $k-r$ 的 χ^2 分布。这里同时接受检验的参数有 $k-r$ 个,称为同时检验。

A.3 几种多元统计模型的似然函数

A.3.1 logistic 回归模型的似然函数

设结果变量为 y,自变量为 $\boldsymbol{X} = \{x_1 , x_2 , \cdots , x_m\}$。为方便起见,记常数项为 $x_0 = 1$,系数为 β_0。则根据 logistic 回归的定义,有:

$y=1$ 时: $P(y = 1 \mid X) = \dfrac{\exp(\sum\limits_{j=0}^{m} \beta_j x_j)}{1 + \exp(\sum\limits_{j=0}^{m} \beta_j x_j)}$

$y=0$ 时: $P(y = 0 \mid X) = \dfrac{1}{1 + \exp(\sum\limits_{j=0}^{m} \beta_j x_j)}$

则,可统一表达为:

$$P(y = y_i \mid X) = \left[P(y = 1 \mid X) \right]^{y_i} \left[P(y = 0 \mid X) \right]^{1-y_i}$$

$$= \left[\frac{\exp(\sum \beta_j x_{ij})}{1 + \exp(\sum \beta_j x_{ij})} \right]^{y_i} \left[\frac{1}{1 + \exp(\sum \beta_j x_{ij})} \right]^{1-y_i}$$

得似然函数为:

$$L = \prod_{i=1}^{n} \left[\frac{\exp(\sum \beta_j x_{ij})}{1 + \exp(\sum \beta_j x_j)} \right]^{y_i} \left[\frac{1}{1 + \exp(\sum \beta_j x_{ij})} \right]^{1-y_i}$$

$$= \prod_{i=1}^{n} \frac{\left[\exp(\sum \beta_j x_{ij}) \right]^{y_i}}{1 + \exp(\sum \beta_j x_{ij})}$$

取对数,得对数似然函数:

$$\ln L = \sum_{i=1}^{n} \left\{ y_i \left(\sum_{j=0}^{m} \beta_j x_{ij} \right) - \ln \left[1 + \exp(\sum_{j=0}^{m} \beta_j x_{ij}) \right] \right\}$$

对系数 β_j 求一阶导数:

$$\frac{\partial \ln L}{\partial \beta_j} = \sum_{i=1}^{n} \left\{ y_i x_{ij} - \frac{x_{ij} \exp(\sum\limits_{j=0}^{m} \beta_j x_{ij})}{1 + \exp(\sum\limits_{j=0}^{m} \beta_j x_{ij})} \right\}$$

令:

$$\frac{\partial \ln L}{\partial \beta_j} = 0 , \qquad j = 0, 2, \cdots, m$$

可得参数 β_j 的极大似然估计。

对数似然函数的二阶导数为:

$$\frac{\partial^2 \ln L}{\partial \beta_j \partial \beta_k} = -\sum_{i=1}^{n} \frac{x_{ij} x_{ik} \exp(\sum_{j=0}^{m} \beta_j x_{ij})}{\left[1 + \exp(\sum_{j=0}^{m} \beta_j x_{ij})\right]^2} \quad j,k = 0,1,\cdots,m$$

据此可求得信息矩阵,以及参数的估计误差。

A.3.2　条件 logistic 回归模型的似然函数

以 1∶1 配比设计为例。记 $d_{ij} = x_{i1j} - x_{i0j}$,其似然函数为:

$$L = \prod_{i=1}^{n} \frac{1}{1 + \exp\left[\sum \beta_j (x_{i1j} - x_{i0j})\right]} = \prod_{i=1}^{n} \frac{1}{1 + \exp(\sum_{j=1}^{m} \beta_j d_{ij})}$$

取对数,得对数似然函数:

$$\ln L = -\sum_{i=1}^{n} \ln\left[1 + \exp(\sum_{j=1}^{m} \beta_j d_{ij})\right]$$

一阶导数:

$$\frac{\partial \ln L}{\partial \beta_j} = -\sum_{i=1}^{n} \frac{d_{ij} \exp(\sum_{j=1}^{m} \beta_j d_{ij})}{\left[1 + \exp(\sum_{j=1}^{m} \beta_j d_{ij})\right]^2} \quad j=1,2,\cdots,m$$

二阶导数:

$$\frac{\partial^2 \ln L}{\partial \beta_j \partial \beta_k} = -\sum_{i=1}^{n} \frac{d_{ij} d_{ik} \exp(\sum_{j=1}^{m} \beta_j d_{ij})}{\left[1 + \exp(\sum_{j=1}^{m} \beta_j d_{ij})\right]^2} \quad j,k=1,2,\cdots,m$$

A.3.3　多类结果的 logistic 回归模型的似然函数

以三分类结果为例,为构造似然函数,将结果变量 y 用哑变量 y_0, y_1, y_2 表示,即:

$$如\ y=0,则\ y_0=1, y_1=0, y_2=0$$
$$如\ y=1,则\ y_0=0, y_1=1, y_2=0$$
$$如\ y=2,则\ y_0=0, y_1=0, y_2=1$$

需要说明的是,引入这些变量仅为了说明似然函数,而不是为实际的多类 logistic 回归分析而构造使用的。为方便表达,记:

$$g_1 = g_1(X_i) = \sum_{j=0}^{m} \beta_{1j} x_{ij}, \qquad g_2 = g_2(X_i) = \sum_{j=0}^{m} \beta_{2j} x_{ij}$$

则:

$$\begin{cases} \pi_0 = P\left[y=0 \mid x\right] = \dfrac{1}{1 + e^{g_1} + e^{g_2}} \\[3mm] \pi_1 = P\left[y=1 \mid x\right] = \dfrac{e^{g_1}}{1 + e^{g_1} + e^{g_2}} \\[3mm] \pi_2 = P\left[y=2 \mid x\right] = \dfrac{e^{g_2}}{1 + e^{g_1} + e^{g_2}} \end{cases}$$

从而,n 个独立观察样本的条件似然函数是:

$$L = \prod_{i=1}^{n} \pi_0{}^{y_{i0}} \pi_1{}^{y_{i1}} \pi_2{}^{y_{i2}}$$

$$= \prod_{i=1}^{n} \left(\frac{1}{1 + e^{g_1} + e^{g_2}} \right)^{y_{i0}} \left(\frac{e^{g_1}}{1 + e^{g_1} + e^{g_2}} \right)^{y_{i1}} \left(\frac{e^{g_2}}{1 + e^{g_1} + e^{g_2}} \right)^{y_{i2}}$$

注意到，无论 y 取何值，均有 $y_{i0} + y_{i1} + y_{i2} = 1$。则：

$$L = \prod_{i=1}^{n} \frac{e^{y_{i1} g_1} e^{y_{i2} g_2}}{1 + e^{g_1} + e^{g_2}}$$

对数似然函数为：

$$\ln L = \sum_{i=1}^{n} \{ y_{i1} g_1 + y_{i2} g_2 - \ln [1 + e^{g_1} + e^{g_2}] \}$$

$$= \sum_{i=1}^{n} \left\{ y_{i1} \left(\sum_{j=0}^{m} \beta_{1j} x_{ij} \right) + y_{i2} \left(\sum_{j=0}^{m} \beta_{2j} x_{ij} \right) - \ln \left[1 + \exp \left(\sum_{j=0}^{m} \beta_{1j} x_{ij} \right) + \exp \left(\sum_{j=0}^{m} \beta_{2j} x_{ij} \right) \right] \right\}$$

一阶导数为：

$$\frac{\partial \ln L}{\partial \beta_{pj}} = \sum_{i=1}^{n} x_{ij} \left[y_{ip} - \frac{e^{g_p}}{1 + e^{g_1} + e^{g_2}} \right] = \sum_{i=1}^{n} x_{ij} [y_{ip} - \pi_p]$$

$$= \sum_{i=1}^{n} x_{ij} \left[y_{ip} - \frac{\exp \left(\sum_{j=0}^{m} \beta_{pj} x_{ij} \right)}{1 + \exp \left(\sum_{j=0}^{m} \beta_{1j} x_{ij} \right) + \exp \left(\sum_{j=0}^{m} \beta_{2j} x_{ij} \right)} \right]$$

$$p = 1, 2; \quad j = 0, 1, \cdots, m$$

二阶导数为：

$$\frac{\partial^2 \ln L}{\partial \beta_{pj} \partial \beta_{pk}} = \sum_{i=1}^{n} x_{ij} x_{ik} \frac{e^{g_p} + e^{g_1} e^{g_2}}{(1 + e^{g_1} + e^{g_2})^2} = \sum_{i=1}^{n} x_{ij} x_{ik} \pi_p (1 - \pi_p)$$

$$= \sum_{i=1}^{n} x_{ij} x_{ik} \frac{\exp \left(\sum_{j=0}^{m} \beta_{pj} x_{ij} \right) + \exp \left(\sum_{j=0}^{m} \beta_{1j} x_{ij} + \sum_{j=0}^{m} \beta_{2j} x_{ij} \right)}{\left[1 + \exp \left(\sum_{j=0}^{m} \beta_{1j} x_{ij} \right) + \exp \left(\sum_{j=0}^{m} \beta_{2j} x_{ij} \right) \right]^2}$$

$$\frac{\partial^2 \ln L}{\partial \beta_{pj} \partial \beta_{p'k}} = \sum_{i=1}^{n} x_{ij} x_{ik} \frac{e^{g_1} e^{g_2}}{(1 + e^{g_1} + e^{g_2})^2} = \sum_{i=1}^{n} x_{ij} x_{ik} \pi_1 \pi_2$$

$$= \sum_{i=1}^{n} x_{ij} x_{ik} \frac{\exp \left(\sum_{j=0}^{m} \beta_{1j} x_{ij} + \sum_{j=0}^{m} \beta_{2j} x_{ij} \right)}{\left[1 + \exp \left(\sum_{j=0}^{m} \beta_{1j} x_{ij} \right) + \exp \left(\sum_{j=0}^{m} \beta_{2j} x_{ij} \right) \right]^2}$$

$$p, \ p' = 1, 2; j, k = 0, 1, 2, \cdots, m$$

A. 3. 4　Poisson 回归模型的似然函数

设结果变量为 y，自变量为 $\boldsymbol{X} = \{ x_1, x_2, \cdots, x_m \}$。根据 Poisson 回归的定义，

$$\lambda(X) = \exp \left(\sum_{j=0}^{m} \beta_j x_{ij} \right)$$

得似然函数：

$$L = \prod_{i=1}^{n} \frac{\lambda(X)^{y_i}}{y_i !} e^{-\lambda(X)}$$

对数似然函数为：

$$\ln L = \sum_{i=1}^{n} \left[y_i \left(\sum_{j=0}^{m} \beta_j x_{ij} \right) - \exp \left(\sum_{j=0}^{m} \beta_j x_{ij} \right) \right] - \sum_{i=1}^{n} \ln(y_i!)$$

一阶导数为：

$$\frac{\partial \ln L}{\partial \beta_j} = \sum_{i=1}^{n} \left[y_i - \exp \left(\sum_{j=0}^{m} \beta_j x_{ij} \right) \right] x_{ij} \qquad j = 0, 1, 2, \cdots, m$$

二阶导数为：

$$\frac{\partial^2 \ln L}{\partial \beta_j \partial \beta_k} = - \sum_{i=1}^{n} \left[x_{ij} x_{ik} \exp \left(\sum_{j=0}^{m} \beta_j x_{ij} \right) \right], \qquad j, k = 0, 1, 2, \cdots, m$$

A.3.5　指数回归模型的似然函数

记 δ_i 是截尾指示变量，当第 i 个个体在时刻 t_i 死亡，则 $\delta_i = 1$，否则 $\delta_i = 0$（截尾）。

设：$\lambda(t, \boldsymbol{X}) = \exp \left(\sum_{j=0}^{m} \beta_j x_j \right)$，则对于指数分布来说，

$$f(t, \boldsymbol{X}) = \lambda(t, \boldsymbol{X}) \exp(-\lambda(t, \boldsymbol{X}) t)$$
$$S(t, \boldsymbol{X}) = \exp(-\lambda(t, \boldsymbol{X}) t)$$
$$h(t, \boldsymbol{X}) = f(t, \boldsymbol{X}) / S(t, \boldsymbol{X}) = \lambda(t, \boldsymbol{X})$$

对任一个体 i，在 t_i 时刻无论是死亡还是截尾，均可表示为：

$$f(t, \boldsymbol{X})^{\delta_i} S(t, \boldsymbol{X})^{1-\delta_i} = \lambda(t, \boldsymbol{X})^{\delta_i} \exp(-\lambda(t, \boldsymbol{X}) t)$$

得似然函数为：

$$L = \prod_{i=1}^{n} \left[\exp \left(\sum_{j=0}^{m} \beta_j x_{ij} \right)^{\delta_i} \exp \left(- t_i \exp \left(\sum_{j=0}^{m} \beta_j x_{ij} \right) \right) \right]$$

对数似然函数为：

$$\ln L = \sum_{i=1}^{n} \left[\delta_i \left(\sum_{j=0}^{m} \beta_j x_{ij} \right) - t_i \exp \left(\sum_{j=0}^{m} \beta_j x_{ij} \right) \right]$$

一阶导数：

$$\frac{\partial \ln L}{\partial \beta_j} = \sum_{i=1}^{n} \left[\delta_i x_{ij} - t_i x_{ij} \exp \left(\sum_{j=0}^{m} \beta_j x_{ij} \right) \right], \qquad j = 0, 1, 2, \cdots, m$$

二阶导数：

$$\frac{\partial^2 \ln L}{\partial \beta_j \partial \beta_k} = - \sum_{i=1}^{n} \left[t_i x_{ij} x_{ik} \exp \left(\sum_{j=0}^{m} \beta_j x_{ij} \right) \right], \quad j = 0, 1, 2, \cdots, m; \qquad k = 0, 1, 2, \cdots, m$$

A.3.6　Weibull 回归模型参数的似然函数

记 δ_i 是截尾指示变量，当第 i 个个体在时刻 t_i 死亡，则 $\delta_i = 1$，否则 $\delta_i = 0$（截尾）。

设：$\lambda(t, \boldsymbol{X}) = \exp \left(\sum_{j=0}^{m} \beta_j x_{ij} \right)$，则对于 Weibull 分布来说，

$$f(t, \boldsymbol{X}) = \lambda(t, \boldsymbol{X}) \gamma t^{\gamma-1} \exp(-\lambda(t, \boldsymbol{X}) t^{\gamma})$$
$$S(t, \boldsymbol{X}) = \exp(-\lambda(t, \boldsymbol{X}) t^{\gamma})$$
$$h(t, \boldsymbol{X}) = \lambda(t, \boldsymbol{X}) \gamma t^{\gamma-1}$$

对任一个体 i，在 t_i 时刻无论是死亡还是截尾，均可表示为：

$$f(t, \boldsymbol{X})^{\delta_i} S(t, \boldsymbol{X})^{1-\delta_i} = \left[\lambda(t, \boldsymbol{X}) \gamma t^{\gamma-1} \right]^{\delta_i} \exp(-\lambda(t, \boldsymbol{X}) t^{\gamma})$$

Weibull 回归模型相应的对数似然函数为：

$$\ln L = \sum_{i=1}^{n} \left\{ \delta_i \left[\ln \gamma + (\gamma - 1) \ln t_i + \sum_{j=0}^{m} \beta_j x_{ij} \right] - t_i^{\gamma} \exp \left(\sum_{j=0}^{m} \beta_j x_{ij} \right) \right\}$$

式中 δ_i 为截尾指示变量，当第 i 个病人的观察结果截尾时，$\delta_i = 0$，否则为 1。

一阶导数：

$$\frac{\partial \ln L}{\partial \beta_j} = \sum_{i=1}^{n} \Big[\delta_i x_{ij} - t_i^{\gamma} x_{ij} \exp\big(\sum_{j=0}^{m} \beta_j x_{ij}\big) \Big] = 0 , \qquad j = 0,1,2,\cdots,m$$

$$\frac{\partial \ln L}{\partial \gamma} = \sum_{i=1}^{n} \Big[\delta_i \left(1/\gamma + \ln t_i\right) - t_i^{\gamma} \ln t_i \exp\big(\sum_{j=0}^{m} \beta_j x_{ij}\big) \Big] = 0$$

二阶导数：

$$\frac{\partial^2 \ln L}{\partial \beta_j \partial \beta_k} = - \sum_{i=1}^{n} \Big[t_i^{\gamma} x_{ij} x_{ik} \exp\big(\sum_{j=0}^{m} \beta_j x_{ij}\big) \Big]$$

$$\frac{\partial^2 \ln L}{\partial \beta_j \partial \gamma} = - \sum_{i=1}^{n} \Big[t_i^{\gamma} \ln t_i \cdot x_{ij} \exp\big(\sum_{j=0}^{m} \beta_j x_{ij}\big) \Big]$$

$$\frac{\partial^2 \ln L}{\partial \gamma^2} = - \sum_{i=1}^{n} \Big[\left(\delta_i/\gamma^2\right) + t_i^{\gamma} \left(\ln t_i\right)^2 \exp\big(\sum_{j=0}^{m} \beta_j x_{ij}\big) \Big]$$

$$j , k = 0,1,2,\cdots,m$$

A.3.7　Cox 比例风险模型的似然函数

设有 n 个观察对象，观察时间分别为 $t_1, t_2, \cdots, t_n$。其中有 d 个死亡，$n-d$ 个截尾，假设 $t_{(1)} < t_{(2)} < t_{(3)} < \cdots < t_{(d)}$ 是 d 个精确的死亡时间，令 R_i 是在时间 $t_{(i)}$ 处于风险状态的观察对象集合，它由所有生存时间至少为 $t_{(i)}$ 的个体组成。对于在风险集合上时间 $t_{(i)}$ 处的特殊死亡，作为被观察的个体的条件死亡概率为：

$$L_{(i)} = \exp\big(\sum_{j=1}^{m} \beta_j x_{ij}\big) \Big/ \sum_{p \in R_i} \exp\big(\sum_{j=1}^{m} \beta_j x_{pj}\big)$$

截尾数据不知道确切的死亡时间，故不能计算条件概率。但参与风险集合的统计。

d 个死亡病人的条件死亡概率 $L_{(i)}$ 的乘积称为偏似然函数（partial likelihood）：

$$L = \prod_{i=1}^{d} L_{(i)} = \prod_{i=1}^{d} \exp\big(\sum_{j=1}^{m} \beta_j x_{ij}\big) \Big/ \sum_{p \in R_i} \exp\big(\sum_{j=1}^{m} \beta_j x_{pj}\big)$$

它只考虑从总体中抽取含量为 n 的样本中出现 d 个死亡病人的概率，因此是有偏的。使偏似然函数最大时的参数估计值称为最人偏似然估计。偏似然函数不同于一般似然函数，但最大偏似然估计具有最大似然估计的渐近性质，因此，可以象似然估计一样处理。

其对数似然函数为：

$$\ln L = \sum_{i=1}^{d} L_{(i)} = \sum_{i=1}^{d} \Big\{ \sum_{j=1}^{m} \beta_j x_{ij} - \ln \Big[\sum_{p \in R_i} \exp\big(\sum_{j=1}^{m} \beta_j x_{pj}\big) \Big] \Big\}$$

一阶导数为：

$$\frac{\partial \ln L}{\partial \beta_j} = \sum_{i=1}^{d} \left[x_{ij} - \frac{\displaystyle\sum_{p \in R_i} x_{pj} \exp\big(\sum_{j=1}^{m} \beta_j x_{pj}\big)}{\displaystyle\sum_{p \in R_i} \exp\big(\sum_{j=1}^{m} \beta_j x_{pj}\big)} \right] , \qquad j = 1,2,\cdots,m$$

二阶导数为：

$$\frac{\partial^2 \ln L}{\partial \beta_j \partial \beta_k} = - \sum_{i=1}^{d} \left\{ \frac{\displaystyle\sum_{p \in R_i} x_{pj} x_{pk} \exp\big(\sum_{j=1}^{m} \beta_j x_{pj}\big)}{\displaystyle\sum_{p \in R_i} \exp\big(\sum_{j=1}^{m} \beta_j x_{pj}\big)} - \frac{\Big[\displaystyle\sum_{p \in R_i} x_{pj} \exp\big(\sum_{j=1}^{m} \beta_j x_{pj}\big) \Big] \Big[\displaystyle\sum_{p \in R_i} x_{pk} \exp\big(\sum_{j=1}^{m} \beta_j x_{pj}\big) \Big]}{\Big[\displaystyle\sum_{p \in R_i} \exp\big(\sum_{j=1}^{m} \beta_j x_{pj}\big) \Big]^2} \right\}$$

$$j , k = 1,2,\cdots,d$$

附录 B　习题

第一章　绪论

1—1　同龄中学男女生若干名,测量其身高、体重、胸围,结果见下表。试分别计算男、女生三个指标的均向量、协方差矩阵、相关系数矩阵,并分别计算男生间、女生间的欧氏距离和马氏距离。

编号	男生			编号	女生		
	身高	体重	胸围		身高	体重	胸围
1	171.0	58.5	81.0	1	152.0	44.8	74.0
2	175.0	65.0	87.0	2	153.0	46.5	80.0
3	159.0	38.0	71.0	3	158.0	48.5	73.5
4	155.3	45.0	74.0	4	150.0	50.5	87.0
5	152.0	35.0	63.0	5	144.0	36.3	68.0
6	158.3	44.5	75.0	6	160.5	54.7	86.0
7	154.8	44.5	74.0	7	158.0	49.0	84.0
8	164.0	51.0	72.0	8	154.0	50.8	76.0
9	165.2	55.0	79.0	9	153.0	40.0	70.0
10	164.5	46.0	71.0	10	159.6	52.0	76.0
11	159.1	48.0	72.5				
12	164.2	46.5	73.0				

资料来源:郭祖超主编《医学统计学》,人们军医出版社,1999,P189

1—2　已知一个二维正态分布总体有分布:

$$N\left(\binom{0}{0},\begin{pmatrix}1 & 0.9\\0.9 & 1\end{pmatrix}\right)$$

现有两点 $A=(1,1)'$ 和 $B=(1,-1)'$。分别按照欧氏距离和马氏距离计算 A 点和 B 点到均数的距离,并进行比较。

第二章　多元正态分布

2—1　设 $20\sim60$ 岁的男子大脑重量(X,kg)与头颅长度(Y,cm)服从二元正态分布。已知 X 与 Y 的相关系数为 0.5219;X 的均数和标准差分别为:1.47 和 0.15;Y 的均数和标准差分别为:176.55 和 7.52。试写出 X 与 Y 的二元正态分布函数。并绘制二元正态分布的正态曲面。

2—2　已知成年女子的胸围、腰围和臀围服从 3 元正态分布,均数分别为:83.39cm,70.26 cm,91.52cm,协方差矩阵为:

$$\begin{pmatrix}30.530\\25.536 & 39.859\\19.532 & 20.703 & 27.363\end{pmatrix}$$

试写出相应的三元正态分布函数。

2—3　证明,若变量 x_1,x_2 服从二元正态分布 $MN(\mu_1,\sigma_1{}^2;\mu_2,\sigma_2{}^2;\rho)$,对 x_1,x_2 作线性变换:

$$z_i = \frac{x_i - \mu_i}{\sigma_i}, \quad i = 1, 2$$

则 z_1, z_2 亦服从二元正态分布。并分别求出 z_1, z_2 的均数、方差及 z_1 与 z_2 的相关系数。

2—4　就例 2.3 资料，图示二元分布的 90％参考值范围。

2—5　设 S 和 R 分别是随机向量 X 的方差－协方差矩阵和相关系数矩阵，证明：$|S| = (s_{11}s_{22}\cdots s_{mm})|R|$。这里，$s_{ii}$ 是 X_i 的方差。

第三章　均向量的统计推断

3—1　对 20 名健康女性的汗水进行测量和化验，数据如下，其中，X_1 为排汗量，X_2 为汗水中钾的含量，X_3 为汗水中钠的含量。试检验，样本是否来自 $\mu_0' = (4, 50, 10)$ 的总体。

试验者	X_1	X_2	X_3	试验者	X_1	X_2	X_3
1.	3.7	48.5	9.3	2.	3.9	36.9	12.7
3.	5.7	65.1	8.0	4.	4.5	58.8	12.3
5.	3.8	47.2	10.9	6.	3.5	27.8	9.8
7.	3.2	53.2	12.0	8.	4.5	40.2	8.4
9.	3.1	55.5	9.7	10.	1.5	13.5	10.1
11.	4.6	36.1	7.9	12.	8.5	56.4	7.1
13.	2.4	24.8	14.0	14.	4.5	71.6	8.2
15.	7.2	33.1	7.6	16.	6.5	52.8	10.9
17.	6.7	47.4	8.5	18.	4.1	44.1	11.2
19.	5.4	54.1	11.3	20.	5.5	40.9	9.4

资料来源：王学仁　王松桂，《实用多元统计分析》，上海科学技术出版社，123

3—2　以两均向量比较为例，证明：对数据阵作线性变换，不改变假设检验的结果。

3—3　验证：当 $m = 1$ 时，Hotelling T^2 检验与 t 检验等价。

3—4　根据练习 1—1 资料，检验同龄男、女生的体型指标有无差别。

3—5　测得 25 个家庭中成年长子与次子的头宽和头长数据如下。试检验长子与次子是否有差别。

家庭编号	长子		次子	
	头宽	头长	头宽	头长
1	191	155	179	145
2	195	149	201	152
3	181	148	185	149
4	183	153	188	149
5	176	144	171	142
6	208	157	192	152
7	189	150	190	149
8	197	159	189	152
9	188	152	197	159
10	192	150	187	151
11	179	158	186	148
12	183	147	174	147
13	174	150	185	152

续表

家庭编号	长子		次子	
	头宽	头长	头宽	头长
14	190	159	195	157
15	188	151	187	158
16	163	137	161	130
17	195	155	183	158
18	186	153	173	148
19	181	145	182	146
20	175	140	165	137
21	192	154	185	152
22	174	143	178	147
23	176	139	176	143
24	197	167	200	158
25	190	163	187	150

资料来源:Frets GP(1921). Heredity of head form in Man. Genetica. 3:193—384

3—6 为了解某溶栓药对脑梗塞患者血压的影响,观察 10 名患者,分别与疗前、溶后 5 分钟、10 分钟、20 分钟测定患者的收缩压(X,mmHg)和舒张压(Y,mmHg),结果如下表,问该溶栓药对血压有无影响?

ID	疗前		溶后 5 分钟		溶后 10 分钟		溶后 20 分钟	
	X	Y	X	Y	X	Y	X	Y
1	175	115	175	110	170	110	170	90
2	136	93	130	90	135	95	135	97
3	142	89	138	99	138	99	142	108
4	180	100	180	100	180	100	180	90
5	170	90	170	80	180	70	170	70
6	125	70	114	67	111	64	112	68
7	140	100	140	90	140	90	140	90
8	150	70	144	81	166	87	151	91
9	150	98	150	98	150	98	143	83
10	105	75	113	75	113	75	113	75

资料来源:陈清棠,"九五"攻关项目。1999

3—7 为寻找挤压塑料胶卷的最优工艺条件,在研究中考虑两个因子:拉力和添加剂的浓度。观察 3 个指标,耐力(X_1),光泽(X_2),不透明度(X_3)。结果如下。问拉力和添加剂的浓度对 3 个指标有无影响?

	添加剂 1%（A1）			添加剂 1.5%（A2）		
	X_1	X_2	X_3	X_1	X_2	X_3
低拉速（B1）	6.5	9.5	4.4	6.9	9.1	5.7
	6.2	9.9	6.4	7.2	10.0	2.0
	5.8	9.6	3.0	6.9	9.9	3.9

续表

	添加剂 1%（A1）			添加剂 1.5%（A2）		
	X_1	X_2	X_3	X_1	X_2	X_3
	6.5	9.6	4.1	6.1	9.5	1.9
	6.5	9.2	0.8	6.3	9.4	5.7
高拉速（B2）	6.7	9.1	2.8	7.1	9.2	8.4
	6.6	9.3	4.1	7.0	8.8	5.2
	7.2	8.3	3.8	7.2	9.7	6.9
	7.1	8.4	1.6	7.5	10.1	2.7
	6.8	8.5	3.4	7.6	9.2	1.9

资料来源：王学仁，王松桂，实用多元统计分析，上海科学技术出版社，1990，188

第四章　多重线性回归

4-1　证明：在两样本均数的比较，如将分组变量视为自变量，将观察指标视为因变量，作回归分析，则所得回归系数的 t 检验与两样本均数的 t 检验结果是等价的。

4-2　下列资料是用三种饲料喂大白鼠后得到的肝重比值。将分组变量视为自变量，并用哑变量表示，将观察指标视为因变量，作回归分析。验证，所得回归方程的 F 检验与三组均数比较的方差分析的 F 值是相同的，结论是等价的。

三种饲料喂大白鼠后的肝重比值(%)

	组别		
	甲	乙	丙
y	2.62	2.82	2.91
	2.23	2.76	3.02
	2.36	2.43	3.28
	2.40	2.73	3.18
均　数	2.4025	2.6850	3.0975

4-3　以上两个练习说明，通常的方差分析模型是线性回归模型的特殊情况。找一个区组设计的例子，将其用线性模型表示，并比较均数的方差分析结果与模型检验的结果。

4-4　为研究建立年龄（age）、体重（weight）、跑 1.5 英里所用的时间（runtime）、休息时的脉搏数（rstpluse）、跑步时的脉搏数（runpluse）跑步时的最大脉搏数（maxpluse）与肺活量间的关系，测量了31 人的数据。结果如下。试进行回归分析。

age	weight	runtime	rstpulse	runpulse	maxpulse	oxy
44	89.47	11.37	62	178	182	44.609
40	75.07	10.07	62	185	185	45.313
44	85.84	8.65	45	156	168	54.297
42	68.15	8.17	40	166	172	59.571
38	89.02	9.22	55	178	180	49.874
47	77.45	11.63	58	176	176	44.811
40	75.98	11.95	70	176	180	45.681

续表

age	weight	runtime	rstpulse	runpulse	maxpulse	oxy
43	81.19	10.85	64	162	170	49.091
44	81.42	13.08	63	174	176	39.442
38	81.87	8.63	48	170	186	60.055
44	73.03	10.13	45	168	168	50.541
45	87.66	14.03	56	186	192	37.388
45	66.45	11.12	51	176	176	44.754
47	79.15	10.60	47	162	164	47.273
54	83.12	10.33	50	166	170	51.855
49	81.42	8.95	44	180	185	49.156
51	69.63	10.95	57	168	172	40.836
51	77.91	10.00	48	162	168	46.672
48	91.63	10.25	48	162	164	46.774
49	73.37	10.08	67	168	168	50.388
57	73.37	12.63	58	174	176	39.407
54	79.38	11.17	62	156	165	46.080
52	76.32	9.63	48	164	166	45.441
50	70.87	8.92	48	146	155	54.625
51	67.25	11.08	48	172	172	45.118
54	91.63	12.88	44	168	172	39.203
51	73.71	10.47	59	186	188	45.790
57	59.08	9.93	49	148	155	50.545
49	76.32	9.40	56	186	188	48.673
48	61.24	11.50	52	170	176	47.920
52	82.78	10.50	53	170	172	47.467

资料来源:高惠璇编译. SAS 系统 SAS/STAT 软件使用手册,中国统计出版社,1997,P148

4-5 文中所述逐步回归中的消去变换是从离差阵出发,最后可直接得到偏回归系数 b_j 和残差平方和 Q。从离差阵出发进行消去变换有一个缺点,当样本含量较大时,离差阵中元素可能很大,则其倒数将很小,此时需要保留足够的小数位数,有时保留 8 位或 10 位还不够。此时,可以考虑从相关矩阵出发进行消去变换等运算,常保留 6 位小数。所得变量的剔选过程是等价的。而最后得到的是相应的标准偏回归系数 b'_j 和标准残差平方和 $Q'=1-R$。试验证之。

4-6 试证明,R 是 y 与 $\hat{y}$ 的 Pearson 相关系数。

4-7 学校里孩子的体重看成是他们的身高和年龄的函数模型。从学校中调查了 237 个小学生的性别(f:女性;m:男性)、身高(英寸)、年龄(月)和体重(磅)。试建立体重与性别、身高、年龄的回归模型。

性别	年龄	身高	体重	性别	年龄	身高	体重	性别	年龄	身高	体重
f	143	56.3	85.0	f	155	62.3	105.0	f	153	63.3	108.0
f	161	59.0	92.0	f	191	62.5	112.5	f	171	62.5	112.0
f	185	59.0	104.0	f	142	56.5	69.0	f	160	62.0	94.5
f	140	53.8	68.5	f	139	61.5	104.0	f	178	61.5	103.5
f	157	64.5	123.5	f	149	58.3	93.0	f	143	51.3	50.5

续表

性别	年龄	身高	体重	性别	年龄	身高	体重	性别	年龄	身高	体重
f	145	58.8	89.0	f	191	65.3	107.0	f	150	59.5	78.5
f	147	61.3	115.0	f	180	63.3	114.0	f	141	61.8	85.0
f	140	53.5	81.0	f	164	58.0	83.5	f	176	61.3	112.0
f	185	63.3	101.0	f	166	61.5	103.5	f	175	60.8	93.5
f	180	59.0	112.0	f	210	65.5	140.0	f	146	56.3	83.5
f	170	64.3	90.0	f	162	58.0	84.0	f	149	64.3	110.5
f	139	57.5	96.0	f	186	57.8	95.0	f	197	61.5	121.0
f	169	62.3	99.5	f	177	61.8	142.5	f	185	65.3	118.0
f	182	58.3	104.5	f	173	62.8	102.5	f	166	59.3	89.5
f	168	61.5	95.0	f	169	62.0	98.5	f	150	61.3	94.0
f	184	62.3	108.0	f	139	52.8	63.5	f	147	59.8	84.5
f	144	59.5	93.5	f	177	61.3	112.0	f	178	63.5	148.5
f	197	64.8	112.0	f	146	60.0	109.0	f	145	59.0	91.5
f	147	55.8	75.0	f	145	57.8	84.0	f	155	61.3	107.0
f	167	62.3	92.5	f	183	64.3	109.5	f	143	55.5	84.0
f	183	64.5	102.5	f	185	60.0	106.0	f	148	56.3	77.0
f	147	58.3	111.5	f	154	60.0	114.0	f	156	54.5	75.0
f	144	55.8	73.5	f	154	62.8	93.5	f	152	60.5	105.0
f	191	63.3	113.5	f	190	66.8	140.0	f	140	60.0	77.0
f	148	60.5	84.5	f	189	64.3	113.5	f	143	58.3	77.5
f	178	66.5	117.5	f	164	65.3	98.0	f	157	60.5	112.0
f	147	59.5	101.0	f	148	59.0	95.0	f	177	61.3	81.0
f	171	61.5	91.0	f	172	64.8	142.0	f	190	56.8	98.5
f	183	66.5	112.0	f	143	61.5	116.5	f	179	63.0	98.5
f	186	57.0	83.5	f	182	65.5	133.0	f	182	62.0	91.5
f	142	56.0	72.5	f	165	61.3	106.5	f	165	55.5	67.0
f	154	61.0	122.5	f	150	54.5	74.0	f	155	66.0	144.5
f	163	56.5	84.0	f	141	56.0	72.5	f	147	51.5	64.0
f	210	62.0	116.0	f	171	63.0	84.0	f	167	61.0	93.5
f	182	64.0	111.5	f	144	61.0	92.0	f	193	59.8	115.0
f	141	61.3	85.0	f	164	63.3	108.0	f	186	63.5	108.0
f	169	61.5	85.0	f	175	60.3	86.0	f	180	61.3	110.5
m	165	64.8	98.0	m	157	60.5	105.0	m	144	57.3	76.5
m	150	59.5	84.0	m	150	60.8	128.0	m	139	60.5	87.0
m	189	67.0	128.0	m	183	64.8	111.0	m	147	50.5	79.0
m	146	57.5	90.0	m	160	60.5	84.0	m	156	61.8	112.0
m	173	61.3	93.0	m	151	66.3	117.0	m	141	53.3	84.0
m	150	59.0	99.5	m	164	57.8	95.0	m	153	60.0	84.0
m	206	68.3	134.0	m	250	67.5	171.5	m	176	63.8	98.5
m	176	65.0	118.5	m	140	59.5	94.5	m	185	66.0	105.0
m	180	61.8	104.0	m	146	57.3	83.0	m	183	66.0	105.5

续表

性别	年龄	身高	体重	性别	年龄	身高	体重	性别	年龄	身高	体重
m	140	56.5	84.0	m	151	58.3	86.0	m	151	61.0	81.0
m	144	62.8	94.0	m	160	59.3	78.5	m	178	67.3	119.5
m	193	66.3	133.0	m	162	64.5	119.0	m	164	60.5	95.0
m	186	66.0	112.0	m	143	57.5	75.0	m	175	64.0	92.0
m	175	68.0	112.0	m	175	63.5	98.5	m	173	69.0	112.5
m	170	63.8	112.5	m	174	66	108.0	m	164	63.5	108.0
m	144	59.5	88.0	m	156	66.3	106.0	m	149	57.0	92.0
m	144	60.0	117.5	m	147	57	84.0	m	188	67.3	112.0
m	169	62.0	100.0	m	172	65	112.0	m	150	59.5	84.0
m	193	67.8	127.5	m	157	58	80.5	m	168	60.0	93.5
m	140	58.5	86.5	m	156	58.3	92.5	m	156	61.5	108.5
m	158	65.0	121.0	m	184	66.5	112.0	m	156	68.5	114.0
m	144	57.0	84.0	m	176	61.5	81.0	m	168	66.5	111.5
m	149	52.5	81.0	m	142	55.0	70.0	m	188	71.0	140.0
m	203	66.5	117.0	m	142	58.8	84.0	m	189	66.3	112.0
m	188	65.8	150.5	m	200	71.0	147.0	m	152	59.5	105.0
m	174	69.8	119.5	m	166	62.5	84.0	m	145	56.5	91.0
m	143	57.5	101.0	m	163	65.3	117.5	m	166	67.3	121.0
m	182	67.0	133.0	m	173	66.0	112.0	m	155	61.8	91.5
m	162	60.0	105.0	m	177	63.0	111.0	m	177	60.5	112.0
m	175	65.5	114.0	m	166	62.0	91.0	m	150	59.0	98.0
m	150	61.8	118.0	m	188	63.3	115.5	m	163	66.0	112.0
m	171	61.8	112.0	m	162	63.0	91.0	m	141	57.5	85.0
m	174	63.0	112.0	m	142	56.0	87.5	m	148	60.5	118.0
m	140	56.8	83.5	m	160	64.0	116.0	m	144	60.0	89.0
m	206	69.5	171.5	m	159	63.3	112.0	m	149	56.3	72.0
m	193	72.0	150.0	m	194	65.3	134.5	m	152	60.8	97.0
m	146	55.0	71.5	m	139	55.0	73.5	m	186	66.5	112.0
m	161	56.8	75.0	m	153	64.8	128.0	m	196	64.5	98.0
m	164	58.0	84.0	m	159	62.8	99.0	m	178	63.8	112.0
m	153	57.8	79.5	m	155	57.3	80.5	m	178	63.5	102.5
m	142	55.0	76.0	m	164	66.5	112.0	m	189	65.0	114.0
m	164	61.5	140.0	m	167	62.0	107.5	m	151	59.3	87.0

资料来源:高惠璇编译. SAS 系统 SAS/STAT 软件使用手册,中国统计出版社,1997,P153

4-8 为研究正常少儿的心象面积(y,cm^2),与性别(x_1,男取 1,女取 0)、年龄(x_2,月)、身高(x_3,cm)、体重(x_4,kg)、胸围(x_5,cm)之间的关系,某单位调查了 521 名 2 岁半至 15 岁的少儿。得各指标均数、离均差平方和如下:

$$\bar{x}_1 = 0.48, \bar{x}_2 = 10.37, \bar{x}_3 = 124.47, \bar{x}_4 = 24.76, \bar{x}_5 = 60.23, \bar{y} = 61.75$$

$$l_{11} = 130.17, l_{22} = 1016518, l_{33} = 218849, l_{44} = 48820.5, l_{55} = 29980.8, l_{yy} = 127402$$

相关矩阵如下:

$$\begin{pmatrix} 1 & & & & & \\ -0.039603 & 1 & & & & \\ -0.041057 & 0.965799 & 1 & & & \\ -0.034447 & 0.921631 & 0.938234 & 1 & & \\ 0.047992 & 0.908298 & 0.915332 & 0.966865 & 1 & \\ 0.037969 & 0.855474 & 0.883857 & 0.863441 & 0.850318 & 1 \end{pmatrix} \begin{matrix} x_1 \\ x_2 \\ x_3 \\ x_4 \\ x_5 \\ y \end{matrix}$$

资料来源:史秉璋,杨琦编著. 医用多元分析,人民卫生出版社,1990,P80

试进行逐步回归分析。

4—9 为研究初生儿体重与胎儿的孕龄,头径,胸径,腹径,股骨长的关系,以预测初生儿童的体重,某医院用超声波测得18名胎儿的上述指标,结果如下。试建立回归方程。

| | 孕龄(天) | 头径(mm) | 胸径(mm) | 腹径(mm) | 股骨长(mm) | 生儿体重(g) |
	X_1	X_2	X_3	X_4	X_5	Y
1	289	101	109	107	73	3900
2	282	86	84	83	69	2500
3	270	102	101	100	66	3400
4	284	98	96	92	74	3200
5	275	101	100	104	68	3100
6	285	101	94	98	69	3200
7	270	98	103	99	68	3100
8	259	97	80	81	63	2400
9	285	109	102	104	88	3800
10	268	103	95	101	73	3200
11	280	107	99	107	76	3500
12	267	112	90	98	71	3500
13	271	100	102	104	71	3000
14	283	101	106	103	68	3700
15	287	102	106	107	71	3900
16	273	103	102	102	61	3000
17	276	102	98	99	88	3100
18	276	106	103	103	74	3650

资料来源:郭祖超主编《医学统计学》。1999,人民军医出版社,P201

第五章 logistic 回归

5—1 在例 5.1 中,就下列两种情况解释 logistic 回归模型中 x 的系数的涵义,并导出 x 的系数,写出相应的 logistic 回归方程。

(1)暴露时 $x=0$,非暴露时 $x=1$;

(2)暴露时 $x=1$,非暴露时 $x=-1$。

5—2 某研究调查了 169 名妇女吸烟和使用口服避孕药对血栓形成的影响,资料如下,试进行分析。

病人类别	吸烟		不吸烟		合计
	用避孕药	不用避孕药	用避孕药	不用避孕药	
血栓	14	7	12	25	58
对照	2	22	8	84	111

资料来源:张尧庭译(1999). 离散多元分析—理论与实践. 北京:中国统计出版社 . 134 页。

5—3 为研究血压、胆固醇于心脏病的关系,调查了 1339 名冠心病和健康人的血压和胆固醇,结果如下。试建立 logistic 回归方程,并探讨自变量的适宜尺度。

冠心病	胆固醇 (mg/1000ml)	收缩压(mmHg)			
		<127	127~146	147~166	>166
有	<200	2	3	3	4
	200~219	3	2	0	3
	220~260	8	11	6	6
	>260	7	12	11	11
无	<200	117	121	47	22
	200~219	85	98	43	20
	220~260	119	209	68	43
	>260	67	99	46	33

资料来源:张尧庭等(1991). 定性资料的统计分析. 桂林:广西师范大学出版社 . 147 页。

5—4 下表列出了 100 个参加研究的个体之年龄(AGE),有无冠心病(CHD)的明显症状,表中 ID 为编号,AGEP 为年龄分组变量。结果变量是 CHD,CHD=0 表示个体无冠心病,CHD=1 表示有冠心病。

(1)作 CHD 与 AGE 的散点图;

(2)对年龄分组变量 AGRP 分别统计冠心病人数,计算各年龄组冠心病的患病率 P;

(3)分别作 P 与 AGRP,及 $logitP$ 与 AGRP 的散点图,并与(1)的结果比较;

(4)分别建立 CHD 与 AGE,及 CHD 与 AGRP 的 logistic 回归,并比较两个回归的结果;

(5)建立 P 与 AGRP 的 logistic 曲线,并与(4)的结果比较。

100 个个体的年龄和冠心病(CHD)状况

ID	CHD	AGE	AGRP	ID	CHD	AGE	AGRP	ID	CHD	AGE	AGRP
1	0	20	1	35	0	38	3	68	0	51	6
2	0	23	1	36	0	39	3	69	0	52	6
3	0	24	1	37	1	39	3	70	1	52	6
4	0	25	1	38	0	40	4	71	1	53	6
5	1	25	1	39	1	40	4	72	1	53	6
6	0	26	1	40	0	41	4	73	1	54	6
7	0	26	1	41	0	41	4	74	0	55	7
8	0	28	1	42	0	42	4	75	1	55	7
9	0	28	1	43	0	42	4	76	1	55	7
10	0	29	1	44	0	42	4	77	1	56	7
11	0	30	2	45	1	42	4	78	1	56	7

续表

ID	CHD	AGE	AGRP	ID	CHD	AGE	AGRP	ID	CHD	AGE	AGRP
12	0	30	2	46	0	43	4	79	1	56	7
13	0	30	2	47	0	43	4	80	0	57	7
14	0	30	2	48	1	43	4	81	0	57	7
15	0	30	2	49	0	44	4	82	1	57	7
16	0	30	2	50	0	44	4	83	1	57	7
17	1	32	2	51	1	44	4	84	1	57	7
18	0	32	2	52	1	44	4	85	1	57	7
19	0	33	2	53	0	45	5	86	0	58	7
20	0	33	2	54	1	45	5	87	1	58	7
21	0	34	2	55	0	46	5	88	1	58	7
22	0	34	2	56	1	46	5	89	1	59	7
23	1	34	2	57	0	47	5	90	1	59	7
24	0	34	2	58	0	47	5	91	0	60	8
25	0	34	2	59	1	47	5	92	1	60	8
26	0	35	3	60	0	48	5	93	1	61	8
27	0	35	3	61	1	48	5	94	1	62	8
28	0	36	3	62	1	48	5	95	1	62	8
29	1	36	3	63	0	49	5	96	1	63	8
30	0	36	3	64	0	49	5	97	0	64	8
31	0	37	3	65	1	49	5	98	1	64	8
32	1	37	3	66	0	50	6	99	1	65	8
33	0	37	3	67	1	50	6	100	1	69	8
34	0	38	3								

资料来源：Hosmer. D. W. & Lemeshow S. (1989). Applied logistic regression. John Wiley & Sons. 3 页。

5—5　为了解睾丸癌与隐睾症的关系，以及两者是否具有同侧性或异侧性倾向，在某地进行了病例—对照研究，结果如下：

结果分组	隐睾症			
	无	左侧	右侧	双侧
对照组	658	3	7	2
左侧睾丸癌	130	8	1	2
右侧睾丸癌	156	4	14	3

资料来源：倪旱雨(1992). 分类资料的统计分析方法. 华西医科大学(内部材料).

(1)根据上述结果拟合多类结果 logistic 回归模型；

(2)根据拟合模型，检验睾丸癌与隐睾症是否有同侧性；

(3)根据拟合模型，检验睾丸癌与隐睾症是否有异侧性；

(4)检验隐睾症与同侧睾丸癌的优势比是否与异侧隐睾症的优势比相同。

5—6　某医科大学外科在腿溃疡的治疗临床研究中，采用两种处理 treat(Trental＝1 和 Placebo＝0)，两种绷带(bandage 4 layer＝1 和 Convatec＝0)，两种包扎方法(Granuflex＝1 和 Na＝0)，治疗结果分为 3 个等级 heal(无效＝0,有效＝1,痊愈＝2)。

(1)根据上述结果拟合累积比数 logistic 回归模型；

(2)拟合相邻比数 logistic 回归模型；

(3)对(1)和(2)的结果进行比较；

(4)该资料是否符合建模的条件？

treat	bandage	dressing	heal	freq	treat	bandage	dressing	heal	Freq
0	0	0	0	19	1	0	0	0	21
0	0	0	1	4	1	0	0	1	2
0	0	0	2	2	1	0	0	2	4
0	0	1	0	21	1	0	1	0	10
0	0	1	1	3	1	0	1	1	5
0	0	1	2	2	1	0	1	2	10
0	1	0	0	9	1	1	0	0	5
0	1	0	1	8	1	1	0	1	10
0	1	0	2	6	1	1	0	2	8
0	1	1	0	10	1	1	1	0	12
0	1	1	1	10	1	1	1	1	7
0	1	1	2	5	1	1	1	2	7

5—7 Hosmer，D. W. 给出了 1∶3 配比的低出生体重危险因素研究，结果如下表。研究中按年龄配比，即年龄相同者方可配比，match 是配比组，obs 是配比组中的患者编号，low 表示低出生体重变量（low＝1 表示出生体重小于 2500g，否则 low＝0），lwt 表示母亲最后一次月经时的体重（磅），smoke 表示母亲吸烟状况（1＝吸烟，0＝不吸烟），ptl 表示早产史（1＝有，0＝无），ht 表示高血压（1＝有，0＝无），ui 表示子宫过敏危险情况（1＝有，0＝无）。试对该资料进行分析。

match	obs	low	age	lwt	smoke	ht	ui	ptl	match	obs	low	age	lwt	smoke	ht	ui	ptl
1	1	1	16	130	0	0	0	0	16	1	1	23	97	0	0	1	0
1	2	0	16	112	0	0	0	0	16	2	0	23	130	0	0	0	0
1	3	0	16	135	1	0	0	0	16	3	0	23	119	0	0	0	0
1	4	0	16	95	0	0	0	0	16	4	0	23	123	0	0	0	0
2	1	1	17	130	1	0	1	1	17	1	1	23	110	1	0	0	1
2	2	0	17	103	0	0	0	0	17	2	0	23	128	0	0	0	0
2	3	0	17	122	1	0	0	0	17	3	0	23	190	0	0	0	0
2	4	0	17	113	0	0	0	0	17	4	0	23	110	0	0	0	0
3	1	1	17	120	0	0	0	0	18	1	1	24	132	0	1	0	0
3	2	0	17	113	0	0	0	0	18	2	0	24	115	0	0	0	0
3	3	0	17	119	0	0	0	0	18	3	0	24	115	0	0	0	0
3	4	0	17	119	0	0	0	0	18	4	0	24	110	0	0	0	0
4	1	1	18	148	0	0	0	0	19	1	1	24	138	0	0	0	0
4	2	0	18	100	1	0	0	0	19	2	0	24	90	1	0	0	1
4	3	0	18	90	1	0	1	0	19	3	0	24	133	0	0	0	0
4	4	0	18	229	0	0	0	0	19	4	0	24	116	0	0	0	0
5	1	1	18	110	0	0	1	0	20	1	1	25	85	0	0	1	0
5	2	0	18	107	1	0	1	0	20	2	0	25	118	1	0	0	0

续表

match	obs	low	age	lwt	smoke	ht	ui	ptl	match	obs	low	age	lwt	smoke	ht	ui	ptl
5	3	0	18	100	1	0	0	0	20	3	0	25	125	0	0	0	0
5	4	0	18	90	1	0	1	0	20	4	0	25	120	0	0	0	0
6	1	1	19	91	1	0	1	1	21	1	1	25	92	1	0	0	0
6	2	0	19	138	1	0	0	0	21	2	0	25	120	0	0	1	0
6	3	0	19	189	0	0	0	0	21	3	0	25	140	0	0	0	0
6	4	0	19	147	1	0	0	0	21	4	0	25	241	0	1	0	0
7	1	1	19	102	0	0	0	0	22	1	1	25	105	0	0	0	1
7	2	0	19	150	0	0	0	0	22	2	0	25	155	0	0	0	0
7	3	0	19	235	1	1	0	0	22	3	0	25	95	1	0	1	1
7	4	0	19	184	1	1	0	0	22	4	0	25	130	0	0	0	0
8	1	1	19	112	1	0	1	0	23	1	1	26	190	1	0	0	0
8	2	0	19	182	0	0	1	0	23	2	0	26	113	1	0	0	0
8	3	0	19	95	0	0	0	0	23	3	0	26	168	1	0	0	0
8	4	0	19	132	0	0	0	0	23	4	0	26	160	0	0	0	0
9	1	1	20	150	1	0	0	0	24	1	1	28	120	1	0	1	1
9	2	0	20	120	0	0	1	0	24	2	0	28	140	0	0	0	0
9	3	0	20	105	1	0	0	0	24	3	0	28	250	1	0	0	0
9	4	0	20	141	0	0	1	1	24	4	0	28	134	0	0	0	0
10	1	1	20	120	1	0	0	0	25	1	1	28	95	1	0	0	0
10	2	0	20	103	0	0	0	0	25	2	0	28	120	1	0	0	0
10	3	0	20	127	0	0	0	0	25	3	0	28	120	0	0	0	0
10	4	0	20	170	1	0	0	0	25	4	0	28	130	0	0	0	0
11	1	1	20	121	1	0	1	1	26	1	1	29	130	0	0	1	0
11	2	0	20	169	0	0	1	1	26	2	0	29	150	0	0	0	0
11	3	0	20	121	1	0	0	0	26	3	0	29	135	0	0	0	0
11	4	0	20	120	0	0	0	0	26	4	0	29	130	1	0	0	0
12	1	1	21	200	0	0	0	0	27	1	1	30	142	1	0	0	1
12	2	0	21	108	1	0	1	0	27	2	0	30	107	0	0	1	1
12	3	0	21	124	0	0	0	0	27	3	0	30	153	0	0	0	0
12	4	0	21	185	1	0	0	0	27	4	0	30	137	0	0	0	0
13	1	1	21	100	0	0	0	1	28	1	1	31	102	1	0	0	1
13	2	0	21	160	0	0	0	0	28	2	0	31	100	0	0	1	0
13	3	0	21	110	1	0	1	0	28	3	0	31	150	1	0	0	0
13	4	0	21	115	0	0	0	0	28	4	0	31	120	0	0	0	0
14	1	1	22	130	1	0	1	1	29	1	1	32	105	1	0	0	0
14	2	0	22	85	1	0	0	0	29	2	0	32	121	0	0	0	0
14	3	0	22	130	1	0	0	0	29	3	0	32	132	0	0	0	0
14	4	0	22	125	0	0	0	0	29	4	0	32	134	1	0	0	1
13	1	1	21	100	0	0	0	1	28	1	1	31	102	1	0	0	1
13	2	0	21	160	0	0	0	0	28	2	0	31	100	0	0	1	0
13	3	0	21	110	1	0	1	0	28	3	0	31	150	1	0	0	0

续表

match	obs	low	age	lwt	smoke	ht	ui	ptl	match	obs	low	age	lwt	smoke	ht	ui	ptl
13	4	0	21	115	0	0	0	0	28	4	0	31	120	0	0	0	0
15	1	1	22	130	1	0	0	0									
15	2	0	22	120	0	1	0	0									
15	3	0	22	112	1	0	0	1									
15	4	0	22	169	0	0	0	0									

第六章 线性与广义线性模型

6—1 验证，四格表的 Pearson χ^2 与 χ_G^2 等价。

6—2 对例 6.2 资料用极大似然法建立可加效应的 Poisson 模型（列出详细步骤）。

6—3 Alan Morrison 作了一项乳腺癌患者的 3 年生存情况的调查。其中，慢性炎症反应的程度分为轻炎症和重炎症，核的量级分为相对恶性和相对良性，并按诊断中心和年龄分层。结果如下。使就影响乳腺癌患者 3 年生存率的有关因素进行分析。

诊断中心	年龄	存活情况	轻炎症		重炎症	
			恶性	良性	恶性	良性
东京	50 以下	死	9	7	4	3
		活	26	68	25	9
	50～69	死	9	9	11	2
		活	20	46	18	5
	70 以上	死	2	3	1	0
		活	1	6	5	1
波士顿	50 以下	死	6	7	6	0
		活	11	24	4	0
	50～69	死	8	20	3	2
		活	18	58	10	3
	70 以上	死	9	18	3	0
		活	15	26	1	1
格拉摩根	50 以下	死	16	7	3	0
		活	16	20	8	1
	50～69	死	14	12	3	0
		活	27	39	10	4
	70 以上	死	3	7	3	0
		活	12	11	4	1

资料来源：张尧庭译(1999). 离散多元分析—理论与实践. 北京：中国统计出版社. 123 页。

6—4 为探讨肿瘤坏死因子(TNF)与干扰素(IFN)的免疫活化能力，各选四个剂量，共 16 种组合，见下表第 2、3 栏，每种组合下，观察 200 个细胞中有多少个分化(y)。结果见下表第 1 栏。研究的目的是要检验肿瘤坏死因子(TNF)与干扰素(IFN)对细胞的分化作用是独立的、协同的还是拮抗的。试对该资料建立 logistic 回归，Poisson 回归和负二项回归，并对它们进行评价。（资料来源：Fahrmeir L & Tutz G. Multivariate statistical modelling based on generalized linear models. Springer—Verlag, 1996)

No	y	TNF 的剂量 (U/ml)	IFN 的剂量 (U/ml)
1	11	0	0
2	18	0	4
3	20	0	20
4	39	0	100
5	22	1	0
6	38	1	4
7	52	1	20
8	69	1	100
9	31	10	0
10	68	10	4
11	69	10	20
12	128	10	100
13	102	100	0
14	171	100	4
15	180	100	20
16	193	100	100

6-5 C. R. Weinberg(1988)等报道了 Colorado 地区 1978－1983 年儿童糖尿病按性别、年龄分组的逐月发病情况,下表是按各组人口数校正后的发病人数。试用 Poisson 回归模型分析糖尿病的发病与年龄、性别之间的关系,并探讨是否有季节波动。

Colorado 地区 1978－1983 年儿童糖尿病人数

年月	男			女			年月	男			女		
	0－4	5－9	10－17	0－4	5－9	10－17		0－4	5－9	10－17	0－4	5－9	10－17
78.1	0	2	5	0	4	5	81.1	1	3	7	1	3	3
2	1	1	5	0	1	6	2	0	3	3	0	1	4
3	1	2	1	1	2	3	3	0	3	5	1	2	3
4	0	2	1	1	1	1	4	1	0	3	1	0	3
5	0	3	3		1	6	5	2	0	3	0	1	0
6	1	0	2	0	2	1	6	2	1	0	0	3	3
7	1	2	0	0	1	5	7	1	2	3	1	2	2
8	0	1	3	0	0	2	8	2	1	2	0	3	2
9	2	0	0	2	1	0	9	0	5	4	1	1	2
10	1	1	1	0	1	3	10	3	2	4	0	0	0
11	0	4	1	0	2	1	11	1	3	4	1	3	3
12	0	1	5	0	1	1	12	0	1	5	1	1	2
79.1	0	1	6	0	0	5	82.1	2	2	9	0	2	5
2	1	4	2	0	1	2	2	2	2	3	1	3	5
3	0	2	3	1	1	4	3	1	3	3	2	3	3
4	0	1	1	1	2	0	4	3	1	1	0	0	2
5	3	3	2	0	3	0	5	1	2	4	1	1	0

续表

年月	男			女			年月	男			女		
	0-4	5-9	10-17	0-4	5-9	10-17		0-4	5-9	10-17	0-4	5-9	10-17
6	0	0	2	1	1	2	6	1	0	1	1	0	2
7	0	0	0	0	2	2	7	2	1	3	1	2	1
8	1	0	0	0	2	4	8	0	1	6	0	2	0
9	0	1	3	0	4	1	9	1	2	3	0	1	1
10	0	1	3	1	3	2	10	0	3	3	0	0	1
11	1	0	8	0	1	4	11	0	0	2	3	1	1
12	0	3	9	1	2	5	12	1	0	4	0	3	3
80.1	2	1	6	1	4	5	83.1	0	1	4	1	1	4
2	2	1	3	0	2	1	2	2	1	7	1	3	4
3	2	1	2	1	2	3	3	1	3	2	1	2	2
4	0	0	1	1	2	2	4	0	0	2	1	2	4
5	1	0	2	0	1	2	5	1	1	0	2	3	3
6	0	0	5	1	1	1	6	1	1	4	1	1	3
7	1	1	1	0	1	2	7	0	1	1	3	4	1
8	3	1	2	1	4	3	8	1	1	4	1	1	3
9	1	0	6	1	1	2	9	1	1	1	1	0	2
10	0	4	1	1	2	2	10	1	0	4	0	3	6
11	1	1	2	1	0	4	11	0	2	4	0	3	4
12	0	0	3	0	1	4	12	0	3	1	1	0	2

变量编码：

年龄（age）（0：0-4岁；1：5-9岁；2：10-17岁），

性别（sex）（0：女；1：男）；

时间（month）（月份）。

提示，建立含有周期项的模型：

$$\ln(\lambda_j) = \beta_0 + \beta_1 age + \beta_2 sex + \gamma_1 \cos(2\pi/12m + \theta_1)$$
$$= \beta_0 + \beta_1 age + \beta_2 sex + \lambda_1 \cos(2\pi/12m) + \lambda_2 \sin(2\pi/12m)$$

并比较 Poisson 回归与负二项回归分析的结果。

第七章 生存分析模型

7-1 设一组病人的生存分布服从 $\lambda = 0.65$ 的指数分布。请：

(1)画出生存函数曲线；

(2)计算平均生存时间，中位生存时间；

(3)计算生存大于 2 个单位时间的概率。

7-2 设一组病人的生存分布服从 $\lambda = 0.8, m = 3$ 的 Weibull 分布。请：

(1)画出生存函数曲线和危险度函数曲线；

(2)估计平均生存时间；

(3)计算生存大于 1 个单位时间的概率。

7-3 为了比较药品 6-疏嘌呤(6-MP)与一种安慰剂在缓解血癌患者的痛苦方面的疗效，请定义生存时间和死亡事件。如每组分别观察了 21 名患者，缓解的时间（周）如下。其中带星号为截尾。

试进行分析和比较。（资料来源:JF Lawless(茆诗松等译)寿命数据中的统计模型与方法,P5)

6—MP组: 6, 6, 6, 6*, 7, 9*, 10, 10*, 11*, 13, 16, 17*, 19*, 20*, 22, 23, 25*, 32*, 32*, 34*, 35*

安慰剂: 1, 1, 2, 2, 3, 4, 4, 5, 5, 8, 8, 8, 8, 11, 11, 12, 12, 15, 17, 22, 23

7—4 在深度的静脉血栓形成的研究中,20名病人的血凝块渐退时间(小时)如下(资料来源:ET Lee (陈家鼎等译)生存数据的统计方法,P268):

2, 3, 4, 5, 5, 9, 13, 16.5, 17.5, 12.5, 7, 6, 17.5, 6, 14, 25, 49, 37.5, 49, 28

(1)拟合指数分布;

(2)拟合 Weibull 分布;

(3)何种分布模型较好?

7—5 对例7.8资料建立指数回归和 Weibull 回归,并与 Cox 回归模型进行比较。

7—6 对例7.7资料用逐步回归方法建立 Cox 模型。

7—7 有33位患肾上腺样瘤的病人接手化学疗法、免疫疗法及激素疗法的综合治疗。资料如下。试对该资料进行分析。其中,age 表示年龄;gender 表示性别,F 表示女性,M 女性男性;tiem0 和 time1 分布表示开始治疗和终止治疗的时间;response 是对治疗的反应,0 表示无反应,1 表示完全反应,2 表示部分反应,3 表示稳定;其余5个指标是皮肤试验的反应面积,ND 表示没有做。

age	gender	time0	response	time1	outcome	Monilia	Mumps	PPD	PHA	SK_S
53	F	03/31/77	1	11/01/77	0	7×7	23×23	0×0	25×25	0×0
61	M	06/18/76	0	08/21/76	1	10×10	15×20	0×0	13×13	9×9
56	F	02/01/77	3	10/01/77	0	0×0	7×7	0×0	25×25	0×0
48	M	12/19/74	2	01/15/76	1	0×0	0×0	0×0	0×0	0×0
55	M	11/10/75	0	01/15/76	1	12×12	ND	10×10	8×8	5×5
62	F	10/07/74	2	04/05/75	1	10×10	5×5	0×0	7×7	5×5
57	M	10/28/74	0	01/06/75	1	15×15	15×15	0×0	0×0	10×10
53	M	10/06/75	2	06/18/77	1	0×0	ND	0×0	12×12	0×0
45	M	04/11/77	0	10/01/77	0	6×4	4×4	0×0	0×0	0×0
58	M	08/04/76	3	02/11/77	1	13×13	13×13	22×22	23×23	0×0
61	F	01/01/77	3	10/01/77	0	0×0	8×8	17×17	11×11	0×0
61	M	07/25/76	1	10/01/77	0	9×9	12×12	0×0	20×20	0×0
77	M	05/08/75	0	09/26/75	1	0×0	0×0	0×0	0×0	0×0
55	M	04/27/77	2	10/01/77	0	0×0	0×0	15×15	10×10	0×0
50	M	04/20/77	3	10/01/77	0	0×0	14×14	5×5	32×32	21×21
42	M	08/24/76	0	10/01/77	0	11×11	7×7	0×0	12×12	0×0
50	F	01/08/75	0	06/30/75	1	0×0	0×0	0×0	0×0	0×0
66	F	09/08/76	3	10/01/77	0	9×9	10×10	6×6	15×15	11×11
58	M	02/18/75	0	10/01/77	0	0×0	0×0	0×0	0×0	ND
62	M	05/12/76	0	10/17/76	1	2×2	ND	ND	3×3	2×2
71	F	10/22/76	3	12/12/76	1	10×10	6×6	0×0	12×12	0×0
44	M	06/06/77	3	10/01/77	0	10×10	10×10	0×0	20×20	0×0
69	M	06/21/76	2	10/13/76	1	0×0	15×15	25×25	25×25	0×0
56	M	06/07/77	2	10/01/77	0	0×0	7×7	0×0	0×0	0×0
57	M	11/16/76	0	12/10/76	1	11×11	5×5	0×0	20×20	0×0

续表

age	gender	time0	response	time1	outcome	Monilia	Mumps	PPD	PHA	SK_S
69	M	05/10/77	0	07/25/77	1	0×0	0×0	0×0	15×15	0×0
60	M	06/29/77	0	07/07/77	1	0×0	0×0	0×0	26×26	0×0
60	M	07/21/75	3	10/01/77	0	11×11	20×20	10×10	18×18	0×0
72	M	07/19/75	0	10/18/75	1	10×10	0×0	7×7	10×10	0×0
42	F	03/03/75	0	04/23/75	1	0×0	ND	0×0	0×0	0×0
57	M	02/24/77	2	10/01/77	0	5×5	8×8	0×0	25×15	0×0
66	M	06/15/77	3	10/01/77	0	0×0	15×15	0×0	10×10	0×0
59	M	03/04/77	0	04/02/77	1	0×0	0×0	0×0	16×16	0×0

第八章　主成分分析

8-1　对某高中一年级男生 38 人进行 7 项体力测试及 5 项运动能力测试,体力测试的指标包括:X_1:反复横向跳(次),X_2:纵跳(cm),X_3:背力(kg),X_4:握力(kg),X_5:台阶试验(指数),X_6:立定体前屈(cm),X_7:俯卧上体后仰(cm);运动能力测试的指标为:X_8:50 米跑(秒),X_9:跳远(cm),X_{10}:投球(m),X_{11}:引体向上(次),X_{12}:耐力跑(秒)。试进行主成分分析。

序号	X_1	X_2	X_3	X_4	X_5	X_6	X_7	X_8	X_9	X_{10}	X_{11}	X_{12}
1.	46	55	126	51	75.0	25	72	6.8	489	27	8	360
2.	52	55	95	42	81.2	18	50	7.2	464	30	5	348
3.	46	69	107	38	98.0	18	74	6.8	430	32	9	386
4.	49	50	105	48	97.6	16	60	6.8	362	26	6	331
5.	42	55	90	46	66.5	2	68	7.2	453	23	11	391
6.	48	61	106	43	78.0	25	58	7.0	405	29	7	389
7.	49	60	100	49	90.6	15	60	7.0	420	21	10	379
8.	48	63	122	52	56.1	17	68	7.1	466	28	2	362
9.	45	55	105	48	76.0	15	61	6.8	415	24	6	386
10.	48	64	120	38	60.2	20	62	7.1	413	28	7	398
11.	49	52	100	42	53.4	6	42	7.4	404	23	6	400
12.	47	62	100	34	61.2	10	62	7.2	427	25	7	407
13.	41	51	101	53	62.4	5	60	8.0	372	25	3	409
14.	52	55	125	43	86.3	5	62	6.8	496	30	10	350
15.	45	52	94	50	51.4	20	65	7.6	394	24	3	399
16.	49	57	110	47	72.3	19	45	7.0	446	30	11	337
17.	53	65	112	47	90.4	15	75	6.6	446	30	12	357
18.	47	77	95	47	72.3	9	64	6.6	420	25	4	447
19.	48	60	120	47	86.4	12	62	6.8	447	28	11	381
20.	49	55	113	41	84.1	15	60	7.0	398	27	4	387
21.	48	69	128	42	47.9	20	63	7.1	485	30	7	350
22.	42	57	122	46	54.2	15	63	7.2	400	28	6	388
23.	54	64	155	51	71.4	19	61	6.9	511	33	12	298
24.	53	63	120	42	56.6	8	53	7.5	430	29	4	353

续表

序号	X_1	X_2	X_3	X_4	X_5	X_6	X_7	X_8	X_9	X_{10}	X_{11}	X_{12}
25.	42	71	138	44	65.2	17	55	7.0	487	29	9	370
26.	46	66	120	45	62.2	22	68	7.4	470	28	7	360
27.	45	56	91	29	66.2	18	51	7.9	380	26	5	358
28.	50	60	120	42	56.6	8	57	6.8	460	32	5	348
29.	42	51	126	50	50.0	13	57	7.7	398	27	2	383
30.	48	50	115	41	52.9	6	39	7.4	415	28	6	314
31.	42	52	140	48	56.3	15	60	6.9	470	27	11	348
32.	48	67	105	39	69.2	23	60	7.6	450	28	10	326
33.	49	74	151	49	54.2	20	58	7.0	500	30	12	330
34.	47	55	113	40	71.4	19	64	7.6	410	29	7	331
35.	49	74	120	53	54.5	22	59	6.9	500	33	21	342
36.	44	52	110	37	54.9	14	57	7.5	400	29	2	421
37.	52	66	130	47	45.9	14	45	6.8	505	28	11	355
38.	48	68	100	45	53.6	23	70	7.2	522	28	9	352

资料来源：于秀林，任雪松．多元统计分析，中国统计出版社，1999，P226

8—2 求相关矩阵：

$$\begin{pmatrix} 1 & \rho & \rho \\ \rho & 1 & \rho \\ \rho & \rho & 1 \end{pmatrix}$$

的特征根与特征向量。

8—3 我国 42 个 10 万人以上的少数民族 80 年代末期部分文化、卫生、经济指标如下表，试进行主成分评价。

我国 42 个 10 万人以上的少数民族 80 年代末期部分文化、卫生、经济指标

民 族	出生率 （‰）	标 化 死亡率（‰）	生育率 （‰）	人均工农 业总产值 （元/年）	12 岁以上 文盲率（%）	人口密度 （人/km³）	年平均 温 度 （℃）	各类专业 技术人员 （%）
满　族	16.01	6.06	62.73	494.5	17.02	139.2	7.2	8.34
朝鲜族	16.68	6.93	59.47	652.5	10.50	302.4	4.0	10.20
蒙古族	32.01	7.64	132.97	333.0	28.46	45.9	1.0	9.46
回　族	27.50	8.16	121.69	250.0	40.71	71.8	2.0	5.68
维吾尔族	44.41	11.12	190.68	367.0	42.18	50.0	2.0	4.17
藏　族	24.86	10.29	113.20	106.3	74.31	9.0	11.5	3.59
彝　族	28.28	9.99	125.40	225.0	61.65	54.0	12.0	1.93
白　族	27.83	8.49	119.87	300.5	41.27	92.0	15.0	4.18
哈尼族	40.57	11.08	177.47	185.9	70.12	93.4	17.7	1.56
苗　族	25.19	8.95	112.79	212.0	58.11	107.2	16.5	1.80
布依族	26.54	9.71	108.91	181.0	55.33	115.1	16.8	2.10
侗　族	27.74	8.69	121.49	208.0	44.59	107.0	16.2	2.46
壮　族	24.99	6.85	111.47	248.0	31.37	86.0	21.4	2.92

续表

民　族	出生率（‰）	标　化死亡率（‰）	生育率（‰）	人均工农业总产值（元/年）	12岁以上文盲率（%）	人口密度（人/km³）	年平均温　度（℃）	各类专业技术人员（%）
瑶　族	30.07	8.42	135.99	351.0	46.91	93.9	18.3	1.96
土 家 族	28.01	8.09	121.75	270.0	33.38	98.7	16.0	2.90
哈萨克族	36.08	7.64	160.95	333.0	22.07	38.0	2.0	11.15
傣　族	25.64	9.27	110.47	315.5	56.87	34.3	16.0	2.05
黎　族	33.62	6.79	145.31	451.5	41.32	87.4	24.5	2.78
东 乡 族	33.66	8.59	138.45	345.0	86.84	57.5	6.3	0.94
土　族	30.49	10.27	135.74	104.7	59.91	92.0	6.0	3.83
柯尔克孜	41.73	10.33	187.11	313.0	39.23	40.0	3.0	7.01
佤　族	36.82	11.32	139.68	325.0	68.85	45.0	15.0	1.69
傈 僳 族	27.96	9.34	122.87	375.0	71.73	50.6	16.9	1.44
拉 祜 族	33.12	11.34	144.78	308.0	82.27	45.0	18.9	0.88
纳 西 族	25.23	9.76	110.88	313.9	39.00	39.0	12.6	5.16
水　族	26.78	9.06	118.22	213.9	61.61	99.8	18.0	1.55
羌　族	30.94	9.27	146.03	175.5	49.63	18.4	11.2	4.73
畲　族	26.03	7.28	122.66	216.9	51.67	130.0	18.7	2.39
锡 伯 族	29.54	7.75	129.30	348.0	11.78	40.0	3.0	12.17
景 颇 族	29.82	8.87	126.63	328.0	60.96	65.0	14.5	2.89
布 朗 族	35.47	12.35	156.04	229.5	73.56	60.0	18.0	1.23
阿 昌 族	28.21	9.16	122.49	288.0	60.46	51.0	14.5	2.14
京　族	26.43	6.73	107.16	396.0	32.61	102.0	22.0	3.59
独 龙 族	37.79	13.41	161.59	176.0	61.38	6.0	19.0	3.80
裕 固 族	28.93	9.36	123.01	360.0	41.23	1.4	3.7	6.67
普 米 族	28.99	9.34	128.41	290.0	61.09	32.0	12.6	2.89
怒　族	42.62	13.31	192.55	312.0	63.12	25.0	16.9	3.11
德 昂 族	30.37	9.11	130.44	332.0	72.88	46.6	19.0	1.70
基 诺 族	25.61	7.49	98.30	376.0	50.52	35.0	20.0	2.42
仫 佬 族	23.51	7.51	120.26	308.9	33.17	92.0	20.3	3.12
撒 拉 族	28.20	9.07	121.30	186.3	71.93	143.0	8.7	3.18
毛 南 族	25.83	7.14	117.30	220.0	29.13	81.0	20.3	3.76

资料来源:钱建明等.《中国少数民族健康趋势研究》成都科学技术出版社出版.1999

8-4　在我国制定服装标准时,测量了3454名成年女子的14个部位的数据,得协方差矩阵如下,试进行主成分分析。

		X_1	X_2	X_3	X_4	X_5	X_6	X_7	X_8	X_9	X_{10}	X_{11}	X_{12}	X_{13}	X_{14}
上体长	X_1	7.033													
手臂长	X_2	2.168	4.891												
胸围	X_3	3.540	2.874	30.530											
颈围	X_4	1.213	0.709	5.336	2.678										

总肩宽	X_5	1.681	1.276	4.638	1.254	3.107							
前胸宽	X_6	1.498	1.178	5.359	1.543	1.600	4.028						
后背宽	X_7	1.276	1.161	5.864	1.538	1.851	2.614	3.860					
前腰节高	X_8	2.718	1.765	5.713	1.512	1.740	1.479	1.197	5.241				
后腰节高	X_9	2.827	1.799	4.423	1.282	1.659	1.246	1.239	4.123	4.818			
总体高	X_{10}	9.358	8.043	6.514	2.814	4.115	3.094	2.814	6.572	6.536	29.660		
身高	X_{11}	8.889	7.511	6.639	2.533	3.745	2.994	2.857	5.878	6.045	25.747	24.400	
下体长	X_{12}	5.154	5.680	3.855	1.589	2.643	2.324	2.002	3.690	3.658	18.659	16.822	5.993
腰围	X_{13}	2.227	2.155	25.536	4.928	3.778	4.966	5.534	3.850	3.333	1.847	3.087	1.388 39.859
臀围	X_{14}	5.213	2.939	19.532	4.974	4.069	4.692	4.525	5.074	4.271	10.336	9.710	6.717 20.703 27.363

资料来源：张尧庭 方开泰著《多元统计分析方法》，科学出版社，1982，P115

第九章　探索性因子分析

9—1　比较探索性因子分析与主成分分析模型的关系，说明它们的相似之处和不同点。

9—2　对练习8—1资料进行因子分析。

9—3　从协方差矩阵出发，对例8—1资料进行因子分析，比较两者的结果。

9—4　Holzinger KJ（1934）报告了355名小学生12项心理测试项目间的相关系数矩阵如下，试作因子分析。

Perception of brightness	1
Count dots	.690 1
Straight and curved letters	.596 .655 1
Speed in simple code	.515 .557 .600 1
Verbal completion	.421 .397 .386 .255 1
Understanding paragraphs	.350 .300 .252 .200 .611 1
Reading vocabulary	.376 .349 .329 .258 .642 .576 1
General information	.405 .448 .351 .310 .660 .545 .738 1
Arithmetic proportions	.342 .381 .284 .241 .407 .428 .435 .478 1
Permutation-combinations	.325 .377 .324 .286 .359 .407 .392 .385 .460 1
Mechanical ability I	.260 .385 .255 .252 .321 .370 .408 .379 .406 .384 1
Mechanical ability II	.165 .200 .146 .145 .162 .236 .303 .285 .278 .213 .398 1

资料来源：Harry H. Harman(1960). Modern Factor Analysis. The University of Chicago Press. 398 页。

第十章　确证性因子分析

10—1　设例9.7（奥林匹克资料）资料中十项全能项目的成绩可以表示为三个方面的能力：跑步（百米、400 米、1500 米、百米跨栏）、弹跳（跳高、跳远、撑竿跳高）和臂力（铅球、铁饼、标枪）。试进行确证性因子分析，并进行评价。

10—2　调查了145名初中生5个心理学方面的指标，其相关系数矩阵如下：

X_1	1		Paragraph compre-hension
X_2	0.722	1	Sentence completion

X_3	0.714	0.685	1		Word meaning
X_4	0.230	0.246	0.170	1	Addition
X_5	0.095	0.181	0.113	0.585	1	Counting dots

假设这 5 个指标系由 2 个因子决定：

$$X_1 = \lambda_{11}\xi_1 \qquad\quad + e_1$$
$$X_2 = \lambda_{21}\xi_1 \qquad\quad + e_2$$
$$X_3 = \lambda_{31}\xi_1 \qquad\quad + e_3$$
$$X_4 = \qquad\quad \lambda_{42}\xi_2 + e_4$$
$$X_5 = \qquad\quad \lambda_{52}\xi_2 + e_5$$
$$corr(\xi_1, \xi_2) = \phi_{12}$$

请用确证性因子模型拟合，并对所拟合的模型进行评价。

10—3 有人对 236 名成年人进行了态度(X_1,X_2)、意向(Y_1,Y_2)、行为(Y_3,Y_4)的测量，各变量间相关系数如下。试用确证性因子分析法分析态度是如何影响行为的(直接影响与间接影响)。

X_1	1					
X_2	0.534	1				
Y_1	0.364	0.407	1			
Y_2	0.334	0.329	0.660	1		
Y_3	0.244	0.260	0.285	0.332	1	
Y_4	0.142	0.211	0.292	0.363	0.432	1

第十一章 典型相关

11—1 今测得 150 名中小学女生的体型指标：身高(Height, cm)、体重(Weight, kg)、胸围(Chest, cm)和坐高(sHeight, cm)，以及肺功能指标：第 1 秒用力肺活量(FEV1)，用力肺活量(FVC)，最大通气量(MVV)，用力呼气 25%、50% 和 75% 肺活量时的平均流量(FEF25、FEF50 和 FEF75)，相关系数矩阵如下。试对体型指标和肺功能指标进行典型相关分析。

	Height	Weight	Chest	sHeight	FEV1	FVC	MVV	FEF25	FEF50	FEF75
Height	1.0000									
Weight	0.7633	1.0000								
Chest	0.8884	0.8023	1.0000							
sHeight	0.6999	0.9138	0.7369	1.0000						
FEV1	0.7440	0.7276	0.7778	0.6741	1.0000					
FVC	0.7374	0.7325	0.7567	0.6713	0.9759	1.0000				
MVV	0.4928	0.5512	0.5697	0.5039	0.7484	0.7343	1.0000			
FEF25	0.5203	0.5578	0.6377	0.5063	0.7527	0.6806	0.7464	1.0000		
FEF50	0.5377	0.5420	0.6193	0.5088	0.7774	0.6813	0.6586	0.8626	1.0000	
FEF75	0.5207	0.4125	0.5832	0.4008	0.6821	0.5624	0.5063	0.6764	0.8665	1.0000

11—2 试用主成分分析方法分别计算例 11.1 中 X 变量和 Y 变量的主成分，然后计算 X 的各主成分与 Y 的各主成分之间的相关系数。与例 11.1 的结果比较，并讨论。

11—3 为研究智力发育迟缓儿童的认知能力与解决问题能力间的关系，Lehere & Schimoler (1975)对 112 名智力发育迟缓儿童进行了测试，测量了 4 个认知方面的变量(X_1—X_4)与 7 个解决问题方面的变量（$Y_1 - Y_7$）。各变量间相关系数如下。试用典型相关分析认知能力与解决问题能力间的关系。

X_1	1.00	.	.	.	.	.	.	.	.	.	Oral vocabulary
X_2	0.66	1.00	.	.	.	.	.	.	.	.	Relationalconcepts
X_3	0.66	0.70	1.00	.	.	.	.	.	.	.	Multimental concepts
X_4	0.64	0.73	0.70	1.00	.	.	.	.	.	.	Quantitative concepts
Y_1	0.13	−0.11	0.03	0.04	1.00	.	.	.	.	.	Labeling：Identifying relevant objects
Y_2	0.25	0.03	0.19	0.15	0.64	1.00	.	.	.	.	Elaboration of an object
Y_3	0.33	0.13	0.20	0.13	0.57	0.63	1.00	.	.	.	Low−level inference
Y_4	0.38	0.30	0.30	0.38	0.31	0.51	0.58	1.00	.	.	High−level inference
Y_5	0.41	0.31	0.28	0.38	0.25	0.49	0.49	0.73	1.00	.	Prediction
Y_6	0.52	0.49	0.45	0.47	0.03	0.18	0.29	0.60	0.53	1.00	Low−level generalization
Y_7	0.43	0.39	0.38	0.39	0.07	0.10	0.20	0.33	0.36	0.51	1.00 High−level generalization

第十二章　对应分析

12－1　某公司对不同职员的吸烟状况进行了调查，结果如下。试进行对应分析。

表 12.　不同职员的吸烟状况

	不吸烟 Light None	轻度 Light Smoking	中度 Medium Smoking	重度 Heavy Smoking	合计 Row total
高管（Senior managers）	4	2	3	2	11
中管（Junior Managers）	4	3	7	4	18
高职（Senior employees）	25	10	12	4	51
初职（Junior employees）	18	24	33	13	88
秘书（Secretaries）	10	6	7	2	25
合计（Column total）	61	45	62	25	193

资料来源：Michael J. Greenacre. Theory and Applications of Correspondence Analysis. Academic Press. 1984，263

12－2　下表资料是 121 名住院病人使用 4 种止痛药的效果，试对该资料作对应分析。

药物	止痛效果				
	差	尚可	好	很好	极好
A	5	1	10	8	6
B	5	3	3	8	12
C	10	6	12	3	0
D	7	12	8	1	1

资料来源：Michael J. Greenacre. Theory and Applications of Correspondence Analysis. Academic Press. 1984，263

12－3　下表是父亲的社会阶层与儿子的社会阶层的一个调查资料，试对该资料作对应分析。

父亲的社会阶层	儿子的社会阶层				
	1	2	3	4	5
1	50	45	8	18	8
2	28	174	84	154	55
3	11	78	110	223	96
4	14	150	185	714	447
5	0	42	72	320	411

资料来源：Glass DV. (1954) Social mobility in Britain, Routlege and Kegan Paul, London.

第十三章　聚类分析

13-1　欲以能耗、糖耗将运动项目分类,以便针对不同能耗、糖耗的运动提供不同膳食,使运动员既能得到能量的补充,又不造成多余的脂肪堆积。某单位对上海划船队 6 名运动员作了能量代谢测定,得 13 个项目的平均数如下,试进行分析。

运动项目	变量名	能耗(焦耳/分、M^2)	糖耗(%)
负重下蹲	X1	27.892	61.42
高力翻	X2	26.356	56.78
提铃	X3	23.680	74.07
引体向上	X4	23.475	56.83
腰腹转	X5	22.818	84.53
手脚并举	X6	22.483	81.23
仰卧蹬腿	X7	22.236	56.10
快挺	X8	20.762	62.92
趴拉	X9	20.762	58.95
卧推	X10	13.716	69.63
俯卧撑	X11	18.924	45.13
曲臂	X12	17.970	60.63
仰卧起坐	X13	20.913	61.25

13-2　对练习 8-1 的资料进行变量聚类。

第十四章　判别分析

14-1　Cox,D. R. 和 Snell,E. J. 给出了一个实例。53 名接受前列腺癌手术治疗的病人,观察了肿瘤是否已扩散至邻近的淋巴结,以手术时直接观察到的结果为准,y=1 表示扩散,y=0 表示未扩散,同时记录了这些病人手术前的一些指标如下表。Xray 表示是否接受过 X 射线,stage 表示触诊肿瘤分期,grade 表示活组织检查肿瘤分级,age 表示诊断时的年龄,acid 表示血清磷酸酶水平。(提示,对 acid 作对数变换)

Xray	stage	grade	age	acid	y	Xray	stage	grade	Age	acid	y
0	0	0	66	48	0	0	1	1	64	40	0
0	0	0	68	56	0	0	1	0	61	50	0
0	0	0	66	50	0	0	1	1	64	50	0
0	0	0	56	52	0	0	1	0	63	40	0

续表

Xray	stage	grade	age	acid	y	Xray	stage	grade	Age	acid	y
0	0	0	58	50	0	0	1	1	52	55	0
0	0	0	60	49	0	0	1	1	66	59	0
1	0	0	65	46	0	1	1	0	58	48	1
1	0	0	60	62	0	1	1	1	57	51	1
0	0	1	50	56	1	0	1	0	65	49	1
1	0	0	49	55	0	0	1	1	65	48	0
0	0	0	61	62	0	1	1	1	59	63	0
0	0	0	58	71	0	0	1	0	61	102	0
0	0	0	51	65	0	0	1	0	53	76	0
1	0	1	67	67	1	0	1	0	67	95	0
0	0	1	67	47	0	0	1	1	53	66	0
0	0	0	51	49	0	1	1	1	65	84	1
0	0	1	56	50	0	1	1	1	50	81	1
0	0	0	60	78	0	1	1	1	60	76	1
0	0	0	52	83	0	0	1	1	45	70	1
0	0	0	56	98	0	1	1	1	56	78	1
0	0	0	67	52	0	0	1	0	46	70	1
0	0	0	63	75	0	0	1	0	67	67	1
0	0	1	59	99	1	0	1	0	63	82	1
0	0	0	64	187	0	0	1	1	57	67	1
1	0	0	61	136	1	1	1	0	51	72	1
0	0	0	56	82	1	1	1	0	64	89	1
						1	1	1	68	126	1

(1)建立判别函数；

(2)以 y 为因变量,建立 logistic 回归方程,对该资料进行回代,并与(1)比较。

14—2 为了判定脾虚症,选定血浆白蛋含量(g/L)X_1,血红蛋白含量(g/l)X_2 与玫瑰花形细胞率(%)X_3 为特征指标,分别收集到典型脾虚症患者 18 例和非脾虚症对照 18 例,资料如下。试进行判别分析,并给出判别函数。

No	脾虚症患者			对照			No	脾虚症患者			对照		
	X_1	X_2	X_3	X_1	X_2	X_3		X_1	X_2	X_3	X_1	X_2	X_3
1	27.5	78.5	381.5	35.5	119.5	530.5	10	30.1	88.5	415.2	34.6	108.5	513.2
2	27.5	78.5	371.5	36.5	120.5	540.5	11	31.2	91.5	433.5	33.5	105.3	510.8
3	27.5	80.5	381.5	38.5	127.5	541.5	12	30.4	80.5	405.5	34.5	115.2	520.5
4	29.5	80.5	381.5	375	126.5	541.2	13	30.5	91.5	415.5	35.5	120.5	530.5
5	28.5	79.5	401.5	36.5	120.5	540.8	14	30.6	87.5	405.4	35.0	118.2	525.2
6	28.5	80.5	405.2	35.4	118.5	530.5	15	30.9	83.5	420.5	35.0	118.0	530.3
7	30.5	88.5	412.5	34.5	110.5	522.5	16	31.1	88.5	430.5	35.5	118.2	528.0
8	31.5	87.5	442.5	36.5	13.5	530.5	17	31.6	91.5	445.2	35.2	117.5	524.2
9	30.5	87.5	422.5	34.2	109.2	503.5	18	31.8	90.5	452.5	34.5	116.5	523.5

资料来源:胡良平,现代统计学于 SAS 应用. 军事医学科学出版社,387 页。

附录 C 习题参考答案

练习 1.1

```
TITLE '计算多元统计量';
DATA ex1_1;
INPUT id $ x1 x2 x3 gender $ ;
CARDS;
1  171.0  58.5  81.0  1
2  175.0  65.0  87.0  1
…………
22  159.6  52.0  76.0  0
;
RUN;
PROC SORT DATA=ex1_1;
BY gender;
RUN;
PROC CORR DATA=ex1_1 COV CSSCP;
BY gender;
VAR x1 x2 x3 ;
RUN;
PROC DISTANCE DATA=ex1_1 OUT=dist METHOD=Euclid;
VAR INTERVAL(x1-x3 / STD=Std);
ID gender;
RUN;
PROC PRINTDATA=dist;
RUN;
```

练习 1.2

按欧氏距离：

点 A 到均数的距离为：$\left(\begin{pmatrix} 1 \\ 1 \end{pmatrix} - \begin{pmatrix} 0 \\ 0 \end{pmatrix} \right)' \left(\begin{pmatrix} 1 \\ 1 \end{pmatrix} - \begin{pmatrix} 0 \\ 0 \end{pmatrix} \right) = 2$

点 B 到均数的距离为：$\left(\begin{pmatrix} 1 \\ -1 \end{pmatrix} - \begin{pmatrix} 0 \\ 0 \end{pmatrix} \right)' \left(\begin{pmatrix} 1 \\ -1 \end{pmatrix} - \begin{pmatrix} 0 \\ 0 \end{pmatrix} \right) = 2$

按马氏距离：

点 A 到均数的距离为：$\left(\begin{pmatrix} 1 \\ 1 \end{pmatrix} - \begin{pmatrix} 0 \\ 0 \end{pmatrix} \right)' \begin{pmatrix} 1 & 0.9 \\ 0.9 & 1 \end{pmatrix}^{-1} \left(\begin{pmatrix} 1 \\ 1 \end{pmatrix} - \begin{pmatrix} 0 \\ 0 \end{pmatrix} \right) = 1.0526316$

点 B 到均数的距离为：$\left(\begin{pmatrix} 1 \\ -1 \end{pmatrix} - \begin{pmatrix} 0 \\ 0 \end{pmatrix} \right)' \begin{pmatrix} 1 & 0.9 \\ 0.9 & 1 \end{pmatrix}^{-1} \left(\begin{pmatrix} 1 \\ -1 \end{pmatrix} - \begin{pmatrix} 0 \\ 0 \end{pmatrix} \right) = 20$

练习 2.1

X 与 Y 的二元正态分布函数：

$$f(x,y) = \cfrac{1}{2\pi \sqrt{0.15^2 \cdot 7.52^2 \cdot (1-0.5219^2)}}$$

$$\exp\left\{-\cfrac{1}{2(1-0.5219^2)}\left[\left(\cfrac{x-1.47}{0.15}\right)^2 + \left(\cfrac{y-176.55}{7.52}\right)^2 - 2\times0.5219\times\left(\cfrac{x-1.47}{0.15}\right)\times\left(\cfrac{y-176.55}{7.52}\right)\right]\right\}$$

```
TITLE '绘制二元正态分布曲面';
GOPTIONS RESET = GLOBAL GUNIT = PCT NOBORDER FTEXT = SWISSB HTITLE = 6
        HTEXT = 3;
DATAex2_1;
s1 = 0.15 * * 2; s2 = 7.52 * * 2; r = 0.5219; pi = 3.14159265359;
DO x = -0.5 TO 0.5 BY 0.02;
DO y = -20 TO 20 BY 0.25;
z = 1/(2 * pi * SQRT(s1 * s2 * (1-r * r))) * EXP(-1/2/(1-r * r) * (x * x/s1 + y * y/s2 - 2 * r
    * x * y/SQRT(s1 * s2)));
OUTPUT;
END;
END;
RUN;
/* title 'Bivariate Normal Surface'; */
PROC G3D DATA = ex2_1;
PLOT x * y = z/ROTATE = 135 XTICKNUM = 9 YTICKNUM = 11 ZMAX = 0.2 ZTICKNUM
        = 5;
RUN;
```

练习 2.2

三元正态分布的密度函数为：

$$f(X) = \cfrac{1}{(2\pi)^{3/2} \times \begin{vmatrix} 30.530 & & \\ 25.536 & 39.859 & \\ 19.532 & 20.703 & 27.363 \end{vmatrix}^{\frac{1}{2}}} e^{-\frac{1}{2}\left(X - \begin{bmatrix} 83.39 \\ 70.26 \\ 91.52 \end{bmatrix}\right)'\begin{bmatrix} 30.530 & & \\ 25.536 & 39.859 & \\ 19.532 & 20.703 & 27.363 \end{bmatrix}^{-1}\left(X - \begin{bmatrix} 83.39 \\ 70.26 \\ 91.52 \end{bmatrix}\right)}$$

练习 2.3

证明：

令 $X = \begin{pmatrix} X_1 \\ X_2 \end{pmatrix}$ $\mu = \begin{pmatrix} \mu_1 \\ \mu_2 \end{pmatrix}$ $\Sigma = \begin{pmatrix} \sigma_{11} & \sigma_{12} \\ \sigma_{21} & \sigma_{22} \end{pmatrix}$ 设 $X = \mu + A'Y \sim N_2(\mu,\Sigma)$ （Y~(0,1)）

则 $Z = \cfrac{X-\mu}{\sigma} = \cfrac{1}{\sigma}A'Y = 0 + \left(A\left(\cfrac{1}{\sigma}\right)'\right)'Y \sim N_2\left(0, \left(A\left(\cfrac{1}{\sigma}\right)'\right)'A\left(\cfrac{1}{\sigma}\right)'\right)$

其中 $\left(A\left(\cfrac{1}{\sigma}\right)'\right)'A\left(\cfrac{1}{\sigma}\right)' = \cfrac{1}{\sigma}A'A\left(\cfrac{1}{\sigma}\right)' = \cfrac{1}{\sigma}\Sigma\left(\cfrac{1}{\sigma}\right)'$ 则 $z \sim N2\left(0, \cfrac{1}{\sigma}\Sigma\left(\cfrac{1}{\sigma}\right)'\right)$ 得证。

练习 2.4

思路：x 与 y 的 90% 参考值范围是下列方程的解：

$$\cfrac{1}{1-0.5806^2}\left\{\cfrac{(x-165.8338)^2}{4.91550^2} - 2\times0.5806\times\cfrac{(x-165.8338)(y-53.5694)}{4.9155\times4.8921} + \cfrac{(y-53.5694)^2}{4.8921^2}\right\}$$

$$= 4.61$$

练习 2.5

证明：记 s_i，s_{ii} 分别表示变量 X_i 的标准差和方差，因 X_i 的 X_j 的相关系数 r_{ij} 及协方差 s_{ij} 有如下关系：

$$s_{ij} = r_{ij} \, s_i s_j$$

则：

$$
S = \begin{bmatrix}
s_{11} & s_{12} & \cdots & s_{1m} \\
s_{21} & s_{22} & \cdots & s_{2m} \\
\vdots & \vdots & \ddots & \vdots \\
s_{m1} & s_{m2} & \cdots & s_{mm}
\end{bmatrix}
= \begin{bmatrix}
s_{11} & s_1 s_2 r_{12} & \cdots & s_1 s_m r_{1m} \\
s_2 s_1 r_{21} & s_{22} & \cdots & s_2 s_m r_{21} \\
\vdots & \vdots & \ddots & \vdots \\
s_m s_1 r_{m1} & s_m s_2 r_{m2} & \cdots & s_{mm}
\end{bmatrix}
$$

$$
= \begin{bmatrix}
s_1 & 0 & \cdots & 0 \\
0 & s_2 & \cdots & 0 \\
\vdots & \vdots & \ddots & \vdots \\
0 & 0 & \cdots & s_m
\end{bmatrix}
\begin{bmatrix}
r_{11} & r_{12} & \cdots & r_{1m} \\
r_{21} & r_{22} & \cdots & r_{2m} \\
\vdots & \vdots & \ddots & \vdots \\
r_{m1} & r_{m2} & \cdots & r_{mm}
\end{bmatrix}
\begin{bmatrix}
s_1 & 0 & \cdots & 0 \\
0 & s_2 & \cdots & 0 \\
\vdots & \vdots & \ddots & \vdots \\
0 & 0 & \cdots & s_m
\end{bmatrix}
$$

故得：$|S| = (s_{11} s_{22} \cdots s_{mm}) |R|$。

练习 3.1

```
TITLE '样本均向量与总体均向量的比较'；
DATAex3_1；
INPUTx1 x2 x3 @@；
y1=x1-4；y2=x2-50；y3=x3-10；
CARDS；
3.7  48.5  9.3  3.9  36.9  12.7
5.7  65.1  8.0  4.5  58.8  12.3
………………
5.4  54.1 11.3  5.5  40.9  9.4
；
RUN；
PROC ANOVA DATA=ex3_1；
MODEL y1 y2 y3=/NOUNI；
MANOVA H=INTERCEPT；
QUIT；
```

练习 3.2

令 $A = (a_1, a_2, \cdots, a_{m-1}, a_m)$，$B = diag(b_1, b_2, \cdots, b_m)$

对 X 作线性变换：$Z = A + BX$

则 $\bar{Z} = A + B\bar{X}$，$V_Z = B V_X B'$，$V_Z^{-1} = (B V_X B')^{-1} = (B')^{-1} V_X^{-1} B^{-1}$

$$T_Z = \frac{n_1 n_2}{n_1 + n_2}(\bar{Z}_1 - \bar{Z}_2)' V_Z^{-1}(\bar{Z}_1 - \bar{Z}_2) = \frac{n_1 n_2}{n_1 + n_2}(B\bar{X}_1 - B\bar{X}_2)'(B')^{-1} V_X^{-1} B^{-1}(B\bar{X}_1 - B\bar{X}_2)$$

$$= \frac{n_1 n_2}{n_1 + n_2}(\bar{X}_1 - \bar{X}_2)' B'(B')^{-1} V_X^{-1} B^{-1} B(\bar{X}_1 - \bar{X}_2) = \frac{n_1 n_2}{n_1 + n_2}(\bar{X}_1 - \bar{X}_2)' V_X^{-1}(\bar{X}_1 - \bar{X}_2) =$$

$$T_X$$

得证。

练习 3.3

```
TITLE 'Hotelling T2 检验与 t 检验'；
DATA ex3_3；
INPUT x @@；
g=1；
```

```
        IF _n_>14 THEN g=2；
        CARDS；
        2.90 5.41 5.48 4.60 4.03 5.10 4.97 4.24 4.36 2.72 2.37 2.09 7.10 5.92
        5.18 8.79 3.14 6.46 3.72 6.64 5.60 4.57 7.71 4.99 4.01
        ；
        RUN；
        PROC TTESTDATA=ex3_3；
        VAR x；
        CLASS g；
        RUN；
        PROC GLM DATA=ex3_3；
        CLASS g；
        MODEL x=g/NOUNI；
        MANOVA H=g；
        QUIT；
```

练习 3.4

```
        TITLE '多元方差分析:成组设计'；
        DATAex3_4；
        INPUTh w b sex $ @@；
        CARDS；
        171.0   58.5   81.0   M   152.0   44.8   74.0   F
        175.0   65.0   87.0   M   153.0   46.5   80.0   F
        ···········
        164.2   46.5   73.0   M
        ；
        RUN；
        PROC GLM DATA=ex3_4；
        CLASS sex；
        MODELh w b=sex/NOUNI；
        MANOVA H=sex；
        QUIT；
```

练习 3.5

做法一：

```
        TITLE '多元方差分析:配对设计'；
        DATA ex3_5；
        INPUT x y g id @@；
        CARDS；
        191   155   1   1   179   145   2   1
        195   149   1   2   201   152   2   2
        ···········
        190   163   1   25   187   150   2   25
        ；
        RUN；
```

```
PROC GLM DATA＝ex3_5；
CLASS g id；
MODEL x y＝g id/NOUNI；
MANOVA H＝g id；
QUIT；
```

做法二：

```
TITLE '多元方差分析:配对设计'；
DATA ex3_5；
INPUT id x1 y1 x2 y2；
dx＝x2－x1；
dy＝y2－y1；
CARDS；
1  191  155  179  145
2  195  149  201  152
…………
25  190  163  187  150
；
RUN；
PROC GLM DATA＝ex3_5；
MODEL dxdy＝/；
MANOVA H＝INTERCEPT；
QUIT；
```

练习 3.6

```
TITLE '多元方差分析:区组设计'；
DATA ex3_6；
INPUT x y time id @@；
CARDS；
175  115  1  1  175  110  2  1  170  110  3  1  170  90  4  1
136  93  1  2  130  90  2  2  135  95  3  2  135  97  4  2
…………
105  75  1  10  113  75  2  10  113  75  3  10  113  75  4  10
；
RUN；
PROC GLM DATA＝ex3_6；
CLASS time id；
MODEL x y＝time id/NOUNI；
MANOVA H＝time id；
QUIT；
```

练习 3.7

```
TITLE '多元方差分析:析因设计'；
DATA ex3_7；
INPUT x1 x2 x3 a b @@；
CARDS；
```

```
6.5  9.5  4.4  1  1  6.9  9.1  5.7  2  1
6.2  9.9  6.4  1  1  7.2  10  2    2  1
...........
6.8  8.5  3.4  1  2  7.6  9.2  1.9  2  2
;
RUN；
PROC GLM DATA＝ex3_7；
CLASS a b；
MODEL x1 x2 x3＝a b a＊b/NOUNI；
MANOVA H＝a b a＊b；
QUIT；
```

练习 4.1

设两样本 Y1、Y2，样本含量分别为 n1、n2，均数分别为 $\bar{Y}_1$、$\bar{Y}_2$，标准差分别为 s1、s2。

不妨设回归方程为：$\hat{Y} = a + bg$

则当 $g=1$ 时，$\hat{Y}_1 = a + b = \bar{Y}_1$；当 $g=0$ 时，$\hat{Y}_2 = a = \bar{Y}_2$。

故有 $b = \bar{Y}_2 - \bar{Y}_1$。

此时 $S_{Y \cdot g} = \sqrt{\dfrac{\sum (Y - \hat{Y})^2}{n-2}} = \sqrt{\dfrac{\sum (Y_1 - \hat{Y}_1)^2 + \sum (Y_2 - \hat{Y}_2)^2}{n-2}}$

$$= \sqrt{\dfrac{(n_1 - 1) s_1^2 + (n_2 - 1) s_2^2}{n-2}}$$

$\sqrt{\sum (g - \bar{g})^2} = \sqrt{n_1 (1 - \bar{g})^2 + n_2 (0 - \bar{g})^2}$

$$= \sqrt{n_1 \left(1 - \dfrac{n_1}{n_1 + n_2}\right)^2 + n_2 \left(0 - \dfrac{n_1}{n_1 + n_2}\right)^2} = \sqrt{\dfrac{n_1 n_2}{n}}$$

则 $t_b = \dfrac{b}{s_b} = \dfrac{\bar{Y}_2 - \bar{Y}_1}{\sqrt{\dfrac{(n_1 - 1) s_1^2 + (n_2 - 1) s_2^2}{n-2}} \Big/ \sqrt{\dfrac{n_1 n_2}{n_1 + n_2}}} = t$

得证。

练习 4.2

```
TITLE '回归方程 F 检验与均数之方差分析'；
DATA ex4_2；
INPUT yg g1 g2 @@；
CARDS；
2.62 1  0  0    2.82 2  1  0    2.91 3  0  1
2.23 1  0  0    2.76 2  1  0    3.02 3  0  1
2.36 1  0  0    2.43 2  1  0    3.28 3  0  1
2.40 1  0  0    2.73 2  1  0    3.18 3  0  1
;
PROC REG DATA＝ex4_2；
MODEL y＝g1 g2；
QUIT；
PROC ANOVA DATA＝ex4_2；
```

```
CLASS g；
MODEL y＝g；
QUIT；
```

练习 4.3

```
TITLE '方差分析模型与线性回归模型'；
DATA ex4_3；
DO b＝1 to 5；
  DO a＝1 to 4；
    INPUT x @@；
    OUTPUT；
  END；
END；
CARDS；
0.80 0.36 0.17 0.28
0.74 0.50 0.42 0.36
0.31 0.20 0.38 0.25
0.48 0.18 0.44 0.22
0.76 0.26 0.28 0.13
;
RUN；
PROC ANOVA DATA＝ex4_3；
CLASS a b；
MODEL x＝a b；
QUIT；
PROC GLM DATA＝ex4_3；
CLASS a b；
MODEL x＝a b；
QUIT；
```

练习 4.4

```
TITLE "筛选自变量的最优子集"；
DATA ex3_4；
INPUT age weight runtime rstpulse runpulse maxpulse oxy；
CARDS；
44    89.47    11.37    62    178    182    44.609
40    75.07    10.07    62    185    185    45.313
…………
52    82.78    10.50    53    170    172    47.467
;
PROC REG DATA＝ex4_4；
MODEL oxy = age weight runtime rstpulse runpulse maxpulse/
            SELECTION = RSQUARE MSE CP AIC ADJRSQ；
QUIT；
```

练习 4.5

	X1	X2	X3	X4	Y
X1	1.000000	0.567021	0.209841	−0.043467	0.604392
X2	0.567021	1.000000	0.207706	0.741491	0.956619
X3	0.209841	0.207706	1.000000	0.100186	0.227810
X4	−0.043467	0.741491	0.100186	1.000000	0.765506
Y	0.604392	0.956619	0.227810	0.765506	1.000000

以（2,2）为主元作消去变换，结果如下：

	X1	X2	X3	X4	Y
X1	0.678487	−0.567021	0.092067	−0.463908	0.061969
X2	0.567021	1.000000	0.207706	0.741491	0.956619
X3	0.092067	−0.207706	0.956858	−0.053826	0.029114
X4	−0.463908	−0.711491	−0.053826	0.450191	0.056182
Y	0.061969	−0.956619	0.029114	0.056182	0.084880

以（4,4）为主元作消去变换，结果如下：

	X1	X2	X3	X4	Y
X1	0.200144	−1.331105	0.036601	1.030469	0.119863
X2	1.331105	2.221279	0.296361	−1.647059	0.864084
X3	0.036601	−0.296361	0.950422	0.119563	0.035831
X4	−1.030469	−1.647059	−0.119563	2.221279	0.124796
Y	0.119863	−0.864084	0.035831	−0.124796	0.077869

以（1,1）为主元作消去变换，结果如下：

	X1	X2	X3	X4	Y
X1	4.988925	−6.640783	0.182600	5.140932	0.597987
X2	−6.640783	11.060858	0.053302	−8.490180	0.068100
X3	−0.182600	−0.053302	6.943739	−0.068600	0.013944
X4	5.140932	−8.490180	0.068600	7.518850	0.741004
Y	−0.597987	−0.068100	0.0139441	−0.741004	0.006192

以（2,2）为主元作消去变换，结果如下：

	X1	X2	X3	X4	Y
X1	1.001893	0.600386	0.214602	0.043548	**0.638873**
X2	−0.600386	0.090409	0.004819	−0.767588	0.006157
X3	−0.214602	0.004819	6.943996	−0.109514	0.014272
X4	0.043548	0.767588	0.109514	1.001891	**0.793277**
Y	−0.638873	0.006157	1.001891	−0.793277	**0.006611**

练习 4.6

因 $b_0 = \bar{y} - b_1\bar{x}_1 - b_2\bar{x}_2 - \cdots - b_m\bar{x}_m$，$U = \sum b_i l_{yx_i}$，故：

$$r_{y\hat{y}} = \frac{l_{y\hat{y}}}{\sqrt{l_{yy}l_{\hat{y}\hat{y}}}} = \frac{\sum\limits_{i=1}^{n}(y_i - \bar{y})(\hat{y}_i - \bar{y})}{\sqrt{l_{yy} \cdot \sum\limits_{i=1}^{n}(\hat{y}_i - \bar{y})}} = \frac{\sum\limits_{i=1}^{n}(y_i - \bar{y})(b_0 + b_1 x_{i1} + \cdots + b_m x_{im} - \bar{y})}{\sqrt{l_{yy}U}}$$

$$= \frac{\sum\limits_{i=1}^{n}\left[(y_i - \bar{y})\sum\limits_{j=1}^{m}b_j(x_{ij} - \bar{x}_j)\right]}{\sqrt{l_{YY} \cdot U}} = \frac{\sum\limits_{j=1}^{m}b_j\left[\sum\limits_{i=1}^{n}(y_i - \bar{y})(x_{ij} - \bar{x}_j)\right]}{\sqrt{l_{YY} \cdot U}}$$

$$= \frac{\sum_{j=1}^{m} b_j l_{yx_i}}{\sqrt{l_{YY} \cdot U}} = \sqrt{\frac{U}{l_{YY}}} = R$$

得证。

练习 4.7

```
TITLE "小学生的身高、年龄和体重的数据";
DATA ex4_7;
INPUT sex $ age height weight @@ ;
sex0=(sex='m');
CARDS;
f  143  56.3   85.0    f  155  62.3  105.0    f  153  63.3  108.0
f  161  59.0   92.0    f  191  62.5  112.5    f  171  62.5  112.0
…………
m  164  61.5  140.0    m  167  62.0  107.5    m  151  59.3   87.0
;
RUN;
PROC REG DATA=ex4_7 OUTEST=est1 OUTSSCP=sscp1;
BY sex;
EQ1:MODEL weight=height;
EQ2:MODEL weight=height age;
EQ3:MODEL weight=height age sex0;
QUIT;
PROC PRINT DATA=sscp1;
TITLE2 "sscp 类型的数据集";
RUN;
PROC PRINT DATA=est1;
TITLE2 "est 类型的数据集";
RUN;
```

练习 4.8

```
TITLE '逐步回归';
OPTION LINESIZE=120;
DATA ex4_8(TYPE=CORR);
INFILE CARDS MISSOVER;
INPUT _TYPE_ $ _NAME_ $ x1 x2 x3 x4 x5 y;
CARDS;
CORR    x1              1
CORR    x2      -0.039603          1
CORR    x3      -0.041057    0.965977          1
CORR    x4      -0.034447    0.921631    0.938234          1
CORR    x5       0.047992    0.908298    0.915332    0.966865          1
CORR    y        0.037969    0.855474    0.883853    0.863441    0.850318    1
N       .            521         521         521         521         521       521
```

	MEAN	.	0.48	10.37	124.47	24.76	60.23	61.75
	STD	.	130.17	1016518	218849	48820.5	29980.8	127402

```
;
RUN；
PROC REG DATA＝ex4_8；
MODEL Y＝x1 x2 x3 x4 x5/SELECTION＝STEPWISE；
QUIT；
```

练习 4.9

```
TITLE '所有子集的回归'；
DATA ex4_9；
INPUT   x1   x2   x3   x4   x5   y   @@；
CARDS；
289   101   109   107   73   3900
282   86    84    83    69   2500
··········
276   106   103   103   74   3650
；
RUN；
PROC REG DATA＝ex4_9；
MODELy＝x1－x5 /SELECTION＝RSQUARE ADJRSQ CP MSE AIC BEST＝10；
QUIT；
```

练习 5.1

不妨假设回归方程为：$\mathrm{logit}P = \alpha + \beta x$ 。

(1) $\ln(OR) = \ln\left(\dfrac{\dfrac{p_0}{1-p_0}}{\dfrac{p_1}{1-p_1}}\right) = \mathrm{logit}P_0 - \mathrm{logit}P_1 = \alpha - (\alpha + \beta) = -\beta$

$\beta = \ln\dfrac{1}{OR}$ 可解释为比数比倒数的对数值。

对例 6.1，当 $x=0$ 时，$\mathrm{logit}\, p_0 = \ln\dfrac{p_0}{1-p_0} = \ln\dfrac{55}{19} = \alpha$，$\alpha = 1.0629$

当 $x=1$ 时，$\mathrm{logit}\, p = \ln\dfrac{p_1}{1-p_1} = \ln\dfrac{128}{164} = \alpha + \beta$，$\beta = -1.3107$

所以相应的 logistic 回归方程为 $\mathrm{logit}P = 1.0629 - 1.3107x$

(2) $\ln(OR) = \ln\left(\dfrac{\dfrac{p_1}{1-p_1}}{\dfrac{p_{-1}}{1-p_{-1}}}\right) = \mathrm{logit}P_1 - \mathrm{logit}P_{-1} = (\alpha + \beta) - (\alpha - \beta) = 2\beta$

$\beta = \ln\sqrt{OR}$ 可解释为比数比平方根的对数值。

当 $x=1$ 时，$\mathrm{logit}\, p_1 = \ln\dfrac{p_1}{1-p_1} = \ln\dfrac{55}{19} = \alpha + \beta$

当 $x=-1$ 时，$\mathrm{logit}\, p_{-1} = \ln\dfrac{p_{-1}}{1-p_{-1}} = \ln\dfrac{128}{164} = \alpha - \beta$

联列上面两式，解得：$\alpha = 0.4075$，$\beta = 0.6554$

所以相应的 logistic 回归方程为 $\text{logit}P = 0.4075 + 0.6554x$

练习 5.2

TITLE 'logistic 回归'；

DATA ex5_2；

INPUT f y x1 x2　@@；

x12＝x1 * x2；

LABEL x1＝"吸烟"；

LABEL x2＝"用药"；

CARDS；

14 1 1 1　7　1 1 0　12 1 0 1　25 1 0 0

2 0 1 1　22 0 1 0　8 0 0 1　84 0 0 0

；

RUN；

PROC LOGISTIC DATA＝ex5_2 DESCENDING；

WEIGHT f；

MODEL y＝x1 x2 x12；

RUN；

PROC SORT DATA＝ex5_2；BY x2；

PROC LOGISTIC DATA＝ex5_2 DESCENDING；

WEIGHT f；

MODEL y＝x1；

BY x2；

RUN；

练习 5.3

DATA ex5_3；

DO y＝0　TO 1；

　DO cho＝1 TO 4；

　　DO sbp＝1 TO 4；

　　　INPUT f @@；

　　　OUTPUT；

　　END；

　END；

END；

CARDS；

　2　3　3　4　　　3　2　0　3

　8　11　6　6　　　7　12　11　11

117　121　47　22　　85　98　43　20

119　209　68　43　　67　99　46　33

；

RUN；

DATA ex5_3；

SET ex5_3；

y＝1－y；

```
s1=0;IF sbp=2 THEN s1=1;
s2=0;IF sbp=3 THEN s2=1;
s3=0;IF sbp=4 THEN s3=1;
c1=0;IF cho=2 THEN c1=1;
c2=0;IF cho=3 THEN c2=1;
c3=0;IF cho=4 THEN c3=1;
RUN;
PROC LOGISTIC DATA=ex5_3 DESCENDING;
WEIGHT f;
MODEL y=sbp cho;
RUN;
PROC LOGISTIC DATA=ex5_3 DESCENDING;
WEIGHT f;
MODEL y=s1-s3 c1-c3;
TEST1:test s2-s1=s1;
TEST2:test s3-s2=s2-s1;
TEST3:test c2-c1=c1;
TEST4:test c3-c2=c2-c1;
RUN;
```

练习 5.4

```
DATA ex5_4;
INPUT id chd age agrp  @@;
CARDS;
1  0  20  1  35  0  38  3  68  0  51  6
2  0  23  1  36  0  39  3  69  0  52  6
…………
34  0  38  3
;
RUN;
PROC GPLOT ;
PLOT chd*age;
RUN;
QUIT;
/*  计算条件均数 P*/
PROC SORT DATA=ex5_4 OUT=temp;
BY agrp;
RUN;
PROC UNIVARIATE  DATA=temp NOPRINT;
BY agrp;
VAR chd;
OUTPUT OUT=temp2 N=n SUM=n1 MEAN=p;
RUN;
PROC PRINT DATA=temp2;
```

RUN；

DATA temp3；

SET temp2；

logitp＝log(p/(1−p))；

RUN；

PROC GPLOT DATA＝temp3；

PLOT p * agrp logitp * agrp；

RUN；

QUIT；

PROC LOGISTIC DESCENDING DATA＝ex5_4；

MODEL chd＝age；

RUN；

PROC LOGISTIC DESCENDING DATA＝ex5_4；

MODEL chd＝agrp；

RUN；

PROC REG DATA＝temp3 GRAPHICS；

MODEL logitp＝agrp；

OUTPUT OUT＝temp4 PREDICTED＝lp；

PLOT logitp * agrp；

RUN；

DATA temp5；SET temp4；

pp＝exp(lp)/(1＋exp(lp))；

RUN；

PROC GPLOT DATA＝temp5；

PLOT pp * agrp；

RUN；

QUIT；

练习 5.5

TITLE '多类结果的 logistic 回归'；

DATA ex5_5；

INPUT y x1 x2 f；

y1＝2−y；

CARDS；

0	0	0	658
0	1	0	3
0	0	1	7
0	1	1	2
1	0	0	130
1	1	0	8
1	0	1	1
1	1	1	2
2	0	0	156
2	1	0	4

| 2 | 0 | 1 | 14 |
| 2 | 1 | 1 | 3 |

;

RUN；

PROC CATMOD DATA＝ex5_5；

WEIGHT f；

DIRECT x1 x2 ；

MODEL y1＝x1 x2/FREQ ONEWAY COVB CORRB；

QUIT；

练习 5.6

TITLE '有序结果的累积比数和相邻比数的 logistic 回归'；

DATA ex5_6；

INPUT treat bandage dressing healfreq @@；

CARDS；

0	0	0	0	19	1	0	0	0	21
0	0	0	1	4	1	0	0	1	2
0	0	0	2	2	1	0	0	2	4
0	0	1	0	21	1	0	1	0	10
0	0	1	1	3	1	0	1	1	5
0	0	1	2	2	1	0	1	2	10
0	1	0	0	9	1	1	0	0	5
0	1	0	1	8	1	1	0	1	10
0	1	0	2	6	1	1	0	2	8
0	1	1	0	10	1	1	1	0	12
0	1	1	1	10	1	1	1	1	7
0	1	1	2	5	1	1	1	2	7

;

RUN；

PROC LOGISTIC DATA＝ex5_6 DESCENDING；

FREQ freq；

MODEL heal＝treat bandage dressing/ CLODDS＝WALD；

RUN；

PROC CATMOD DATA＝ex5_6；

WEIGHT freq；

DIRECT treat bandage dressing；

RESPONSE ALOGITS；

MODEL   heal＝ _response_ treat bandage   dressing ；

QUIT；

练习 5.7

TITLE '1:3 配对资料条件 logistic 回归'；

DATA ex5_7；

INPUT match obs low age lwt smoke ht ui ptl；

time＝2－low；

```
CARDS;
1  1  1  16  130  0  0  0  0
1  2  0  16  112  0  0  0  0
1  3  0  16  135  1  0  0  0
1  4  0  16   95  0  0  0  0
…………
28  4  0  31  120  0  0  0  0
;
RUN;
PROC PHREG DATA＝ex5_7;
MODEL time＊low(0) ＝ lwt smoke ht ui ptl /TIES＝DISCRETE;
STRATA age;
RUN;
```

练习 6.1

	发病	不发病	合计	发病率
暴　露	A	b	$a+b$	$P_1=\dfrac{a}{a+b}$
非暴露	C	d	$c+d$	$P_2=\dfrac{c}{c+d}$
合　计	$a+c$	$b+d$	N	$P=\dfrac{a+c}{N}$

证明：

$$\chi_G^2 = \frac{(a-\mu_{(a)})^2}{V_{(a)}} + \frac{(c-\mu_{(c)})^2}{V_{(c)}} = \frac{(a-T_a)^2}{(a+b)P(1-P)} + \frac{(c-T_c)^2}{(c+d)P(1-P)}$$

$$= \frac{(a-T_a)^2}{(a+b)\dfrac{a+c}{N}\dfrac{b+d}{N}} + \frac{(c-T_c)^2}{(c+d)\dfrac{a+c}{N}\dfrac{b+d}{N}}$$

$$= \frac{(a-T_a)^2(a+b)}{\dfrac{(a+b)(a+c)}{N}\cdot\dfrac{(a+b)(c+d)}{N}} + \frac{(c-T_c)^2(c+d)}{\dfrac{(c+d)(a+c)}{N}\cdot\dfrac{(b+d)(c+d)}{N}}$$

$$= \frac{(a-T_a)^2(a+b)}{T_a\cdot T_b} + \frac{(c-T_c)^2(c+d)}{T_c\cdot T_d}$$

$$= \frac{(a-T_a)^2(T_a+T_b)}{T_a\cdot T_b} + \frac{(c-T_c)^2(T_c+T_d)}{T_c\cdot T_d}$$

$$(\because a+b=T_a+T_b; c+d=T_c+T_d)$$

$$= \frac{(a-T_a)^2}{T_a} + \frac{(a-T_a)^2}{T_b} + \frac{(c-T_c)^2}{T_c} + \frac{(c-T_c)^2}{T_d}$$

$$= \frac{(a-T_a)^2}{T_a} + \frac{(b-T_b)^2}{T_b} + \frac{(c-T_c)^2}{T_c} + \frac{(d-T_d)^2}{T_d} = \chi^2_p，得证.$$

$$(\because (a-T_a)^2=(b-T_b)^2=(c-T_c)^2=(d-T_d)^2)$$

练习 6.2

```
DATA exp6_2;
INPUT y  x;
CARDS;
2      －1
```

```
        3      —1
        6       0
        7       0
        8       0
        9       0
       10       1
       12       1
       15       1
       ;
RUN；
PROC GENMOD DATA＝exp6_2；
MODEL y＝x / DIST＝POISSON LINK＝id INITIAL＝5.0 INTERCEPT＝7.5 ITPRINT；
RUN；
```

练习 6.3

```
DATA ex6_3；
DO center ＝ 1 TO 3；
  DO agegrp ＝ 0 TO 2；
    DO survival＝ 1 TO 0 by —1；
      DO inflammation＝ 0 TO 1；
        DO malignant＝ 1 TO 0 by —1；
          INPUT freq @@ ；
          output；
        END；
      END；
    END；
  END；
END；
CARDS；
9   7    4    3
26   68   25   9
…………
12   11    4    1
;
RUN；
PROC GENMOD DATA＝ex6_3；
FREQ freq；
CLASS center；
MODEL survival＝agegrp inflammation malignant center/LINK＝LOG DIST＝BINOMIAL；
RUN；
```

练习 6.4

```
DATA ex6_4；
INPUT r tnf ifn；
n＝200；
```

off_set＝log(n)；

x1＝log(tnf＋1)；

x2＝log(ifn＋1)；

interaction＝x1 * x2；

OUTPUT；

CARDS；

11	0	0
18	0	4

…………

| 193 | 100 | 100 |

；

RUN；

PROC LOGISTIC DATA＝ex6_4；

MODEL r/n ＝ x1 x2 interaction；

RUN；

PROC GENMOD DATA＝ex6_4；

MODEL r ＝ x1 x2 interaction /DIST＝POISSON OFFSET＝off_set；

RUN；

PROC GENMOD DATA＝ex6_4；

MODEL r ＝ x1 x2 interaction /DIST＝NB OFFSET＝off_set；

RUN；

练习 6.5

TITLE 'Poisson 回归'；

DO year＝78 TO 83；

  DO month＝1 TO 12；

    DO gender＝1 TO 0 by －1；

      DO agegrp＝0 TO 2；

        INPUT y @@；

        OUTPUT；

      END；

    END；

  END；

END；

DATALINES；

0 2 5 0 4 5

1 1 5 0 1 6

…………

0 3 1 1 0 2

；

RUN；

DATA ex6_5；

SET ex6_5；

_pi＝3.1415926；

```
m1＝cos(_pi/6 * month);
m2＝sin(_pi/6 * month);
RUN；
PROC PRINT data＝ ex6_5；RUN；
PROC GENMOD DATA＝ex6_5；
MODEL f＝age sex /DIST＝POISSON LINK＝LOG；
RUN；
PROC GENMOD DATA＝ex6_5；
MODEL f＝age sex m1 m2/DIST＝POISSON LINK＝LOG ；
RUN；
PROC GENMOD DATA＝ex6_5；
MODEL f＝age sex m1 m2/DIST＝NB LINK＝LOG ；
RUN；
```

练习 7.1

（1）生存函数：$s(t) = e^{-0.65t}$ 曲线如下：

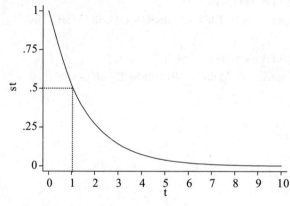

（2）$\bar{t} = \dfrac{1}{\lambda} = 1.5385$ 　　　$t_m = \dfrac{\ln 0.5}{-0.65} = 1.0664$

（3）生存大于两个单位时间的概率：$s(t)\big|_{t>2} = e^{-0.65t}\big|_{t>2} = e^{-0.65\times 2} = 0.27253719$

练习 7.2

（1）生存函数：$s(t) = e^{-(\lambda t)^m} = e^{-(0.8t)^3}$

危险度函数：$h(t) = m\lambda(\lambda t)^{m-1} = 3\times 0.8(0.8t)^2$

曲线如下：

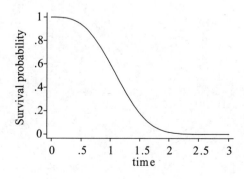
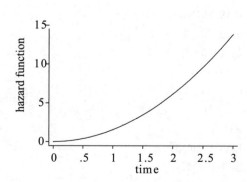

(2) $\bar{t} = \frac{1}{\lambda}\Gamma\left(\frac{1}{m}+1\right) = \frac{1}{0.8}\Gamma\left(\frac{1}{3}+1\right) = \frac{1}{0.8} \times \frac{1}{3} \times \Gamma\left(\frac{1}{3}\right) = 1.1162$

(3) $s(t=1) = e^{-(0.8\times1)^3} = 59.92\%$

练习 7.3

```
DATA ex7_3;
INPUT stime out g @@；
CONTROL=1；
CARDS；
6  1  1  10  0  1  22  1  1  1  1  2  5  1  2  11  1  2
6  1  1  11  0  1  23  1  1  1  1  2  5  1  2  12  1  2
...........
10  1  1  20  0  1  35  0  1  4  1  2  11  1  2  23  1  2
;
RUN；
PROC LIFEREG DATA=ex7_3 OUTEST=MODELA COVOUT；
A：MODEL stime * out(0)=g；
RUN；
PROC LIFEREG DATA=ex7_3 OUTEST=MODELB COVOUT；
B：MODEL stime * out(0)=g/DIST=EXPONENTIAL；
RUN；
PROC LIFEREG DATA=ex7_3 OUTEST=MODELC COVOUT；
C：MODELstime * out(0)=g/DIST=WEIBULL；
RUN；
DATA MODELS；
SET MODELA MODELB MODELC；
RUN；
PROC PRINT DATA=MODELS；
ID _MODEL_；
RUN；
```

练习 7.4

```
DATA ex7_4；
INPUT time @@ ；
G=1；
OUT=1；
CARDS；
2 3 4 5 5 9 13 16.5 17.5 12.5 7 6 17.5 6 14 25 49 37.5 49 28
;
RUN；
PROC LIFEREG DATA=ex7_4 OUTEST=MODELA COVOUT；
A：MODEL time * out(0)=g/DIST=WEIBULL；
RUN；
PROC LIFEREG DATA=ex7_4 OUTEST=MODELB COVOUT；
B：MODEL time * out(0)=g/DIST=EXPONENTIAL；
```

```
RUN；
DATA MODELS；
SET MODELA MODELB；
RUN；
PROC PRINT DATA=MODELS；
ID _MODEL_；
RUN；
```

练习 7. 5

```
DATA ex7_5；
INPUT id group stime censor kidney @@；
CARDS；
1   0     8  1  1      13  1  180     1  0
2   0   852  0  0      14  1  632     1  0
…………
25   1 1990  0  0

；
RUN；
/＊指数回归和 Weibull 回归＊/
PROC LIFEREG DATA=ex7_5 OUTEST=MODELA COVOUT；
A：MODEL stime＊censor(0)＝ group kidney /DIST=WEIBULL；
RUN；
PROC LIFEREG DATA=ex7_5 OUTEST=MODELB COVOUT；
B：MODEL stime＊censor(0)＝ group kidney /DIST=EXPONENTIAL；
RUN；
DATA MODELS；
SET MODELA MODELB；
RUN；
PROC PRINT DATA=MODELS；
ID _MODEL_；
RUN；
/＊Cox 比例风险模型＊/
PROC PHREG DATA=ex7_5；
MODEL stime＊censor(0)＝ group kidney；
RUN；
```

练习 7. 6

```
DATA ex7_6；
INPUT id censor stime age1 bmi age0 smk sbp dbp ecg chd；
mbp=sbp/3＋2＊dbp/3；
CARDS；
1    0   12. 4   44   34. 2   41   0   132   96   0   0
2    0   12. 4   49   32. 6   48   2   130   72   0   0
…………
149  0   10. 5   49   30. 8   47   1   146   86   0   0
```

;

RUN；

PROC PHREG DATA＝ex7_6；

MODELstime＊censor(0)＝age1 mbp ecg/SELECTION＝STEPWISE SLENTRY＝0. 2 SLSTAY ＝0. 1；

RUN；

练习 7. 7

OPTION ls＝100；

DATA ex7_7；

INPUT age   gender_0 t0 MMDDYY10.   response t1 MMDDYY10.

outcome l1 b1 l2 b2 l3 b3 l4 b4 l5 b5；

s1＝l1＊b1；s2＝l2＊b2；s3＝l3＊b3；s4＝l4＊b4；s5＝l5＊b5；time＝t1－t0；

gender＝(gender_0＝"M")；

CARDS；

| 53 | F | 03/31/77 | 1 | 11/01/77 | 0 | 7 | 7 | 23 | 23 | 0 | 0 | 25 | 25 | 0 | 0 |
| 61 | M | 06/18/76 | 0 | 08/21/76 | 1 | 10 | 10 | 20 | 15 | 0 | 0 | 13 | 13 | 9 | 9 |

…………

| 59 | M | 03/04/77 | 0 | 04/02/77 | 1 | 0 | 0 | 0 | 0 | 0 | 0 | 16 | 16 | 0 | 0 |

;

RUN；

PROC PHREG DATA＝ex7_7；

MODEL time＊outcome(0)＝age gender response s1 s2 s3 s4 s5；

RUN；

练习 8. 1

TITLE '主成分分析'；

DATAex8_1；

INPUT x1－x12；

CARDS；

| 46 | 55 | 126 | 51 | 75 | 25 | 72 | 6.8 | 489 | 27 | 8 | 360 |
| 52 | 55 | 95 | 42 | 81.2 | 18 | 50 | 7.2 | 464 | 30 | 5 | 348 |

…………

| 48 | 68 | 100 | 45 | 53.6 | 23 | 70 | 7.2 | 522 | 28 | 9 | 352 |

;

RUN；

PROC PRINCOMP DATA＝ex8_1；

VAR x1－x12；

RUN；

练习 8. 2

令 $|\lambda I_3 - A| = \begin{vmatrix} \lambda-1 & -\rho & -\rho \\ -\rho & \lambda-1 & -\rho \\ -\rho & -\rho & \lambda-1 \end{vmatrix} = 0$，解得：$\lambda_1 = 1 + 2\rho$ $\lambda_2 = 1 - \rho$ $\lambda_3 = 1 - \rho$

对于 $\lambda_1 = 1 + 2\rho$ 有 $[(1+2\rho)I - A]\begin{pmatrix} x_1 \\ x_2 \\ x_3 \end{pmatrix} = \begin{pmatrix} 0 \\ 0 \\ 0 \end{pmatrix}$ 求得其特征向量为 $\left(\dfrac{\sqrt{3}}{3} \quad \dfrac{\sqrt{3}}{3} \quad \dfrac{\sqrt{3}}{3} \right)'$

对于 $\lambda_2 = 1 - \rho$ 有 $\left[(1-\rho)I - A \right] \begin{pmatrix} x_1 \\ x_2 \\ x_3 \end{pmatrix} = \begin{pmatrix} 0 \\ 0 \\ 0 \end{pmatrix}$ 求得其特征向量为 $K_1\eta_1 + K_2\eta_2$（K1、K2 不同

时为 0）

其中 $\eta_1 = \left(0 \quad \dfrac{\sqrt{2}}{2} \quad -\dfrac{\sqrt{2}}{2} \right)'$，$\eta_2 = \left(\dfrac{\sqrt{2}}{2} \quad 0 \quad -\dfrac{\sqrt{2}}{2} \right)'$。

练习 8.3

```
TITLE '主成分评价';
OPTION LINESIZE=120;
DATA ex8_3;
INPUT mz $ x1-x8;
CARDS;
满族    16.01  6.06   62.73   494.5   17.02   139.2   7.2    8.34
朝鲜族  16.68  6.93   59.47   652.5   10.50   302.4   4.0    10.20
…………
毛南族  25.83  7.14   117.30  220.0   29.13   81.0    20.3   3.76
;
RUN;
PROC PRINCOMP DATA=ex8_3 N=4 OUT=COMP;
RUN;
PROC SORT DATA=COMP;
BY PRIN1;
RUN;
TITLE2 '用第一主成分对 42 个少数民族进行排序';
PROC PRINT DATA=COMP;
IDmz;
VAR PRIN1 PRIN2x1-x8;
RUN;
```

练习 8.4

```
TITLE '从方差协方差矩阵出发进行主成分分析与因子分析';
DATA ex8_4(TYPE=COV);
INFILE CARDS MISSOVER;
INPUT _TYPE_ $ _NAME_ $ x1-x14;
CARDS;
COV    X1    7.033
COV    X2    2.168  4.891
COV    X3    3.540  2.874  30.530
COV    X4    1.213  0.709  5.336  2.678
COV    X5    1.681  1.276  4.638  1.254  3.107
COV    X6    1.498  1.178  5.359  1.543  1.600  4.028
COV    X7    1.276  1.161  5.864  1.538  1.851  2.614  3.860
```

COV	X8	2.718 1.765 5.713 1.512 1.740 1.479 1.197 5.241
COV	X9	2.827 1.799 4.423 1.282 1.659 1.246 1.239 4.123 4.818
COV	X10	9.358 8.043 6.514 2.814 4.115 3.094 2.814 6.572 6.536 29.660
COV	X11	8.889 7.511 6.639 2.533 3.745 2.994 2.857 5.878 6.045 25.747 24.400
COV	X12	5.154 5.680 3.855 1.589 2.643 2.324 2.002 3.690 3.658 18.659 16.822 5.993
COV	X13	2.227 2.155 25.536 4.928 3.778 4.966 5.534 3.850 3.333 1.847 3.087 1.388 39.859
COV	X14	5.213 2.939 19.532 4.974 4.069 4.692 4.525 5.074 4.271 10.336 9.710 6.717 20.703 27.363
N	.	3454

```
;
    RUN；
    PROC PRINCOMP DATA= ex8_4 ；
    VAR x1－x14；
    RUN；
    PROC FACTOR DATA= ex8_4 METHOD=P N=4 ROTATE=VARIMAX；
    VAR x1－x14；
    RUN；
```

练习 9.1

主成分分析与因子分析都是研究多个变量间的互依性,但出发点不同。主成分分析是寻找出能反映原变量信息的综合指标,是对变量共性的一种提取,主成分的个数与原变量数相同,贡献大的主成分常用于评价,或进一步分析,贡献小的主成分常用于判断变量间的关系。因子分析是寻找出能解释原变量的公共因子,这些公共因子相互独立地代表某一方面的特性,它们不能被测量,但对可测量的变量产生影响,或者说通过这些变量体现出来。因子分析的任务是通过原变量提供的错综复杂的关系,寻找潜在的公共因子,当初始因子不好解释时,常对其作旋转变换。提取公共因子的方法很多,主成分是最常用的提取公共因子的方法之一。因此,很多应用者将主成分和因子分析看成一回事,这是片面的。

练习 9.2

```
    TITLE '因子分析'；
    OPTION LINESIZE=120；
    DATA ex9_2；
    INPUT x1－x12；
    CARDS；
    46   55   126   51   75     25   72   6.8   489   27   8   360
    52   55   95    42   81.2   18   50   7.2   464   30   5   348
    …………
    48   68   100   45   53.6   23   70   7.2   522   28   9   352
    ；
    RUN；
/ * 从原始数据出发,进行因子分析 * /
    PROC FACTOR DATA=ex9_2 METHOD=P N=3 ROTATE=VARIMAX；
    VAR x1－x12；
    RUN；
/ * 从协方差矩阵出发,进行因子分析 * /
    PROC FACTOR DATA=ex9_2 COV METHOD=P N=3 ROTATE=VARIMAX；
```

```
VAR x1－x12；
RUN；
```

练习 9.4

```
TITLE '因子分析与因子旋转'；
DATA ex5_4(TYPE=CORR)；
INFILE CARDS MISSOVER；
_TYPE_="CORR"；
INPUT _name_ $ x1－x12；
CARDS；
x1    1
x2  .690  1
x3  .596 .655  1
x4  .515 .557 .600  1
x5  .421 .397 .386 .255  1
x6  .350 .300 .252 .200 .611  1
x7  .376 .349 .329 .258 .642 .576  1
x8  .405 .448 .351 .310 .660 .545 .738  1
x9  .342 .381 .284 .241 .407 .428 .435 .478  1
x10  .325 .377 .324 .286 .359 .407 .392 .385 .460  1
x11  .260 .385 .255 .252 .321 .370 .408 .379 .406 .384  1
x12  .165 .200 .146 .145 .162 .236 .303 .285 .278 .213  .398  1
;
RUN；
/*方差最大正交旋转*/
PROC FACTOR METHOD=P N=4NOBS=355 ROTATE=VARIMAX RES；
VAR x1－x12；
RUN；
/*斜交旋转*/
PROC FACTOR METHOD=P N=4NOBS=355 ROTATE=PROMAX RES；
VAR x1－x12；
RUN；
```

练习 10.1

```
TITLE '奥林匹克资料确证性因子分析'；
DATA ex10_1(TYPE=CORR)；
INFILE CARDS MISSOVER；
_TYPE_="CORR"；
INPUT _NAME_ $ x1－  x10；
CARDS；
x1      1
x2    0.59  1
x3    0.35  0.42  1
x4    0.34  0.51  0.38  1
x5    0.63  0.49  0.19  0.29  1
```

348

x6	0.40	0.52	0.36	0.46	0.34	1				
x7	0.28	0.31	0.73	0.27	0.17	0.32	1			
x8	0.20	0.36	0.24	0.39	0.23	0.33	0.24	1		
x9	0.11	0.21	0.44	0.17	0.13	0.18	0.34	0.24	1	
x10	−0.07	0.09	−0.08	0.18	0.39	0.00	−0.02	0.17	0.00	1

```
;
RUN；
PROC CALIS CORR DATA= ex10_1 TECH=nr METHOD=ml NOBS=160 ALL；
Lineqs
     X1  =Lam1 F1   +eps1，
     X5  =Lam2 F1   +eps2，
     X6  =Lam3 F1   +eps3，
     X10 =Lam4 F1   +eps4，
     X2  =Lam5 F2   +eps5，
     X4  =Lam6 F2   +eps6，
     X8  =Lam7 F2   +eps7，
     X3  =Lam8 F3   +eps8，
     X7  =Lam9 F3   +eps9，
     X9  =Lam10 F3  +eps10；
Std
     eps1 — eps10 = ve1 — ve6，
     F1  F2  F3  = 1 vee2 vee3；
Cov      F1 F2 = theta12，
     F1 F3 = theta13，
     F2 F3 = theta23；
RUN；
```

练习 10.2

```
TITLE '初中生心理模型'；
DATA ex10_2(TYPE=CORR)；
INFILE CARDS MISSOVER；
_TYPE_="CORR"；
INPUT _NAME_ $ x1 —  x10；
LABEL X1="Paragraph comprehension"
       X2="Sentence completion"
       X3="Word meaning"
       X4="Addition"
       X5="Counting dots"；
CARDS；
X1  1
X2  0.722  1
X3  0.714  0.685  1
X4  0.230  0.246  0.170  1
X5  0.095  0.181  0.113  0.585  1
```

```
    ;
    RUN;
    PROC CALIS CORR DATA=ex10_2 TECH=nr METHOD =ml NOBS=145 ALL;
    Lineqs
        X1 =Lam1 F1 + eps1,
        X2 =Lam2 F1 + eps2,
        X3 =Lam3 F1 + eps3,
        X4 =Lam4 F2 + eps4,
        X5 =Lam5 F2 + eps5;
    Std
        eps1 - eps5 = ve1 - ve5,
          F1   F2   = 1 vee2;
    Cov
            F1 F2 = theta12;
    RUN;
```

练习 11.1

```
    DATA ex11_1 (TYPE=CORR);
    INFILE CARDS MISSOVER;
    _TYPE_="CORR";
    INPUT item $ Height Weight Chest sHeight FEV1 FVC MVV FEF25 FEF50 FEF75;
    CARDS;
    Height  1.0000
    Weight  0.7633 1.0000
    Chest   0.8884 0.8023 1.0000
    sHeight 0.6999 0.9138 0.7369 1.0000
    FEV1    0.7440 0.7276 0.7778 0.6741 1.0000
    FVC     0.7374 0.7325 0.7567 0.6713 0.9759 1.0000
    MVV     0.4928 0.5512 0.5697 0.5039 0.7484 0.7343 1.0000
    FEF25   0.5203 0.5578 0.6377 0.5063 0.7527 0.6806 0.7464 1.0000
    FEF50   0.5377 0.5420 0.6193 0.5088 0.7774 0.6813 0.6586 0.8626 1.0000
    FEF75   0.5207 0.4125 0.5832 0.4008 0.6821 0.5624 0.5063 0.6764 0.8665 1.0000
    ;
    RUN;
    PROC CANCORR DATA =ex11_1 EDF=149;  /* EDF=N-1 */
    VAR   Height Weight Chest sHeight;
    WITH FEV1 FVC MVV FEF25 FEF50 FEF75;
    RUN;
```

练习 11.3

```
    DATA ex11_3 (TYPE=CORR);
    INFILE CARDS MISSOVER;
    _TYPE_="CORR";
    INPUT Name $ x1-x4 y1-y7;
    CARDS;
```

```
X1  1.00
X2  0.66   1.00
X3  0.66   0.70 1.00
X4  0.64   0.73 0.70 1.00
Y1  0.13  -0.11 0.03 0.04 1.00
Y2  0.25   0.03 0.19 0.15 0.64 1.00
Y3  0.33   0.13 0.20 0.13 0.57 0.63 1.00
Y4  0.38   0.30 0.30 0.38 0.31 0.51 0.58 1.00
Y5  0.41   0.31 0.28 0.38 0.25 0.49 0.49 0.73 1.00
Y6  0.52   0.49 0.45 0.47 0.03 0.18 0.29 0.60 0.53 1.00
Y7  0.43   0.39 0.38 0.39 0.07 0.10 0.20 0.33 0.36 0.51 1.00
；
RUN；
PROC CANCORR DATA＝ex11_3 EDF＝111；   /＊ EDF＝N－1 ＊/
VAR   x1－x4；
WITH y1－y7；
RUN；
```

练习 12.1

```
DATA ex12_1；
INPUT Manage $ NOSMK LSMK MSMK HSMK；
CARDS；
SeniorManagers    4   2    3    2
JuniorManagers    4   3    7    4
SeniorEmployees  25  10   12    4
JuniorEmployees  18  24   33   13
Secretaries      10   6    7    2

；
RUN；
PROC CORRESP OUT＝result；
VAR NOSMK LSMK MSMK HSMK；
ID Manage；
RUN；
PROC PLOT DATA＝result；
WHERE Manage NE ""；
PLOT DIM2＊DIM1＝"＊" $ Manage /BOX VAXIS＝－.2 TO .3 BY .1
                              HAXIS＝－0.5  TO 0.5 BY .1；
QUIT；
```

练习 12.2

```
DATA ex12_2；
INPUT Drug $ Poor Fair Good VeryGood Excellent；
CARDS；
A  5  1  10   8   6
B  5  3   3   8  12
```

```
C   10   6   12   3   0
D   7   12   8    1   1
;
RUN;
PROC CORRESP OUT=result;
VAR Poor Fair Good VeryGood Excellent;
ID Drug;
RUN;
PROC PLOT DATA=result;
WHERE Drug NE "";
PLOT DIM2*DIM1="*" $ Drug /BOX VAXIS=−0.6 TO 0.6 BY 0.2
                              HAXIS=−1.2 TO 1 BY 0.2;
QUIT；
```

练习 12.3

```
DATA ex12_3;
INPUT Grad $ y1−y5;
CARDS;
x1   50    45     8    18     8
x2   28   174    84   154    55
x3   11    78   110   223    96
x4   14   150   185   714   447
x5    0    42    72   320   411
;
RUN;
PROC CORRESP OUT=result;
VAR y1−y5;
ID Grad；
RUN；
PROC PLOT DATA=result;
WHERE Grad NE "";
PLOT DIM2*DIM1="*" $ Grad /BOX VAXIS=−0.5 TO 1 BY 0.1
                              HAXIS=−0.5 TO 2.5 BY 0.5;
QUIT；
```

练习 13.1

```
DATA ex13_1;
INPUT item $ y1 y2；
CARDS；
X1    27.892   61.42
X2    26.356   56.78
…………
X13   20.913   61.25
;
RUN；
```

```
PROC STANDARD DATA＝ex13_1 MEAN＝0 STD＝1 OUT＝STD_ex13_1；
VAR y1 y2；
RUN；
/＊　最短距离法　＊/
PROC CLUSTER DATA＝ STD_ex13_1 METHOD＝SINGLE STD NOSQUARE CCC；
VAR y1 y2；
ID item；
RUN；
PROC TREE HORIZONTAL SPACE＝3；
ID item；
RUN；
/＊　最长距离法　＊/
PROC CLUSTER DATA＝STD_ex13_1 METHOD＝COMPLETE STD NOSQUARE CCC；
VAR y1 y2；
ID item；
RUN；
PROC TREE HORIZONTAL SPACE＝3；
ID item；
RUN；
/＊类平均法＊/
PROC CLUSTER DATA＝STD_ex13_1 METHOD＝average STD NOSQUARE CCC；
VAR y1 y2；
ID item；
RUN；
PROC TREE HORIZONTAL SPACE＝3；
ID item；
RUN；
/＊重心法＊/
PROC CLUSTER DATA＝STD_ex13_1 METHOD＝centroid STD NOSQUARE CCC；
VAR y1 y2；
ID item；
RUN；
PROC TREE HORIZONTAL SPACE＝3；
ID item；
RUN；
```

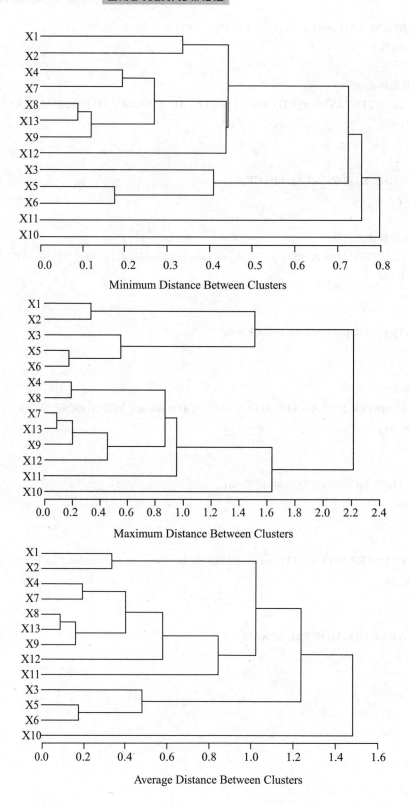

Minimum Distance Between Clusters

Maximum Distance Between Clusters

Average Distance Between Clusters

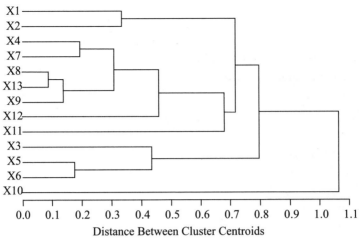

Distance Between Cluster Centroids

练习 13. 2

DATA ex13_2；

INPUT x1－x12；

CARDS；

| 46 | 55 | 126 | 51 | 75 | 25 | 72 | 6.8 | 489 | 27 | 8 | 360 |

| 52 | 55 | 95 | 42 | 81.2 | 18 | 50 | 7.2 | 464 | 30 | 5 | 348 |

…………

| 48 | 68 | 100 | 45 | 53.6 | 23 | 70 | 7.2 | 522 | 28 | 9 | 352 |

；

RUN；

/＊变量聚类分析法＊/

PROC VARCLUS DATA＝ex13_2 MAXC＝12 SUMMARY OUTTREE＝TREE；

RUN；

OPTION PS＝40 LS＝100；

PROC TREE；

HEIGHT _PROPOR_；

RUN；

练习 14. 1

DATA ex14_1；

INPUT xray stage　grade　age　acid　y @@；

lnacid＝log(acid)；

CARDS；

| 0 | 0 | 0 | 66 | 48 | 0 | 0 | 1 | 1 | 64 | 40 | 0 |

| 0 | 0 | 0 | 68 | 56 | 0 | 0 | 1 | 0 | 61 | 50 | 0 |

…………

| 1 | 1 | 1 | 68 | 126 | 1 |

；

RUN；

PROC DISCRIM DATA＝ex14_1 BCOV　TCOV WCOV PCOV CROSSLIST CROSSVALIDATE

POOL＝TEST MANOVA；

VAR xray stage grade age lnacid；

CLASS y；

RUN；

PROC LOGISTIC DATA＝ex14_1 DESCENDING；

MODEL y＝xray stage grade age lnacid；

RUN；

练习 14.2

DATA ex14_2；

INPUT x1 x2 x3 group；

CARDS；

27.5 78.5 381.5 1

27.5 78.5 371.5 1

…………

34.5 116.5 523.5 0

；

RUN；

PROC DISCRIMDATA＝ex14_2 BCOV   TCOV WCOV PCOV CROSSLIST POOL＝TEST
        MANOVA；

VAR x1 x2 x3；

CLASS group；

RUN；

附录 D 部分例题 SAS 程序

例 1.1

```
TITLE '计算均数、标准差、协方差矩阵、SSCP 矩阵和相关系数矩阵';
DATAexample1_1;
INPUT x1 x2 x3 @@;
CARDS;
171.0   58.5   81.0       154.8   44.5   74.0
175.0   65.0   87.0       164.0   51.0   72.0
159.0   38.0   71.0       165.2   55.0   79.0
155.3   45.0   74.0       164.5   46.0   71.0
152.0   35.0   63.0       159.1   48.0   72.5
158.3   44.5   75.0       164.2   46.5   73.0
;
RUN;
PROC CORRDATA=example1_1 COV SSCP;
RUN;
```

例 2.1

```
TITLE '绘制二元正态分布曲面';
GOPTIONS RESET = GLOBAL  GUNIT = PCT  BORDER  FTEXT = SWISSB  HTITLE = 6
                     HTEXT=3;
DATAexample2_1;
s1=2; s2=4; r=0.75; pi=3.14159265359;
DOx=-5 TO 5 BY 0.25;
   DO y=-8 TO 8 BY 0.25;
     z=1/(2 * pi * SQRT(s1 * s2 * (1-r * r)))
       * EXP(-1/2/(1-r * r) * (x * x/s1+y * y/s2-2 * r * x * y/SQRT(s1 * s2)));
     OUTPUT;
   END;
END;
RUN;
TITLE 'Bivariate Normal Surface';
PROC G3D DATA=example2_1;
PLOT x * y = z/ROTATE = 65 XTICKNUM = 9 YTICKNUM = 11 ZMAX = 0.12 ZTICKNUM
     =7;
RUN;
```

例 3.1

```
TITLE '多元配对 T 检验';
DATA example3_1;
```

```
INPUT id IgG0 IgG1 IgA0 IgA1 IgM0 IgM1；
IgG＝IgG1－IgG0；
IgA＝IgA1－IgA0；
IgM＝IgM1－IgM0；
CARDS；
1   1810  1654  246  196  292  243
2   1744  1568  213  208  286  272
…………
15  1733  1684  202  197  308  288
；
RUN；
PROC ANOVA DATA＝example3_1；
MODEL IgG IgA IgM＝ ；
MANOVA H＝INTERCEPT；
QUIT；
```

例 3.2

```
TITLE '多元 T 检验'；
DATA example3_2；
INPUTx1 x2 group @@；
CARDS；
3.9    210          1 4.8     270    2
4.2    190    1     4.7      180    2
3.7    240    1     5.4      230    2
4.0    170    1     4.5      245    2
4.4    220    1     4.6      270    2
5.2    230    1     4.4      220    2
2.7    160    1     5.9      290    2
2.4    260    1     5.5      220    2
3.6    240    1     4.3      290    2
5.5    180    1     5.1      310    2
2.9    200    1
3.3    300    1
；
RUN；
PROC TTEST DATA＝example 3_2；
CLASS group；
VAR x1 x2；
RUN；
PROC ANOVA DATA＝example 3_2；
CLASS group；
MODEL x1 x2＝group；
MANOVA H＝group；
QUIT；
```

例 3.3

```
TITLE '多元方差分析:成组设计';
DATA example3_3;
INPUTx1 x2 group @@;
CARDS;
```

3.9	210	1	4.8	270	2	4.4	250	3
4.2	190	1	4.7	180	2	3.7	305	3
3.7	240	1	5.4	230	2	2.9	240	3
4.0	170	1	4.5	245	2	4.5	330	3
4.4	220	1	4.6	270	2	3.3	230	3
5.2	230	1	4.4	220	2	4.5	195	3
2.7	160	1	5.9	290	2	3.8	275	3
2.4	260	1	5.5	220	2	3.7	310	3
3.6	240	1	4.3	290	2			
5.5	180	1	5.1	310	2			
2.9	200	1						
3.3	300	1						

```
;
RUN;
PROC ANOVA DATA=example3_3;
CLASS group;
MODEL x1 x2=group;
MANOVA H=group/PRINTH PRINTE SUMMARY;
MEANS group/SNK;
QUIT;
```

例 3.4

```
TITLE '多元方差分析:区组设计';
DATA example3_4;
INPUT a b x1 x2 @@;
CARDS;
```

1	1	120	81	1	2	120	81	1	3	120	80
2	1	116	68	2	2	138	84	2	3	108	70
3	1	140	80	3	2	140	80	3	3	135	80
4	1	140	84	4	2	130	82	4	3	120	59
5	1	167	89	5	2	168	106	5	3	173	84
6	1	160	100	6	2	155	95	6	3	160	95
7	1	140	84	7	2	130	82	7	3	120	59
8	1	172	82	8	2	172	82	8	3	159	96
9	1	176	119	9	2	150	100	9	3	148	92
10	1	148	94	10	2	153	83	10	3	150	85

```
;
RUN;
PROC ANOVA DATA=example3_4;
```

```
    CLASS a b；
    MODEL x1 x2 ＝ a b；
    MANOVA H＝ a b；
    MEANS a b；
    QUIT；
```

例 3.5

```
    TITLE '多元方差分析:析因设计'；
    DATA example3_5；
    DO b＝1 TO 3；
      DO i＝1 TO 5；
        DO a＝1 TO 2；
          INPUT x1 x2 x3 @@；
          OUTPUT；
        END；
      END；
    END；
    CARDS；
```

114.23	126.56	41.19	230.24	308.96	147.02
45.09	95.44	93.04	180.49	262.12	94.33
46.10	98.96	72.23	163.66	248.02	119.38
52.88	161.08	62.31	269.87	256.87	125.64
63.05	108.82	77.10	260.73	265.25	103.39
56.09	79.63	56.07	270.00	254.92	60.09
56.09	76.58	58.85	248.78	278.02	67.08
54.88	48.85	59.63	200.49	324.21	179.82
74.39	118.11	53.78	304.88	249.98	96.08
31.22	87.49	80.39	249.27	265.27	109.11
135.85	103.99	87.88	154.15	270.51	191.17
98.54	90.88	107.56	170.49	286.22	134.53
148.05	128.31	94.91	220.00	291.37	175.94
68.78	85.91	101.89	173.66	289.69	159.15
146.83	147.92	50.44	260.24	248.61	274.83

```
    ；
    RUN；
    PROC CORR DATA＝example3_5 COV；
    VAR x1－x3；
    RUN；
    PROC ANOVA DATA＝example3_；
    CLASS a b；
    MODEL x1 x2 x3＝ a b a*b；
    MANOVA h＝a b a*b/PRINTH PRINTE；
```

```
MEANS a b;
QUIT;
```

例 3.6

```
TITLE '样本协方差矩阵与总体协方差矩阵的齐性检验';
PROC IML;
START;
a=LOG(DET(v));   a0=LOG(DET(v0));   b=TRACE(v * INV(v0));
d1=(2 * m+1-2/(m+1))/6/(n-1);
chi=(n-1) * (a0-m-a+b)/(1-d1);          df=m * (m+1)/2;
p=1-PROBCHI(chi,df);
PRINT v0 v;
PRINT chi p;
FINISH;
n=100; m=3;
v0= { 29.57    3.92    1.76,
       3.92   39.05   39.19,
       1.76   39.19   63.07};

v = { 22.12    2.98    0.46,
       2.98   32.72   30.39,
       0.46   30.39   50.98};
RUN;
QUIT;
```

例 3.7

```
TITLE '多个样本协方差矩阵的齐性检验';
PROC IML;
START;
s=s1+s2+s3;  n=n1+n2+n3;
a1=LOG(DET(S1/(n1-1)));   a2=LOG(DET(S2/(n2-1)));   a3=LOG(DET(S3/(n3-
    1)));
a=LOG(DET(S /(n -g)));
d1=(2 * m * m+3 * m-1)/(6 * (m+1) * (g-1)) * (1/(n1-1)+1/(n2-1)+1/(n3-1)-1/
    (n-g));
chi=(1-d1) * ((n-g) * a-((n1-1) * a1+(n2-1) * a2+(n3-1) * a3));
df=m * (m+1) * (g-1)/2;
p=1-PROBCHI(chi,df);
PRINTs1 s2 s3;
PRINTs;
PRINT n1 n2 n3 n;
PRINT a1 a2 a3 a;
PRINT d1 chi df P;
FINISH;
g=3;   m=2;   n1=12;   n2=10;   n3=8;
```

```
s=  {  0   0,
        0   0};
s1= { 9.6967   −94.3333,
     −94.3333  17866.6667};
s2= { 2.5560      22.5000,
      22.5000  14662.5000};
s3= { 2.4000      18.2500,
      18.2500  14896.8750};
RUN；
QUIT；
```

例 4.1

```
TITLE '多元回归分析'；
DATA example4_1；
INPUT x1 x2 y @@；
CARDS；
135.1  32.0  1.75      139.9  30.4  2.00
163.6  46.2  2.75      146.5  33.5  2.50
156.2  37.1  2.75      156.4  35.5  2.00
167.8  41.5  2.75      149.7  31.0  1.50
145.0  33.0  2.50      148.5  37.2  2.25
165.5  49.5  3.00      135.0  27.6  1.25
153.3  41.0  2.75      152.0  32.0  1.75
160.5  47.2  2.25      153.0  32.0  1.75
147.6  40.5  2.00      157.5  43.3  2.25
155.1  44.7  2.75      160.5  37.5  2.00
143.0  31.5  1.75      149.4  33.9  2.25
160.8  40.4  2.75      159.0  38.5  2.50
158.2  37.5  2.00      150.0  36.0  1.75
144.5  34.7  2.25      154.6  39.5  2.50
156.5  32.0  1.75
；
RUN；
PROC REG DATA=example4_1；
MODEL y=x1 x2；
QUIT；
```

例 4.2

```
TITLE '所有子集的回归'；
DATA example4_2；
INPUT x1 x2 x3 x4 y @@；
CARDS；
13   7   26   19   11.5
15   11   40   34   19.8
…………
```

18　10　11　35　21. 6

；

RUN；

PROC REG DATAexample4_2；

MODEL y＝x1 x2 x3 x4/SELECTION＝RSQUARE ADJRSQ MSE CP AIC BEST＝6；

QUIT；

例 4. 3

TITLE '逐步回归'；

PROC REG DATA example4_2；　/＊ 调用例 4_2 数据 ＊/

MODEL y＝x1 x2 x3 x4/SELECTION＝STEPWISE SLE＝0. 15 SLS＝0. 14 DETAILS；

RUN；

例 4. 5

TITLE '岭回归'；

DATA example4_5；

INPUT x1 x2 x3 y；

CARDS；

13. 0　　9. 2　　50　　13

18. 7　13. 2　102　　14

…………

49. 0　34. 8　2500　36

；

RUN；

PROC STANDARD DATA＝ example4_5 MEAN＝0 STD＝1 OUT＝temp；

VAR x1 x2 x3 y；

RUN；

PROC PRINT DATA＝temp；

RUN；

PROC REG DATA＝temp OUTEST＝ridge1；

MODEL y＝x1 x2 x3/RIDGE＝ 0. 01 0. 02 0. 03 0. 04 0. 05 0. 06 0. 07 0. 08 0. 09 0. 1；

OUTPUT；

QUIT；

PROC PRINT DATA＝ridge1；

RUN；

例 5. 1

TITLE '四格表资料的 logistic 回归'；

DATA example5_1；

INPUT y　x　f；

CARDS；

　1　1　　55

　0　1　　19

　1　0　128

　0　0　164

；

```
RUN；
PROC LOGISTIC DATA＝example5_1 DESCENDING；
MODEL y＝x/CLPARM＝WALD CLODDS＝WALD；
FREQ f；
RUN；
```

例 5.2

```
PROC FORMAT；
   VALUE Agefmt   0＝'25～34' 1＝'35～44' 2＝'45～54'
                  3＝'55～64' 4＝'65～74'  5＝'75＋'；
   VALUE Alcfmt   0＝'0～39' 1＝'40～79' 2＝'80～119' 3＝'120＋'；
   VALUE Tobfmt   0＝'0～9'  1＝'10～19' 2＝'20～29'  3＝'30＋'；
RUN；
DATA example5_2；
DO age＝0 TO 5；
  DO alcohol ＝ 0 TO 3；
    DO tobacco ＝ 0 TO 3；
      DO Y＝1 TO 0 BY －1；
      INPUT f ＠＠ ；
      OUTPUT；
      END；
    END；
  END；
END；
FORMAT Age AGEfmt. Alcohol Alcfmt. Tobacco Tobfmt. ；
CARDS；
   0   40   0   10   0   6   0    5   0   27   0    7   0    4
   0    7   0    2   0   1   0    0   0    2   0    1   1    0
   0    1   0    2   0  60   1   13   0    7   0    8   0   35
   3   20   1   13   0   8   0   11   0    6   0    2   0    1
   2    1   0    3   2   2   0    0   1   45   0   18   0   10
   0    4   6   32   4  17   5   10   5    2   3   13   6    8
   1    4   2    2   4   0   3    1   2    1   4    0   2   47
   3   19   3    9   4   2   9   31   6   15   4   13   3    3
   9    9   8    7   3   3   4    0   5    5   6    1   2    1
   5    1   5   43   4  10   2    5   0    2  17   17   3    7
   5    4   0    0   6   7   4    8   2    1   1    0   3    1
   1    1   1    0   1   0   1   17   2    4   0    0   1    2
   2    3   1    2   0   3   1    0   1    0   1    0   0    0
   0    0   2    0   1   0   0    0   0    0
   ；
RUN；
PROC LOGISTIC DATA＝example5_2；
WEIGHT f；
```

MODEL y(EVENT＝'1')＝ AGE ALCOHOL TOBACCO / CLODDS＝WALD;

RUN;

例 5. 4

TITLE '配对四格表资料的条件 logistic 回归';

DATA example5_4;

INPUT match1　y1　x1　match2 y2 x2　f;

$\quad$ y＝y1－y2;

$\quad$ x＝x1－x2;

CARDS;

$\quad$ 1　　1　1　　　1　0　1　　　3

$\quad$ 2　　1　1　　　2　0　0　　16

$\quad$ 3　　1　0　　　3　0　1　　　4

$\quad$ 4　　1　0　　　4　0　0　　30

;

RUN;

PROC LOGISTIC DATA＝example5_4;

MODEL y＝x/NOINT CLPARM＝WALD CLODDS＝WALD;

FREQ　f;

RUN;

例 5. 5

TITLE '1:4 配对资料的条件 logistic 回归';

DATA example5_5;

INPUT match y ht est dose drug;

CARDS;

1　1　0　1　3　1

1　0　0　0　0　0

1　0　0　0　0　0

1　0　0　0　0　0

1　0　0　1　1　1

2　1　0　1　3　1

2　0　0　1　3　0

2　0　1　0　0　1

2　0　0　1　2　0

2　0　0　1　2　1

$\quad$……………

63　1　0　1　3　1

63　0　0　1　2　1

63　0　0　0　0　0

63　0　1　1　2　1

63　0　1　1　3　1

;

RUN;

PROC LOGISTIC DATA＝example5_5;

STRATA match；
MODEL y(EVENT='1')= est / CLODDS=WALD；
RUN；
PROC LOGISTIC DATA=example5_5；
STRATA match；
MODEL y(EVENT='1')= ht est drug / CLODDS=WALD；
RUN；

例 5.6

TITLE '多类结果的 logistic 回归'；
DATA example5_6；
INPUT y $ x f；
CARDS；
c 0   718
a 0   142
b 0   27
c 1   27
a 1   13
b 1   6
；
RUN；
PROC CATMOD DATA=example5_6；
WEIGHT f；
DIRECTx；
MODELy=x；
QUIT；

例 5.7

TITLE '多类结果的 logistic 回归'；
DATA example5_7；
INPUT y $ x1 x2 f @@；
CARDS；
c 0 0 575   a 0 0 121   b 0 0 18
c 0 1 143   a 0 1 21   b 0 1 9
c 1 0 18   a 1 0 10   b 1 0 1
c 1 1 9   a 1 1 3   b 1 1 5
；
RUN；
PROC CATMOD DATA=example5_7；
WEIGHT f；
DIRECTx1 x2；
MODELy=x1 x2；
QUIT；

例 5.8

TITLE '有序结果的累积比数 logistic 回归'；

```
DATA example5_8；
INPUT y  x  f @@；
 y＝y－1；
CARDS；
 1  0  22  2  0  81    3  0  30    4  0  3
 1  1  57  2  1  236   3  1  135   4  1  26
 1  2  11  2  2  112   3  2  105   4  2  17
 1  3  1   2  3  4     3  3  10    4  3  7
；
RUN；
PROC LOGISTIC DES DATA＝example5_8；
MODEL y＝x / CLODDS＝WALD；
FREQ f；
RUN；
```

例 6.2

```
TITLE 'Poisson 回归'；
DATA example6_2；
INPUT y  x；
CARDS；
 2   －1
 3   －1
 6    0
 7    0
 8    0
 9    0
10    1
12    1
15    1
；
RUN；
PROC GENMOD DATA＝example6_2；
MODEL y＝x / DIST＝POISSON LINK＝LOG INITIAL＝0.7 INTERCEPT＝1.8 ITPRINT；
RUN；
```

例 6.3

```
TITLE 'logistic 回归与 probit 回归'；
DATA example6_3；
INPUT y  age oc f；
CARDS；
 1  0  1   21
 1  0  0   26
 1  1  1   18
 1  1  0   88
 0  0  1   17
```

```
     0   0   0    59
     0   1   1     7
     0   1   0    95
;
RUN；
/*   logistic 回归  */
PROC GENMOD DATA＝example6_3 DESCENDING；
MODEL y＝age oc/OBSTATS DIST＝BINOMIAL LINK＝LOGIT；
FREQ f；
RUN；
/*   probit   回归  */
PROC GENMOD DATA＝example6_3 DESCENDING；
MODEL y＝age oc/OBSTATS DIST＝BINOMIAL LINK＝PROBIT；
FREQ f；
RUN；
```

例 6.4

```
TITLE 'Poisson 回归：观察单位相同'；
DATA example6_4；
INPUT id   y   treat base age；
ln_base＝LOG(Base)；
IF id NE 47；
CARDS；
1    3    0    11    31
2    3    0    11    30
…………
59   4    1    38    32
;
RUN；
PROC GENMOD DATA＝example6_4；
MODEL y＝treat age     base /DIST＝POISSON LINK＝LOG；
RUN；
PROC GENMOD DATA＝example6_4；
MODEL y＝treat age ln_base /DIST＝POISSON LINK＝LOG；
RUN；
```

例 6.5

```
TITLE 'Poisson 回归：观察单位不同'；
OPTION LINESIZE＝200；
DATA example6_5；
  DO type＝ 1 to 3；
     DO sex ＝ 0 to 1；
        DO HBsAg＝ 0 to 1；
           DO gen＝0 to 1；
             INPUT y py @@；
```

```
            ln_py＝LOG(py);
                OUTPUT;
            END;
          END;
        END;
      END;
    CARDS;
    1    1083.5   0   118.0   3   1421.0   2   153.7
    5    1215.2   1   125.7   16  1763.4   6   294.1
    4    1924.2   1   197.9   12  2622.8   8   601.6
    10   1665.5   4   174.5   36  2377.9   12  395.4
    0    98.0     0   1.0     2   220.4    2   30.5
    3    79.7     0   1.0     4   92.2     4   38.0
    ;
    RUN;
    PROC GENMOD DATA＝example6_5;
    CLASS type(DESC);
    MODEL y＝sex HBsAg gen type / DIST＝POISSON LINK＝LOG OFFSET＝ln_py PRED;
    RUN;
```

例 7.1

```
    TITLE '生存资料的频数分布';
    DATA example7_1;
    INPUT time @@;
    CARDS;
    0.0    0.0    0.0    0.2    0.4    0.9    0.9    1.1    1.2    1.2
    1.3    1.5    1.6    1.6    1.7    1.9    2.1    2.5    2.5    2.7
    2.8    3.5    3.8    3.9    3.9    3.9    4.0    4.1    4.2    4.2
    4.3    4.4    4.5    4.6    4.7    4.9    5.2    5.8    5.8    5.9
    6.0    6.0    6.1    6.2    6.3    6.7    6.7    6.9    7.0    7.3
    7.4    7.4    7.7    7.7    7.8    8.0    8.0    8.3    8.4    8.5
    8.7    9.3    9.8    10.1   10.5   10.5   11.0   11.1   11.4   12.5
    13.3   13.3   13.5   13.8   13.8   13.8   14.6   15.9   16.1   16.1
    16.5   18.0   19.3   20.0   20.5   20.6   21.2   21.5   21.8   22.2
    23.6   24.3   24.4   25.4   25.8   26.5   28.0   28.7   29.3   36.4
    36.5   42.0
    ;
    RUN;
    PROC GCHART DATA＝example7_1;
    TITLE 'The distribution of survival time';
    VBAR time/ MIDPOINTS＝2.5 TO 42.5 BY 5 SPACE＝0 WIDTH＝8;
    RUN;
```

例 7.2

```
    TITLE '生存率的乘积极限估计';
```

```
DATA example7_2;
INPUT group stime dead @@;
CARDS;
1   6  1  2   39  1
1  19  1  2   40  1
…………
2  68  1  2  345  0
;
RUN;
PROC LIFETEST DATA＝example7_2 METHOD＝PL PLOTS＝(S,LS,LLS) GRAPHICS;
TITLE 2'Kaplan-Meier survival rate estimation';
TIME stime＊dead(0);
STRATA group;
RUN;
```

例 7.4

```
TITLE '生存资料的指数回归与 Weibull 回归';
DATA example7_4;
INPUT group stime dead@@;
group＝group－1;
CARDS;
1    6  1  2    39  1
1  19  1  2    40  1
…………
2  68  1  2  345  0
;
RUN;
PROC LIFEREG DATA＝example7_4;
MODEL stime＊dead(0)＝group / DIST＝EXPONENTIAL;
RUN;
PROC LIFEREG DATA＝example7_4;
MODEL stime＊dead(0)＝group / DIST＝WEIBULL;
RUN;
```

例 7.5

```
TITLE '生存资料的指数回归';
DATA example7_5;
INPUTno stime dead treat $ x1 x2 type $ ;
CARDS;
1   411  1  标准疗法  64   5  鳞状
2   126  1  标准疗法  63   9  鳞状
…………
40  231  1  试验疗法  67  18  大型
;
RUN;
```

```
PROC LIFEREG DATA＝example7_5；
CLASS treat type；
MODEL stime＊dead(0)＝treat x1 x2 type / DIST＝EXPONENTIAL；
RUN；
```

例 7.7

```
TITLE '生存资料的 Weibull 回归'；
DATA example7_7；
INPUT id censor stime age1 bmi age0 smk sbp dbp ecg chd；
mbp＝sbp/3＋2＊dbp/3；
CARDS；

1    0  12.4  44  34.2  41  0  132  96  0  0
2    0  12.4  49  32.6  48  2  130  72  0  0
…………
149  0  10.5  49  30.8  47  1  146  86  0  0
；
RUN；
PROC LIFEREG DATA＝example7_7；
CLASS ecg；
MODEL stime＊censor(0)＝age1 mbp ecg/ DIST＝WEIBULL；
RUN；
```

例 7.8

```
TITLE '生存资料的 Cox 比例风险模型'；
DATA example7_8；
INPUT id group stime censor kidney @@；
CARDS；
1   0     8  1  1
2   0   852  0  0
…………
25  1  1990  0  0
；
RUN；
PROC PHREG DATA＝example7_8；
MODEL stime＊censor(0)＝group kidney；
RUN；
```

例 8.1

```
TITLE '主成分分析'；
DATA example8_1；
INPUT id x1  x2  x3  x4  x5  x6；
CARDS；
1  14  13  28  14  22  39
2  10  14  15  14  34  35
```

3	11	12	19	13	24	39
4	7	7	7	9	20	23
5	13	12	24	12	26	38
6	19	14	22	16	23	37
7	20	16	26	21	38	69
8	9	10	14	9	31	46
9	9	8	15	13	14	46
10	9	9	12	10	23	46

```
;
RUN；
PROC PRINCOMP DATA＝example8_1；
VAR x1－x6；
RUN；
```

例 8.4

```
TITLE '主成分评价'；
DATA example8_4；
INPUT id $ x1 － x16；
CARDS；
教青   0.77 1.14 0.19 1.52 0.77 0.19 0.57 0.57 0.19 0.00 0.00 0.19 4.56 0.38 0.38 0.00
教中   1.74 1.49 1.74 4.11 4.85 0.12 4.11 2.12 1.87 0.75 0.37 0.62 4.85 5.48 5.97 0.12
…………
工老   1.95 1.30 0.00 0.65 0.00 0.00 0.00 0.00 1.30 0.00 0.00 0.00 1.95 3.24 0.65 0.00
;
RUN；
PROC PRINCOMP DATA＝example8_4 OUT＝prindata；
VAR x1－x16；
RUN；
PROC PRINT DATA＝prindata；
VARid PRIN1 PRIN2 PRIN3 PRIN4；
RUN；
TITLE 'Plot of the first factor and the second factor'；
PROC GPLOT；
PLOT PRIN2 * PRIN1；
RUN；
```

例 8.5

```
TITLE '主成分回归'；
DATA example8_5；
INPUTid x1 x2 x3 y @@；
CARDS；
1    13.0   9.2    50   13
2    18.7  13.2   102   14
…………
22   49.0  34.8  2500   36
```

```
；
RUN；
PROC REG DATA=example8_5 OUTEST=prindata；
MODEL y=x1 x2 x3/PCOMIT=1；
QUIT；
PROC PRINT DATA=prindata；
RUN；
```

例 9.3

```
TITLE '因子分析:主成分法'；
/* 调用 example8_1 数据 */
PROC FACTOR DATA=example8_1 METHOD=PRINCIPAL NFACTORS=3；
VAR x1-x6；
RUN；
```

例 9.4

```
TITLE '因子分析:极大似然法'；
PROC FACTOR DATA=example8_1 M=ML N=3 HEYWOOD；
VAR x1-x6；
RUN；
```

例 9.5

```
TITLE '因子分析:主因子法'；
PROC FACTOR DATA=example8_1 M=PRINCIPAL PRIORS=SMC N=3；
VAR x1-x6；
RUN；
```

例 9.6

```
TITLE '因子分析:迭代主因子法'；
PROC FACTOR DATA=example8_1 M=PRINIT N=3 HEYWOOD；
VAR x1-x6；
RUN；
```

例 9.7

```
TITLE '因子分析:残差矩阵'；
PROC FACTOR DATA=example8_1 M=PRINCIPAL N=3 RESIDUALS；
VAR x1-x6；
RUN；
```

例 9.8

```
TITLE '极大似然因子分析与因子旋转'；
DATA example9_8(TYPE=CORR)；
INFILE CARDS MISSOVER；
INPUT _NAME_ $ x1  x2  x3  x4  x5  x6；
_TYPE_='CORR'；
CARDS；
x1    1
x2    0.439  1
x3    0.410  0.351  1
```

```
x4      0.288   0.354   0.164   1
x5      0.329   0.320   0.190   0.595   1
x6      0.248   0.329   0.181   0.470   0.464   1
;
RUN；
PROC FACTOR DATA＝example9_8 METHOD＝ML N＝2 NOBS＝220 ROTATE＝VARI-
                MAX；
VAR x1－x6；
RUN；
PROC FACTOR DATA＝example9_8 METHOD＝ML N＝2 NOBS＝220 ROTATE＝PROMAX；
VAR x1－x6；
RUN；
```

例 9.9

```
TITLE '主成分因子分析与因子旋转'；
/＊ 方差最大正交旋转 ＊/
PROC FACTOR DATA＝example8_1 M＝P N＝3 ROTATE＝VARIMAX；/＊   调用例 8.1 数
据  ＊/
VAR x1－x6；
RUN；
/＊ 斜交旋转 ＊/
PROC FACTOR DATA＝example8_1 M＝P N＝3 ROTATE＝PROMAX；
VAR x1－x6；
RUN；
```

例 9.11

```
TITLE '因子分析与因子旋转'；
DATA example9_11(TYPE＝CORR)；
INFILE CARDS MISSOVER；
_TYPE_＝'CORR'；
INPUT _NAME_ $ x1 －   x10；
CARDS；
  x1      1
  x2      0.59    1
  x3      0.35    0.42    1
  x4      0.34    0.51    0.38    1
  x5      0.63    0.49    0.19    0.29    1
  x6      0.40    0.52    0.36    0.46    0.34    1
  x7      0.28    0.31    0.73    0.27    0.17    0.32    1
  x8      0.20    0.36    0.24    0.39    0.23    0.33    0.24    1
  x9      0.11    0.21    0.44    0.17    0.13    0.18    0.34    0.24    1
  x10    −0.07    0.09   −0.08    0.18    0.39    0.00   −0.02    0.17    0.00    1
  ;
RUN；
/＊   主成分法,方差最大正交旋转   ＊/
```

```
PROC FACTOR DATA＝example9_11 M＝P N＝4 NOBS＝160 ROTATE＝VARIMAX RES；
VARx1－x10；
RUN；
/＊  极大似然法,方差最大正交旋转  ＊/
PROC FACTOR DATA＝example9_11 M＝ML N＝4 NOBS＝160 ROTATE＝VARIMAX HEY-
    WOOD RES；
VAR x1－x10；
RUN；
```

例 10. 1

```
TITLE '确证性因子分析'；
DATA example10_1（TYPE＝CORR）；
INPUT _NAME_ $ x1－x6；
_TYPE_＝'CORR'；
CARDS；
x1  1      .      .      .      .      .
x2  0.439  1      .      .      .      .
x3  0.410  0.351  1      .      .      .
x4  0.288  0.354  0.164  1      .      .
x5  0.329  0.320  0.190  0.595  1      .
x6  0.248  0.329  0.181  0.470  0.464  1

；
RUN；
PROC CALIS DATA＝example10_1 TECH＝nr METHOD ＝ml NOBS＝220 ALL；
Lineqs
    x1 ＝Lam1 F1  ＋eps1，
    x2 ＝Lam2 F1  ＋eps2，
    x3 ＝Lam3 F1  ＋eps3，
    x4 ＝Lam4 F2  ＋eps4，
    x5 ＝Lam5 F2  ＋eps5，
    x6 ＝Lam6 F2  ＋eps6；
Std
    eps1 － eps6 ＝ ve1 － ve6，
    F1 F2 ＝ 1 1；
Cov
    F1 F2 ＝ theta1；
RUN；
```

例 10. 2

```
TITLE '确证性因子分析'；
DATA example10_2（TYPE＝CORR）；
INFILE CARDS MISSOVER；
INPUT _NAME_ $ x1－x9；
_TYPE_＝'CORR'；
cards；
```

```
x1    1
x2    0.68  1
x3    0.60  0.58  1
x4    0.01  0.10  0.07  1
x5    0.12  0.04  0.06  0.29  1
x6    0.06  0.06  0.01  0.35  0.24  1
x7    0.09  0.13  0.10  0.05  0.03  0.07  1
x8    0.04  0.08  0.16  0.10  0.12  0.06  0.25  1
x9    0.06  0.09  0.02  0.02  0.09  0.16  0.29  0.36  1
;
RUN；
PROC CALIS DATA＝example10_2 TECH＝NR EDF＝500 CORR ALL；
Lineqs
   X1 ＝ Lam1 F1 ＋ eps1，
   X2 ＝ Lam2 F1 ＋ eps2，
   X3 ＝ Lam3 F1 ＋ eps3，
   X4 ＝ Lam4 F2 ＋ eps4，
   X5 ＝ Lam5 F2 ＋ eps5，
   X6 ＝ Lam6 F2 ＋ eps6，
   X7 ＝ Lam7 F3 ＋ eps7，
   X8 ＝ Lam8 F3 ＋ eps8，
   X9 ＝ Lam9 F3 ＋ eps9；
Std
   eps1 － eps9 ＝ ve1 － ve9，
   F1 － F3 ＝ 1 1 1；
Cov
   F1 F2 ＝ sigma1，
   F1 F3 ＝ sigma2，
   F2 F3 ＝ sigma3；
RUN；
```

例 10.3

```
TITLE '结构方程模型'；
OPTION LINESIZE＝150；
DATA example10_3 (TYPE＝CORR)；
INFILE CARDS MISSOVER；
INPUT _NAME_ $ x1－x9 y1－y9；
_TYPE_＝'CORR'；
CARDS；
x1 1
x2 0.68 1
x3 0.60 0.58 1
x4 0.01 0.10 0.07 1
x5 0.12 0.04 0.06 0.29 1
```

x6 0.06 0.06 0.01 0.35 0.24 1

x7 0.09 0.13 0.10 0.05 0.03 0.07 1

x8 0.04 0.08 0.16 0.10 0.12 0.06 0.25 1

x9 0.06 0.09 0.02 0.02 0.09 0.16 0.29 0.36 1

y1 0.23 0.26 0.19 0.05 0.04 0.04 0.08 0.09 0.09 1

y2 0.11 0.13 0.12 0.03 0.05 0.03 0.02 0.06 0.06 0.40 1

y3 0.16 0.09 0.09 0.10 0.10 0.02 0.04 0.12 0.15 0.29 0.20 1

y4 0.24 0.26 0.22 0.14 0.06 0.10 0.06 0.07 0.08 0.03 0.04 0.02 1

y5 0.21 0.22 0.29 0.07 0.05 0.17 0.12 0.06 0.06 0.03 0.12 0.04 0.55 1

y6 0.29 0.28 0.26 0.06 0.07 0.05 0.06 0.15 0.20 0.10 0.03 0.12 0.64 0.61 1

y7 0.15 0.16 0.19 0.18 0.08 0.07 0.08 0.10 0.06 0.15 0.16 0.07 0.25 0.25 0.16 1

y8 0.24 0.20 0.16 0.13 0.15 0.18 0.19 0.18 0.14 0.11 0.07 0.16 0.19 0.21 0.22 0.35 1

y9 0.14 0.25 0.12 0.09 0.11 0.09 0.09 0.11 0.21 0.17 0.09 0.05 0.21 0.23 0.18 0.39 0.
48 1

```
;

RUN；


*    model A；
PROC CALIS DATA=example10_3 CORR TECH=NR METHOD=ML NOBS=500 ALL；
Lineqs
    X1 =LamX1 Fx1  + e11，
    X2 =LamX2 Fx1  + e12，
    X3 =LamX3 Fx1  + e13，
    X4 =LamX4 Fx2  + e14，
    X5 =LamX5 Fx2  + e15，
    X6 =LamX6 Fx2  + e16，
    X7 =LamX7 Fx3  + e17，
    X8 =LamX8 Fx3  + e18，
    X9 =LamX9 Fx3  + e19，
    Y1 =LamY1 Fy1  + e21，
    Y2 =LamY2 Fy1  + e22，
    Y3 =LamY3 Fy1  + e23，
    Y4 =LamY4 Fy2  + e24，
    Y5 =LamY5 Fy2  + e25，
    Y6 =LamY6 Fy2  + e26，
    Y7 =LamY7 Fy3  + e27，
    Y8 =LamY8 Fy3  + e28，
    Y9 =LamY9 Fy3  + e29，
    Fy1 = cita11 Fx1 + cita12 Fx2 + cita13 Fx3 +   eps1，
    Fy2 = cita21 Fx1 + cita22 Fx2 + cita23 Fx3 +   cita24 Fy1 + cita25 Fy3 + eps2，
    Fy3 = cita31 Fx1 + cita32 Fx2 + cita33 Fx3 +   eps3；
Std
    e11 − e19  = vx1 − vx9，
```

```
    e21 — e29  = vy1 — vy9,
    eps1 — eps3 = v1 — v3,
    Fx1 —  Fx3  = 1 1 1;
Cov
    Fx1 Fx2 = theta1,
    Fx1 Fx3 = theta2,
    Fx2 Fx3 = theta3;
RUN;


* model B;
PROC CALIS DATA=example10_3 CORR TECH=NR METHOD=ML NOBS=500 ALL;
Lineqs
    X1 =LamX1 Fx1   + e11,
    X2 =LamX2 Fx1   + e12,
    X3 =LamX3 Fx1   + e13,
    X4 =LamX4 Fx2   + e14,
    X5 =LamX5 Fx2   + e15,
    X6 =LamX6 Fx2   + e16,
    X7 =LamX7 Fx3   + e17,
    X8 =LamX8 Fx3   + e18,
    X9 =LamX9 Fx3   + e19,
    Y1 =LamY1 Fy1   + e21,
    Y2 =LamY2 Fy1   + e22,
    Y3 =LamY3 Fy1   + e23,
    Y4 =LamY4 Fy2   + e24,
    Y5 =LamY5 Fy2   + e25,
    Y6 =LamY6 Fy2   + e26,
    Y7 =LamY7 Fy3   + e27,
    Y8 =LamY8 Fy3   + e28,
    Y9 =LamY9 Fy3   + e29,
    Fy1 = cita11 Fx1 +   cita13 Fx3 + eps1,
    Fy2 = cita21 Fx1 +   cita25 Fy3 + eps2,
    Fy3 = cita31 Fx1 + cita32 Fx2 + cita33 Fx3 +   eps3;
Std
    e11 — e19 = vx1 — vx9,
    e21 — e29 = vy1 — vy9,
    eps1 — eps3 = v1 — v3,
    Fx1 —   Fx3 = 1 1 1;
Cov
    Fx1 Fx2 = theta1,
    Fx1 Fx3 = theta2,
    Fx2 Fx3 = theta3;
RUN;
```

* model C；

PROC CALIS DATA＝example10_3 CORR TECH＝NR METHOD＝ML NOBS＝500 ALL；

Lineqs

 X1 ＝LamX1 Fx1 ＋ e11，

 X2 ＝LamX2 Fx1 ＋ e12，

 X3 ＝LamX3 Fx1 ＋ e13，

 X4 ＝LamX4 Fx2 ＋ e14，

 X5 ＝LamX5 Fx2 ＋ e15，

 X6 ＝LamX6 Fx2 ＋ e16，

 X7 ＝LamX7 Fx3 ＋ e17，

 X8 ＝LamX8 Fx3 ＋ e18，

 X9 ＝LamX9 Fx3 ＋ e19，

 Y1 ＝LamY1 Fy1 ＋ e21，

 Y2 ＝LamY2 Fy1 ＋ e22，

 Y3 ＝LamY3 Fy1 ＋ e23，

 Y4 ＝LamY4 Fy2 ＋ e24，

 Y5 ＝LamY5 Fy2 ＋ e25，

 Y6 ＝LamY6 Fy2 ＋ e26，

 Y7 ＝LamY7 Fy3 ＋ e27，

 Y8 ＝LamY8 Fy3 ＋ e28，

 Y9 ＝LamY9 Fy3 ＋ e29，

 Fy1 ＝ cita11 Fx1 ＋ cita13 Fx3 ＋ eps1，

 Fy2 ＝   cita23 Fx3 ＋ cita25 Fy3 ＋ eps2，

 Fy3 ＝   cita33 Fx3 ＋ eps3；

Std

 e11 － e19 ＝ vx1 － vx9，

 e21 － e29 ＝ vy1 － vy9，

 eps1 － eps3 ＝ v1 － v3，

 Fx1 － Fx3 ＝ 1 1 1；

Cov

 Fx1 Fx2 ＝ theta1，

 Fx1 Fx3 ＝ theta2，

 Fx2 Fx3 ＝ theta3；

RUN；

例 11. 1

TITLE '典型相关分析'；

DATA example11_1；

INPUT height weight sHeight Chest fev1 fvc mvv fef25 fef50 fef75；

CARDS；

142 37 75 71 2. 13 2. 21 70. 44 4. 63 3. 17 1. 71

147 51 74 81 2. 28 2. 65 104. 64 5. 07 2. 88 1. 17

 …………

146 35 75 66. 5 2. 52 2. 79 98. 78 4. 92 2. 68 1. 32

```
                              ;
                         RUN；
                         PROC CANCORR DATA= example11_1 VPREFIX = U   WPREFIX = V ALL；
                         VAR   height weight sHeight Chest；
                         WITH fev1 fvc mvv fef25 fef50 fef75；
                         RUN；
```

例 12.1

```
DATA example12_1；
   INPUT X $ y1 y2 y3 y4；
   CARDS；
       x1   50    20    20    10   100
       x2  100    40    40    20   200
       x3   30    60    60   150   300
       x4  100   100   100   100   400
       x5  140   110   110   140   500
   ；
   RUN；
   PROC CORRESP DATA= example12_1 OUT=result；
     VAR y1 y2 y3 y4；
     ID X；
   RUN；
   PROC PLOT DATA=result；
     WHERE X NE ""；
     PLOT DIM2 * DIM1="*" $ X
       /BOX VAXIS=-.3 TO .3 BY .1
            HAXIS=-0.8 TO  0.8 BY .2；
RUN；
```

例 12.2

```
DATA example12_2；
INPUT eye $ Fair Red Medium Dark Black；
CARDS；
Lighteye       688   116   584   188    4
Blueeye        326    38   241   110    3
Mediumeye      343    84   909   412   26
Darkeye         98    48   403   681   85
；
RUN；
PROC CORRESP DATA= example12_2 OUT=result；
VAR Fair Red Medium Dark Black；
ID eye；
RUN；
PROC PLOT DATA=result；
WHERE eye NE ""；
```

```
PLOT DIM2＊DIM1＝" ＊ " $ eye /BOX VAXIS＝－.3 TO .3 BY .1
HAXIS＝－1 TO  1 BY .2；
RUN；
```

例 12.3

```
DATA example12_3；
INPUT Cancer $ C2004 R2004 C2005 R2005 C2006 R2006 C2007 R2007 C2008 R2008；
CARDS；
鼻咽癌    1.58    1.37    1.62    1.41  1.61    1.12    1.69    1.37    1.53    1.40
食管癌   10.98   17.73   10.97   16.97  9.94   14.18   10.19   15.51   9.71   15.08
…………
白血病    4.03    3.70    4.32    3.66  3.72    3.34    4.35    3.33    3.88    3.55
；
RUN；
PROC CORRESP DATA＝ example12_3 OUT＝result；
VAR C2004 R2004 C2005 R2005 C2006 R2006 C2007 R2007 C2008 R2008；
ID  Cancer；
RUN；
PROC PLOT DATA＝result；
WHERE Cancer NE ""；
PLOT DIM2＊DIM1＝" ＊ " $ Cancer /BOX VAXIS＝－.05 TO .04 BY .01
                                    HAXIS＝－0.3 TO  0.3 BY .0；
RUN；
```

例 13.1

```
TITLE '样品的系统聚类'；
DATA example13_1；
INPUT mz $ x1 x2；
CARDS；
满    族    5.80    70.59
朝 鲜 族    7.44    67.14
蒙 古 族    8.11    65.48
维吾尔族   10.21    58.88
藏    族    9.51    59.24
哈萨克族    9.81    60.47
；
RUN；
PROC STANDARD DATA＝ example13_1 MEAN＝0 STD＝1 OUT＝temp；
VAR x1 x2；
RUN；
/ ＊  最短距离法   ＊ /
PROC CLUSTER DATA＝temp METHOD＝SINGLE STD NOSQUARE CCC；
VAR x1 x2；
ID mz；
RUN；
```

```
        PROC TREE HORIZONTAL SPACE=3；
        ID mz；
        RUN；
        /*  最长距离法  */
        PROC CLUSTER DATA=temp METHOD=COMPLETE STD NOSQUARE CCC；
        VAR x1 x2；
        ID mz；
        RUN；
        PROC TREE HORIZONTAL SPACE=3；
        ID mz；
        RUN；
```

例 13.2

```
        TITLE '指标的系统聚类'；
        DATA example13_2 (TYPE=DISTANCE)；
        INFILE CARDS MISSOVER；
        INPUT bw $ _NAME_ $ x1 — x14；
        ARRAY x(14) x1—x14；
        DO i=1 TO 14；  x{i}=1—x{i}；END；
        OUTPUT；
        DROP i；
        CARDS；
上 体 长 X1   1.000
手 臂 长 X2   0.366 1.000
胸    围 X3   0.242 0.233 1.000
颈    围 X4   0.280 0.194 0.590 1.000
总 肩 宽 X5   0.360 0.324 0.476 0.435 1.000
前 胸 宽 X6   0.282 0.263 0.483 0.470 0.452 1.000
后 背 宽 X7   0.245 0.265 0.540 0.478 0.535 0.663 1.000
前腰节高 X8   0.448 0.345 0.452 0.404 0.431 0.322 0.266 1.000
后腰节高 X9   0.486 0.367 0.365 0.357 0.429 0.283 0.287 0.820 1.000
总 体 高 X10  0.648 0.662 0.216 0.316 0.429 0.283 0.263 0.527 0.547 1.000
身    高 X11  0.679 0.681 0.243 0.313 0.430 0.302 0.294 0.520 0.558 0.957 1.000
下 体 长 X12  0.486 0.636 0.174 0.243 0.375 0.290 0.255 0.403 0.417 0.857 0.852 1.000
腰    围 X13  0.133 0.153 0.732 0.477 0.339 0.392 0.446 0.266 0.241 0.054 0.099 0.055 1.000
臀    围 X14  0.376 0.252 0.676 0.581 0.441 0.447 0.440 0.424 0.372 0.363 0.376 0.321 0.627
1.000
        ；
        RUN；
        PROC PRINT；
        PROC CLUSTER DATA= example13_2 METHOD=AVE；
        VAR x1—x14；
        ID bw；
        RUN；
        PROC TREE；
```

ID bw；

RUN；

例 13. 3

TITLE '样品的快速聚类'；

DATA example13_3；

INPUT subject $ x1   x2   x3；

CARDS；

S1	5	7	10
S2	7	1	5
S3	3	2	14
S4	6	5	2
S5	6	6	9
S6	7	7	7
S7	8	1	4
S8	20	7	9
S9	19	8	12
S10	7	4	4
S11	4	5	13
S12	6	5	7

；

RUN；

PROC FASTCLUS DATA＝example13_3 RADIUS＝4 DISTANCE LIST；

VAR x1 x2 x3；

ID subject；

RUN；

例 14. 1

TITLE '有待判样品的判别分析'；

DATA example14_1；   /＊   训练样本   ＊/

INPUT country $ x1 x2 class；

CARDS；

美　国	76. 0	99. 0	1
日　本	79. 5	99. 0	1
…………			
南　非	62. 9	80. 6	2

；

DATA testset；   /＊   待判样品   ＊/

INPUT country1 $ x1 x2 ；

CARDS；

中　国	68. 5	79. 3
罗马尼亚	69. 9	96. 9
希　腊	77. 6	93. 8
哥伦比亚	69. 3	90. 3

；

RUN；

PROC DISCRIM DATA＝example14_1 BCOV TCOV WCOV PCOV

        TESTDATA＝testset TESTOUT＝result TESTLIST；

VAR x1 x2；

CLASS class；

ID country；

TESTID country1；

RUN；

例 14.2

TITLE '两类距离判别:检验协方差矩阵,交叉验证'；

DATA example14_2；

INPUT id x1 x2 x3 x4 x5 group ；

CARDS；

| 1 | 0.0 | 100 | 175 | 0.190 | 0.180 | 1 |
| 2 | 1.0 | 100 | 205 | 0.140 | 0.380 | 1 |

…………

| 140 | 4.0 | 125 | 195 | 0.600 | 1.000 | 2 |

；

RUN；

PROC SORT；

BY id；

RUN；

PROC DISCRIM DATA＝example14_2 BCOV TCOV WCOV PCOV

        CROSSLIST CROSSVALIDATE POOL＝TEST MANOVA；

VAR x1 x2 x3 x4 x5；

CLASS group；

RUN；

例 14.3

TITLE '多类距离判别:检验协方差矩阵'；

DATA example14_3；

INPUT id x1 x2 x3 x4 group ；

CARDS；

| 1 | 51 | 35 | 14 | 3 | 1 |
| 2 | 52 | 41 | 15 | 1 | 1 |

…………

| 150 | 62 | 34 | 54 | 23 | 3 |

；

RUN；

PROC SORT；

BY id；

RUN；

PROC DISCRIM DATA＝example14_3 BCOV TCOV WCOV PCOV CROSSLIST

```
    POOL＝TEST MANOVA；
    VAR x1 x2 x3 x4；
    CLASS group；
    RUN；
```

例 14.4

```
    TITLE 'Bayse 判别:事前概率为各类样品比例,检验协方差矩阵'；
    PROC SORT DATA＝example14_3；    /＊ 调用 example14_3 数据    ＊/
    BY id；
    RUN；
    PROC DISCRIM DATA＝example14_3 METHOD＝NORMAL POOL＝TEST；
    VAR x1 x2 x3 x4；
    CLASS group；
    PRIORS PROPORTIONAL；
    RUN；
```

例 14.5

```
    TITLE 'Fisher 判别:检验协方差矩阵'；
    PROC SORT DATA＝example14_2；    /＊ 调用 example14_2 数据    ＊/
    BY id；
    RUN；
    PROC CANDISC DATA＝example14_2 OUT＝temp；
    VAR x1 x2 x3 x4 x5；
    CLASS group；
    RUN；
    PROC PRINT DATA＝temp；
    PROC DISCRIM CROSSLIST；
    VAR CAN1；
    CLASS group；
    RUN；
```

例 14.7

```
    TITLE '逐步判别'；
    DATA example14_7；
    INPUT x1 x2 x3 x4 group；
    CARDS；
    6    －11.5 19    90    1
    －4   －15   13    54    1
    ………
    －40  －20   22   －50    3
    ；
    RUN；
    PROC STEPDISC DATA＝example14_7 METHOD＝SW SLE＝0.20；
    VAR x1－x4；
    CLASS group；
    RUN；
```

参考文献

[1]Anderson TW. (1963). Asymptotic theory for principal components analysis. *Annals of Mathematical Statistics*. 34:122~148

[2]Appelbaum FR. ,*el al*. (1984). Bone marrow transplantation or chemotherapy after remission induction for adults with acute nonlymphoblastic leukamia. *Ann. Intern. Med*. 101:581—8。

[3]Breslow NE. & Day NE. (1987). Statistical Methods in Cancer Research. Vol. Ⅰ, Ⅱ. International Agency for Research on Cancer.

[4]Cox DR. (1972). Regression Models and Life Tables. *Journal of the Royal Statistical Society*. 34: 187—220

[5]Cox DR. (1975). Partial likelihood. *Biometrika*. 62:269~276

[6]Dobson AJ. (1990). An Introduction to Generalized Linear Models. London: Chapman & Hall.

[7]Draper NR, Smith H(1981). Applied Regression Analysis. 2nd ed. New York: John Wiley & Son.

[8]Dempster, AR. , Laird NM, and DB. Rubin. (1977). Maximum Likelihood from Incomplete Data via the EM algorithm(with Discussion). *Journal of the Royal Statistical Society*(B), 39(1):1~38

[9]Fahrmeir L. , Tutz Gerhard(1994). Multivariate Statistical Modeling Based on generalized Linear Models. New York: Springer-Verlag.

[10]Frome EL et al(1973). Regression analysis of Poisson distribution data. *JASA*, 68:935

[11]Greenacre MJ. (1984). Theory and Applications of Correspondence Analysis. Academic Press.

[12]Hardle WK, Simar L. (2012). Applied Multivariate Statistical Analysis. 3rd ed. Springer

[13]Harman HH. (1960). Modern Factor Analysis. The University of Chicago press.

[14]Holt GD. (1972). A representation of mortality by competing risks. *Biometrics* . 28:465~488

[15]Hosmer DW. &Lemeshow S. (1989). Applied logistic regression. John Wiley & Sons.

[16]Kalbfleisch JD. & McIntosh A. (1977). Efficiency in survival distributions with time-dependent covariables. *Biometrika*. 64:47~50

[17]Katz MH. (1999). Multivariable Analysis: A Practical Guide for Clinicians. Cambridge University Press.

[18]Lawley DN. (1963). On Testing a set of correlation coefficients for equality. *Annals of Mathematical Statistics*,34:149~151

[19]Lattin JM. , Carroll JD. , Green PE. (2003). Analyzing Multivariate Data. Brooks/Cole.

[20]Liang KY &Zeger ST. (1986). Longitudinal data analysis using generalized linear models. *Biometrika*, 73(1):13~22

[21]McCullagh P, Nelder JA. (1989). Generalized Linear Models London. 2nd ed : Chapman & Hall.

[22]Greennacre. MJ. (1984). Theory and Applications of Correspondence Analysis. London: Academic Press.

[23]Mirhead RJ. (1982). Aspects of Multivariate Statistical Theory. New York. John Wiley & Son.

[24]Nelder JA. & Wedderburn RWM. (1972). Generalized linear models. *J. R. Statist. Soc*. A135: 370~ 384

[25]Rao CR. ,Toutenburg H. (1995). Linear Models: Least Squares and Alternatives. New York:

Springer-Verlag.

［26］Tabachnick BG，Fidell LS.（2007）．Using Multivariate Statistics. 5th ed. Pearson Education，Inc.

［27］陈峰（2007）．现代医学统计方法与 STATA 应用（第二版）．北京：中国统计出版社．

［28］陈峰（1991）．主成分回归分析．中国卫生统计．8（1）：20～22

［29］陈峰等（1994）．基于 Fisher 准则的判别分析，中国卫生统计．11（3）：5～8

［30］陈峰等（1996）．论方向数据的聚类分析，南通医学院学报．16（4）：460～463

［31］陈峰等（1997）．Bootstrap 估计及其应用，中国卫生统计．14（5）：5～7

［32］陈峰等（1999a）．主成分与因子分析教学中的几点体会．中国卫生统计．16（5）：317～319

［33］陈峰等（1999b）．条件聚类法及其应用．数理医药学杂志．1999.12（3）：12～14

［34］陈家鼎，戴中维（1998）．（Lee ET 原著）．生存数据分析的统计方法（Statistical Methods for Survival Data Analysis）．北京：中国统计出版社．

［35］陈启光（1988）．随访资料中的相对危险度的 Poisson 回归模型．中国卫生统计，5（4）：27

［36］陈平雁，黄浙明（2000）．SPSS（8.0）统计软件应用教程．北京：人民军医出版社．

［37］方开泰（1989）．实用多元统计分析．上海：华东师范大学出版社．

［38］方开泰，潘恩沛（1982）．聚类分析．北京：地质出版社．

［39］方开泰，全辉，陈庆云（1988）．实用回归分析．科学出版社．

［40］侯杰泰，温忠麟，成子娟（2004）．结构方程模型及其应用．教育科技出版社．

［41］黄正南（1995）．医用多因素分析．湖南科学技术出版社．长沙．第三版．

［42］胡国定，张润楚（1989）．多元数据分析方法——纯代数处理．天津：南开大学出版社．

［43］金丕焕，陈峰主编（2010）．医用统计方法（第三版）．复旦大学出版社．

［44］茆诗松，濮晓龙，刘忠（1998）．（Lawless JF 原著）．寿命数据的统计模型与方法（Statistical Models and Methods for Lifetime Data.），北京：中国统计出版社．

［45］茆诗松，王静龙，濮晓龙（1998）．高等数理统计．北京：高等教育出版社．

［46］倪旱雨（1992）．医学现场研究中分类资料的统计分析方法．华西医科大学（内部材料）．

［47］史秉璋，杨琦（1990）．医用多元分析．北京：人民卫生出版社．

［48］孙尚拱（1990）．实用多变量统计方法与计算程序．北京：北京医科大学中国协和医科大学出版社．

［49］王学仁，王松桂（1990）．实用多元统计分析．上海：上海科学技术出版社．

［50］王松桂（1987）．线性模型的理论及其应用．合肥：安徽教育出版社．

［51］王松桂．陈敏．陈立萍（1999）．线性统计模型——线性回归与方差分析．北京：高等教育出版社．

［52］韦博成，鲁国斌，史建清（1991）．统计诊断引论．南京：东南大学出版社．

［53］姚晨，刘玉秀，陈峰，顾海雁译（2000）．多变量分析临床实用指南．北京：中国科学技术出版社．

［54］于秀林，任雪松（1999）．多元统计分析．北京：中国统计出版社．

［55］余松林（1995）．医学现场研究中的统计分析方法（修订本）．同济医科大学（内部材料）．

［56］芝佑顺［日］．1979.（曹亦薇 译，1999）．因素分析法．北京：人民教育出版社．

［57］张尧庭，方开泰（1982）．多元统计分析引论．北京：科学出版社．

［58］张尧庭等（1991）．定性资料的统计分析．桂林：广西师范大学出版社．

［59］周光亚，夏立显（1993）．非定量数据分析及其应用．北京：科学出版社．